JN196339

好発部位でみる
皮膚疾患アトラス

頭部・顔

秀潤社

Gakken

序　文

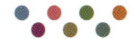

　医師を志すきっかけは個人個人でさまざまでしょうが，数ある専門領域の中で皮膚科を選択した理由は，意識的か潜在的かは別として，診断の醍醐味，つまり一目見てわかる（ように思える）視診にあるのではないかと推測します．もちろん問診による情報は念頭に入れ，個疹の性状（数，形，大小，色，表面の状態，時相が揃っているかなど），分布・配列（左右対称か，局所的か全身的か，発症部位，線状・帯状か，撒布性かなど）を見極め，さらに触診も加味して診断に至るわけです．そのプロセスはほとんど一瞬であり，それゆえにこそ，他人からは，チラっと見ただけで（チラ見）なぜ診断できるのだろうと不思議がられます．しかし，10秒（人によっては1分）見てもわからないものはわからないのも事実です．

　その思考過程は多分に，論理的アルゴリズム・あみだくじ的思考というよりは，直観的経験則の要素が強いと思います．そして，それを支えるのは過去の経験の蓄積量の多寡といってもよいでしょう．

　とはいうものの，個人的に実際に経験できる疾患数・種類は限られているのが事実です．

　そこで，その情報量を補完するのが図譜・アトラスなのです．いわば誌上体験や疑似経験を繰り返せば，実体験なしでも（あったほうがいいに決まっていますが）ある程度は情報が蓄積されてきます．その場合に，1冊の本を繰り返し読む（見る）方法と，多数の本の同一項目を通覧する方法の2通りがあります．

　ところが最近はきれいな画像の図譜が少ないので，それなら Visual Dermatology 編集委員で決定版を作ろうという機運が生まれたわけです．編集方針としては疾患別よりは，実際の臨床現場で役立つように部位別，症状別の項目立てとしました．それにより，同一疾患であっても部位ごとに臨床像に差異があるのが理解できるはずです．

　執筆は基本的に編集委員が分担して書くことで，経験・蘊蓄（うんちく）を盛り込むことを目指しています．さらに本アトラスの目玉である今山修平先生渾身の部位別機能解剖をまとめていますので，皮膚科医必須の体表解剖も学習していただけます．

　今回の出版にあたり，図版の追加・差し替えや記述の補足訂正も行っています．また，索引も和文，欧文，さらには疾患名でも検索できるように編集しました．

　診察室の机上で，診断のお助け本として役立てていただくことを願っています．

Visual Dermatology 名誉編集顧問

大原　國章

久保 善嗣	帝京大学医学部皮膚科学講座
鍬塚 大	長崎大学大学院医歯薬学総合研究科皮膚病態学
櫻井 恵海	帝京大学医学部皮膚科学講座
佐藤 幸乃	帝京大学医学部皮膚科学講座
陣内 晃子	帝京大学医学部皮膚科学講座
杉原 夏子	自治医科大学医学部皮膚科学講座
鈴木 翔也	帝京大学医学部皮膚科学講座
清島 真理子	岐阜大学名誉教授（現　朝日大学病院皮膚科）
鷹尾 純	帝京大学医学部皮膚科学講座
髙橋 智子	岐阜大学医学部皮膚科（現　岐阜高橋眼科皮膚科クリニック）
竹内 周子	帝京大学医学部皮膚科学講座
竹島 良輔	帝京大学医学部皮膚科学講座
田中 隆光	帝京大学医学部皮膚科学講座
千々和 智佳	帝京大学医学部皮膚科学講座
戸村 八蓉生	帝京大学医学部皮膚科学講座
外山 雄一	済生会宇都宮病院皮膚科
中島 真帆	長崎大学大学院医歯薬学総合研究科皮膚病態学
新村 佳子	帝京大学医学部皮膚科学講座
野村 知怜	帝京大学医学部皮膚科学講座
朴 炫貞	長崎大学大学院医歯薬学総合研究科皮膚病態学
花谷 祐未	長崎大学大学院医歯薬学総合研究科皮膚病態学
馬場 直子	神奈川県立こども医療センター皮膚科
濱辺 真奈	長崎大学大学院医歯薬学総合研究科皮膚病態学
林 耕太郎	帝京大学医学部皮膚科学講座
日浦 梓	帝京大学医学部皮膚科学講座
樋口 実里	長崎大学大学院医歯薬学総合研究科皮膚病態学 （現　日本赤十字社長崎原爆病院皮膚科）
深谷 早希	帝京大学医学部皮膚科学講座
福地 麗雅	長崎大学大学院医歯薬学総合研究科皮膚病態学
福安 厚子	帝京大学医学部皮膚科学講座
藤野 久実佳	自治医科大学附属さいたま医療センター皮膚科
古橋 祥子	帝京大学医学部皮膚科学講座
古山 千晶	自治医科大学医学部皮膚科学講座（現　関東中央病院皮膚科）
前川 武雄	自治医科大学附属さいたま医療センター皮膚科
松坂 美貴	自治医科大学附属さいたま医療センター皮膚科
向井 慶	帝京大学医学部皮膚科学講座
武藤 えま	帝京大学医学部皮膚科学講座
村田 哲	古河赤十字病院皮膚科（現　村田皮膚科医院）
薮内 由季菜	帝京大学医学部皮膚科学講座
山本 剛伸	川崎医科大学総合医療センター皮膚科
早稲田 朋香	長崎大学大学院医歯薬学総合研究科皮膚病態学
渡辺 愛友	帝京大学医学部皮膚科学講座

5

第1章　耳

大原 國章

第2章　眼瞼

第3章　口唇

第4章　鼻

第5章　頭

第6章　今山 修平コレクション

※「比べてみよう！部位別の臨床像」と索引は『好発部位でみる皮膚疾患アトラス 躯幹・四肢』の関連ページを掲載しています．
　ぜひ併せてお読みください．

※本書は，『Visual Dermatology』誌に 2013 年〜2024 年の間に掲載した特集を再構成し，一部加筆・修正したうえで再掲載しています．各章の掲載号は下記の通りです．
　　第 1 章：Visual Dermatology Vol. 12 No. 8. 2013
　　第 2 章，第 6 章 01：Visual Dermatology Vol. 18 No. 12. 2019
　　第 3 章，第 6 章 02：Visual Dermatology Vol. 20 No. 5. 2021
　　第 4 章，第 6 章 03：Visual Dermatology Vol. 22 No. 11. 2023
　　第 5 章，第 6 章 04：Visual Dermatology Vol. 23 No. 5. 2024

第1章 耳

1. 悪性黒色腫

大原國章

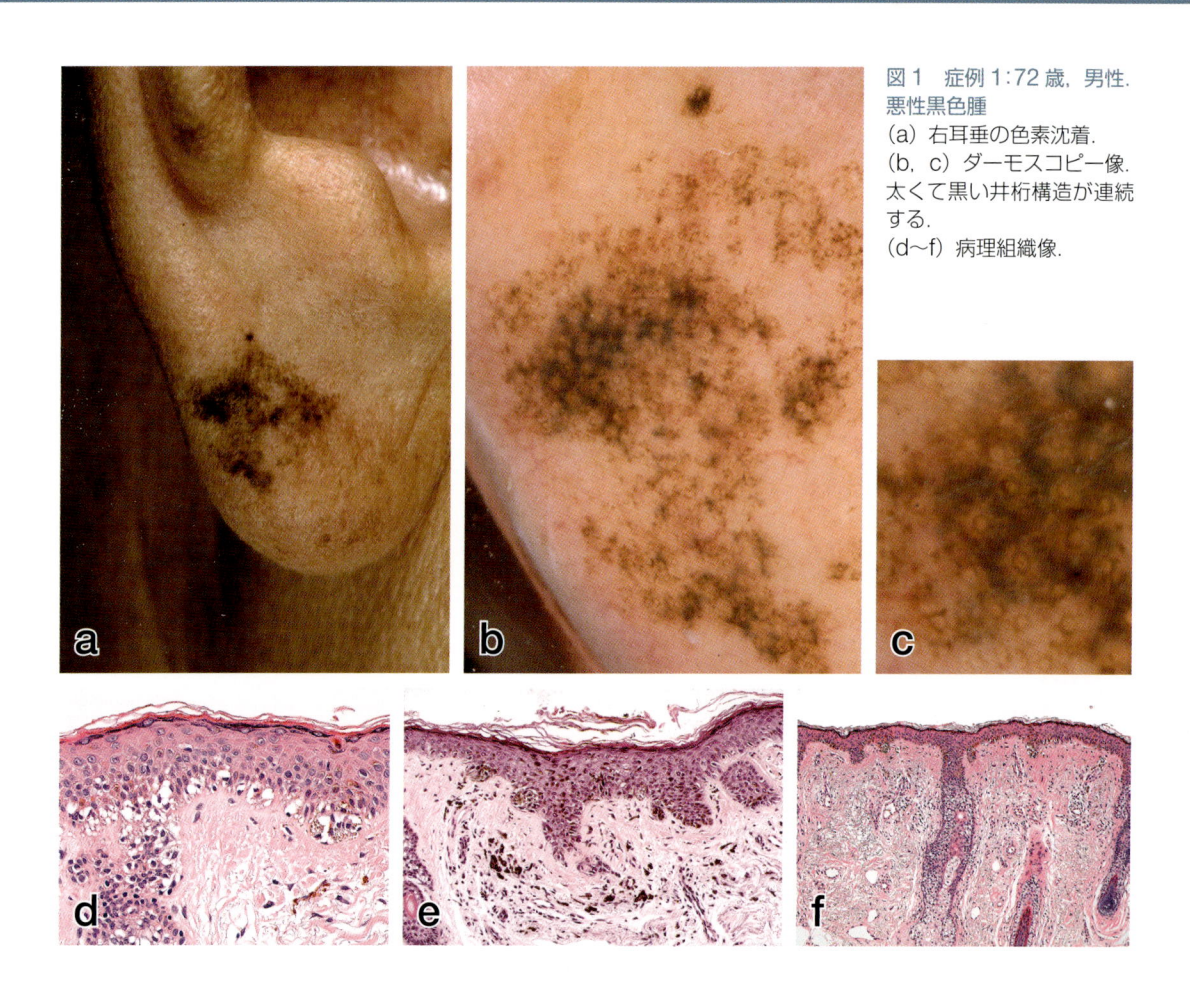

図1 症例1:72歳，男性．悪性黒色腫
(a) 右耳垂の色素沈着．
(b, c) ダーモスコピー像．太くて黒い井桁構造が連続する．
(d〜f) 病理組織像．

臨床像の特徴（症例1）

72歳，男性．2カ月前に右の耳垂の色素沈着に気づいたという（図1a）．自覚症状はない．全体として直径1 cmの範囲に黒褐色の小色素斑が集簇し，不規則形の局面を形成する部分や点状・線状の色素沈着が混在している．結節性の隆起や皮内の硬結はない．

色の濃い局面のダーモスコピーでは黒くて太い井桁（＃）形の構造が連続し（図1b），rhom-boidal structure と解釈できる（図1c）．周囲の小色素斑では点状・顆粒状の小点が散布し，ぼんやりとした環状を呈するところも見受けられる．

病理では表皮基底層に沿って異形細胞が孤立性，あるいはところどころで胞巣を作り（図1d），真皮内にはメラノファージも散在する（図1e）．腫瘍細胞が毛包沿いに下降する所見もみられる（図1e, f）．

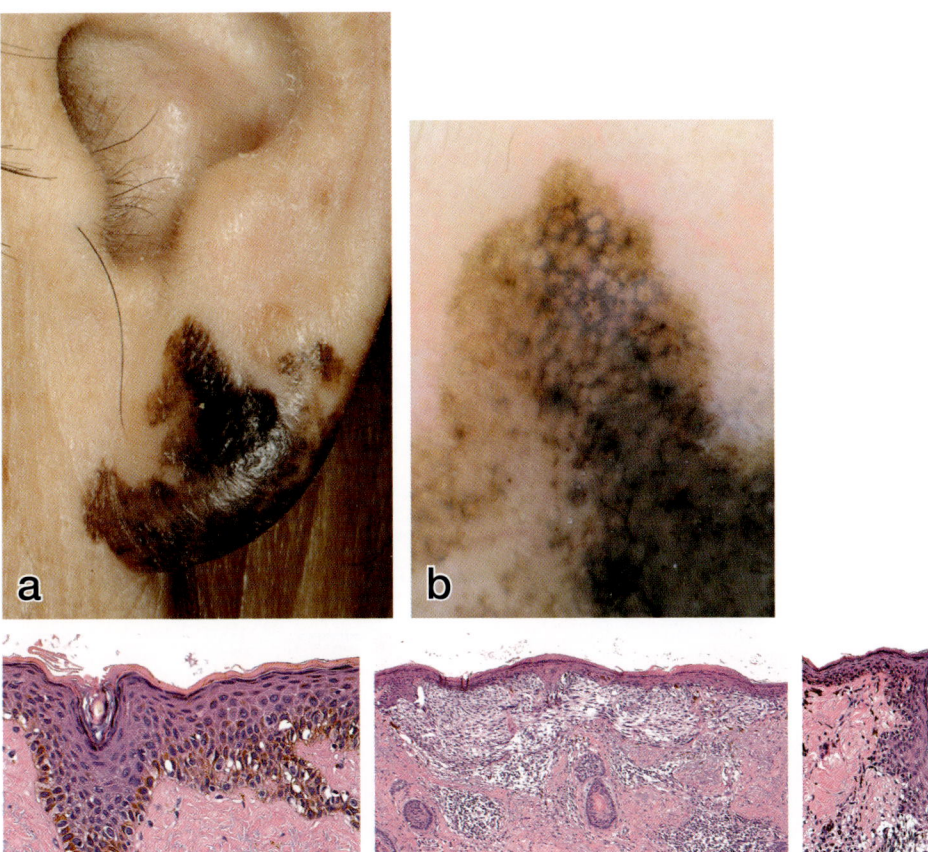

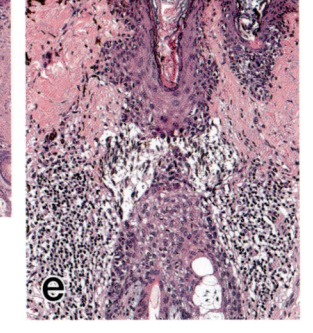

図2　症例2：53歳，男性．悪性黒色腫
（a）不規則な色素斑がみられる．
（b）ダーモスコピー像では，大小でいびつな井桁構造がある．
（c～e）病理組織像．

臨床像の特徴（症例2）

　5年前からしだいに拡大する，色に濃淡がある不規則形の色素斑である．淡い褐色を基盤にして黒い点が撒布・集簇していて，黒一色の局面の所もみられ，いかにも悪性の印象を受ける（図2a）．病変の12時方向のダーモスコピーでは，大小でいびつな形の井桁構造（rhomboidal structure）があり，その表面はうすピンク色で覆われている．画面の右下では黒一色の無構造領域 blotch となっている（図2b）．

　病理組織像では辺縁部は基底層付近での個細胞増殖 individual cell proliferation（図2c），黒色部分では大型の胞巣が融合（図2d），井桁部分では毛包周囲に melanophage と個細胞増殖があり，毛包に沿っても腫瘍細胞が進展し，真皮には血管拡張と密な細胞浸潤がみられる（図2e）．臨床，ダーモスコピー，病理ともに典型的な悪性黒子 lentigo maligna である．

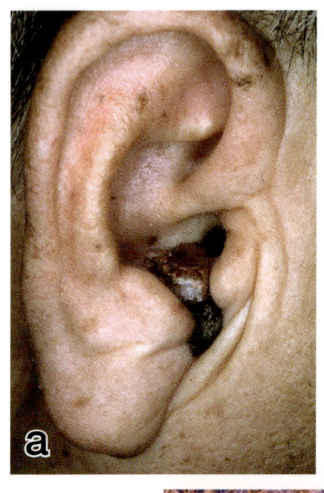
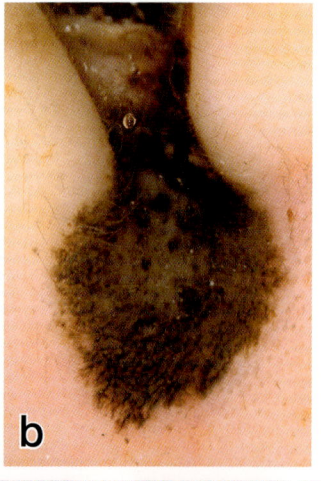

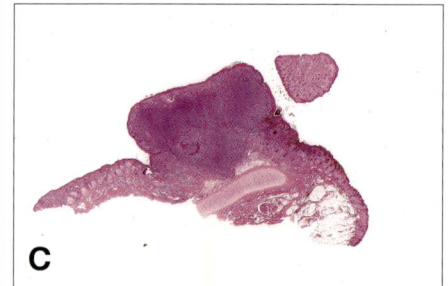

図3　症例3：67歳，男性．悪性黒色腫
（a）初診時臨床像，（b）ダーモスコピー像，（c）病理組織像（弱拡大），（d）表皮基底層に沿った個別性の細胞増殖，（e）結節部，類上皮型の細胞，（f）インターフェロン投与後，白斑を生じた．

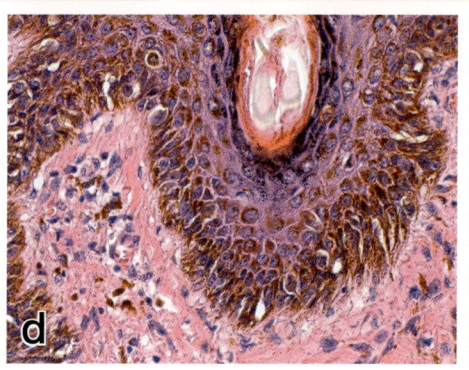
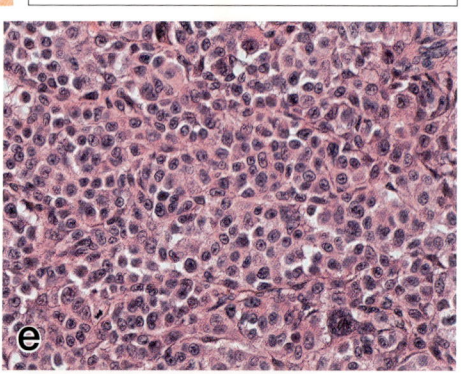

臨床像の特徴（症例3）

　67歳，男性．本人の供述では初診の16日前に右耳の結節に気づいたとのことで，発症の詳細は不明と言わざるを得ない．外耳道の下方から溶岩が流れるような形で結節が占拠し，上方は肉芽様に赤く隆起し（直径12 mm），下方は9×7 mmの黒色の局面となっている（図3a）．耳前，頸部のリンパ節は腫脹していない．結節部分にはダーモスコープの鏡面が当てられないので，下方の黒色局面を観察したところ，network（網目状構造）の形状，大きさ，色調が不整であり，辺縁では山並みと裾野の様相であった（図3b）．

治療

　下床の軟骨を含めて切除し，耳後部からの皮弁で耳甲介を再建して化学療法とインターフェ

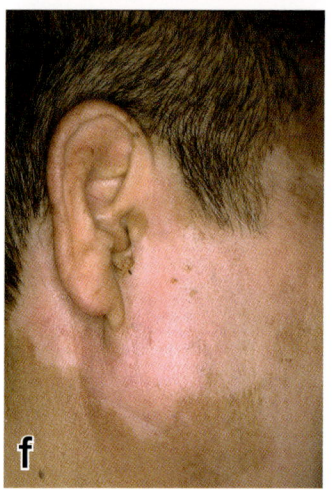

ロンで維持療法を行った．病理では表在拡大型黒色腫に相当する所見であったが（図3c〜e），すでに脈管侵襲があり，予後不良と予測された．インターフェロン投与部に白斑を生じたが（図3f），その頃から縦隔転移が出現し，しだいに臓器転移が拡大して，術後2年2カ月で死亡した．経過中に局所再発はなかった．

2．基底細胞上皮腫

大原國章

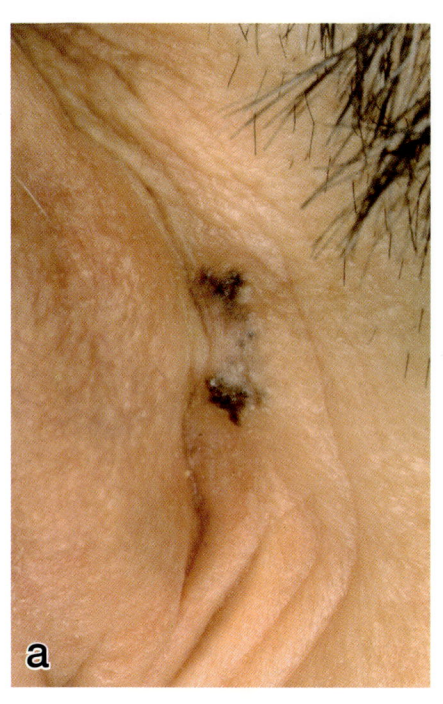

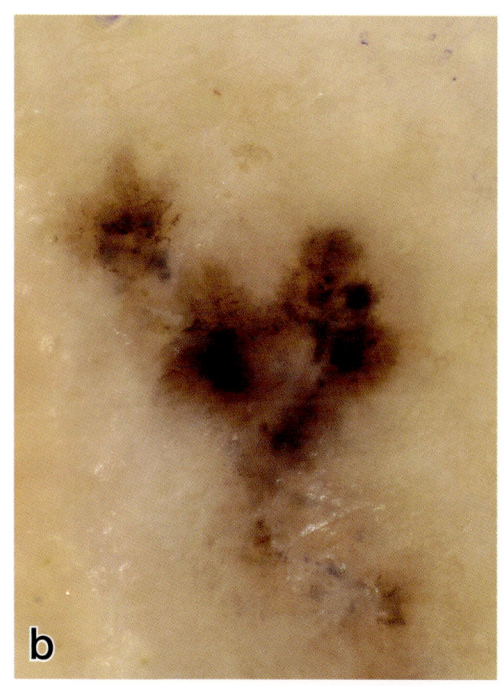

臨床像の特徴（症例1）

　73歳，男性，内科医．妻の皮膚科医が，当人の鼻背の色素斑を心配して同道してきたのだが，それは老人性色素斑であった．念のために，顔面・頭部を診察したところ，左の耳介裏面に黒色の小結節が2つ並んでいて，その中間部分にも常色の隆起と細かな黒色結節が存在していた（図1a）．本人，妻ともこの病変には気づいていなかった．

　頭側の結節のダーモスコピーでは，不明瞭ながら葉状構造 leaf-like structure（図1b）（中心に均一に黒い構造があり，その周囲を細い線維が放射状に配列）と解釈できる．病理は真皮下層まで浸潤する基底細胞上皮腫であり，臨床からの想像よりも深かった（図1c）．

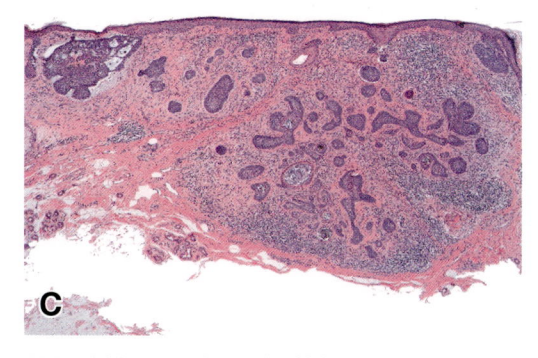

図1　症例1：73歳，男性．基底細胞上皮腫
(a) 左の耳介裏面に黒色の小結節がみられる．
(b) ダーモスコピーでは不明瞭な葉状構造がある．
(c) 病理組織像．表皮と連続性の胞巣もあるが，小型で分枝状胞巣が集塊を成し，その周囲を細胞浸潤が取り囲んでいる．

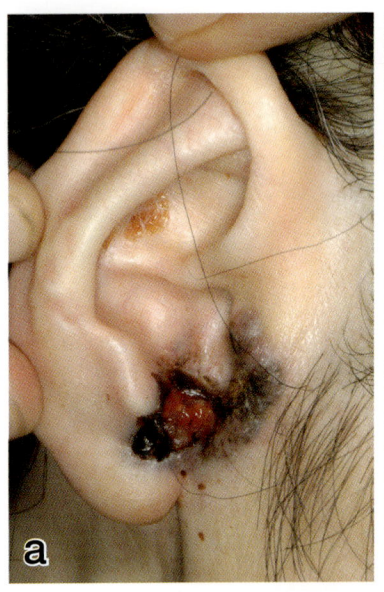
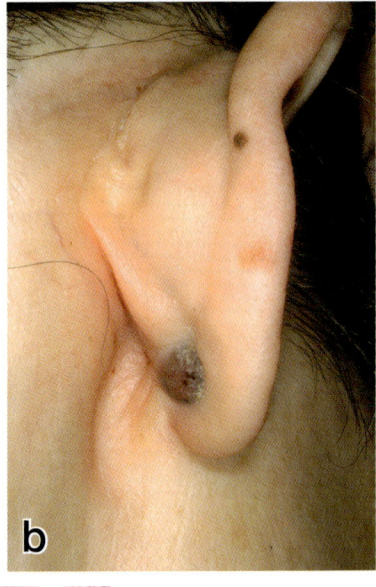

図2 症例2：69歳，女性．基底細胞上皮腫

（a）右耳の耳甲介に紅色肉芽様の潰瘍があり，連続して耳垂・耳前部皮膚にかけて局面状に隆起する硬結が広がっている．

（b）耳を裏返してみると，潰瘍部分に一致して耳の裏面まで硬結部が貫通していた．

（c）切除検体の全体像．

（d）耳垂の病理組織の弱拡大（c の囲み部分）．

（e）軟骨近傍の強拡大．morphea 型の様相．耳の茎部，左方の耳垂では全層性，貫通性に腫瘍が増殖している．

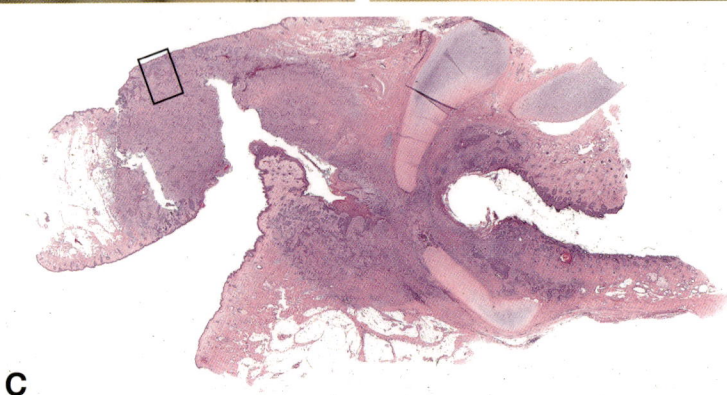

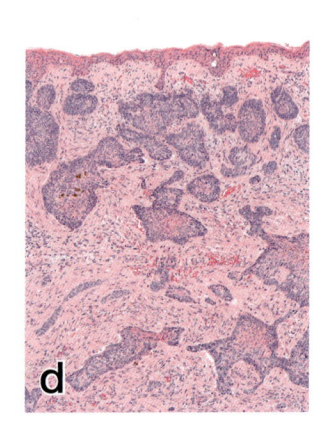

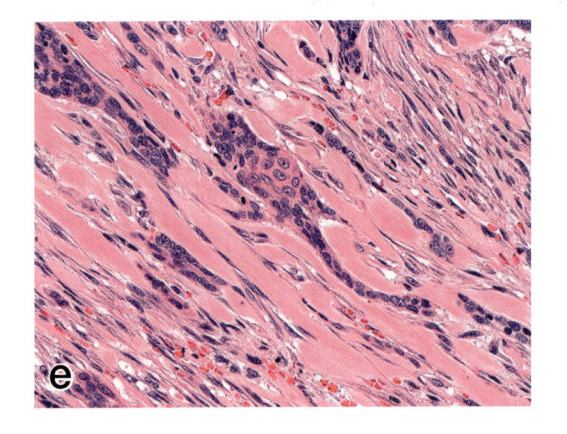

臨床像の特徴（症例2）

　69歳，女性．本人の言では半年前に耳にざらざらしたものができたとのことであった．その2カ月後にはただれてきて，しこるようになった．右耳の耳甲介に紅色肉芽様の潰瘍があり，それに連続して耳垂・耳前部皮膚にかけて局面状に隆起する硬結が広がっている（図2a）．

　耳を裏返してみると，潰瘍部分に一致して耳の裏面にまで硬結が貫通していた（図2b）．病理でも腫瘍細胞は全層性に耳垂を貫通しており，耳前から耳後部まで軟骨を超えて浸潤していた（図2c〜e）．

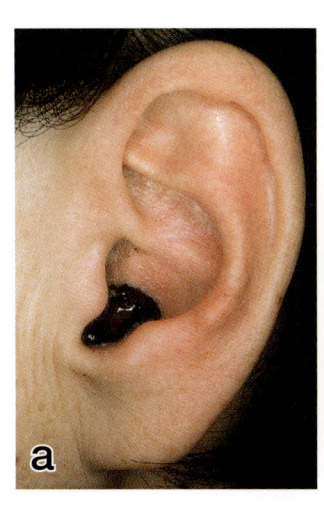
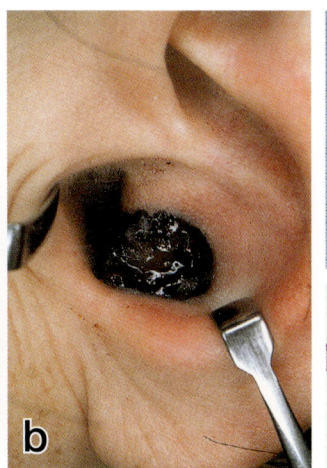
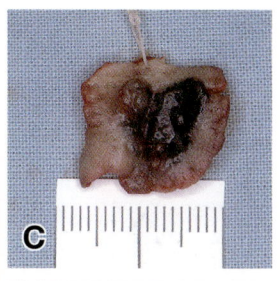
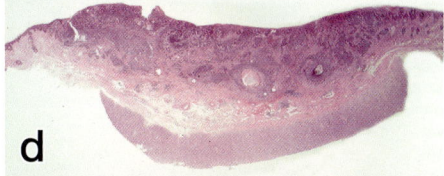
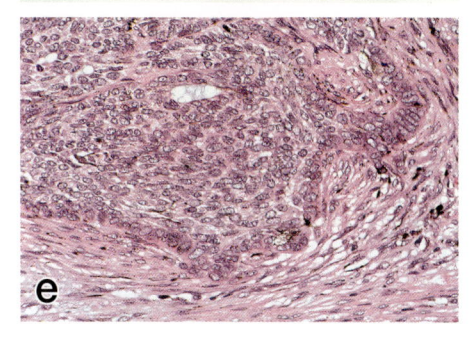

臨床像の特徴（症例3）

　64歳，女性．1年半前に耳に結節ができた．自分で触っているうちに出血や痂皮の形成をくり返した．7カ月前に近医を受診したがわからないと言われて放置していたが，心配になり他医を受診し当科を紹介された．

　舟状窩に径1.5 cmの黒色結節があり，中心は潰瘍化し滲出液を伴う（図3a，b）．基底細胞上皮腫と診断し，辺縁部の皮膚から切開して腫瘍の直下では下床の軟骨を含めて切除し（図3c），薄い分層植皮で被覆した．病理はsoidの病型であったが，浸潤は軟骨には達していなかった（図3d，e）．

図3　症例3：64歳，女性．基底細胞上皮腫
（a，b）舟状窩の径1.5 cmの浸潤性黒色結節．
（c）切除検体．
（d）軟骨を含めて切除してあるが，腫瘍は軟骨には達していない．
（e）結節型，充実型の胞巣．

臨床像の特徴（症例4）

　77歳，男性．耳甲介に17×13 mmの不整形の黒色局面がある．ところどころに痂皮や潰瘍が散在する（図4）．2年前から気づいていて，近医耳鼻科を2軒受診したがとくに処置はされず．健康診断で別の病院を受診した際に他の皮膚科を勧められて受診．その皮膚科から当科を紹介された．基底細胞上皮腫と診断して下床の軟骨を含めて切除し，薄い分層植皮で被覆した．

　病理は基底細胞上皮腫であり，腫瘍は軟骨までは達していなかった．病型はsolid type，充実型．

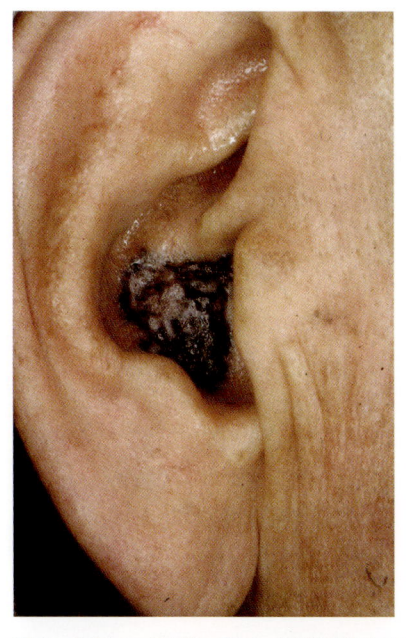

図4　症例4：77歳，男性．基底細胞上皮腫

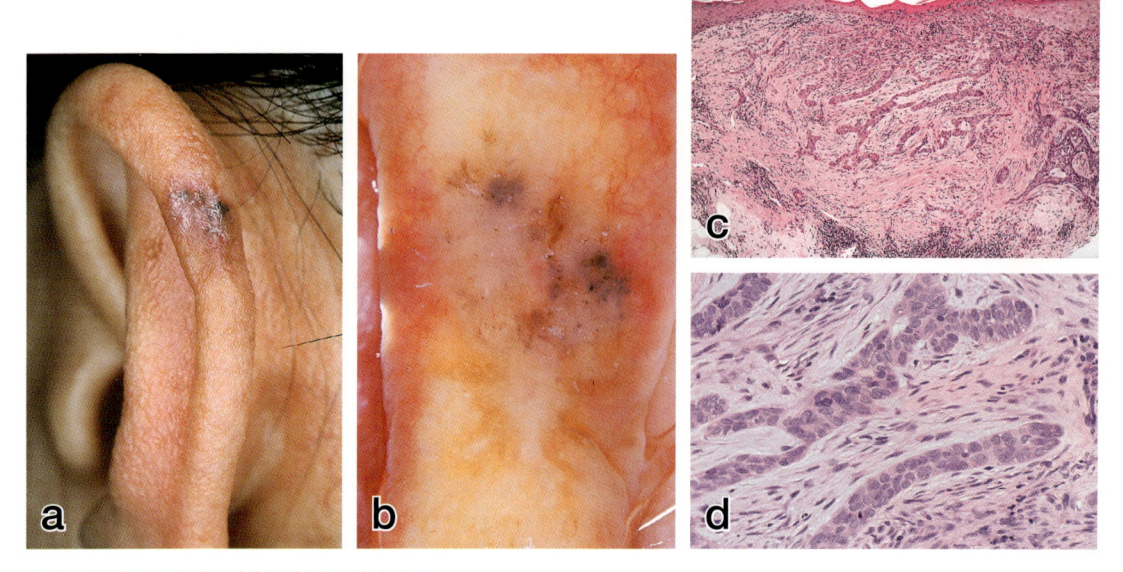

図5 症例5：58歳，女性．基底細胞上皮腫
(a) 耳輪の紅褐色局面内に黒色小結節が散在．周囲よりもやや陥凹していて硬く触れる．
(b) ダーモスコピー，dots が散在．圧担により白色化．
(c) 表皮は萎縮性．索状・鹿角状の胞巣．
(d) 細長い索状の胞巣がうねる様に浸潤．

臨床像の特徴（症例5）

58歳，女性．耳輪の光沢性局面で，その中に黒色の小さな砂粒状の結節が散在している．周囲の皮膚と比べるとやや陥凹しており，硬く触れる（図5a）．ダーモスコピーでは dots/globules 色素小球が一定の配列をとらずに散在する．葉状構造はなく，放射状・環状配列は呈さず，樹枝状血管拡張もみられない（図5b）．周囲の健常皮膚との境を，圧迫を加えないで観察すると地肌が周囲よりも白い．これは基底細胞上皮腫の間質の線維化を反映する所見と考えられる．

病理はやはり基底細胞上皮腫で，細長い腫瘍細胞索が線維化を伴いながら真皮下層まで浸潤していた（図5c, d）．組織学的な浸潤は臨床的な印象よりもかなり深い．

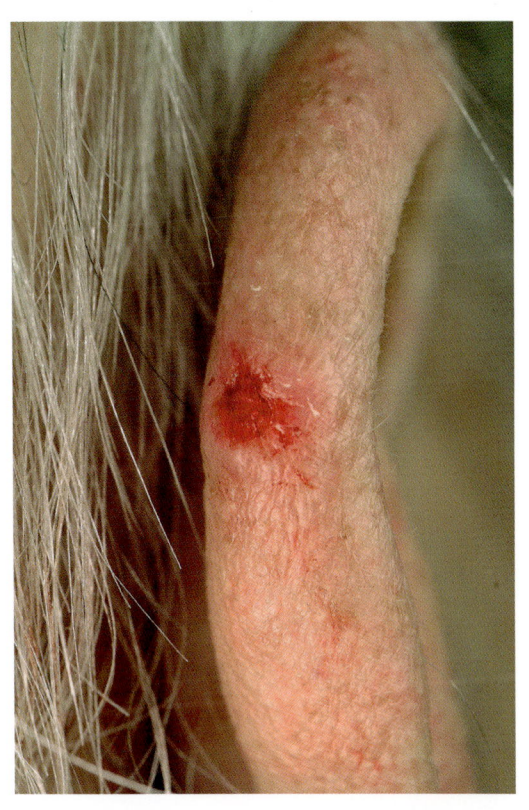

図6 〔参考症例1〕74歳，白人男性．基底細胞上皮腫
ピンク色の環状硬結で囲まれた潰瘍．

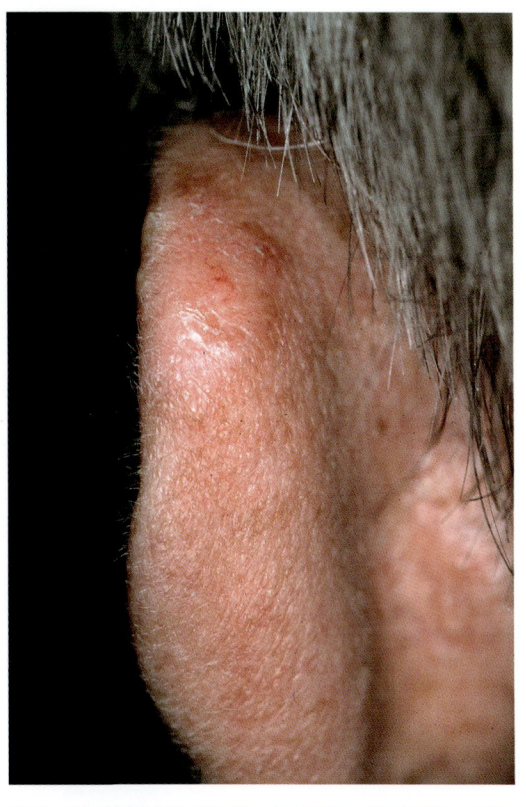

図7 〔参考症例2〕57歳，白人男性．基底細胞上皮腫
皮膚色（白人なので淡い赤茶色）の硬結で，周囲よりも
隆起し，皺がない．

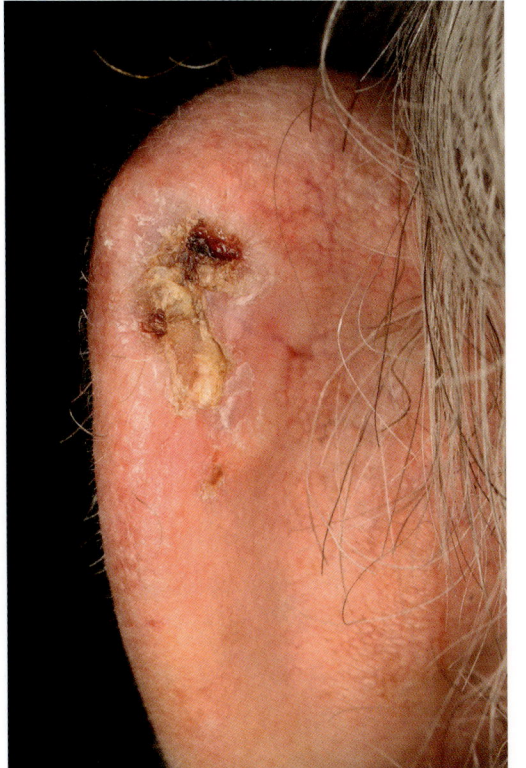

図8 〔参考症例3〕61歳，白人男性．基底細胞上皮腫
可動性に乏しい，淡いピンク色の硬結で中心部は潰瘍化して
いる．病理では軟骨に浸潤していた．

3. 脂漏性角化症

大原國章

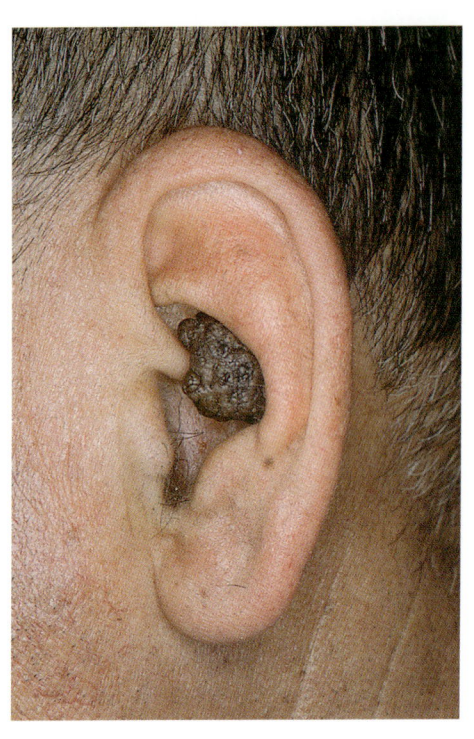

図1　76歳，男性．脂漏性角化症
耳甲介に濃褐色で光沢性の結節，表面には軽石の
ような陥凹が多数あり．

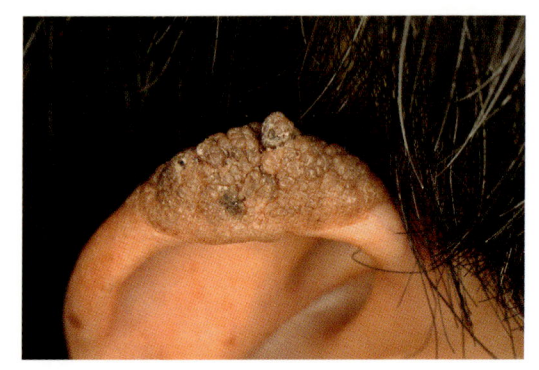

図2　〔参考症例〕75歳，女性
耳輪上部に境界鮮明な隆起性病変があり，表面は大小
の粗大顆粒状．

臨床像の特徴

　耳甲介にはまり込んだボタンのような印象の
結節で，やや赤みを帯びた黒色で光沢を帯びる．
表面には軽石のように穴が開いており，その中
にはぶつぶつした角化物が詰まっている（図1）.

触ると弾性のある硬さである．潰瘍や血管拡張
はみられない．脂漏性角化症の典型像といえる．
　脂漏性角化症にはさまざまな臨床形態があ
り，代表的な臨床の一つに角化性の粗大顆粒状
結節がある．

4. Spitz 母斑

大原國章

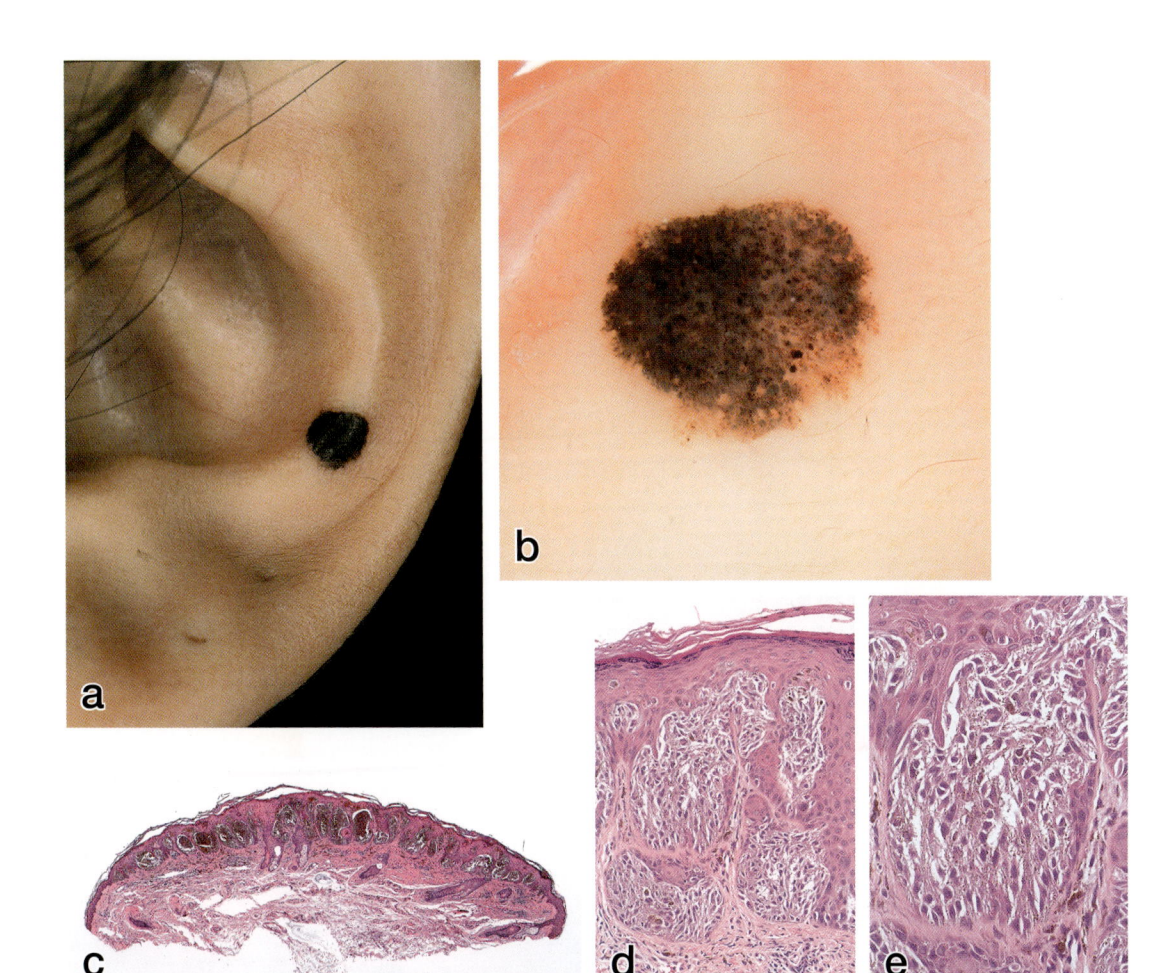

図　23 歳，女性．Spitz 母斑
(a) 舟状窩の色素病変．
(b) ダーモスコピー像．globular pattern を呈し，一部に negative network もみられる．
(c) 病理全体像．表皮内胞巣で構成されている．
(d, e) 縦長の胞巣内にメラニンに富む細胞が充満している．

臨床像の特徴

　23 歳，女性．幼少児期には色素病変に気づいていなかったが，2〜3 年まえから "小さい普通のほくろ" が舟状窩に生じ，1〜2 年でゆっくりと増大してきた（図 a）．5×7 mm の境界鮮明で平坦な漆黒色斑で，ダーモスコピーでは基本的には粒状構造で形成される globular pattern を呈し，一部では地の色が抜けて negative network もみられる（図 b）．Spitz 母斑と考えて切除し，病理も表皮内に縦長の胞巣が増生しており（図 c〜e），pigmented Spitz nevus であった．

　Spitz 母斑の臨床像は必ずしも小児の紅色結節とは限らず，このような漆黒色の斑状病変のことが稀ではない．

5. comedo

大原國章

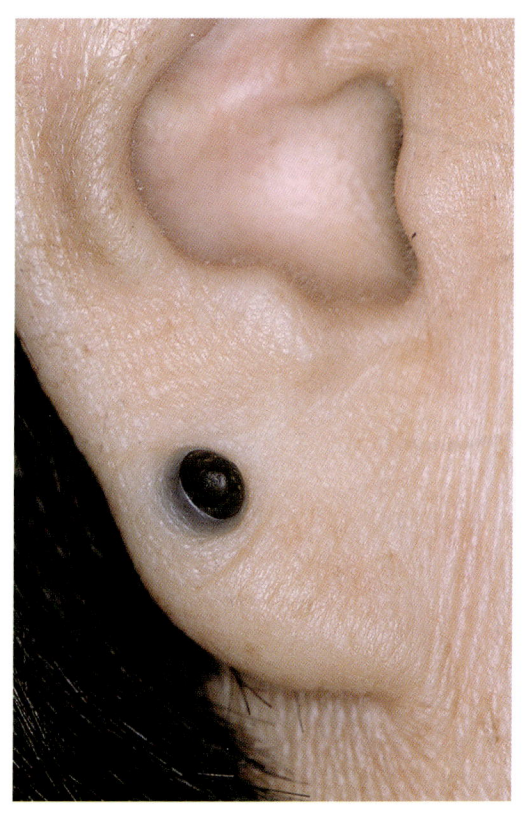

図　74歳，女性．comedo
円盤状の漆黒色結節が皮膚に埋まっている．

臨床像の特徴

　光沢性で黒色の結節が皮膚面から湧き出すように顔を出している．辺縁に ring 様の縁取りがある（図）．

6. ほくろ

大原國章

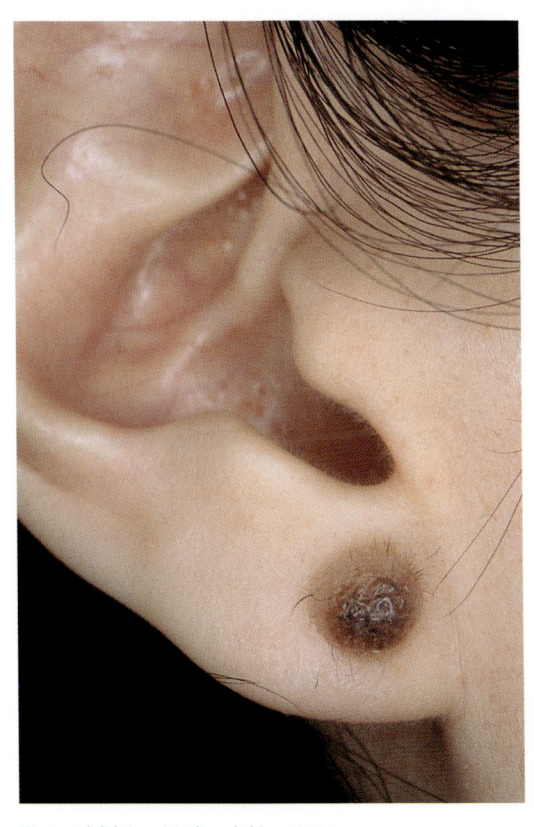

図1　症例1：41歳，女性．ほくろ

臨床像の特徴（症例1）

　先天性の母斑で中心が隆起し，辺縁が裾野のように薄い色の局面が広がっている（**図1**）．産毛（軟毛）が生えていて，毛孔が目立つ．この病型では加齢とともに色が薄くなることがある．

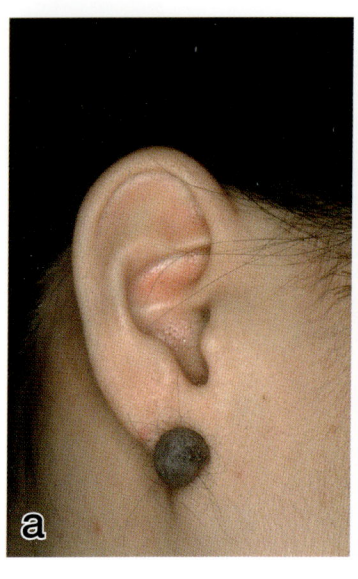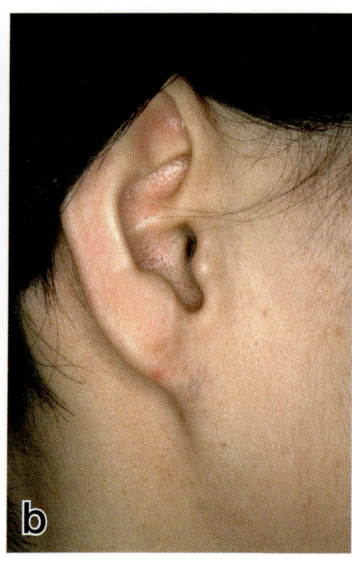

図2　症例2：36歳，女性．ほくろ
（a）耳垂に灰黒色の球状の軟らかい結節がある．
（b）電気メス焼灼1年3カ月後．

臨床像の特徴（症例2）

　36歳，女性．幼児期から耳垂に"ほくろ"があり，年齢とともに膨らんできて毛も生えるようになった．耳垂に灰黒色，球状の軟らかい結節があり，長い軟毛が生えている（図2a）．先天性の母斑である．

治療

　外科的に切除すると耳垂の変形を来す恐れがあるので，電気メスで焼灼することにした．治療後1年3カ月後の状態も示すが（図2b），変形もなく良好な結果である．

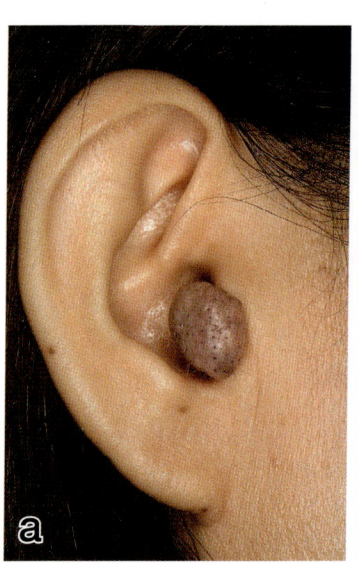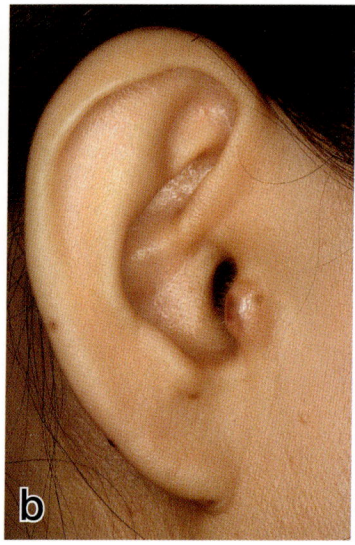

図3　症例3：50歳，女性．ほくろ
（a）耳珠に一致して紅褐色の楕円形の結節がある．
（b）電気メス焼灼2カ月後．

臨床像の特徴（症例3）

　50歳，女性．生来，耳珠に"ほくろ"があったが年齢につれて隆起し，その一方で色が薄くなってきた．毛が生えるので自分で切っている．耳珠に一致して紅褐色の楕円形の結節があり，表面には毛孔が目立っている（図3a）．

治療

　これも手術よりは形態保存の小細工の効く電気メスを選択した．術後2カ月で形態はよく保存され（図3b），満足な結果である．

7. 先天性母斑

大原國章

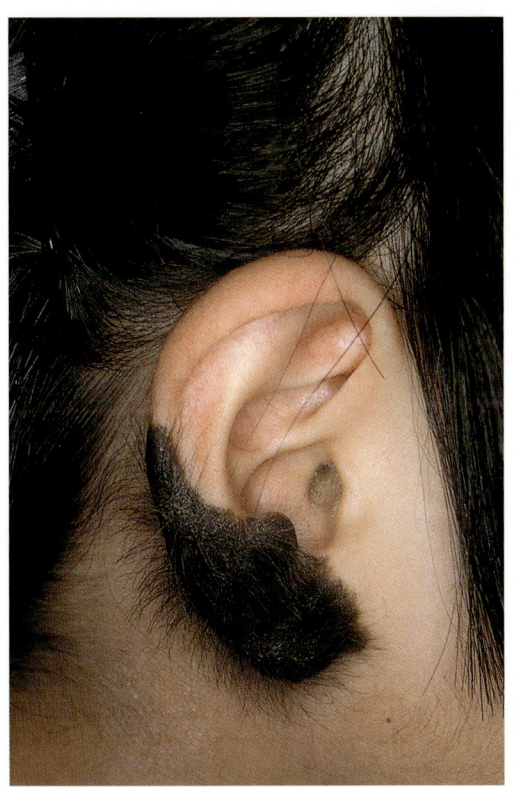

図1 症例1：6歳，男児．先天性母斑

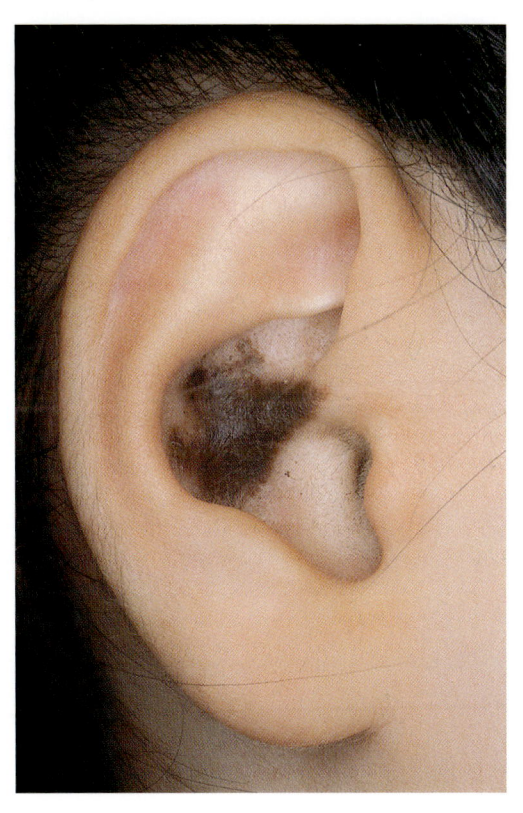

図2 症例2：8歳，女児．先天性母斑

臨床像の特徴（症例1）

範囲はあまり広くはないが，病型としては巨大型母斑と同様で（図1），病理でも脂肪織に及ぶ複合型の母斑である．剛毛が目立つ．

臨床像の特徴（症例2）

先天性の小型の母斑（図2）．組織は複合型だが母斑細胞は真皮浅層までである．

8．苺状血管腫

大原國章

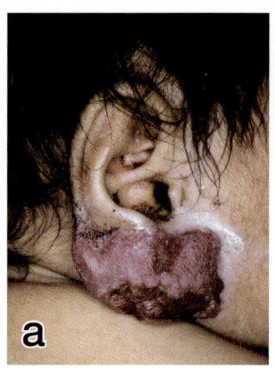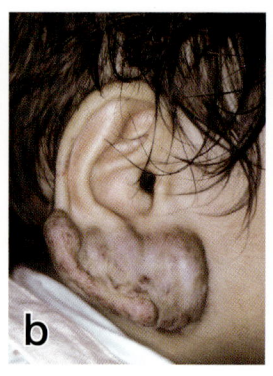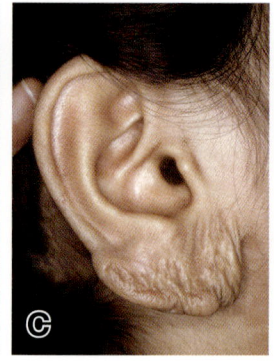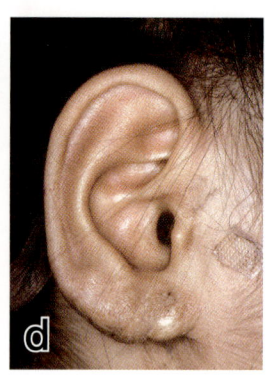

図1　症例1：2カ月，女児．苺状血管腫
（a）初診時臨床像，（b）ドライアイス治療8回施行後，（c）5年後の臨床像，（d）余剰皮膚を切除し整形した．

臨床像の特徴（症例1）

生後2カ月の女児．耳輪から耳垂にかけて暗紫紅色に肥大し，耳垂に相当する部分では潰瘍化している（図1a）．病勢のピークである．

治療

レーザーや降圧剤が使われる以前の症例であり，消褪を促進させる目的でドライアイス治療を8回行った．隆起は以前よりも低くなり，表面の赤みもくすんで，病勢が落ち着いてきた（図1b）．5年後には赤みはなくなり，隆起も平坦化したが，軟らかくしわしわと弛んで余剰皮膚が下垂している（図1c）．保存治療や自然経過ではこれ以上の改善は望めないので，余剰皮膚を切除して耳の形を整えた（図1d）．

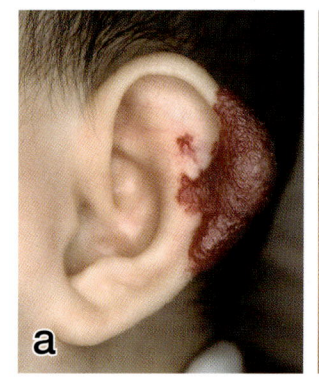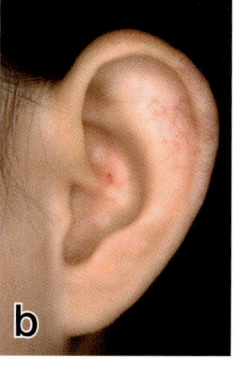

図2　症例2：5カ月，女児．苺状血管腫
（a）5カ月の臨床像．局所の耳輪は膨隆している．
（b）3歳の臨床像．瘢痕や変形を残さず消褪した．

臨床像の特徴（症例2）

5カ月の女児の耳輪にみられた苺状血管腫．色は深紅で表面は細顆粒状，触れると熱感がある．耳は擦れやすい部位で潰瘍化が心配されたが，経過観察のみで瘢痕や変形を残さずに消褪した．細い血管拡張は残っているが，本人が成長して後に気にするようであればレーザー治療を追加することにして，この時点で診察は終了とした．

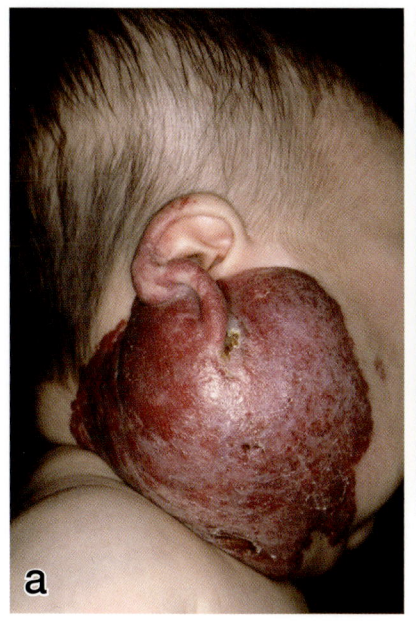
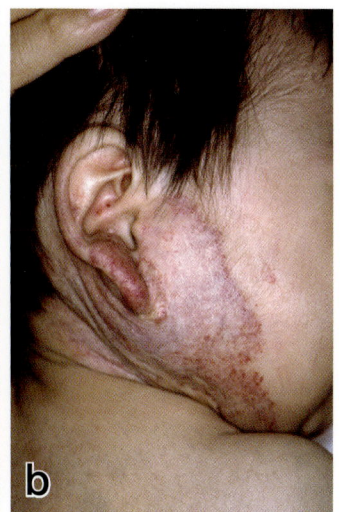
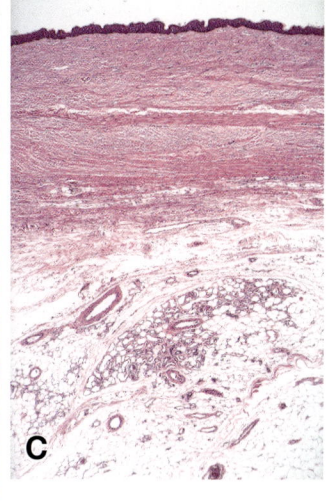

図3　症例3：3カ月，女児．苺状血管腫
(a) 耳を巻き込む大きな暗紅色腫瘤．
(b) 治療後，腫瘤は平坦化している．
(c) 真皮は浮腫性で，細い膠原線維が水平方向に層を成して走行する．脂肪織に小血管が残存している．

臨床像の特徴（症例3）

　生後3カ月の女児．右の耳から顎にかけて，大人の握りこぶしよりも大きな暗紅色腫瘤で，潰瘍化している部分もある（図3a）．色が当初の鮮紅色から暗い色調に変わってきていること，白い色調も浮いてきていることから，病勢のピークは過ぎつつあると考えられる．増殖期であれば触感は充実性で熱感が強く，色も鮮紅色で光沢を帯びている．

治療

　自然経過を待つだけでは潰瘍化が進み，その結果として瘢痕を残すことが予想されるので，トリアムシノロンの局注を開始した．1回あたり12 mg を2倍稀釈して合計8回，部位を変えながら投与すると全体に平坦化した．耳の変形は回避され，頬の皮膚にも目立った（臨床的な）瘢痕は残っていない（図3b）．部分的に切除した皮膚の病理所見では，真皮の線維成分は細かく平行に走行して組織学的な瘢痕となっていて，血管腫の構造はなくなっている．しかし，脂肪織には毛細血管や動静脈がある程度残存している（図3c）．

9. 動静脈奇形（AVM）

大原國章

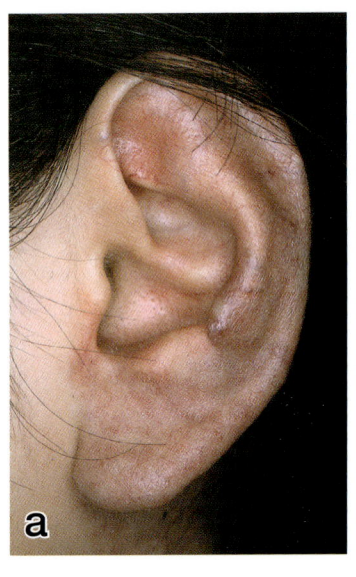
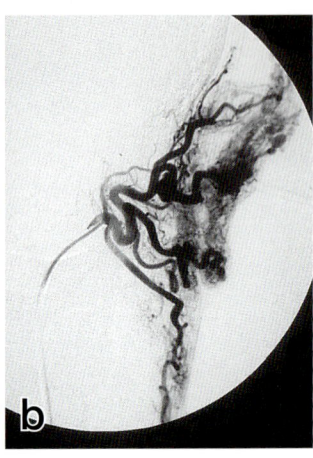

図1 症例1：25歳, 女性. 動静脈奇形
（a）初診時臨床像. 赤紫色のまだらな血管拡張がみられる.
（b）血管造影像. 耳介へは外頸動脈から後頭動脈を経由して血流が入っている.

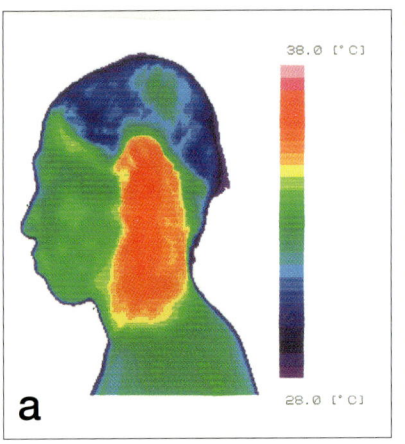
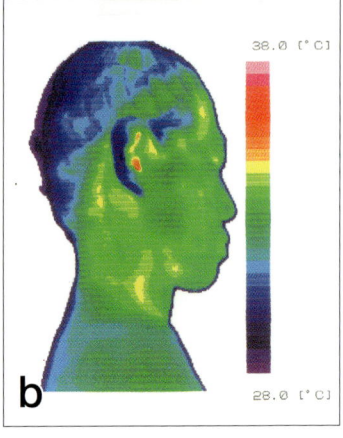

図2 症例1：サーモグラフィー所見
（a）患側,（b）健側. 幹部の皮膚温が高い.

臨床像の特徴（症例1）

　25歳, 女性. 中学生の頃に気づいたとのことで, その後の拡大傾向はないという. 左耳から頸部にかけて赤紫色のまだらな血管拡張の局面で（図1a）, 熱感が強く, 皮膚を触ると動脈性の拍動がある. 右に比べて左の耳は全体に肥大している. 熱感が強くなると出血することがあり, 吹き出すように"飛ぶ感じ"だとのこと.

動静脈奇形（arteriovenous malformation：AVM）である.

　血管撮影では, 耳介へは外頸動脈から後頭動脈を経由して血流が入っており（図1b）, 頸部は鎖骨下動脈, 肩甲下動脈から流入していた. サーモグラフィーでは, 左右の皮膚温に2℃の差があった（図2）. 根本的な外科的治療については本人が同意しなかった.

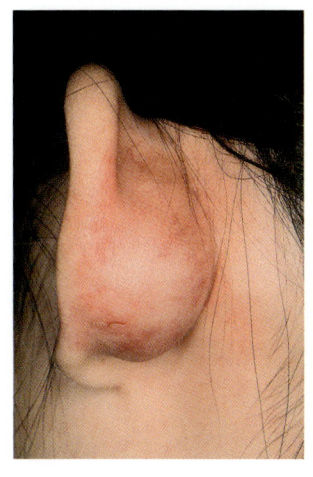

図3　症例2：14歳，女子．動静脈奇形
耳の裏面に 38×26 mm のふくらみがあり，周囲に細かな血管拡張を伴っている．

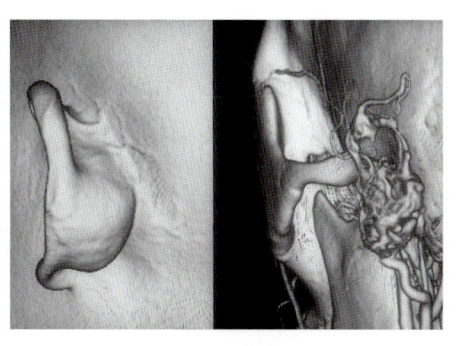

図4　症例2：初診時，3DCT 所見
流入血管は比較的限局している．

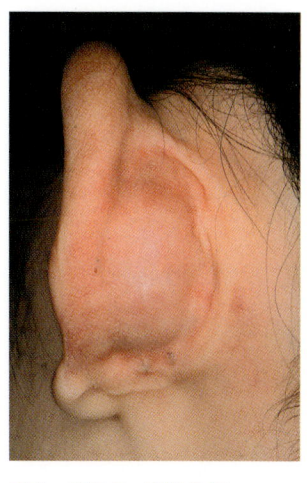

図5　症例2：術後3年
植皮は生着良好で，血管腫の再発はみられない．

臨床像の特徴（症例2）

14歳，女子．生まれつきに左耳の裏面に，"ややふくらんだ赤あざ"があり，徐々に増大・隆起してきた（図3）．小学2年生のときには色が紫色になって，耳鼻科を受診したが異常なしといわれた．

耳の裏面に 38×26 mm のふくらみがあり，周囲に細かな血管拡張を伴っている（図3）．局所熱感と動脈性の拍動があり，AVM と診断し

て 3DCT を撮影したところ，流入血管は比較的限局していた（図4）．

治療

完全な根治は難しいことを説明のうえで，隆起部分を切除して"戻し植皮"を行った．術後3年の時点（図5）では，植皮の周辺皮膚にシャント音は聴取されるが，肉眼的な再発はなかった．

参考症例

11歳，女児．3歳ごろから血管拡張性の局面が生じてきた．局所熱感，拍動あり．図3と同様の皮疹を呈する AVM である．微小な点状血管で構成されているので，視診だけでは毛細血管奇形（portwine stain）と見分けが難しい．触診が大切である．

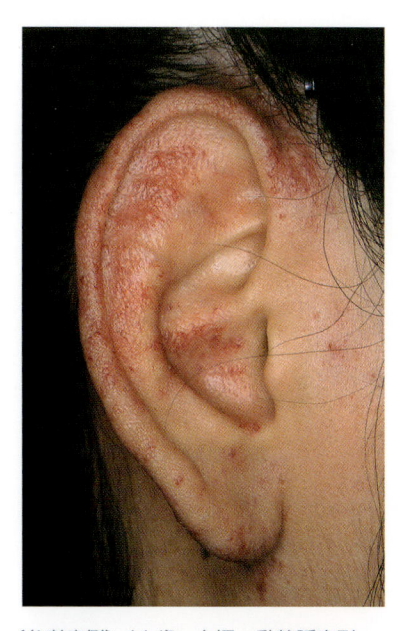

〔参考症例〕11歳，女児．動静脈奇形

10. 血管平滑筋腫

大原國章

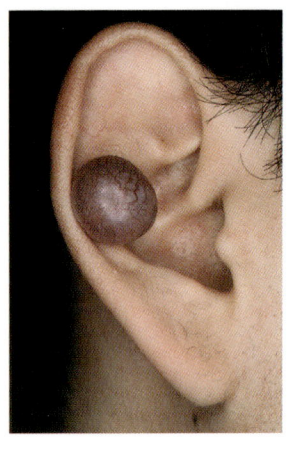

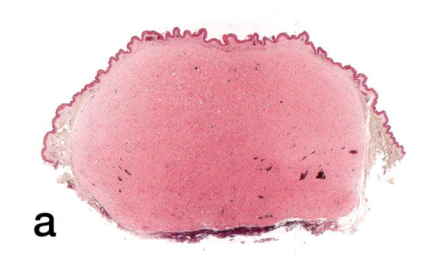

図2　症例1：病理組織像
（a）全体像.
（b）小血管の増生.

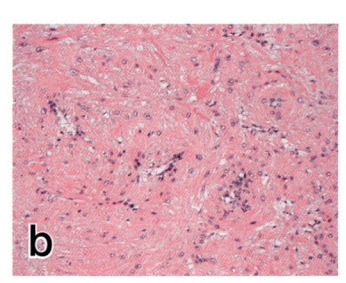

図1　症例1：24歳，男性. 血管平滑筋腫
暗紫色の充実性，球状結節.

臨床像の特徴（症例1）

　24歳，男性. 10年前にしこりが生じ，徐々に増大した. 4〜5年前から色が暗赤色になっ

てきた. 直径13 mmの充実性，半球状の結節で，表面に血管拡張がみえる（図1）. 圧痛，自発痛は自覚していない.

　病理では，境界鮮明な好酸性の腫瘍塊で，血管成分を含んでいる（図2a）. 拡大像では，円形の内皮細胞を持つ，壁の厚い小血管が増生融合し，その壁は周囲の間質に移行していく（図2b）. 血管平滑筋腫であるが，臨床症状だけでは診断は難しい.

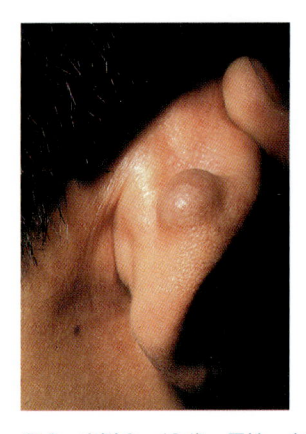

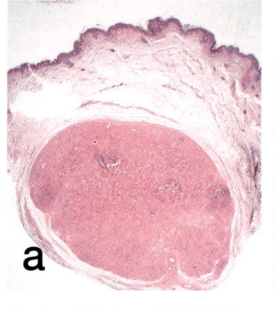

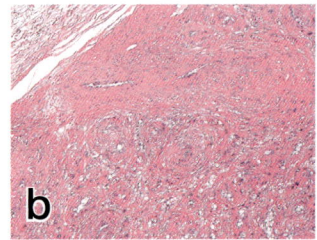

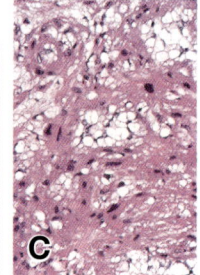

図4　症例2：病理組織像
（a）皮下の充実性結節，（b）小血管が密集.

図3　症例2：42歳，男性. 血管平滑筋腫
ドーム状に隆起する結節で皮膚は可動性.

臨床像の特徴（症例2）

　42歳，男性. 3年前から右耳の裏面に"できもの"ができ，しだいに増大した. 直径8 mmで高さが7 mmのドーム状に隆起する暗紅褐色の結節で（図3），圧痛はなし. 皮膚，下床と

の可動性は良好で，充実性に触れる.

　粉瘤，嚢腫，汗腺系腫瘍などを疑って切除したところ，皮下の境界鮮明な腫瘍塊であった（図4a）. 周囲とはくっきりと境され，内部は小型の血管構造で満たされていた（図4b）. 血管壁は厚く同心円状に取り巻かれ，空胞も目立つ（図4c）.

11. 基底細胞上皮腫

大原國章

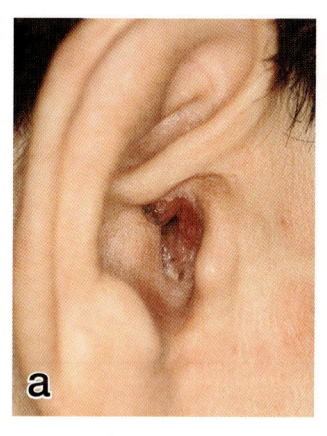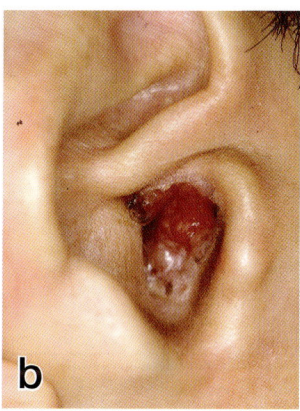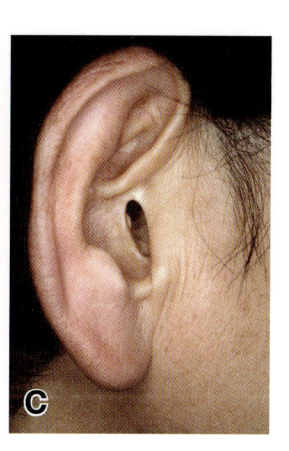

図1 73歳, 女性. 基底細胞上皮腫
(a, b) 外耳道を占拠する紅色結節.
(c) 術後6年

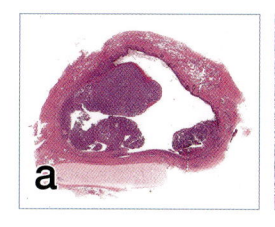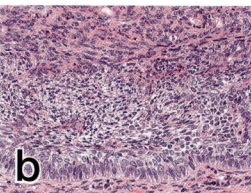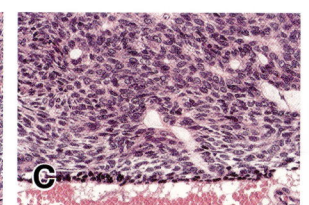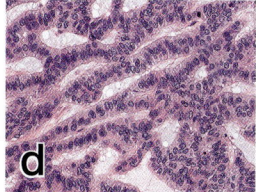

図2 病理組織像
(a) 軟骨を含めて耳孔を全周性にくり抜いている.
(b) adamantinoid type
(c) solid type
(d) adenoid type

臨床像の特徴

73歳, 女性. 以前から右耳を掻く癖があった. いつのころからかしこりができ, かさぶたを取ったり, 薬をつけたりしていた. 4週間前から"しる"が出るようになり皮膚科を受診し, 生検で基底細胞上皮腫と診断された. 外耳道の4分の3周を占拠する紅色の肉芽様結節である (図1). 肉眼的な臨床診断は難しいし, ダーモスコープでの観察も不可能である. 生検しない限りは診断はつかないであろう. 手術は, 外耳道の皮膚を全周性に剥がしながら内部に進み, 腫瘍が取り切れた部位で (鼓膜から1cm手前)

円周性に切開して摘出し (紙筒から書類を抜き取るイメージ), 薄めの分層植皮を挿入してガーゼで圧迫固定した.

病理はちょうど巻き寿司あるいはロールケーキの断面のようで, 腫瘍が内部に突出しているのがわかる (図2a). 病理型はadamantinoid (図2b), solid (図2c), adenoid (図2d) など, 多様であった. 術後6年の時点で再発はない (図1c).

本症例は中村泰大, 岩澤うつぎ, 大原國章: 皮膚臨床 44: 943, 2002にて既報.

12. 円板状エリテマトーデス（DLE）

大原國章

臨床像の特徴（症例1）

38歳, 男性. 耳全体が暗赤色に腫脹していて, 紫調の部分や痂皮を付けるところもみられる. 耳前皮膚にも類似の紅斑が生じている. 凍瘡 (しもやけ) とよく似ているので chilblain lupus (lupus pernio) と称される, DLE (discoid lupus erythematosus) の一型である.

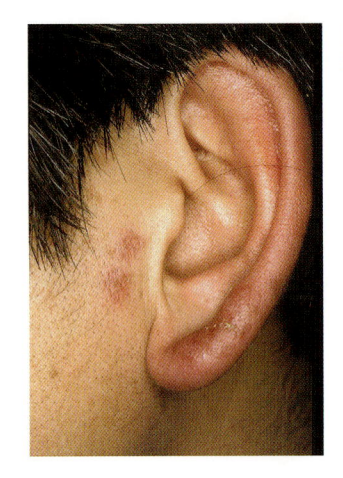

図1　症例1：38歳, 男性. DLE

臨床像の特徴（症例2）

耳全体に浮腫と発赤があるが, 色は茶色みを混じていて濃淡もまだらで均一でない. 細かな溢血斑も混じっている. これも chilblain lupus である. 耳甲介には濃いあずき色の小斑が散在し, その部分の皮膚は弛緩性で出血を思わせる.

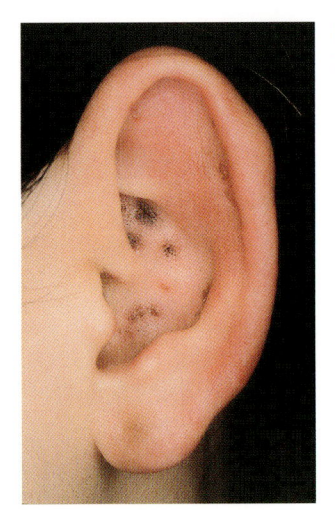

図2　症例2：34歳, 女性. DLE

臨床像の特徴（症例3）

36歳, 男性. 鱗屑を付す紅斑が耳甲介にある. 乾癬との鑑別に迷うが, 境界がやや不鮮明, 鱗屑の付き方も不均一, 出血点がある, 滲出液を伴うことがポイントだろうか.

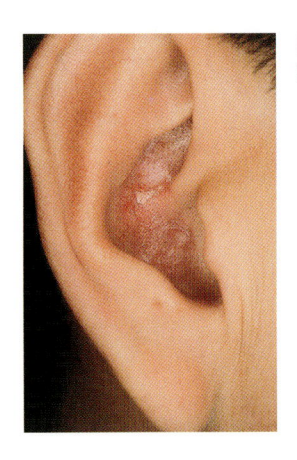

図3　症例3：36歳, 男性. DLE

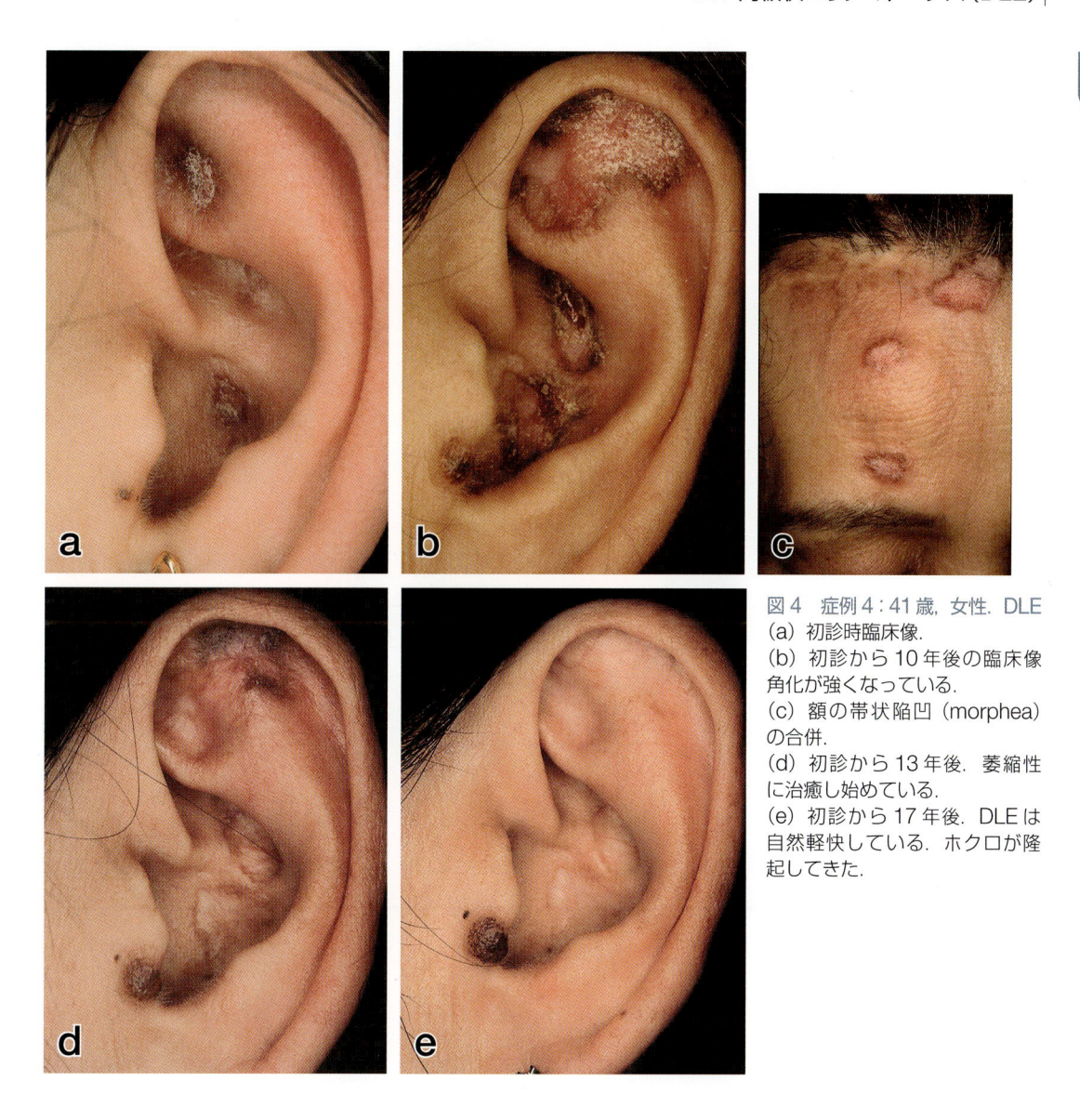

図4　症例4：41歳，女性．DLE
（a）初診時臨床像．
（b）初診から10年後の臨床像
角化が強くなっている．
（c）額の帯状陥凹（morphea）
の合併．
（d）初診から13年後．萎縮性
に治癒し始めている．
（e）初診から17年後．DLEは
自然軽快している．ホクロが隆
起してきた．

臨床像の特徴（症例4）

　41歳，女性．前頭から額にかけてのmorphea
とDLEを併発している症例（図4）．血清学的
な異常はない．皮疹に対してはステロイド軟膏
の外用を断続的に継続し，消長はあるものの，
しだいに軽快している．耳前の"ホクロ"が増大
する経過もわかる．

13. 結核

大原國章

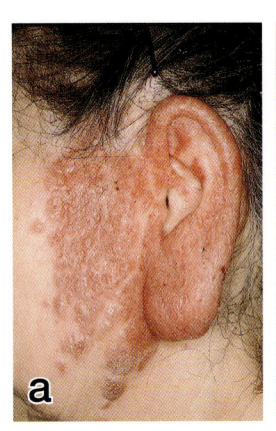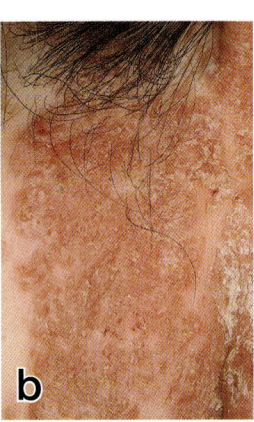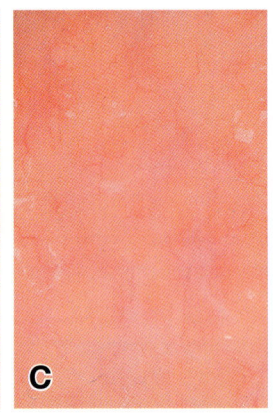

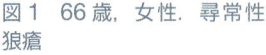

図1　66歳，女性．尋常性狼瘡
（a）初診時臨床像．橙黄色の局面と耳垂の肥大，下垂．
（b）拡大像．
（c）ダーモスコピー像．橙黄色の局面内にオレンジ色の小斑が散布．血管拡張もみられる．

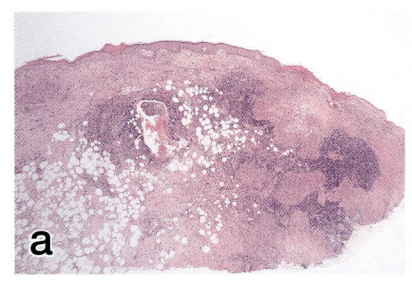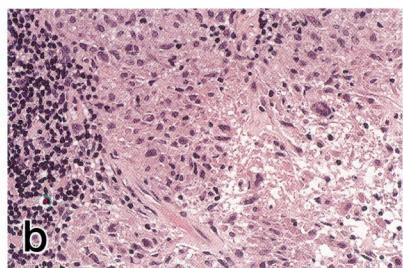

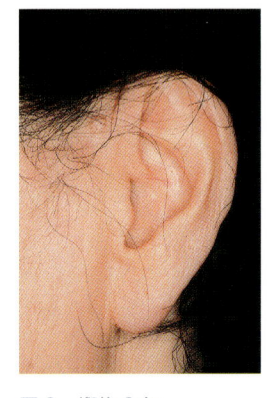

図2　病理組織像
（a）不整結節状の細胞浸潤．脂肪小葉の増生．
（b）乾酪壊死．

図3　術後2年
抗結核剤で治療後，耳垂の縮少手術．

臨床像の特徴

66歳，女性．小学生の頃，左耳が化膿して切開したことがあるというが詳細は不明．その後も赤みは持続していて，40歳ごろから拡大してきた．2年前からは耳前部の皮膚にも及ぶようになった．耳前部には紅褐色の結節が集簇して大きな局面となり，耳輪から耳垂にかけては融合して耳垂は肥厚して下垂している（図1a，b）．自覚症としては痒みがある．触れると浮腫性の硬さであった．ダーモスコピーでは橙色を背景として黄色の結節が多数埋もれている（図1c）．尋常性狼瘡を疑い，生検するとともに細菌と抗酸菌の培養，PCR検査を行った．ツベルクリン反応は60×60（23×25）mmの二重発赤であった．病理は真皮から脂肪織にかけての密な細胞浸潤で，乾酪壊死を伴う類上皮細胞肉芽腫から構成されていた（図2）．

小川培地での培養，PCRともに結核菌が確認されたが，肺には異常はなかった．

治療

エタンブトール（EB），イソニコチン酸ヒドラジド（INH），リファンピシン（RFP）で治療して皮膚病変は軽快し，その後に耳垂の下垂に対して手術を行って形態を整えた（図3）．

本症例は戸山美樹，大原國章：皮膚臨床 44：1393，2002 にて既報．

14. 石灰化上皮腫

大原國章

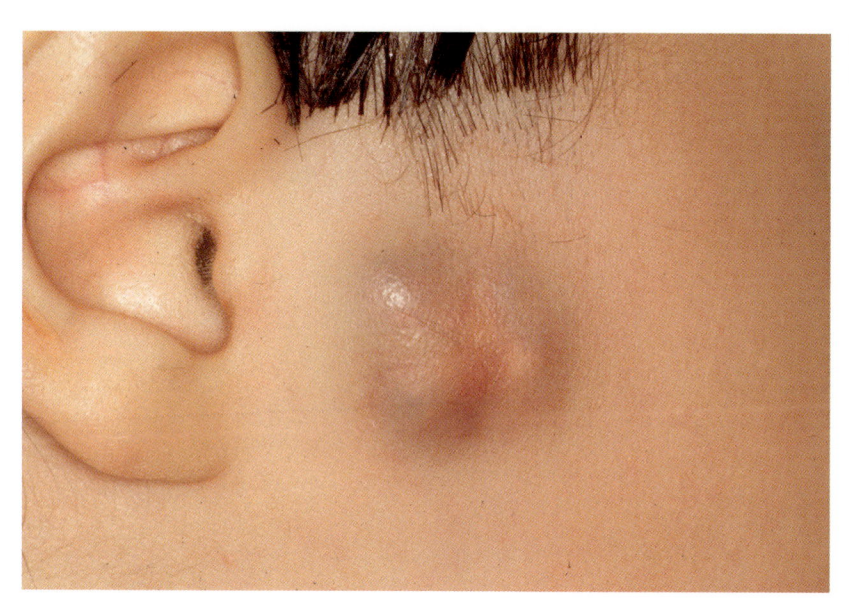

図　3歳, 男児. 石灰化上皮腫

臨床像の特徴

　耳介そのものではないが, 小児の耳前部に好発する病変として取り上げた. 皮膚表面から白い石灰化が透見できる（図）. 特有のごつごつした骨様の硬さと板状の境界から触診によって診断可能であるが, ときとして炎症をおこして粥状物を排出することがあり, 粉瘤や耳前瘻と鑑別が必要となる. 排出物の中に白いもろもろした粒状の石灰を見出せれば診断に役立つ.

15. 痛風結節

大原國章

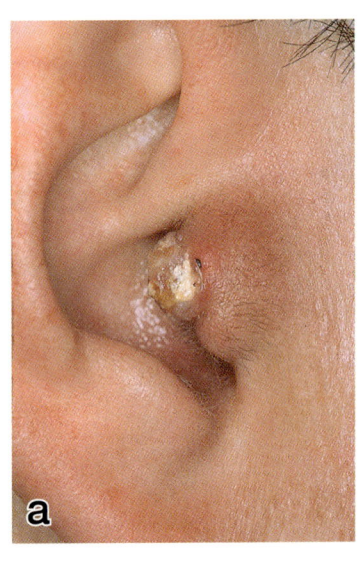
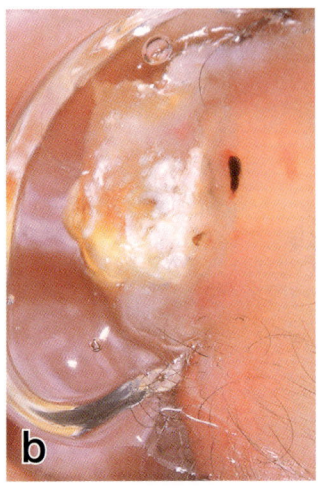

図1　46歳, 男性. 痛風結節
（a）耳珠に白色の結節がみえている.
（b）ダーモスコピー像. 純白色の粉末状物が集塊を成している.

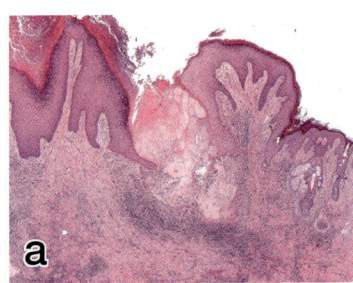
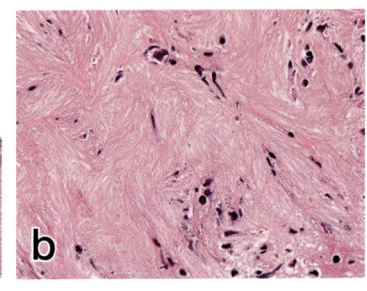
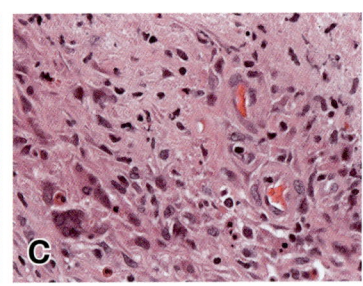

図2　病理組織像
（a）弱拡大像. 表皮に向かって白色の結節の集合が排出されている. その下縁はリンパ球で囲まれている.
（b）沈着物の中拡大像. 細長い線維状に毛羽立ってうねるような構築を示す.
（c）沈着物の強拡大像. 異形型巨細胞を混じた組織球がみられる.

臨床像の特徴

　46歳, 男性. 耳珠にみられた7 mm大の白色で, 硬い結節. 皮膚表面から白色の物質が覗いている（図1a）. 5カ月前から気づいており, 自分で触っているうちに発赤を生じ, 滲出液とともに白色物が排出されるようになった. 既往として, 7カ月前に痛風を指摘されており, 2カ月の内服治療で尿酸値は正常化したとのことであった. ダーモスコピーで白色の排出物が確認できる（図1b）. 当初は痛風の既往にあまり注目せずに, 白くて硬い排出部から石灰化上皮腫を念頭に置いていたので, 切除標本はホルマリンで固定してしまった.

　病理では, 不定形の白色物が表皮を通って排出される（transepidermal elimination）像がある（図2a）. この沈着物は細長い線維状に毛羽立ってうねるような構築を示し（図2b）, その周囲を異物型巨細胞を混じた組織球が取り囲んでいる（図2c）. 痛風発作の好発部位は足の母趾だが, 痛風結節の好発部位が肘や耳でもあることをわきまえていなかった誤診例である.

16．石灰沈着

大原國章

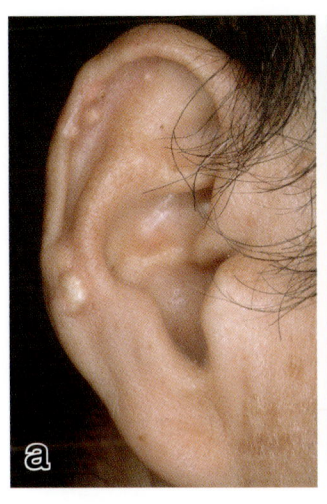
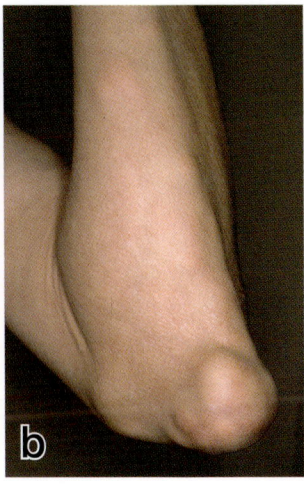
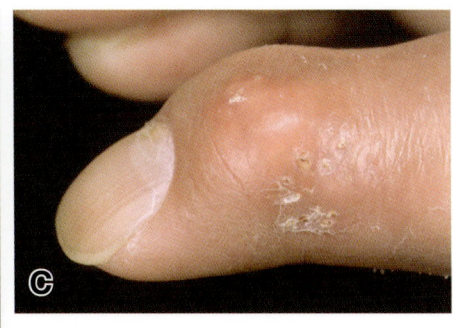

図1　57歳，男性．耳介をはじめ，全身に多発した石灰沈着
(a) 白く透見される硬い小結節が多発．
(b) 肘頭に結節が多発・融合．前腕にも多発．
(c) 指関節は屈曲し，白色物が皮膚表面に排出されている．

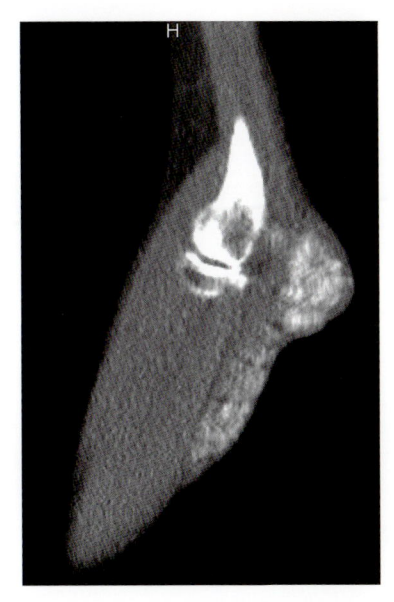

図2　肘周辺のCT所見

臨床像の特徴

　57歳，男性．肘関節，手指関節などに多発する結節（図1）を主訴に受診．20歳ごろから左肘に始まり，下腿や前腕などにも新生してきた．高尿酸血症と腎障害を伴っている．家族に同症はない．舟状窩，耳輪に白色で骨様硬の結節が多発していて皮膚，下床との可動性はない（図1a）．肘・腕の画像では結節・硬結に一致して石灰陰影を認める（図2）．tumoral calcinosis と臨床診断したが，その後来院していない．

17. 脂腺母斑

大原國章

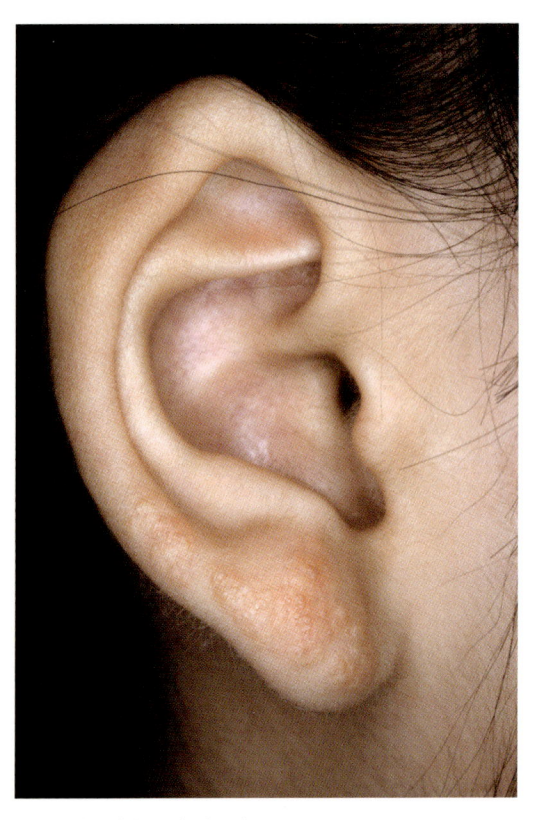

図　7歳，女児．脂腺母斑
耳介から耳輪にかけてやや黄色みを帯びた顆粒状局面.

臨床像の特徴

　7歳の女児．生来，耳輪から耳垂にかけて小さな粒状の結節が融合した扁平隆起局面が存在（図）．ダーモスコピーの写真はないが，やや黄色みのあるごく小さな結節が透見できる．触ってみても角化性のざらざらした感じはない.

　頭部以外に脂腺母斑が生じた場合，角化は乏しいことが多く，不連続な複数の局面から構成されているのが通常である．表皮母斑にもさまざまな病型があるが，臨床的には色が褐色，表面粗糙，黄色い結節がない（病理組織での増生した脂腺）ことが脂腺母斑との鑑別点となる.

18. 黄色肉芽腫

大原國章

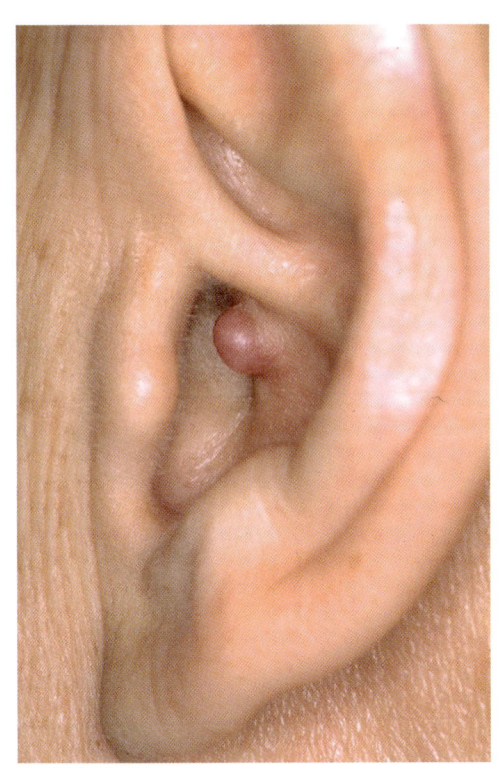

図1 43歳，男性．黄色肉芽腫
橙色の結節が突出．

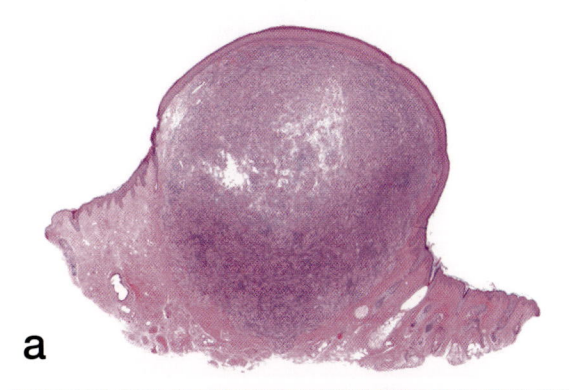

a

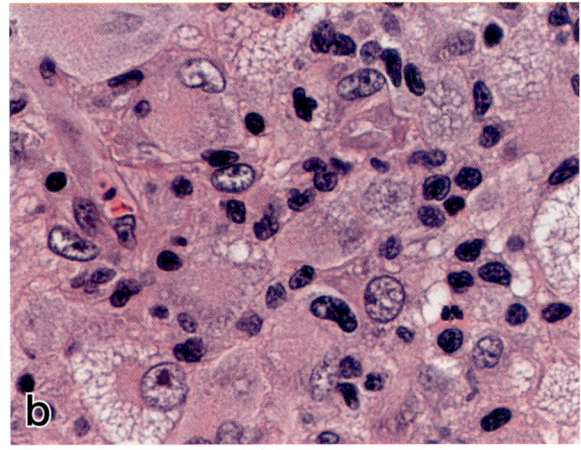

b

図2 病理組織像
(a) 弱拡大．半球状に突出する結節で，下方は三角形に伸展している．
(b) 強拡大．組織球，泡沫細胞の増生．

臨床像の特徴

48歳，男性．2カ月前に外耳道の結節に気づいた．しだいに増大したために来院．ドーム状に突出する，径6mmのやや赤みを帯びた結節（図1）．凹んだ部位なので，ダーモスコピーでの観察はできなかった．触ってみるとしっかりした充実性であり，線維性腫瘍や黄色肉芽腫などを鑑別にあげた．神経線維腫としては硬さが合致しない．

切除標本の病理組織像では半球状に突出する結節で，被覆表皮とはすき間があり，下方は三角形に伸展している（図2a）．拡大すると，典型的なTouton型巨細胞を混じた組織球の増生であり（図2b），成人型の単発性の黄色肉芽腫と診断した．

19. サルコイドーシス

大原國章

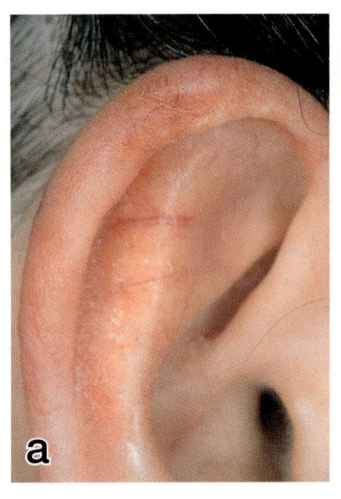

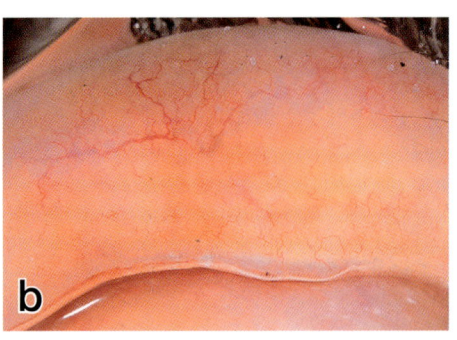

図1 60歳，女性，サルコイドーシス
(a) 耳の臨床像，(b) ダーモスコピー像．黄色の無構造領域が集簇し，表面には枝分かれした毛細血管が浮き出している．

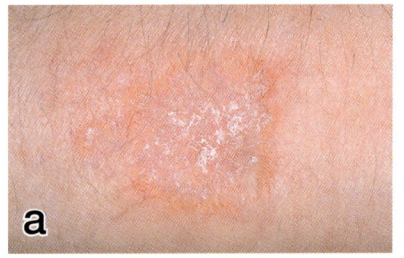

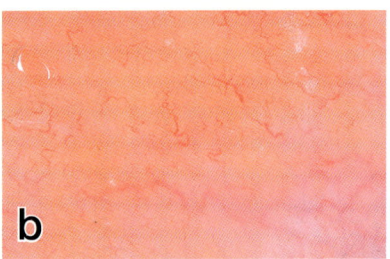

図2 前腕の臨床像（a）とダーモスコピー像（b）

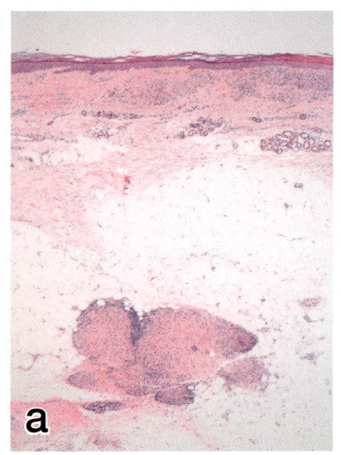

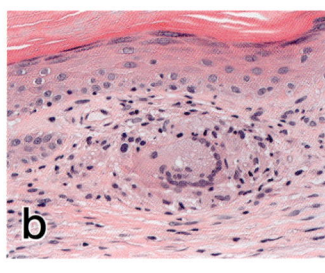

図3 病理組織像
(a) 真皮には細胞浸潤が小結節状に散在．皮下には大型の肉芽腫がみられる．
(b) 変性壊死を伴わない肉芽腫．

臨床像の特徴

60歳，女性．10年前から下腿に潰瘍が生じ，治ったりくずれたりをくり返すうちに，3～4年前からは全身に硬結が新生・増数してきた．耳輪に細かな血管拡張を伴った赤黄色の光沢性局面があり，周囲組織よりも軽度に陥凹し，硬く触れる（図1a）．ダーモスコピーでは蛇行性の細かな血管が分枝状にみられ，局面の色は周囲の健常皮膚よりも黄色い（図1b）．参考として左前腕の皮疹とダーモスコピー（図2），病理（図3）を提示する．

病理組織所見は真皮，および皮下組織に散在する類上皮細胞肉芽腫（naked granuloma）であった．サルコイドーシスや necrobiosis lipoidica のような類上皮細胞肉芽腫では，組織球浸潤のためにダーモスコピー画像が黄色くみえる．

20. 耳介偽囊腫

大原國章

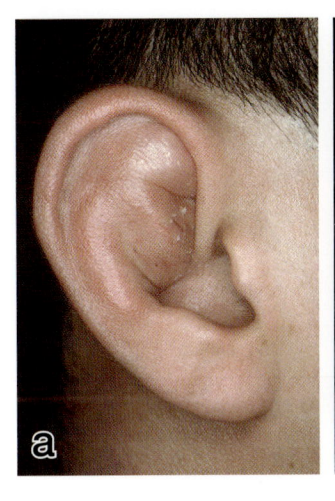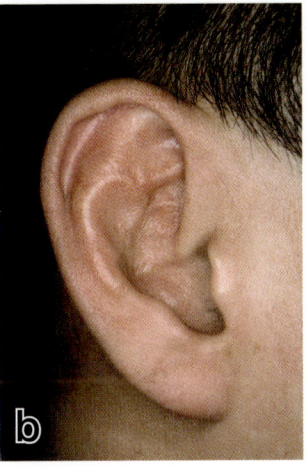

図1 症例1：29歳，男性．耳介偽囊腫
(a) 舟状窩から三角窩にかけて波動のある腫脹．
(b) トリアムシノロン局注2回後は平坦となった．

臨床像の特徴（症例1）

29歳，男性．1週間前から三角窩から耳甲介の軟らかい腫脹に気づいた．

痛みなどの自覚症はなく，外傷の既往もなく，柔道やラグビーはしていない．18×31 mm の波動を触れる囊腫．穿刺すると透明で薄黄色の液体が引けて平坦になるが，数日するとまた同じ程度に貯留する．

治療

トリアムシノロンの懸濁液を初回は8 mg，次に4 mg，2週間隔で下床の軟骨に注射すると，貯留しなくなった．

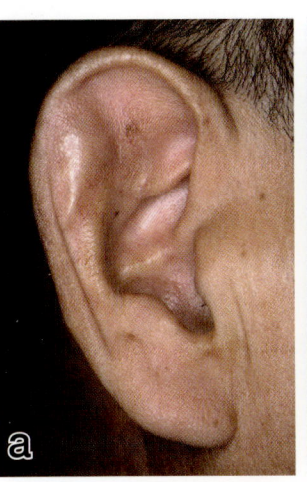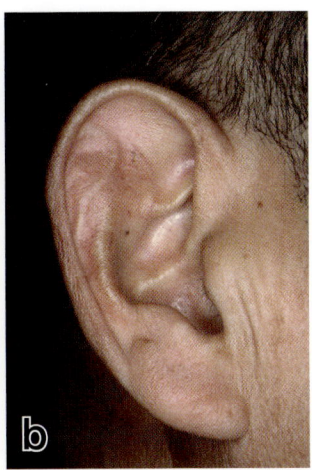

図2 症例2：61歳，男性．耳介偽囊腫
(a) 舟状窩の波動・圧縮性のあるやわらかい腫脹．
(b) 初診1年後，ステロイド局注3回で平坦化している．

臨床像の特徴（症例2）

本症については手術治療の報告もあるが，筆者は簡便さと効果の点では保存的なステロイド局注を好んでいる．こちらも3回の局注で軽快した症例で，治療前と1年後を示す．

21. 粉瘤

大原國章

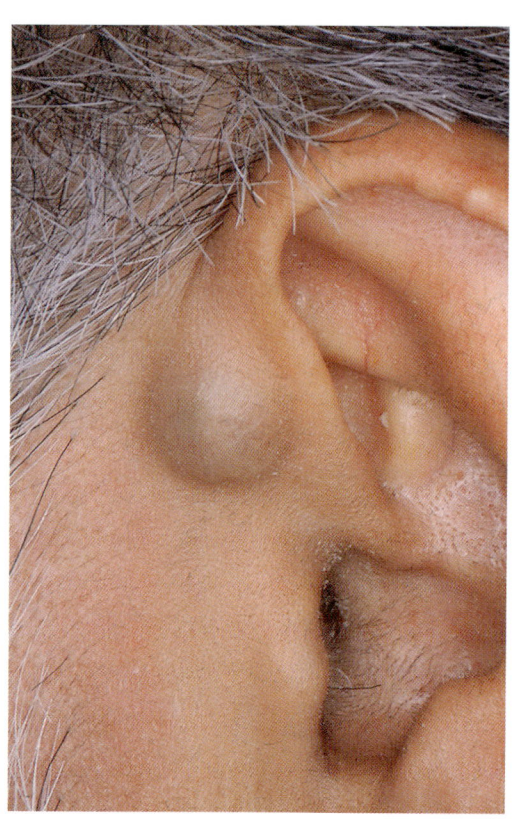

図1 男性. 粉瘤

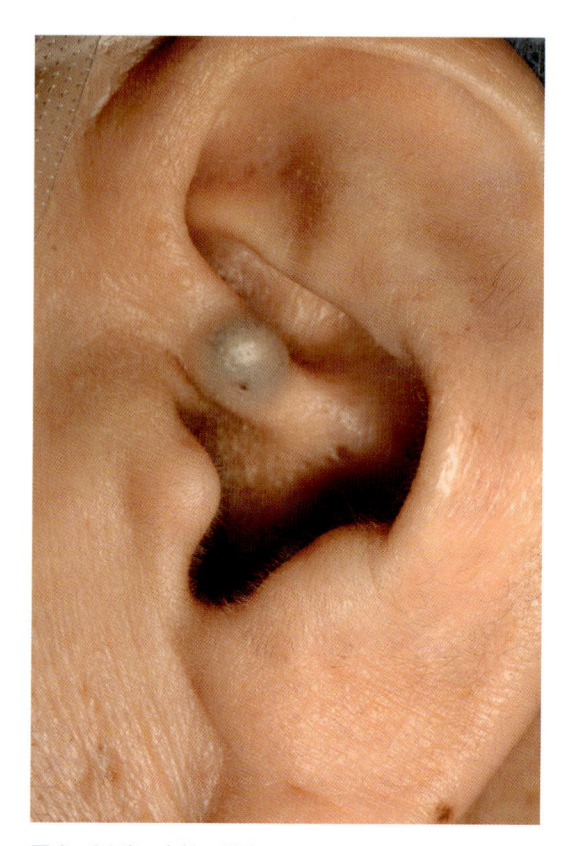

図2 64歳, 女性. 粉瘤
耳輪脚の青っぽく透見できる囊腫.

臨床像の特徴

　粉瘤（図1, 2）も耳前瘻もどちらも角質囊腫であり，臨床症状は似通っている．粉瘤も中央に"へそ"をもつことがあり，点状陥凹の有無だけでは鑑別点とならない．発症時期に関しては，耳前瘻は幼児期から存在するのが普通であり粉瘤は後天性である．粉瘤の方は局在が浅いので隆起の具合が半球状で急峻なのに対し，耳前瘻は深いので隆起はなだらかという違いがある．

22. 耳前瘻

大原國章

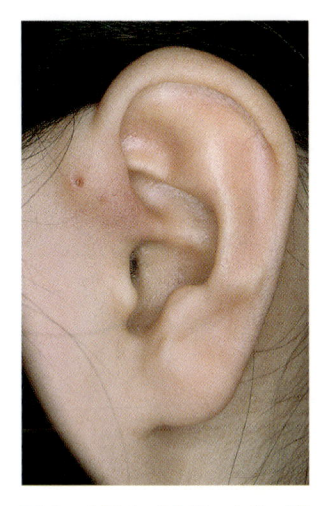

図1 症例1：26歳，女性．耳前瘻
耳前触の膨隆と開孔．

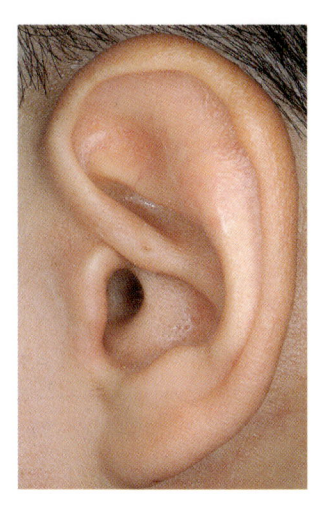

図2 症例2：男性．耳前瘻
耳輪脚の小さなふくらみと，中央の点状陥凹．

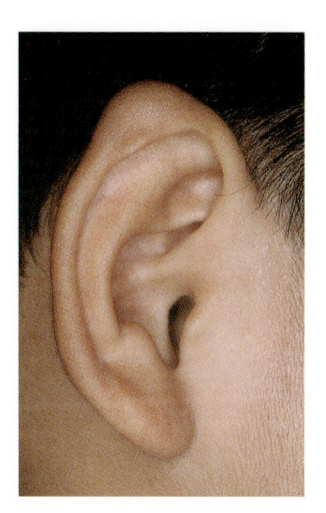

図3 症例3：5歳，男児．耳前瘻
耳輪頂点のなだらかな膨隆．

臨床像の特徴（症例1〜3）

耳前瘻は耳輪脚に好発するが，他の部位に発症することもある．腫脹や炎症をおこさず点状の陥凹で終始する場合は医治を求められることは少なく，臭い"カス"を自分で絞っていると答える患者もいる．炎症をくり返す場合には手術の適応となるが，複雑に分岐して深部まで伸びている嚢腫を完全に取りきるのは決して容易ではない．皮下を穿掘して想像以上に範囲が広かったり，離れた部位に開孔していることもある．単純な粉瘤と同じと思って手術を始めると取り残し，再発を招く．しかし必要以上に恐れることはなく，顔面神経を損傷する危険性はきわめて低い．

図4 症例4：22歳，女性．耳前瘻

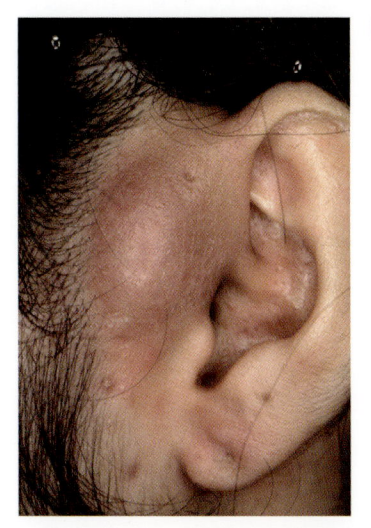

臨床像の特徴（症例4）

22歳，女性．炎症を生じている耳前瘻である．耳輪脚付近に点状の陥凹があること，なだらかな腫脹であること，腫脹の範囲が開口部を中心とせずに下方に広がっていて穿掘性の拡がりを想像させることで粉瘤と鑑別する．そして既往で点状の陥凹が小児期から存在していることが確認できれば確定できる．当面の処置としては，消炎剤，抗生剤の投与で炎症の消褪を待ち，落ち着いてから手術を行えばよい．

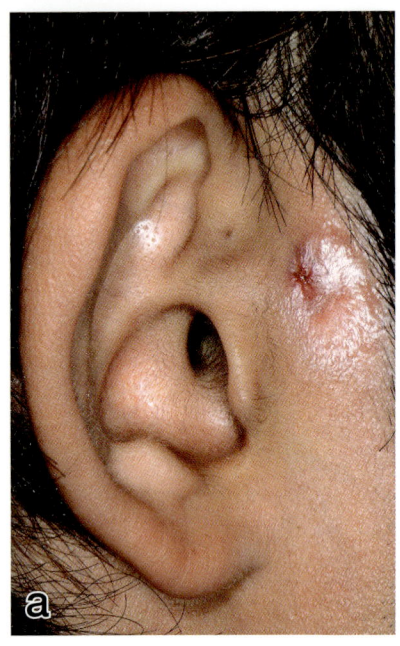

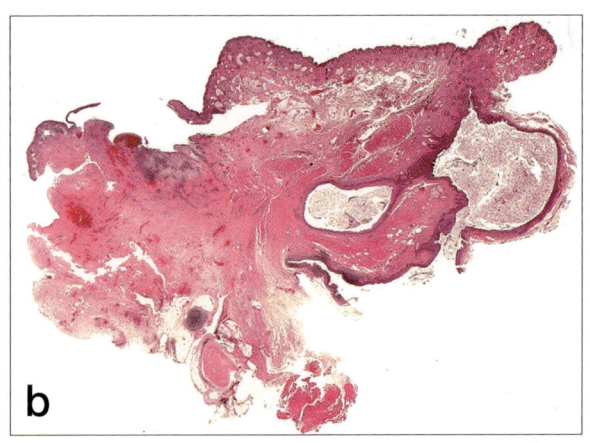

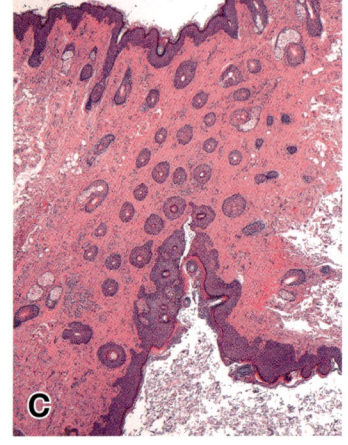

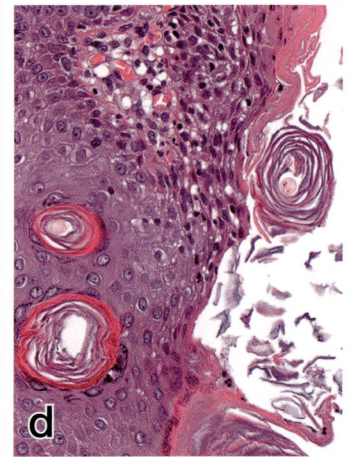

図5　症例5：30歳，男性．耳前瘻
（a）初診時臨床像．
（b）右側が耳輪脚部の囊腫．左側が耳前皮膚の膿瘍．
（c）多数の微小な囊腫が皮表に連続している．
（d）囊腫部の拡大．

臨床像の特徴（症例5）

　幼児期より耳輪脚に陥凹があり，腫れて痛くなるエピソードが何回かあった．また，いつからか耳前部の皮膚にも炎症，排膿をくり返すようになった．耳輪脚になだらかなふくらみがあり，その中央に小さな陥凹がみられる．それとは離れて，耳前の皮膚に光沢性の陥凹性瘢痕があり，辺縁に小さなびらんが生じている（図5a）．両者の炎症をおこす時期が一致・対応しているかは不明であったが，耳前瘻が皮下で蟻の巣のように広がり，それが皮表に開孔（噴火）した状態と考えた．手術の際，2つの穴が通じているか確認するためにゾンデを挿入しようとしたが，入らなかった．手術標本では，耳輪脚部は樹枝状に進展・拡張する表皮囊腫であり（図5b），毛包構造の断面が繋がっており，囊腫壁や内部にも毛幹が認められる（図5c，d）．耳前部は瘢痕化していたが炎症が下方に向かって伸びており，囊腫との連続性がうかがえる．このような一見不連続な広がりは，臀部の毛瘡洞とも共通する病態と考えられる．

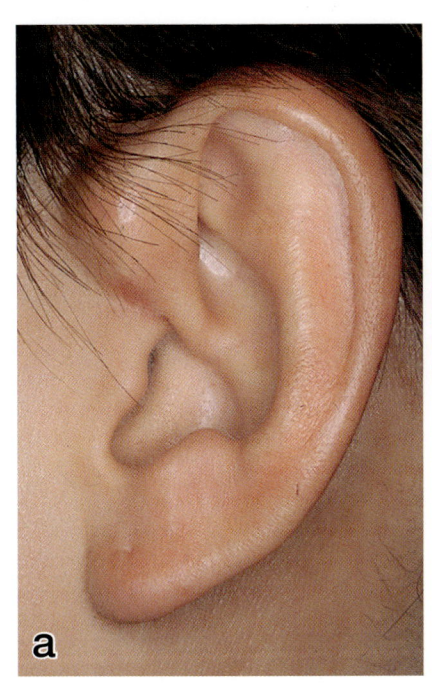

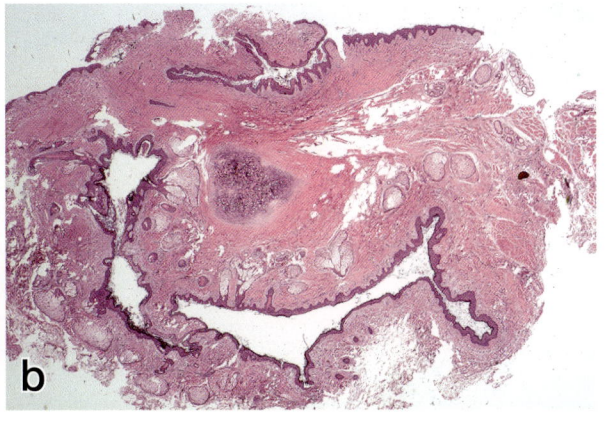

図6　症例6：41歳，女性．耳前瘻
（a）初診時臨床像．軟らかい腫脹．
（b）病理組織像．複雑に分枝・吻合するトンネル構造.

臨床像の特徴（症例6）

　生来，耳輪脚に小さな点状の陥凹があり，時々，臭い内容物が排出することがあった．2週間前からしこってきて，次第に増大した．耳輪脚は中指頭大に膨隆し，弾性軟に触れ，軽度の圧痛がある（図6a）．頂点に笑窪のような小さな点状陥凹がみられる．経過，臨床症状から耳前瘻と診断し，手術で摘出した．病理は複雑に枝分かれする，拡張した角質嚢腫で軟骨よりも深部にまで及んでいる．図の上方に表皮，中心に軟骨がみえる（図6b）．

治療

　本症の嚢腫は，樹枝状に多数の2次嚢腫を伴いながら，脂肪織以下まで複雑な形状で伸びているので，粉瘤と誤診して安易に手術すると取り残すことがある．

23. apocrine hydrocystoma

大原國章

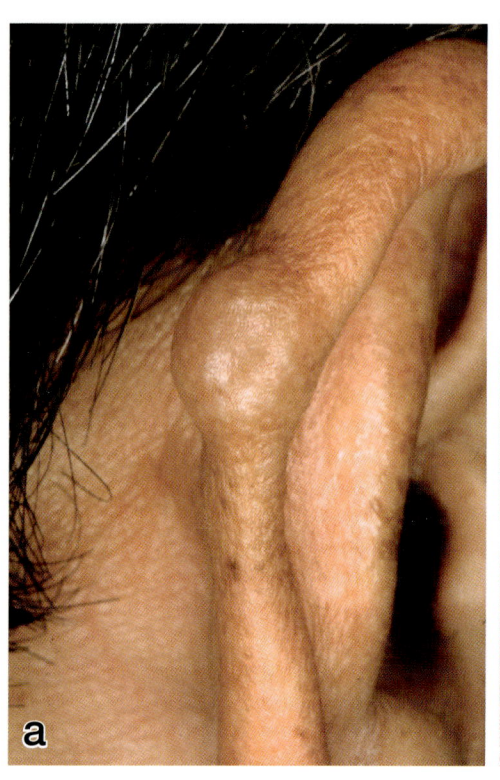

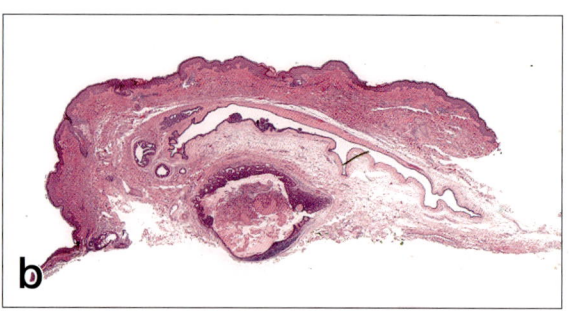

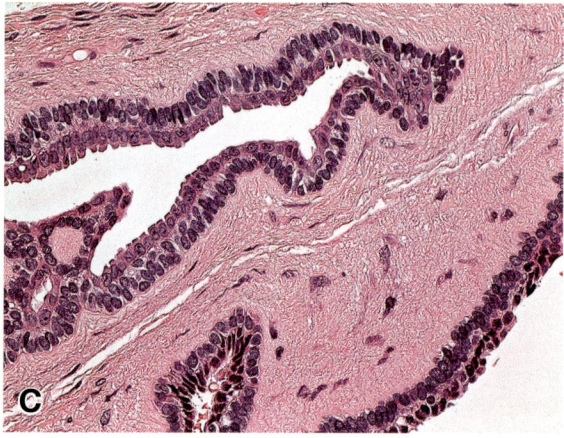

図　57歳，男性．apocrine hydrocystoma
（a）軟らかく，圧縮性のあるふくらみ．
（b）皮内から皮下に管腔構造．
（c）管腔壁は二層性の細胞で構成されている．

臨床像の特徴

57歳，男性．1年前に右耳輪にふくらみができているのに気づいた．初診の前の3〜4カ月で増大してきた．球形で弾性軟，皮膚色で圧縮性のある膨隆（図a）．圧痛はなし．ダーモスコピーでも特徴的な所見はなかった．

臨床診断は囊腫の疑いとして切除したところ，術中に液体が流失した．

病理では真皮中層から脂肪織にかけて拡張した管腔構造があり，単層ないし数層の細胞で裏打ちされている（図b）．拡大すると管腔壁は2種類の異なった細胞で構成され，内腔側の細胞には断頭分泌がみられる（図c）．

24. 有棘細胞癌

大原國章

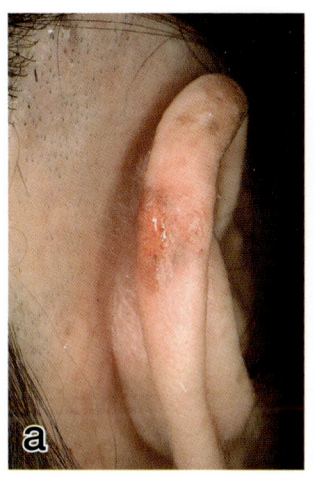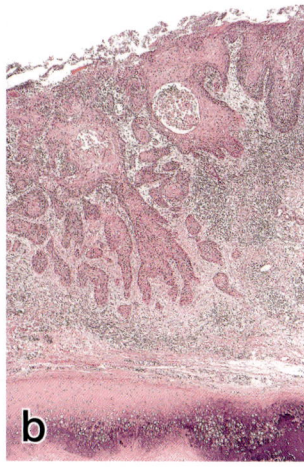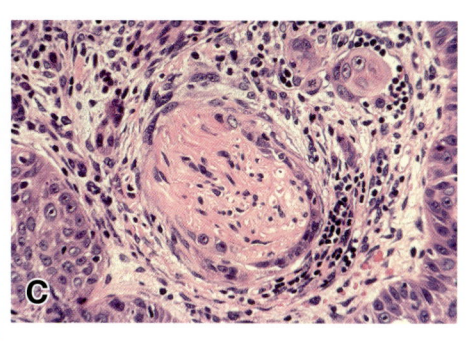

図1　症例1：51歳，男性．有棘細胞癌
(a) 初診時臨床像．浸潤したびらん面．
(b) 病理組織像．軟骨の近くまで浸潤している．
(c) 神経周囲浸潤．

臨床像の特徴と治療（症例1）

　51歳，男性，疣贅状表皮発育異常症の患者．数カ月前から耳輪のびらんに気づく．湿潤びらんした肉芽様で血管拡張もみえる（図1a）．基礎疾患のこともあり，悪性を考慮して手術した．

　病理では真皮深層まで浸潤する有棘細胞癌で（図1b），一部では棘融解のある acantholytic SCC（pseudoglandular SCC）の部分や神経周囲浸潤もあった（図1c）．

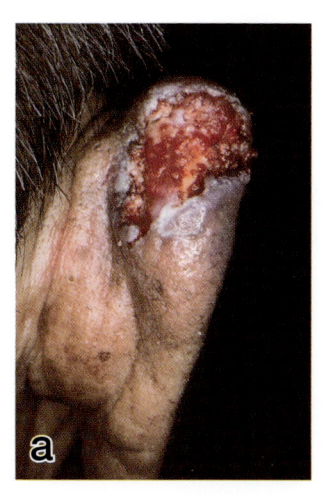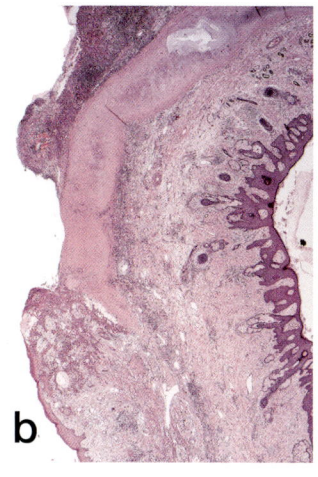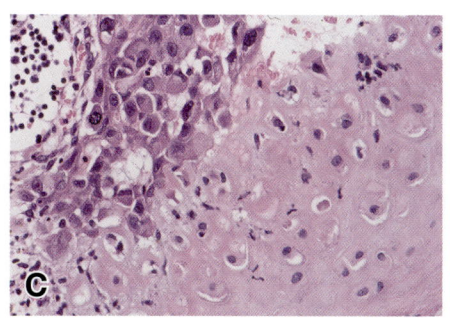

図2　症例2：79歳，男性．有棘細胞癌
(a) 耳輪上部の深い潰瘍．
(b) 中央では軟骨が露出している．
(c) 軟骨に浸潤．

臨床像の特徴と治療（症例2）

　79歳，男性．耳の裏面の潰瘍で，その辺縁は堤防状に隆起する（図2a）．基底細胞上皮腫を連想させるような黒い結節は見当たらない．潰瘍底を探ると硬い軟骨を直に触れる．耳介の上半分を全層性に切除した．

　病理では軟骨が露出し，辺縁の隆起部では有棘細胞癌の浸潤が軟骨に達している（図2b，c）．耳介の表側は健常に保たれていた．

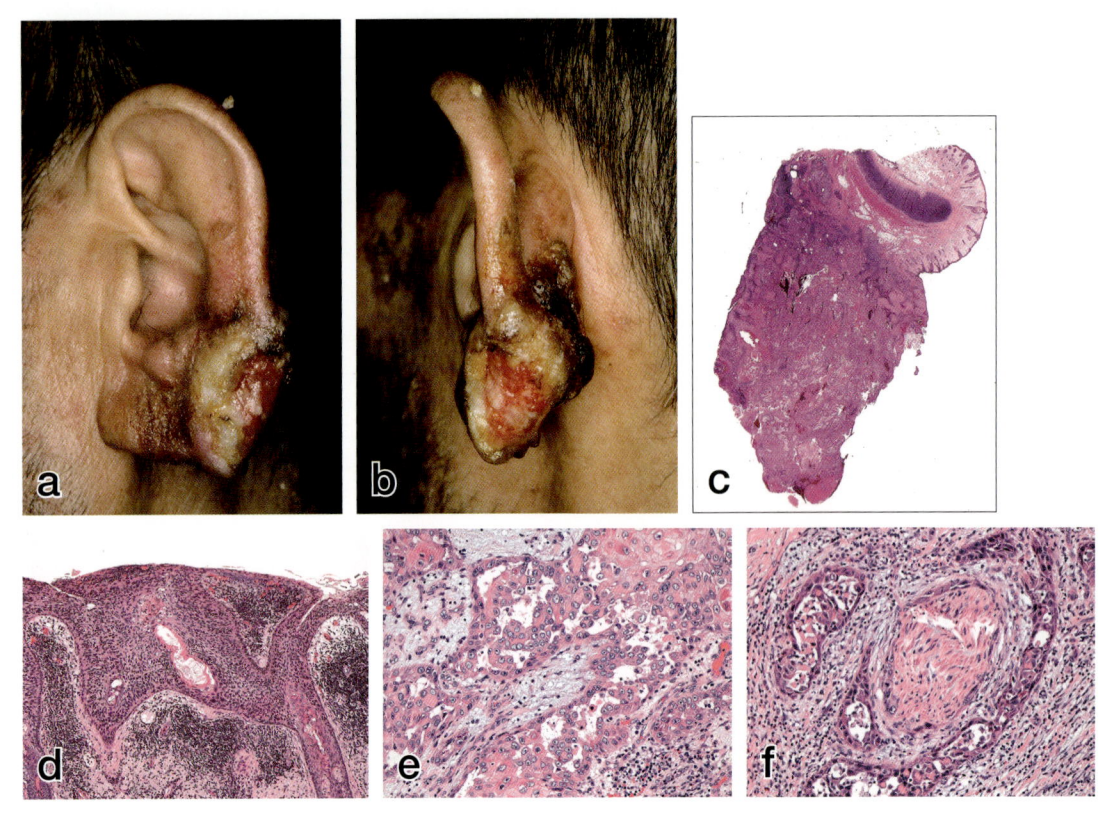

図3　症例3：75歳，男性．有棘細胞癌
(a, b) 肉芽様の結節．
(c) 耳垂を全層切除した．
(d) Bowenoid の部分．
(e) 棘融解性の部分．
(f)　神経周囲浸潤．

臨床像の特徴と治療（症例3）

　75歳，男性の耳介．紅色の肉芽様潰瘍があり，その周囲は堤防状に，幅をもって隆起している（図3a）．基底細胞上皮腫のような，黒色の小結節は見当たらない．顔面にも角化性紅斑（日光角化症）が多発しており，耳輪にも角化性小結節がみえる．当初の症状については本人の記憶が定かでないが，4カ月前から隆起してきたとのことであった．前医で生検されて有棘細胞癌と診断されて紹介されてきた．

　病理は棘融解の目立つ有棘細胞癌であり（acantholytic，pseudoglandular SCC），神経周囲浸潤もみられた（図3b）．辺縁部ではBowenoid の日光角化症の所見であり（図3d〜f），それから発展した有棘細胞癌と考えられる．

25．日光角化症

大原國章

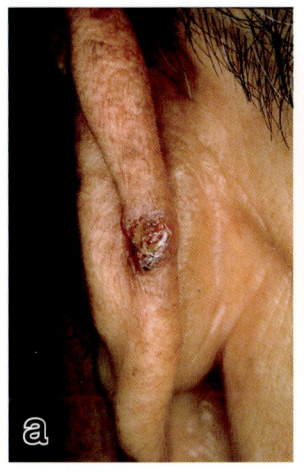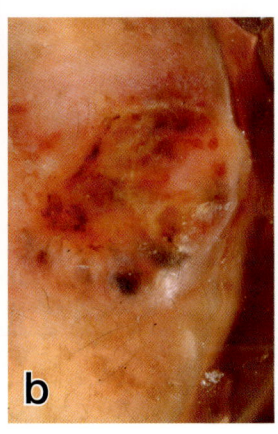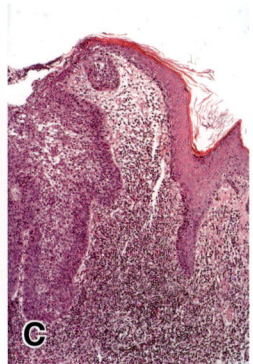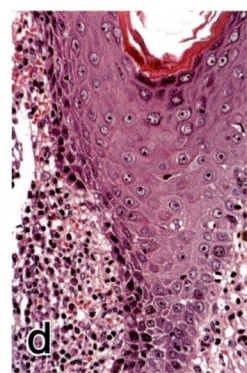

図1 症例1：88歳，男性．日光角化症

臨床像の特徴（症例1）

　88歳，男性．1年前から耳輪に角化性の病変が生じたという．9×8 mm の角化性の結節で中央はびらんしている（図1a）．耳輪の皮膚全体に日光変性がみられる．ダーモスコピーでは辺縁に色素沈着があるが，葉状構造とはいいにくい（図1b）．

　病理では表皮が太く延長していて，異型細胞で置換され，Bowen病を思わせるが（図1c），辺縁では基底層に沿って濃染性の核をもつ細胞が配列し（図1d），日光角化症と診断できる．真皮にメラニン沈着も混じていた．

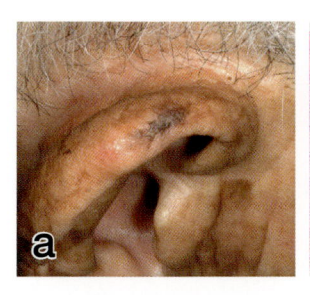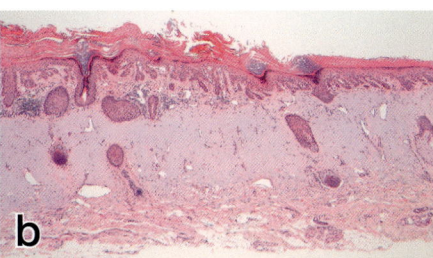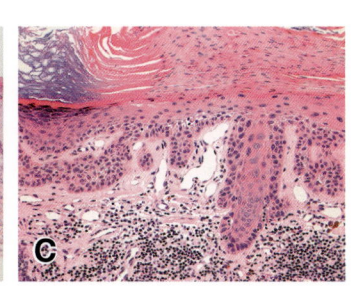

図2 症例2：80歳，男性．日光角化症
(a) 黒褐色の痂皮．
(b) 真皮の日光変性が強い．
(c) pink and blue sign あり．

臨床像の特徴（症例2）

　80歳，男性．5年前から角化性の小結節を生じてきた．右の耳輪に6×12 mm のギザギザした形状の細長い角化性結節が付着し，周囲の皮膚を求心性に収縮させている（図2a）．この角化は爪で剥がそうとしても取れないという．年齢，部位，症状からは典型的な日光角化

症と考えた．

　病理もいわゆる pink and blue sign（好酸性と好塩基性の角化が交互に出現し，好酸性部分では顆粒層を欠く錯角化を示す）があり，基底層に沿って異型細胞が伸展し，日光角化症の典型的な所見であった．

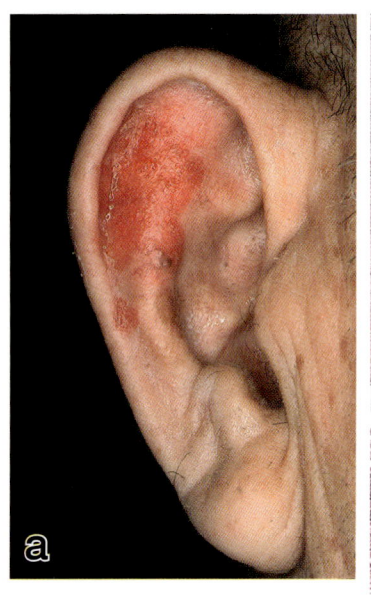

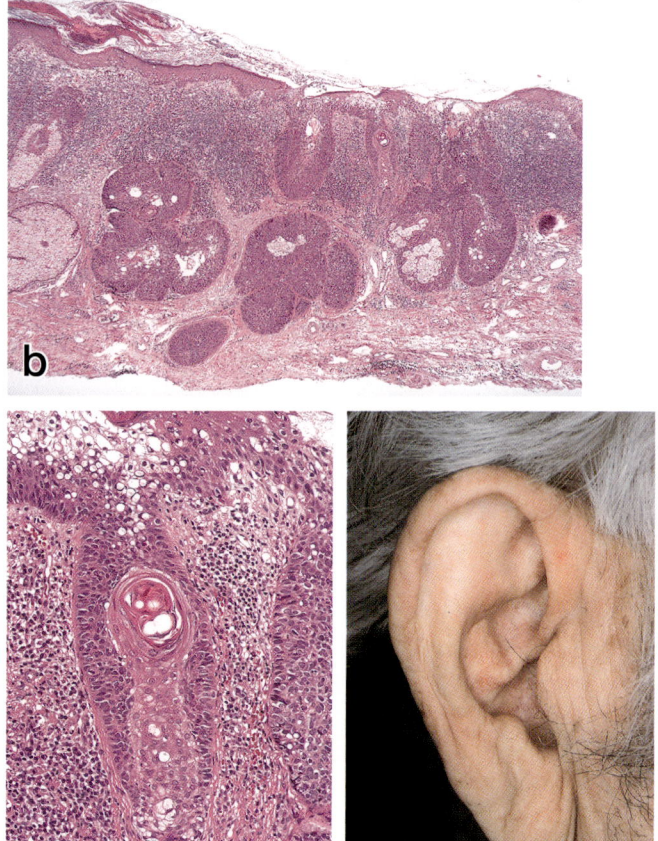

図3　症例3：84歳，男性．日光角化症
(a) 舟状窩のびらん面．
(b) 真皮深層まで腫瘍胞巣が増殖．
(c) 付属器に沿った浸潤,
(d) 術後 11 年．

臨床像の特徴（症例3）

　84 歳の男性．舟状窩のびらん（図3a）．抗生物質軟膏やステロイド軟膏などを外用していたが難治で，むしろ拡大してきた．年齢，日光裸露部，難治性のびらんということから，日光角化症を疑った．日光角化症は必ずしも名前の通りに角化性の皮疹とは限らず，発赤，びらんの場合が少なくない．

　病理では Bowenoid の日光角化症で，付属器に沿って真皮まで達しており（図3b，c），*in situ* carcinoma とするよりは invasive な有棘細胞癌と考えられた．

治療

　軟骨膜上で切除して植皮し，再発なく経過した．図3d は術後 11 年の状態である．

　日光角化症にせよ Bowen 病にせよ，教科書的には付属器を避けて拡大することになっているが，この症例のように付属器辺縁に沿って下方に進展することは決して稀ではない．凍結療法や CO_2 レーザーなどでの表層治療の後に再発するのは，このような深在性部分に腫瘍細胞が残存しているからである．

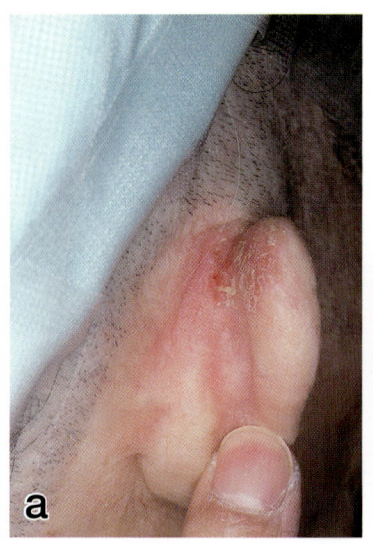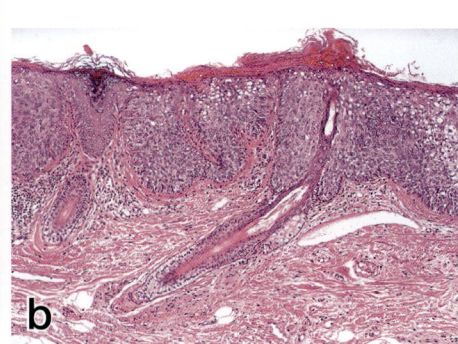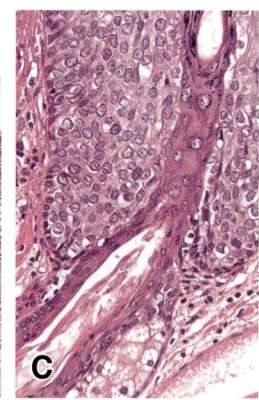

図4　症例4：81歳，女性．日光角化症
(a) 耳介裏面の痂皮を付す紅斑局面.
(b) 表皮内に異型細胞が充満している.
(c) 付属器に沿った増進展.

臨床像の特徴（症例4）

　耳の裏面の鱗屑を付す紅斑・びらんの局面
（図4a）．この部位に発赤を生じる疾患として
はメガネのつるによる接触皮膚炎が考えられる
が，反対側の耳には病変はなく，形が不整，ス
テロイド軟膏に反応しないことから日光角化症

を疑った.

　病理では，基底層を一層残して表皮全層性に
異形細胞が増殖する Bowenoid type の日光角
化症であり，その増殖は付属器の外周に及んで
いて，下方に進展しかけている（図4b，c）.
臨床像は単なる炎症性変化のようにも思える
が，すでに表皮内癌として完成した病像である.

26. 接触皮膚炎

大原國章

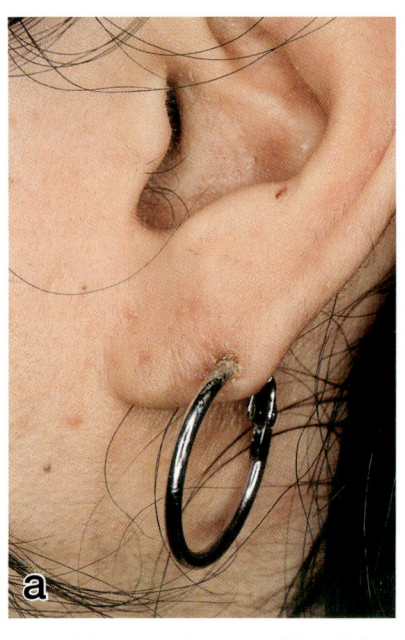

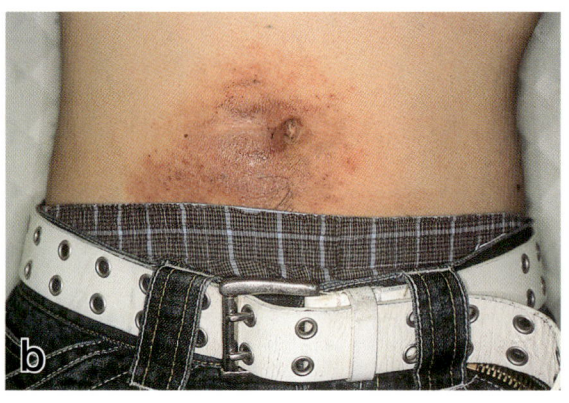

図1　症例1：31歳，男性．接触皮膚炎
(a) ピアスに一致した浸潤性紅斑.
(b) ベルトの金具に一致する皮疹.

臨床像の特徴（症例1）

　31歳，男性．臍の周囲が痒いという主訴で来院し，診察すると耳垂にもピアスに一致して湿潤面があった．ベルトのバックル，ピアスの金属成分による接触皮膚炎と一目でわかる．

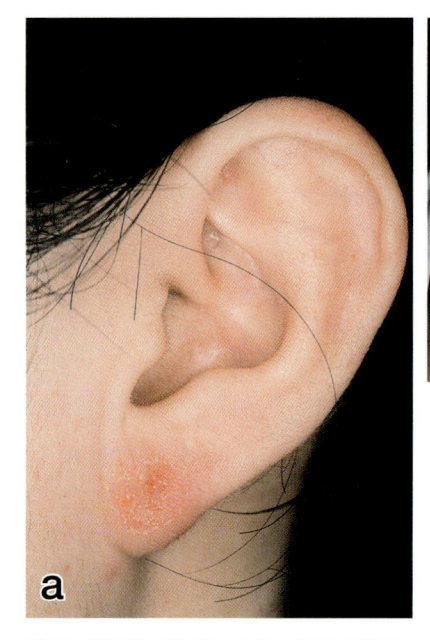

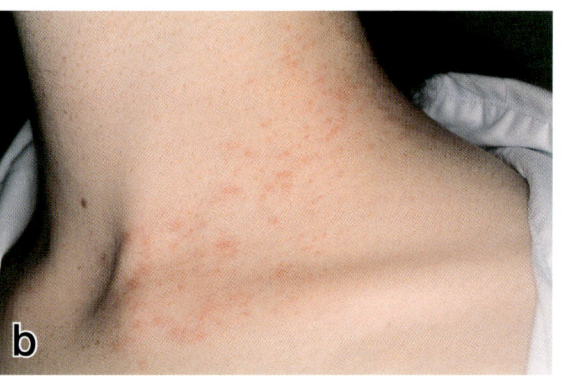

図2　症例2：20歳，女性．接触皮膚炎
(a) 耳垂の浸潤性紅斑.
(b) 頸部紅色小丘疹が帯状に分布している.

臨床像の特徴（症例2）

　20歳，女性．ピアスの装着部分が痒くなった，首にも"湿疹"ができたとの主訴で来院．耳垂のピアス孔に一致して湿潤性の発赤があり，頸部にも小紅斑が帯状に散布している．ピアスとネックレスの金属成分の接触皮膚炎である．

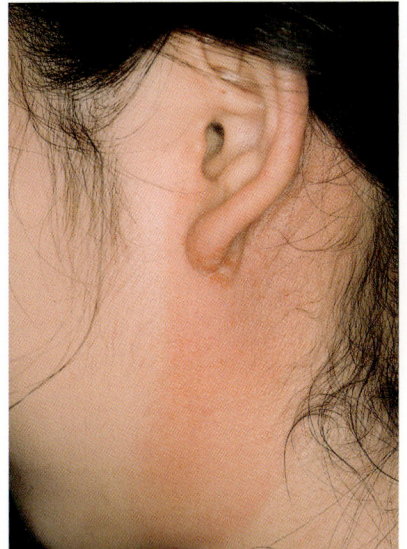
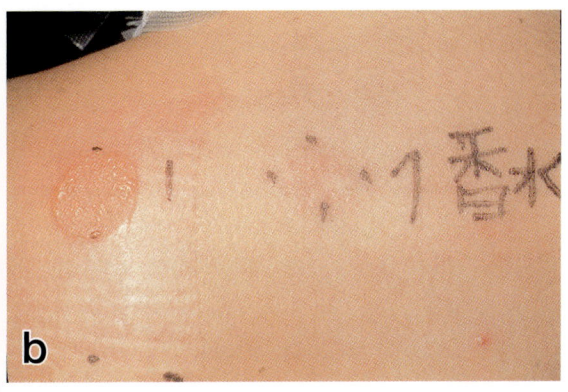

図3　症例3：21歳，女性．接触皮膚炎
(a) 香水が垂れた様相が想像できる．
(b) パッチテストが as is で陽性．

臨床像の特徴（症例3）

　21歳，女性．いつもと同じ香水を使っていたのだが，耳から顎にかけて痒くなったとの主訴．帯状の紅斑局面で，色素沈着になりかかっている．closed と open の patch test で常用していた香水に陽性反応を確認できた．常用している製品が安全とは限らない．

27．単純ヘルペス・帯状疱疹

大原國章

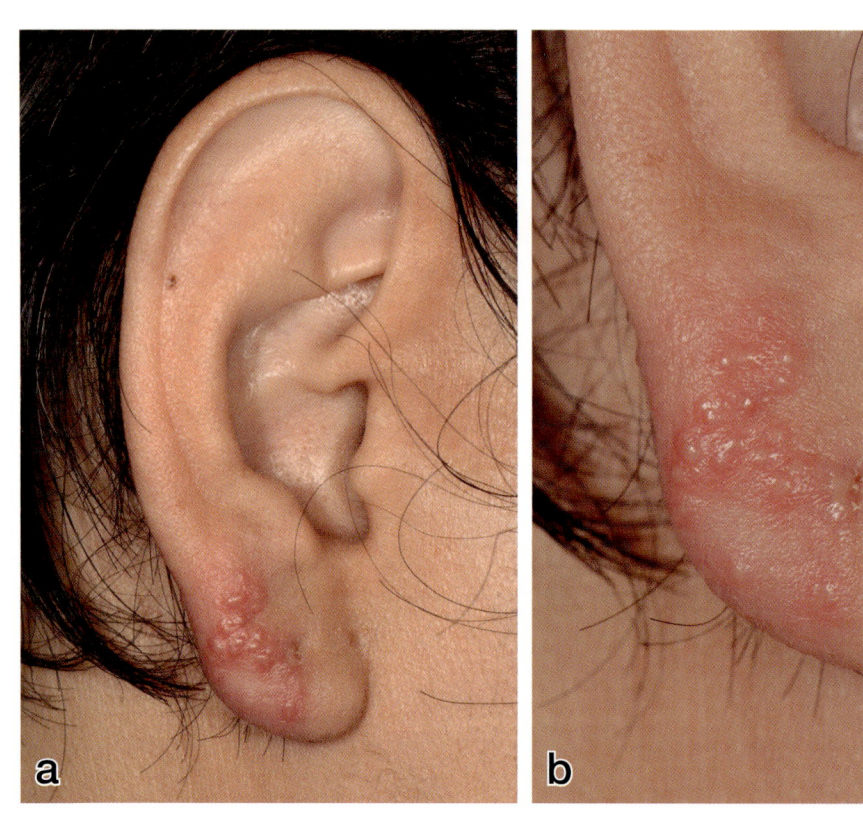

図1　症例1：42歳，女性．単純ヘルペス
（a）（b）小水疱が集簇し，紅暈を伴っている．

臨床像の特徴（症例1）

　単純ヘルペスは身体的なストレス負荷に伴って発症することが多く，口唇が好発部位だが，耳に発症することもある．

　違和感を前兆として，紅斑，小水疱を生じる（図1）．

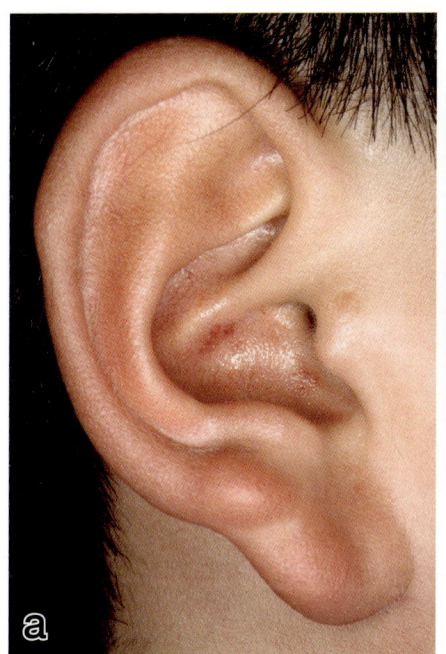 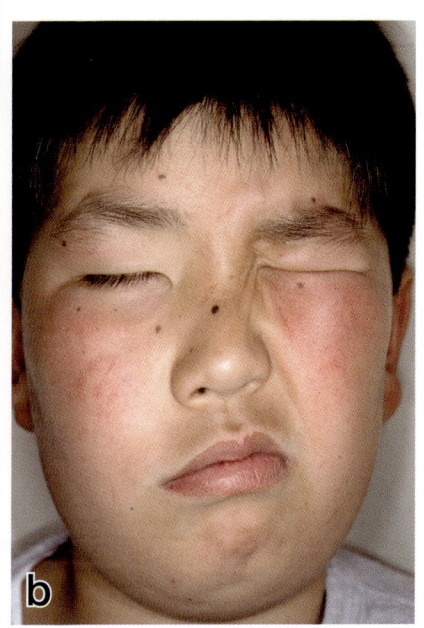

図2　症例2：13歳，男子．帯状疱疹
（a）右耳の耳甲介に小さなびらん，（b）右側の顔面神経麻痺．

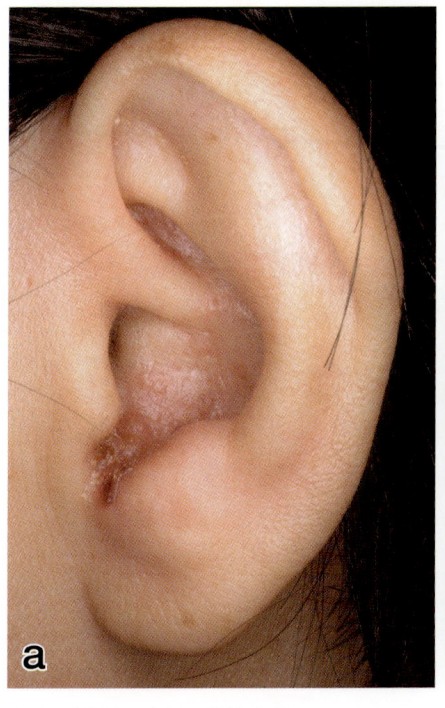 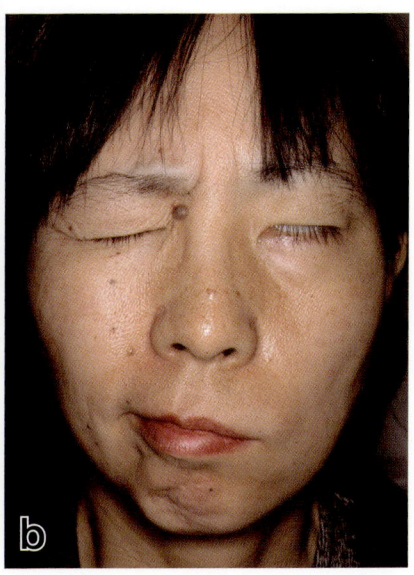

図3　症例3：女性．帯状疱疹
（a）左耳の珠間切痕に小水疱が集簇，（b）左側の顔面神経麻痺．

臨床像の特徴（症例2，3）

　2例ともに基礎疾患のない若年者で，耳甲介に小水疱が集簇し，患側の顔面神経麻痺を伴っ

ている．Ramsay Hunt 症候群である．このように，皮膚の重症度と神経症状は必ずしも相関しない．

28. 副耳

大原國章

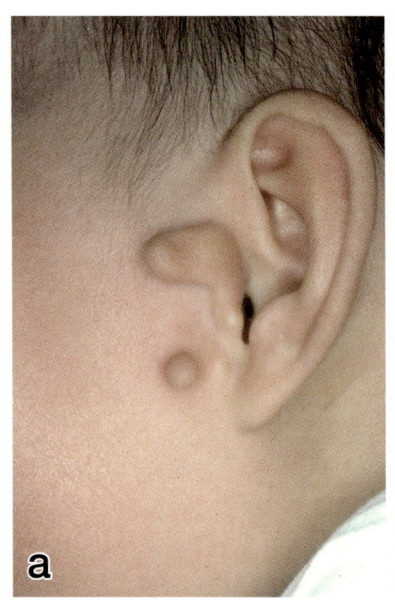 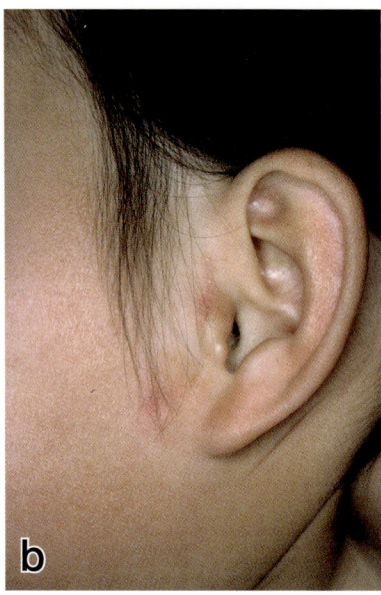

図 症例1:4カ月, 女児. 副耳
(a) 舌状の突起と半球状結節.
(b) 耳前部2カ所の切除後5カ月.

臨床像の特徴 (症例1)

　生後4カ月の女児. 生来, 左耳前部に舌状に突出する結節と, 半球状の軟らかい結節が存在する (図a). 舌状のものは触れると軟骨の硬さであった. 右の耳には異常はなかった. 経過と臨床症状から, 副耳と診断できる.

　家族の希望によりいずれも切除し, 術後5カ月の状態を図bに示す. 副耳には軟骨を含む場合と皮膚・脂肪織といった軟部組織だけの場合がある. 本症例では両方の病型が同時にみられた.

　副耳は単発のことも多発のこともあり, 片側であったり両側 (左右の耳前部) であったり, さまざまである. また, 頸部 (胸鎖乳突筋の前縁) の発症例も経験される (別症例).

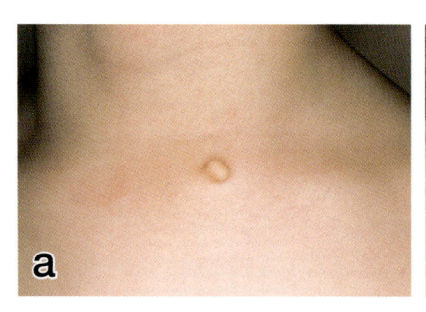 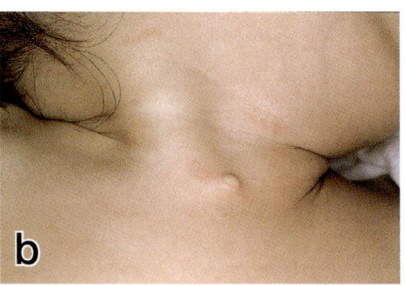 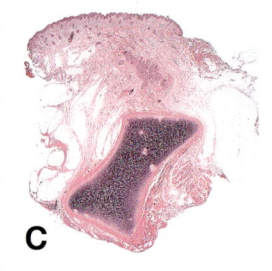

〔別症例〕頸部 (胸鎖乳突筋の前縁) に発症した副耳の2症例
(a) 5歳, 男児, (b, c) 6カ月, 女児. (c) 病理組織像.

29. ピアスケロイド

大原國章

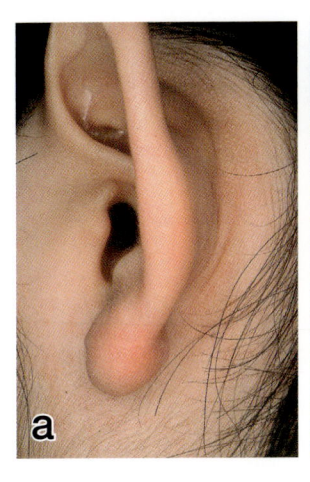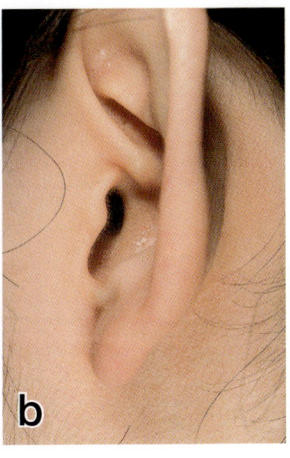

図1 症例1：29歳，女性．ピアスケロイド
(a) 耳垂全体が線維性の硬さとなって垂れ下がっている．
(b) 術後7カ月．

臨床像の特徴（症例1）

29歳，女性．2年前からピアスを付け始め，1年前から装着部が硬くしこってきた．金属かぶれの既往はない．耳垂の全周性に小指頭大の硬結があり，表面はやや赤みを帯びている（図1a）．強くつまむと圧痛がある．

ケロイドの程度としては比較的軽症なので，治療としてはトリアムシノロン4 mgを7回注射して，耳垂は正常の厚みに復した（図1b）．

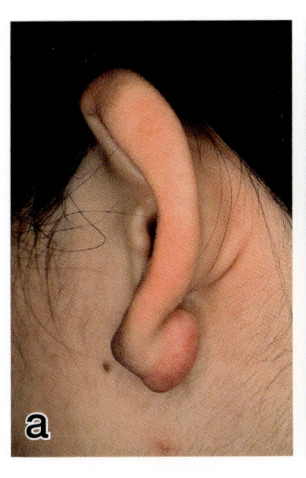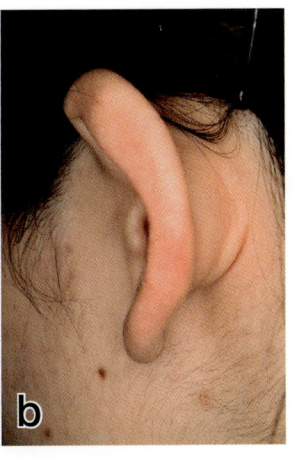

図2 症例2：25歳，女性．ピアスケロイド
(a) 弾力性のない硬い結節．
(b) 術後11カ月．

臨床像の特徴（症例2）

25歳，女性．9年前にピアス孔をあけ，1年前から装着部が硬くしこってきた．耳垂の裏面に高さ11 mm，幅17 mmの広基有茎性の結節がある（図2a）．

症例1よりは隆起が高いので保存治療では回復に不安があり，手術に踏み切った．術式としては，ジグザグに皮膚を切開して"くり抜き法"に準じて耳垂の形態が正常に戻る程度に中身を切除し，余剰皮膚をトリミングする．術後10カ月では再発もなく，形態も左右差がない（図2b）．

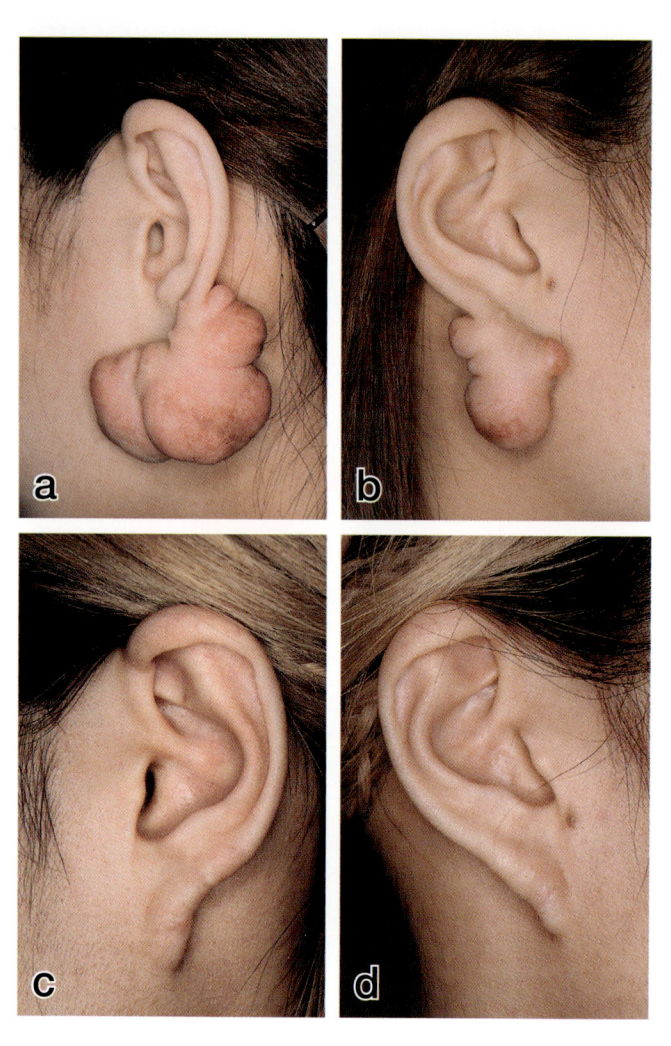

図3　症例3：20歳，女性．ピアスケロイド
(a, b) 両側の耳垂が複雑な形で腫大している．
(c, d) 術後1年10カ月後．元来の形状を
聞きとり，それを再現した．

臨床像の特徴（症例3）

　20歳，女性．5年前（15歳）からピアスをつけるようになり，次第に装着部がしこってきて隆起してきた．3年前（17歳）にはピアスの装着を中止したがさらに硬結は増大．1年前に（19歳）妊娠以来，さらに増大してきた．右には3個，左には4個のピアスをしていたとのことであった．

　左右ともに，雲・泡状の多房性の硬い結節が耳垂から垂れ下がっている（図3a, b）．元の耳垂の形状を留めておらず，本人の記憶によって形態を再現することにした．耳垂の付着部の切れ込みがなくて，お釈迦様のような形との供述であった．

　左右ともに手術後，再発予防としてトリアムシノロン2mgを6回局注し，1年10カ月後の時点では再発はなく（図3c, d），形態についても本人は満足している．

30．耳下腺腫瘍

大原國章

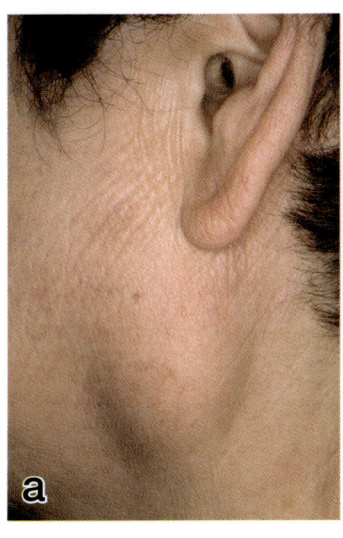

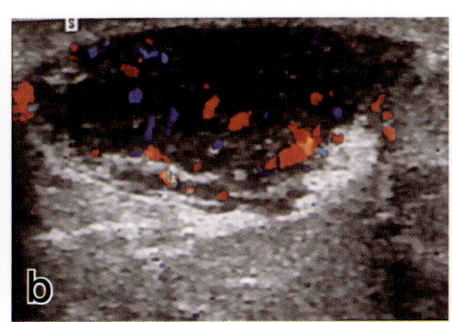

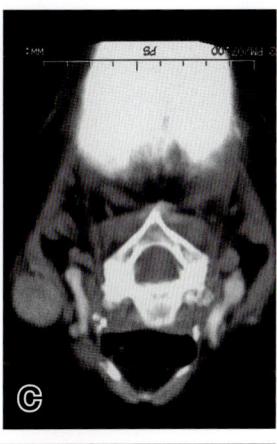

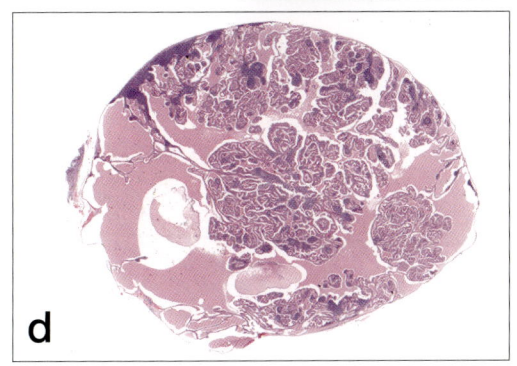

図1　73歳，女性．耳下腺腫瘍
(a) 下顎角付近のなだらかなふくらみ．皮膚は可動性．
(b) 後方エコーは増強．内部はほぼ均一な低エコーで部分的に高エコー領域もあり，血流あり．
(c) CT像．球状の境界鮮明な腫瘤．
(d) 病理組織全体像．小結節の集簇と液性部分が混在．

臨床像の特徴

　73歳，女性，SLEのために通院中．半年前に左耳の下方の膨隆に気づいた（図a）．表面皮膚には変化なく，自覚症状もない．皮膚との可動性は良好で，皮下深部に充実性に触れる．耳そのものの病変ではないが，耳との関連性という意味で提示した．

　特有の発症部位，皮下に深在性で境界鮮明な結節ということで耳下腺腫瘍を疑った．耳前部や耳下部の皮下腫瘤は，粉瘤と臨床診断されることがあるが，耳下腺腫瘍のことがあるので，安易に外来手術を始めてはならない．本症例も耳下腺内に23 mm大の腫瘍陰影として描出され（図b，c），全身麻酔下に摘出手術を行い，病理はWarthin腫瘍であった（図d）．

31. ケラトアカントーマ

大原國章

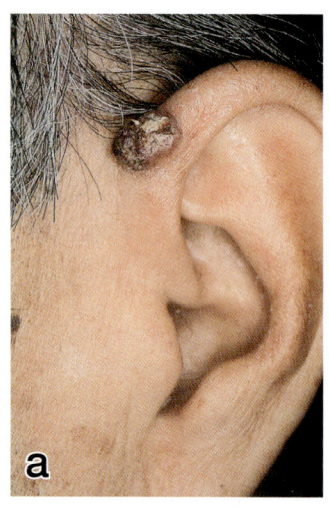

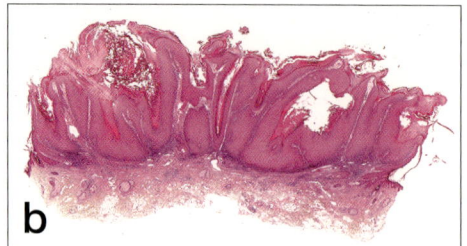

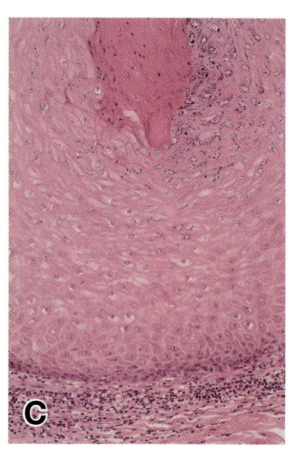

図1 症例1：59歳，男性．ケラトアカントーマ
(a) 楕円形の角化性結節．中央は亀裂．
(b) 病理組織像．cup shaped，U字形の構造．
(c) 病理組織像．淡明で大型の角化細胞．

臨床像の特徴（症例1）

59歳，男性．2カ月前に左耳に5mmくらいの結節を自覚した．近医で液体窒素療法を受けたが脱落せずに，増大した．耳輪脚に11×7mmの楕円形，赤褐色で角化性の結節がある（図1a）．中央には痂皮が付いている．ケラトアカントーマと考えて，1mmのマージンで切除した．

病理は上方突出性の角化性乳頭腫で下面は周囲皮膚と同高，左右の辺縁に舌状のまくれこみがある（図1b）．拡大すると小型の好酸性の細胞から大型の明るい細胞への移行が明らかで（図1c），ケラトアカントーマと診断した．

有棘細胞癌との臨床的鑑別が困難であったり，あるいは小型の病変で全摘が容易であれば，病理確認も兼ねて切除生検するのも考慮してよい．

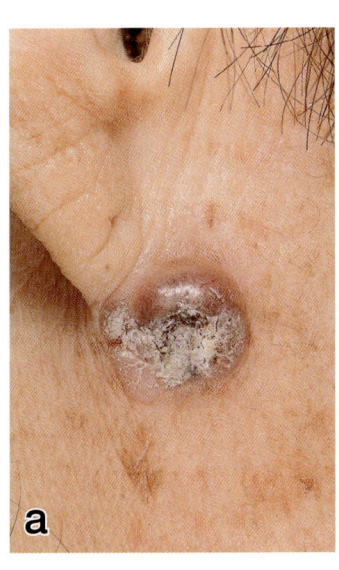
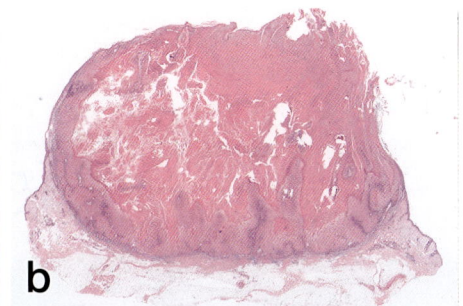
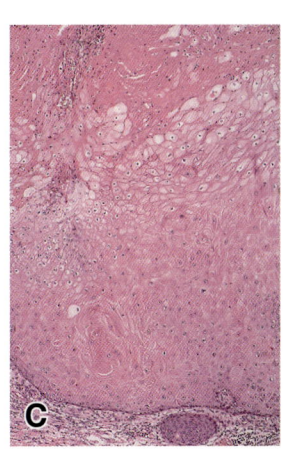

図2　症例2：73歳，女性．ケラトアカントーマ
（a）耳下部に円形の結節で中心に角質塊あり．
（b）病理組織像．表皮が舌状に overhang し，内部は角質が充満．
（c）病理組織像．腫瘍細胞は上方に向かって淡明，大型化している．

臨床像の特徴（症例2）

　73歳，女性．耳垂にみられた結節．3〜4年前から米粒大の角化性の丘疹があったという．1年半前に近医で液体窒素の処置を受けたが，その後に増大してきたために紹介された．紅褐色で光沢性，ドーム状に隆起する 17×15 mm の結節で，中心と下方に厚い痂皮が付いている（図2a）．形状は左右対称性で境界も明瞭であ

り，下床とも可動性．退縮し始めたケラトアカントーマと診断し，確定のために全摘した．
　病理は臨床を反映していて，上面の片方では表皮が細かく表面に張り出し，その対側では角質が排出されている（図2b）．下面の中央は平坦で，側方はなだらかに彎曲し，浸潤傾向はない．拡大すると，基底側の小型細胞から好酸性の大型細胞へ移行しているのがわかる（図2c）．

32．日光角化症

大原國章

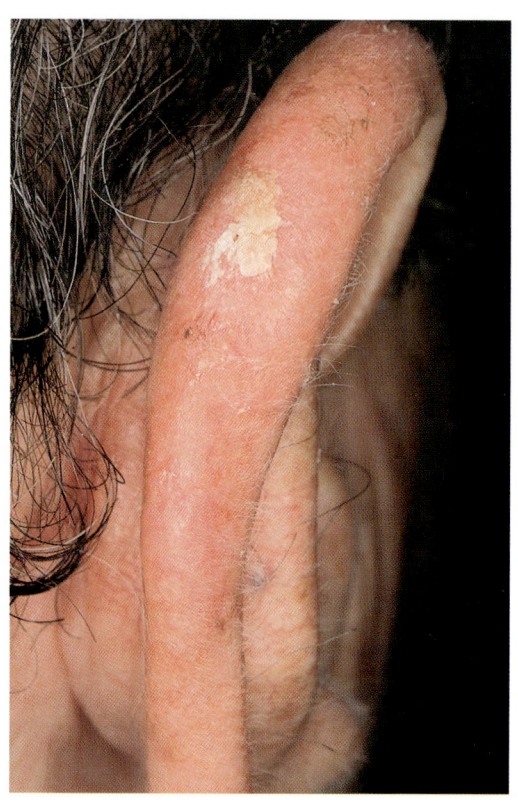

図 72歳，男性．日光角化症
角質が固着する紅斑局面．

臨床像の特徴

72歳，アメリカ国籍の白人．フィリピンに長く住んでいて，日光曝露の機会が多かった．顔や腕などに多数の小さな角化性の結節が散在している．耳輪では乾燥性の厚い鱗屑が固着する所があった．

治療

臨床的に日光角化症と診断し，液体窒素で治療した．数が多いので手術は適応しづらく，イミキモドの承認前であったので，簡便な凍結治療を選択した．

33. 有棘細胞癌（DLE から発生した SCC）

大原國章

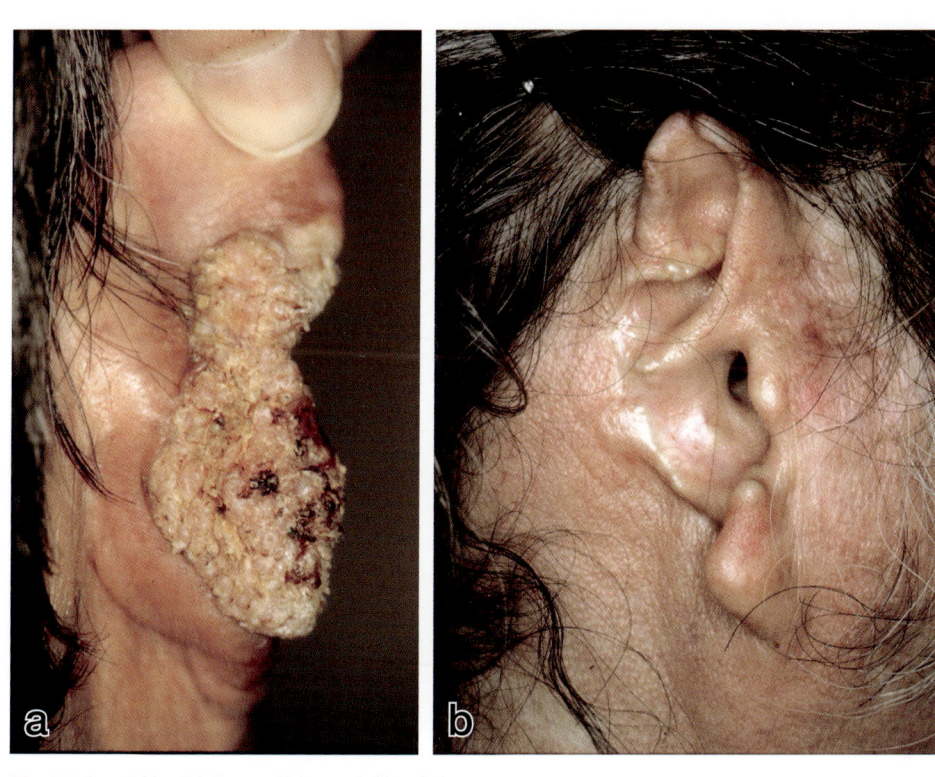

図　57歳，男性．DLE から発生した有棘細胞癌
（a）角化が著明で中央は陥凹し軟骨の欠損が予想される．
（b）耳介を全層性に切除．

臨床像の特徴

　埼玉県立がんセンターより紹介された，中年男性の DLE から生じた有棘細胞癌である．DLE は有棘細胞癌の前駆病変の一つであり，長期経過した病変に角化やびらんを生じたときには発癌を考慮しなければならない．本例は再発・転移はなく経過したが，胃癌を発症して死亡した．

34．angiolymphoid hyperplasia with eosinophilia

大原國章

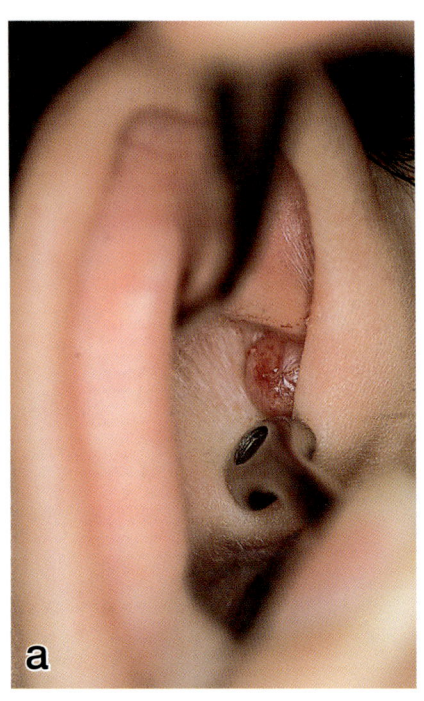

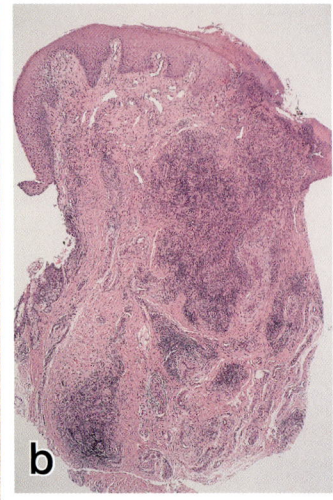

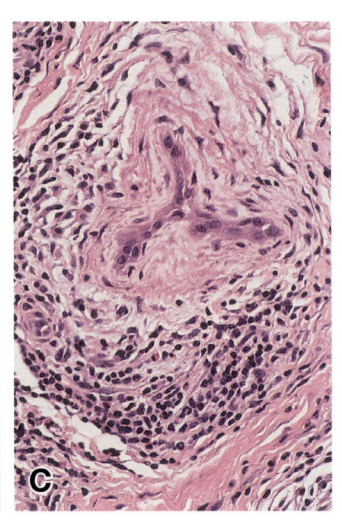

図　28歳，女性．angiolymphoid hyperplasia with eosinophilia（a）臨床像，（b，c）病理組織像．血管周囲に好酸球，リンパ球が同心円状に浸潤．

臨床像の特徴

　28歳，女性．約4年前から右耳介に複数の小結節が生じ（図a），疣贅の疑いで液体窒素の治療をされていたが，難治であった．耳甲介に肉芽様の半球状結節があり，診断確定のために生検した．

　真皮から皮下にかけて血管増生と拡張があり，結節状に細胞が浸潤している（図b）．リンパ濾胞構造や線維化はみられない．血管は不規則に拡張し，周囲に粘液性の外周があり，さらに好酸球，リンパ球が取り囲んでいる（図c）．血管内皮細胞は好酸性で大型である．末梢血の好酸球は，経過中で0.7〜5.1％で推移した．

35. 木村病

大原國章

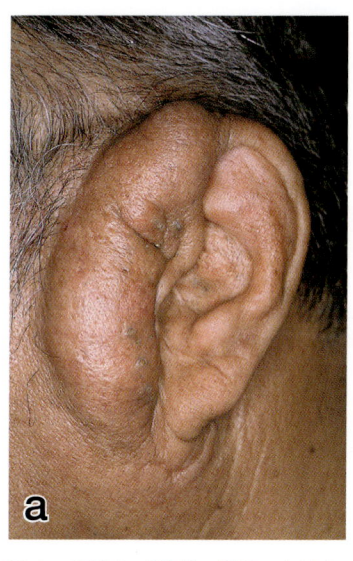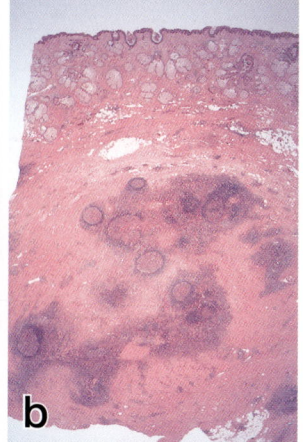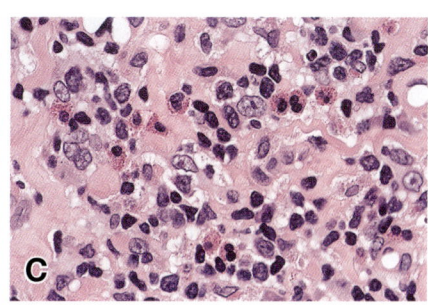

図 1　症例 1：67 歳，男性．木村病
（a）耳介部皮膚が俵状に隆起．
（b）病理組織像．皮下に多数のリンパ濾胞．
（c）病理組織像．多種類の細胞浸潤．

臨床像の特徴（症例 1）

　67 歳，男性．25 年前から耳前部が腫脹している．22 年前に手術を受けたが再発し，その 12 年後（10 年前）にも切除されたがさらに再発した．ソーセージのような腫脹でぶよっとした触感だが，強くつまむとごりっとしたしこりがある（図 1a）．両側の下腿と前腕に，痒疹を混じた苔癬化局面もみられる．白血球は 6,900 / mm³，好酸球が 7.2%，IgE が 5,133 U/ml．

　病理では真皮と境界されて，皮下組織に広範囲な線維増生があり，その中にリンパ濾胞構造が集簇している（図 1b）．浸潤細胞は組織球，リンパ球，好酸球からなる（図 1c）．

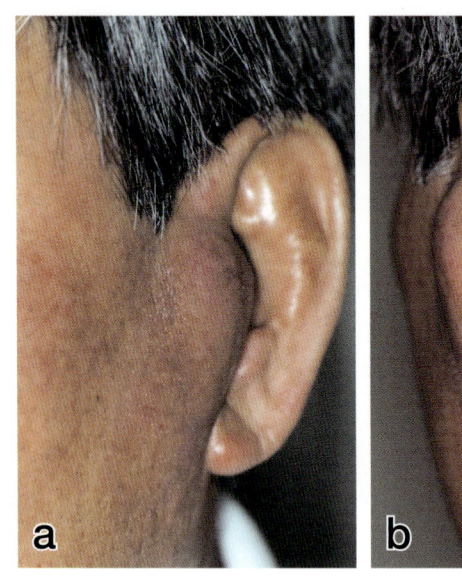
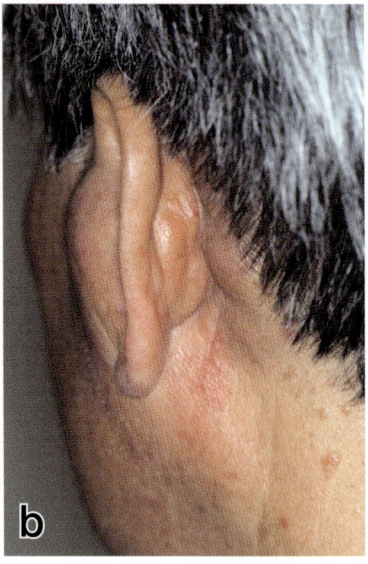
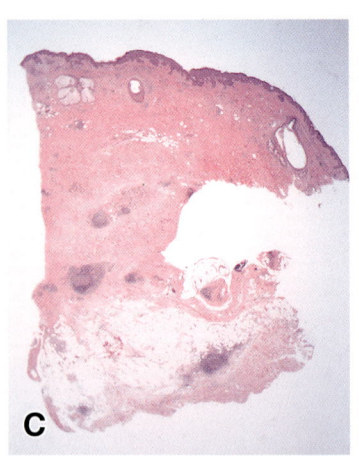
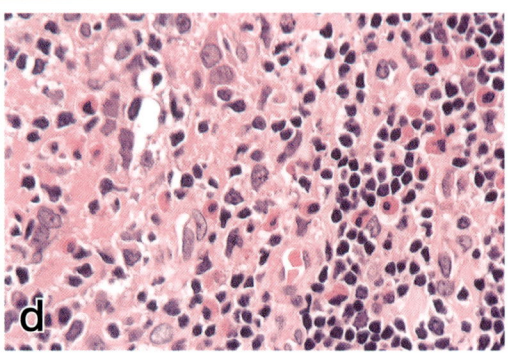

図2　症例2：57歳，男性．木村病

臨床像の特徴（症例2）

　57歳，男性．数年前から耳前部，耳後部が
腫脹してきた（図2a，b）．病理でも前例と同
様に膠原線維増生とリンパ濾胞構造が基本構築
で，浸潤細胞も組織球，リンパ球，好酸球であ
る（図2c，d）．

36. 血腫による変形（いわゆる柔道耳）

大原國章

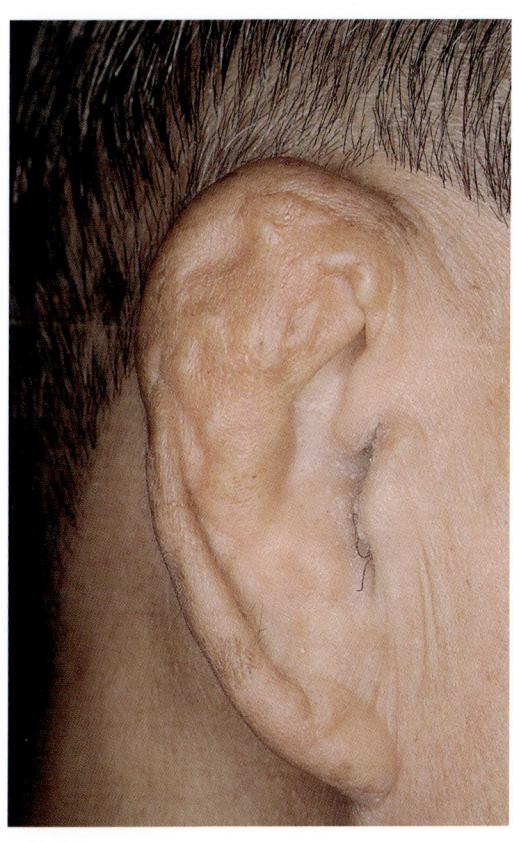

図　75歳，男性．血腫による変形
凸凹不整できわめて硬い．

臨床像の特徴

　75歳，男性．主訴は足白癬であり，耳については本人は気にしておらず，写真だけ撮らせてもらった．学生時代に柔道部に所属していたとのことで，組手の接触や寝技でのこすれによる慢性の軟骨損傷による耳介変形である．硬く肥厚して凹凸が目立つ（図）．相撲，ラグビー，ボクシングなど，耳介に激しい慢性刺激が加わるとこのような変形を来す．

37. 基底細胞上皮腫

大原國章

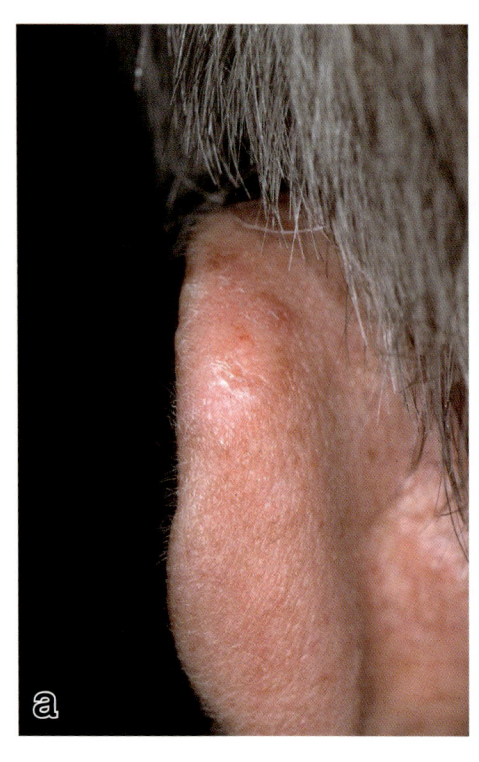

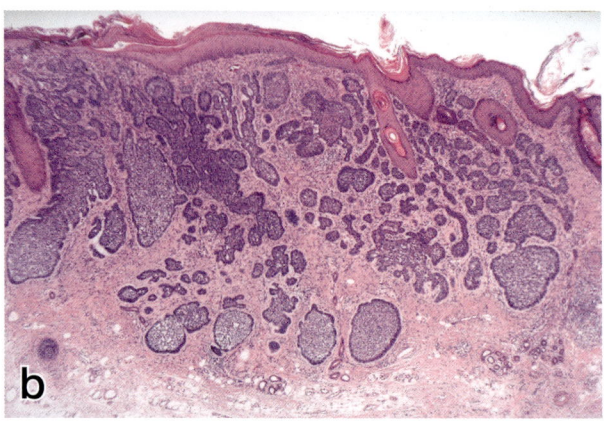

図 57歳, 男性. 基底細胞上皮腫
(a) なだらかな扁平隆起の硬結. 色素沈着や潰瘍はない.
(b) 病理組織像. 充実型胞巣が深部まで及んでいる.

臨床像の特徴

　57歳, 男性, アメリカ国籍の白人. 約2年前から紅斑が出現し, 大きさなどの変化は自覚していないという. 自ら皮膚癌を心配して受診してきた. 耳輪部に周囲よりも軽度に隆起する14×10 mmの局面があり, 充実性の硬さを触れる (図a). 周りの皮膚よりもピンク色を帯び, 表面に細かな血管拡張がみられる.

　病理は真皮の下層に及ぶ充実型の病型であった (図b). 白人患者の基底細胞上皮腫はこのように色のないものが多いので, わずかなびらんや紅斑, 硬結には注意しなければならない.

38. 接触皮膚炎

大原國章

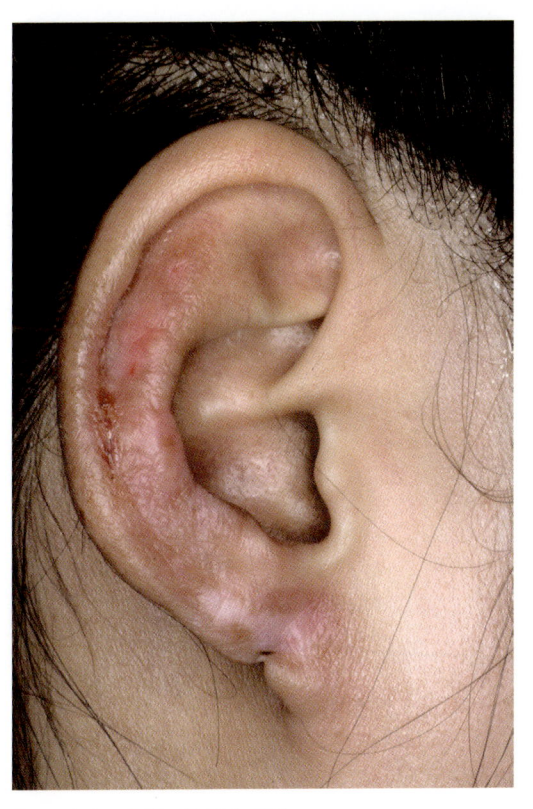

図　31歳，女性．接触皮膚炎
長期の炎症のために萎縮，変形を生じている．

臨床像の特徴

　31歳，女性．4〜5年前からイヤリングやネックレスでかぶれることがあった．5カ月前にねじ固定式のイアリングを装着して以来，痒みが持続し掻破していたという．舟状窩が発赤して不規則に肥厚し，一部では痂皮を付す（図）．耳垂は色素脱失を伴って萎縮し，裂けている．

　パッチテストでは，ニッケルとコバルトが強陽性の反応を示した．慢性の炎症と習慣性の掻破によって耳垂裂にまで発展した症例である．

39. 耳垂裂

大原國章

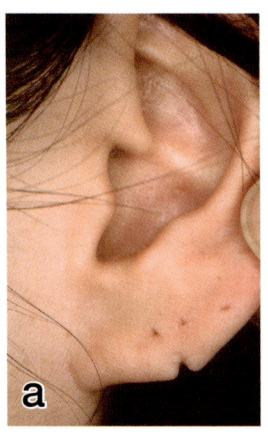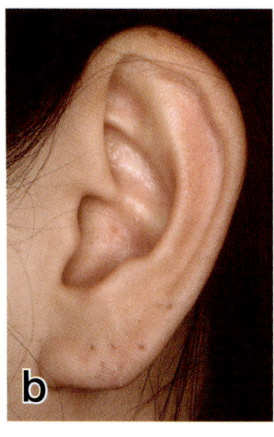

図1 症例1：25歳，女性．耳垂裂
(a) 初診時臨床像.
(b) 術後.

臨床像の特徴（症例1）

　25歳，女性．ピアスを装着すると痛痒くなってじくじくするエピソードをくり返していたとのこと．重いピアスを付けた後に，耳たぶが切れているのに気づいた．初診時，長さ3mmの全層性の裂創となっていた（図1a）．パッチテストではニッケルとパラジウムが陽性であった．

治療

　治療としては全層性のZ形成を行い，患者の満足が得られた（図1b）．再発の予防として，ピアスの素材を選ぶこと，重いものはつけないこと，装着したまま寝ないこと，皮膚炎をおこしたときはステロイド軟膏を外用することを指導しておいた．

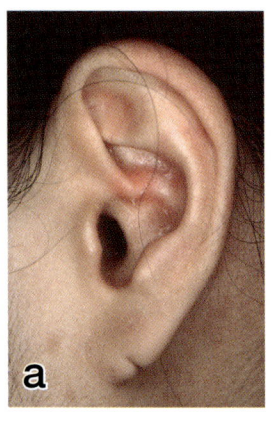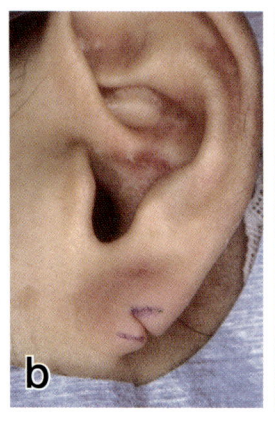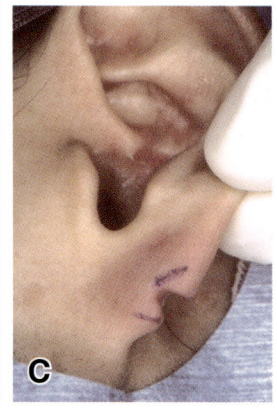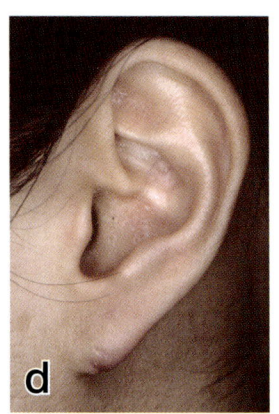

図2 症例2：25歳，女性．耳垂裂

臨床像の特徴（症例2）

　25歳，女性．耳垂裂．Z形成術で縫合した．Z形成術の切開線を示す（図2）．

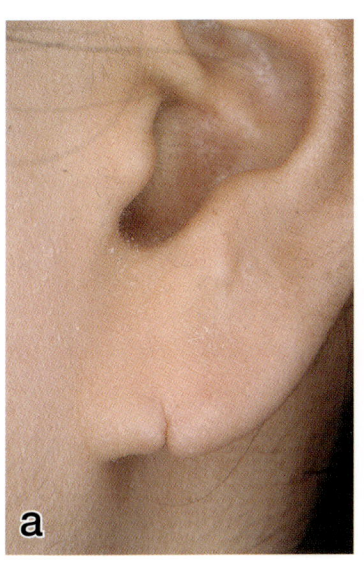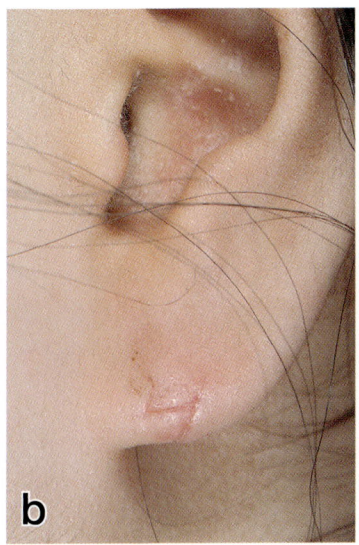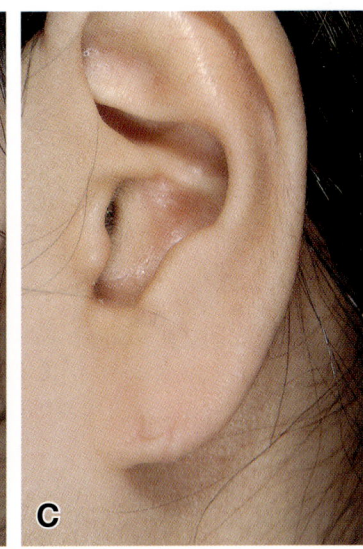

図3　症例3：23歳，女性．耳垂裂
（a）初診時臨床像．
（b）Z形成術後．
（c）術後8カ月．

臨床像の特徴（症例3）

　23歳，女性．3年前にピアス孔を開けたが位置が耳垂の下の方だったらしい．服に引っかけたり，ピアスの重みで次第に耳垂が切れてきた．2年前に他医で縫合したが哆開し，再手術を受けたが再び哆開した．耳垂が4 mmにわたって全層性に裂けている（図3a）．裂けている皮膚の表面を新鮮化し，全層性のZ形成術で縫合した（図3b）．8カ月後の状態では満足な結果である（図3c）．

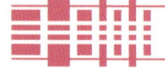

全身性エリテマトーデス（SLE）

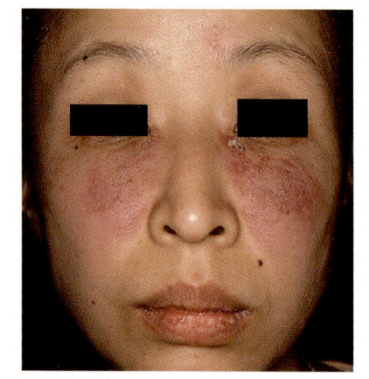

【頭部・顔】
第2章 眼瞼（p.093）

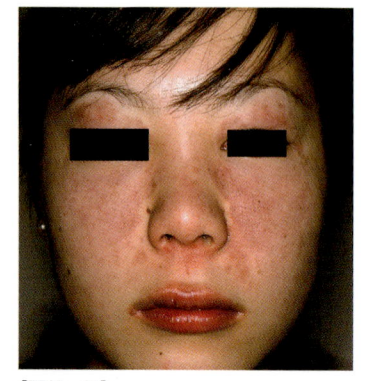

【頭部・顔】
第2章 眼瞼（p.093）

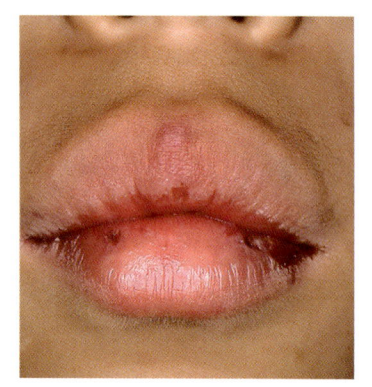

【頭部・顔】
第3章 口唇（p.142）

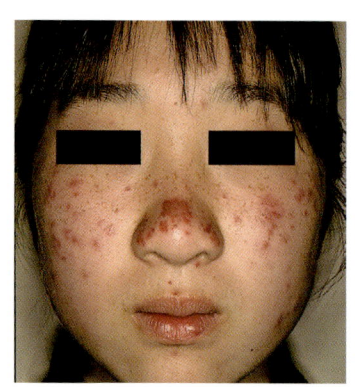

【頭部・顔】
第4章 鼻（p.207）

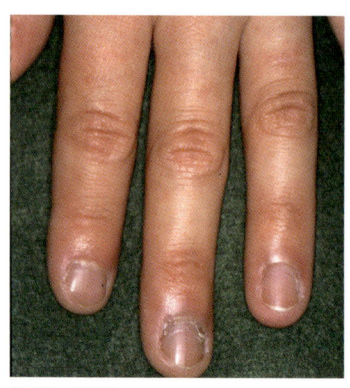

【躯幹・四肢】
第2章 手（p.096）

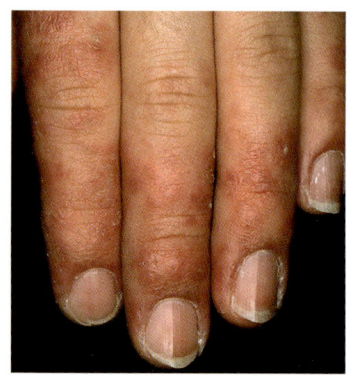

【躯幹・四肢】
第2章 手（p.096）

※青字は『好発部位でみる皮膚疾患アトラス 躯幹・四肢』の章・ページ番号

第2章 眼瞼

1. ケラトアカントーマ

安部正敏

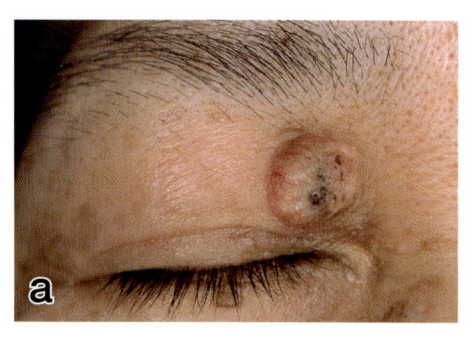 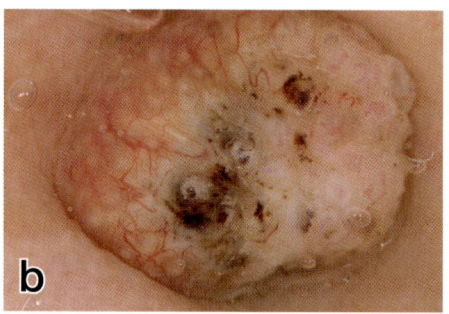

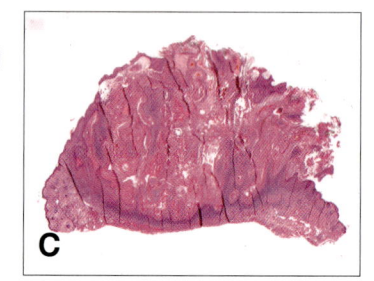

図　51歳，女性．ケラトアカントーマ
（a，b）辺縁では分枝状の血管が中心に向かって伸びだしている．また，黄白色の角質塊が透見される．中心では所々に comedo 様の小陥凹もみられる．灰黒色の領域も散在する．
（c）病理組織像．角質を充満する cup-shape の境界鮮明な結節．

臨床像の特徴

　ケラトアカントーマ（keratoacanthoma）は，顔面に好発する小豆大から小指頭大程度で皮膚常色から淡紅色調を呈する弾性硬の腫瘍（図）．小型の丘疹として始まり，比較的急速に増大し半球状に隆起する．また，中央が陥凹し，鱗屑を入れ中心噴火口状と呼ばれる．周囲に毛細血管拡張を伴うこともある．通常単発性である．自覚症状はない．

鑑別疾患

① 有棘細胞癌……臨床像は異なるが，病理組織学的にきわめて類似する．全体の構築で判断する．
② 尋常性疣贅……比較的巨大な場合，臨床的に鑑別を要する．
③ 外毛根鞘腫……顔面に生ずる小腫瘍で，皮角状を呈することがある．
④ その他……疣贅状異常角化腫，proliferating trichilemmal tumor，multiple primary self-healing squamous cell carcinoma，tumor-like keratosis など．

注意点・その他

　本症の本態は以前から論議されており，「良性腫瘍」と捉える考えから，「有棘細胞癌そのものである」という考え，また「その両者を含む」概念とする立場もある[1]．

　前者は，古くから腫瘍を生検することなどにより速やかに自然消褪することが知られている[2]が，逆に急速に増大することもあり一様ではない．実際，本症の典型的な臨床像をとる腫瘍でも病理組織学的に有棘細胞癌と診断すべき所見を呈する症例が存在する．日本皮膚科学会による『皮膚悪性腫瘍診療ガイドライン第2版』[3]においても，病変はできるだけ早期に切除することを推奨している．

文献

1) Kwiek B et al: J Am Acad Dermatol 74: 1220, 2016
2) Gleich T et al: Exp Dermatol 25: 85, 2016
3) 土田哲也 ほか：日皮会誌 125: 5, 2015

2. 皮膚リンパ球腫

杉原夏子, 村田 哲, 大槻マミ太郎

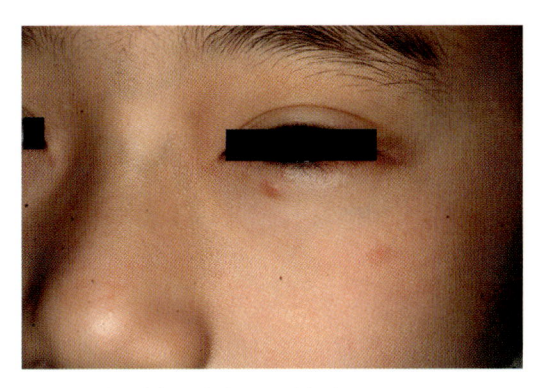

図1　9歳, 女児. 皮膚リンパ球腫
左下眼瞼の紅色結節.

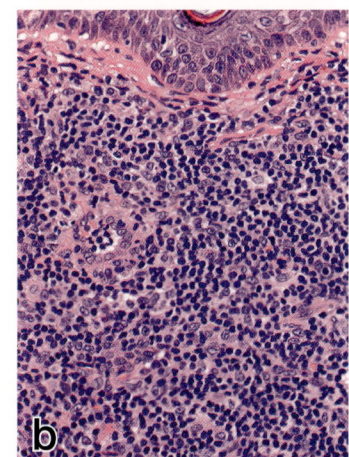

図2　63歳, 男性. 皮膚リンパ球腫
(a) 上眼瞼の紅色結節.
(b) 皮膚生検像. リンパ球の稠密な浸潤がみられるが, 異型性は乏しい.

臨床像の特徴

　皮膚リンパ球腫 (lymphocytoma cutis) は, 扁平もしくは半球状に隆起し, 鱗屑を伴わず表面平滑, 指頭大までの軟らかい真皮性紅色結節である (図1, 2). 好発部位は顔面, とくに耳や鼻だが, 眼瞼にも出現する. 通常は単発である.

鑑別疾患

① 皮膚B細胞リンパ腫……経過とともに増大して皮下浸潤を伴ったり, 多発したりする場合もある.
② 好酸球性血管リンパ球増殖症 (angiolymphoid hyperplasia with eosinophilia)
……耳介周囲や額に好発する紅色結節で, 多発集簇傾向があるが, 臨床的な鑑別は困難である.
③ スポロトリコーシス……小児で顔面に紅色丘疹を形成する. 経過とともに周囲に広がり, 表面に鱗屑痂皮を形成するようになる.
④ その他……毛包炎, 粉瘤, サルコイドーシス, 転移性皮膚癌など.

注意点・治療

　B細胞性リンパ腫の初期はリンパ球腫との鑑別が困難で, 注意深く経過観察する必要がある. 単発の皮膚リンパ球腫では, 生検を契機に自然消褪することがある. 消褪しない際にはステロイド塗布や局注が行われる.

３．アポクリン汗嚢胞

外山雄一，村田 哲，大槻マミ太郎

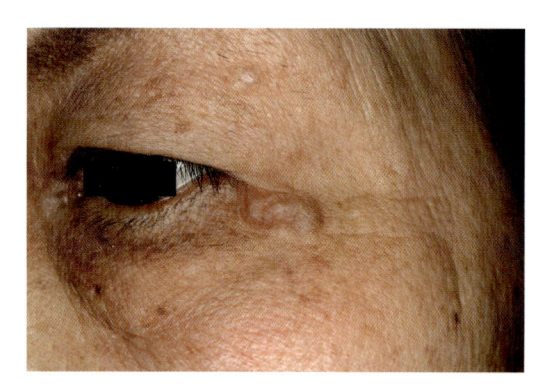

図1　60歳代，女性．アポクリン汗嚢胞
２年前から左外眼角外側に出現し，増大．多房性に隆起する軟らかい結節．右外眼角にも同様の嚢腫が存在した．

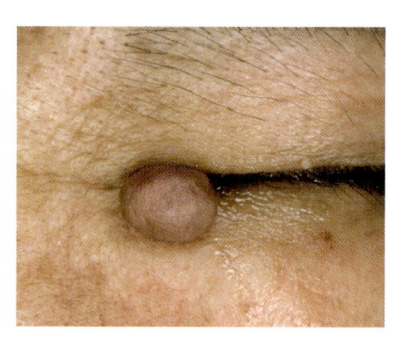

図2　73歳，男性．アポクリン汗嚢胞
左内眼角の紅色結節．

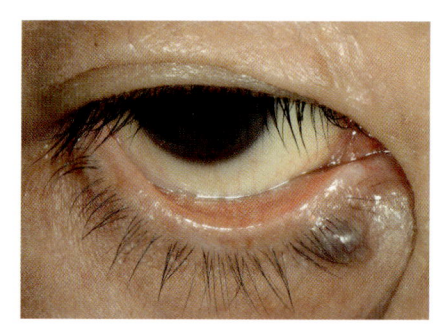

図3　75歳，男性．アポクリン汗嚢胞
右下眼瞼内側の青黒色調の嚢腫状結節．

臨床像の特徴

　アポクリン汗嚢胞（apocrine hidrocystoma）は，中年以降の顔面，とくに眼囲に好発する．ドーム状に隆起し，透明から青色または黒色調，直径数 mm〜2 cm 大，単房から多房の嚢腫である（図1〜3）．病理組織学的に断頭分泌など，アポクリン系への分化が証明される．

鑑別疾患

① 粉瘤（表皮嚢腫）……中心に黒点状の開口部を認め，その部位で皮膚に癒着する球状の嚢腫で，下床との可動性は良好．壁は表皮と同じく顆粒層をもち，嚢腫内に層状の角質を内包する．
② エクリン汗嚢腫……アポクリン系に比べやや小型のことが多いが，臨床的鑑別は困難．組織学的に断頭分泌などアポクリン分化を認めない場合に，この診断とされる．
③ 皮様嚢腫（デルモイドシスト）……やはり眼瞼周囲に出現しやすい嚢腫だが，筋層下に存在し，下床と可動性が少ない．出生時から存在し，多くは乳幼児期に気づかれる．

注意点・治療

　アポクリン汗嚢腫，アポクリン嚢胞腺腫，アポクリン汗嚢胞腺腫，アポクリン腺嚢胞なども同義語である．

　病理組織像は，嚢腫構造のみならず上皮の乳頭状増殖を伴うことも多く，乳頭状アポクリン腺嚢腫も同義語とされる．いずれも，アポクリン分化が証明される．切除が唯一の根治法である．不完全な切除や排液のみでは再発するが，放置しても悪性化はない．

参考文献

1) 玉置邦彦 ほか：最新皮膚科学大系 12 上皮性腫瘍，中山書店，東京，p.202, 2002
2) 大原國章：大原アトラス 2 皮膚付属器腫瘍，学研メディカル秀潤社，東京，p.208, 2015

4. 汗管腫

塩原哲夫

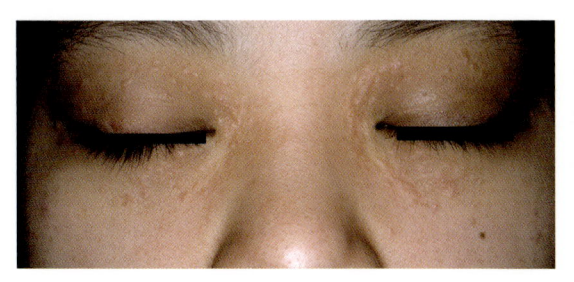

図1　9歳，女児．汗管腫
やや黄色みを帯びた丘疹が皮膚割線に沿って多発し，一部では融合している．

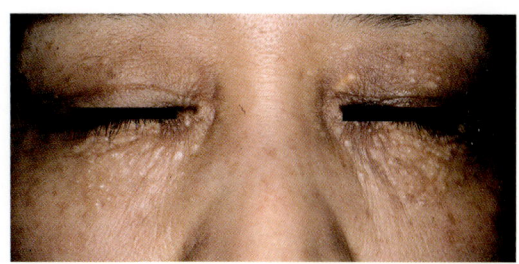

図2　54歳，女性．汗管腫
やや大型の丘疹が密集し，白色調（内部の角質）を呈するものもある．

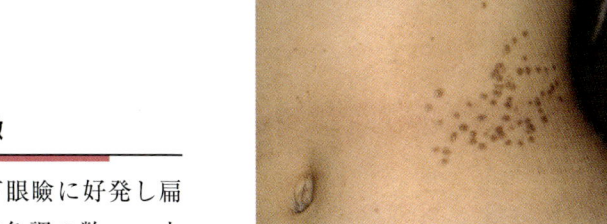

図3　〔参考症例〕躯幹の汗管腫
24歳，女性の側腹部に，褐色調の扁平の丘疹が帯状に配列している．

臨床像の特徴

　汗管腫（syringoma）は，下眼瞼に好発し扁平に隆起する，硬い常色～褐色調の数mm大の自覚症のない丘疹の多発からなる（図1，2）．東洋人の女性に好発しやすく，ダウン症との関連も示唆されている．眼瞼以外に躯幹に好発するが，しばしば帯状の分布を呈する（図3，参考症例）．

鑑別疾患

① **稗粒腫**……目の周りに発症する白色の径1～2mmの軽度隆起する自覚症のない丘疹である．自然に消褪することもある．
② **エクリン汗囊腫**……眼瞼，とくに外眼角周囲にみられる中年以降の女性に多い丘疹で，汗管が袋状にふくれた状態の可逆性変化である．汗をかきやすい夏に目立つが，涼しくなると軽快する．
③ **顔面播種状粟粒性狼瘡**……両側下眼瞼の外1/3に，列序性に配列する丘疹からなる．結核との関連は否定的である．
④ **その他**……本症はしばしば脱毛症の後にも

出現する．本症は腫瘍というより，反応性の変化である可能性もある．

注意点・治療

　基本的には自然治癒はないとされており，治療としては切除，レーザー，電気焼灼などを考慮すべきである．
　鑑別を要する疾患はすべて対応が異なる点が重要である．稗粒腫は針で穿刺してピンセットで周囲を圧迫すれば白い角質塊が排出されるのに対し，本症はそのような方法では排出できない．エクリン汗囊腫は涼しくなると軽快するので，原則として放置すべきである．

5. 稗粒腫

安部正敏

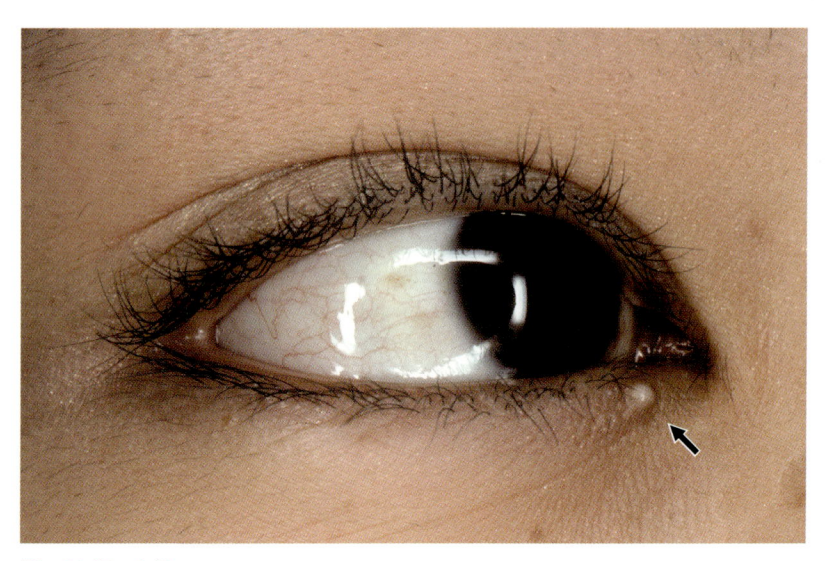

図　21歳，女性
半球状に隆起する，充実性，白色の小丘疹（➡）.

臨床像の特徴

　稗粒腫（milium）は，粟粒大から米粒大までの黄白色から白色調を呈する丘疹（図）. 眼瞼部に好発し，その他頬部，前額部，陰茎，陰嚢，陰唇に出現する. 多くは多発性であるが，単発することもある. 類天疱瘡や先天性表皮水疱症に続発してみられる[1]こともある.

鑑別疾患

① 粉瘤（表皮嚢腫）……病理組織学的に類似の構造を有する. 通常稗粒腫より大きく，小型の場合鑑別が問題となる.
② 汗管腫[2] ……下眼瞼や躯幹，外陰部に好発するわずかに黄色調を呈する丘疹. 通常多発する.
③ 多発性丘疹状毛包上皮腫……顔面正中部を中心として多発する丘疹. 時に内容が透見できる場合もある.
④ その他……毛包炎，尋常性痤瘡，毛包拡大腫，毛包周囲線維腫，毛包腺腫など.

注意点・その他

　自然消褪する場合もある[3]が多くは残存するため，注射針や剪刀などで中央部に小孔を開け内容物を圧出する. 面皰圧出器などを使うとよい.

　本症の原因は，原発性では軟毛漏斗部の過誤腫，続発性は先行する疾患により汗管，毛包などの付属器が破壊されたり，表皮が真皮内に迷入することで嚢腫状構造が形成されると考えられている.

文献

1) Uchida S et al: J Dermatol 41: 1003, 2014
2) Wang KH et al: J Cutan Pathol 31: 336, 2004
3) Ferreira MG et al: Pediatr Dermatol 34: e28, 2017

6. 表皮母斑（分離型）

門野岳史

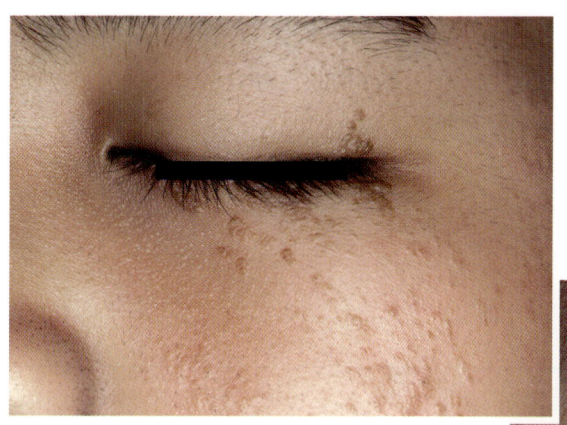

図1 15歳，男子の分離型表皮母斑
灰褐色の小丘疹が皺に沿って線状，帯状に配列している．

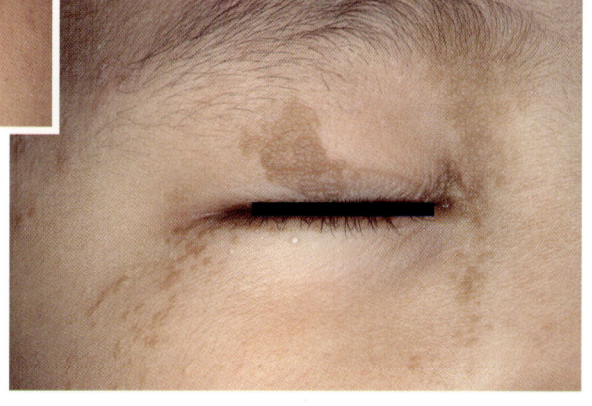

図2 4歳，男児．表皮母斑
上眼瞼では局面を形成している．

臨床像の特徴（図1，2）

表皮母斑（epidermal nevus）は，出生時もしくは生後数カ月以内に主に Blaschko 線に沿って疣状の丘疹が線状にみられる疾患である．遺伝的モザイクが関係しているとされる．

限局型疣状母斑，列序性表皮母斑，炎症性線状疣贅状表皮母斑（ILVEN）の3型があり，上下眼瞼をまたいで生じた場合は分離型（divided type）の形態を示す．組織学的には角化と表皮肥厚が主体で過誤腫的性格を持っている．

鑑別疾患

① 脂腺母斑……表皮母斑は主として表皮の異常であるが，脂腺母斑は脂腺，汗腺など真皮や皮膚付属器の母斑である．

② 脂漏性角化症……後天性であり発症時期や分布が異なり，線状に配列することもほとんどない．

③ 線状苔癬……小児に好発し，発症時期が異なる．炎症を伴う点で，通常の表皮母斑とは異なるが，ILVEN との鑑別は難しい．

④ 扁平母斑……色調は類似するが，隆起はみられない．

注意点・治療

皮膚症状に加えて，中枢神経異常，骨形成異常などを伴う場合は表皮母斑症候群の可能性を考える．

自然消退は期待できず，レーザーによる焼灼，皮膚剥削術，ステロイド外用などが行われるが難治である．

7. 毛母腫

安部正敏

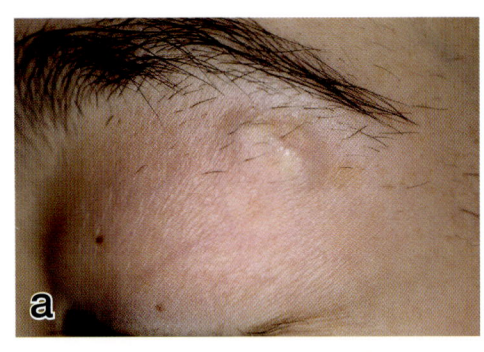
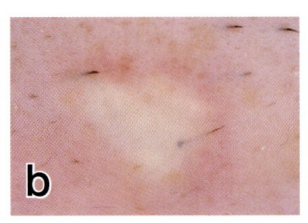

図1 19歳，女性．左上眼瞼に生じた結節
(a) ごつごつした輪郭と硬さが特徴．
(b) ダーモスコピーでは均一な白さが際立つ．

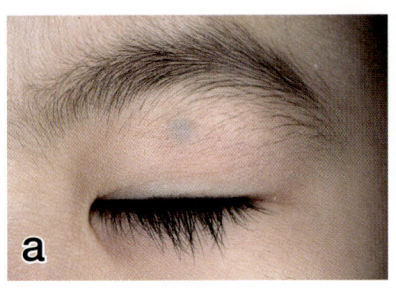
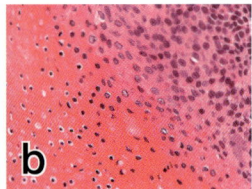
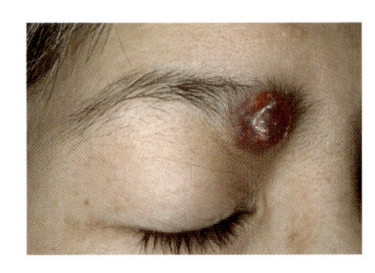

図2 皮膚直下に触れる硬い結節
(a)「碁石をはめ込んだような」と形容される平たく硬い結節を触れる．(b) 病理組織像．

図3 血疱を生じた例

臨床像の特徴

　毛母腫（pilomatricoma，pilomatorixoma，石灰化上皮腫 calcifying epithelioma）は，米粒大から拇指頭大までの表面常色で皮内に骨様硬に触れる腫瘍（図1〜3）．顔面，頸部，上肢に好発し，通常単発性であるが時に多発する．比較的若年者に多い．また，腫瘍が表皮に近く存在すると，表面が紅斑や水疱を呈する場合がある[1]．自覚症状はない．

鑑別疾患

① 粉瘤（表皮嚢腫）……小型の場合時に硬く触れる場合があり，鑑別が問題となる．
② 単発性毛包上皮腫……成人の顔面に生ずる．病理組織学的に角質嚢腫がみられる．
③ 毛芽腫……頭頸部に単発性に生じる胎生期の毛芽細胞への分化傾向を有する良性腫瘍．
④ その他……リンパ管腫，平滑筋腫，皮膚骨腫，神経線維腫，dermal duct tumor，poroid hidradenoma など．

注意点・その他

　通常遺伝性はないが，頭部多発例では筋緊張性ジストロフィーと合併することがある[2]．病理組織学的に腫瘍は好塩基性細胞様細胞（basophilic cell）と好酸性の陰影細胞（shadow cell）からなり両者の移行像もみられる（図2b）．また石灰沈着，骨化を来す場合や，周囲に異物型巨細胞を含む炎症細胞浸潤がみられる場合がある．きわめて稀に，悪性化する[3]．

文献
1) Chen SY et al: Int J Dermatol 50: 615, 2011
2) Zampetti A et al: J Am Acad Dermatol 72: 85, 2015
3) Allaoui M et al: Turk Patoloji Derg 30: 66, 2014

8. 脂腺腫

川嶋久雄, 村田 哲, 大槻マミ太郎

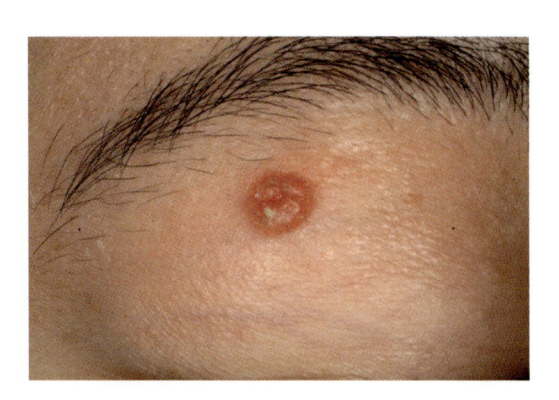

図1 34歳, 女性. 脂腺腫
2 カ月ほどで徐々に隆起してきた右眉毛下の紅色結節. 表面に陥凹, 痂皮がみられる.

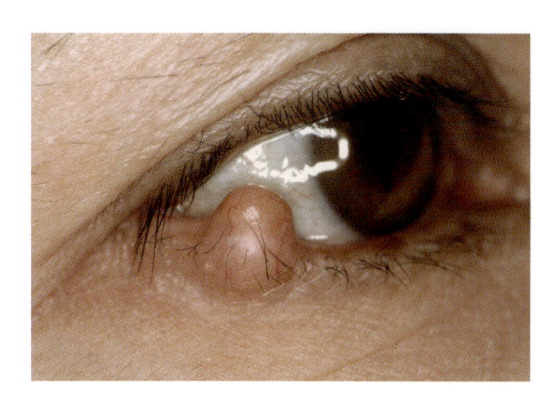

図2 65歳, 女性. 下眼瞼縁の釣鐘状の結節 (文献2より転載)
表面に血管拡張がみえる.

臨床像の特徴

脂腺腫 (sebaceoma) は, 主に顔面, 頭部に生ずる, 黄〜橙・紅色のドーム状や広基有茎性で, 5〜20 mm 程度の結節である (図1, 2). 弾性硬〜軟, 表面は多くは平滑だが, 凹凸や中央陥凹, びらんや痂皮を認める場合もある. 中年以降の女性に好発する.

鑑別疾患

① 脂腺増殖症……高齢者の顔面に好発する白色から黄色の扁平丘疹. 中心臍窩を伴う.
② 脂腺癌……とくに上眼瞼に好発する悪性腫瘍. 瞼結膜に黄白色調の結節を形成することが多い.
③ 基底細胞癌……表面に血管拡張を伴う黒色結節. 中央に潰瘍を伴うことが多いが, 無色素性で紅色結節となることもある.
④ その他……汗腺や毛囊など他の付属器由来の腫瘍が鑑別となる場合がある.

注意点・その他

臨床像からは他の脂腺系腫瘍や皮膚付属器腫

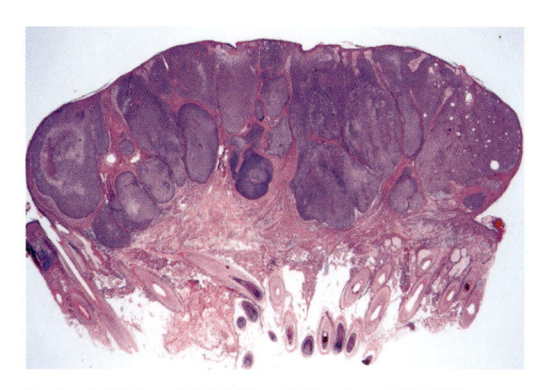

図3 脂腺腫の病理組織像 (図1, 2とは別症例)
真皮内に存在する, 左右対称で境界明瞭な病変. 一部に脂腺導管を思わせる管腔構造を認める.

瘍との鑑別が時に困難である. 確定診断には病理検査 (図3) が重要で, 治療も兼ねて外科的切除を行う. 多発例では, 内臓悪性腫瘍を伴うMuir-Torre 症候群の可能性を考慮する.

文献・参考文献

1) 瀧脇弘嗣：最新皮膚科学大系 12, 中山書店, 東京, p.155, 2002
2) 大原國章：大原アトラス 2 皮膚付属器腫瘍, 学研メディカル秀潤社, 東京, p.188, 2013
3) 泉 美貴：みき先生の皮膚病理診断 ABC ②付属器系病変, 学研メディカル秀潤社, 東京, p.130, 2007
4) 加賀谷真起子：1 冊でわかる皮膚病理, 文光堂, 東京, p.280, 2010

9. 神経線維腫症Ⅰ型

門野岳史

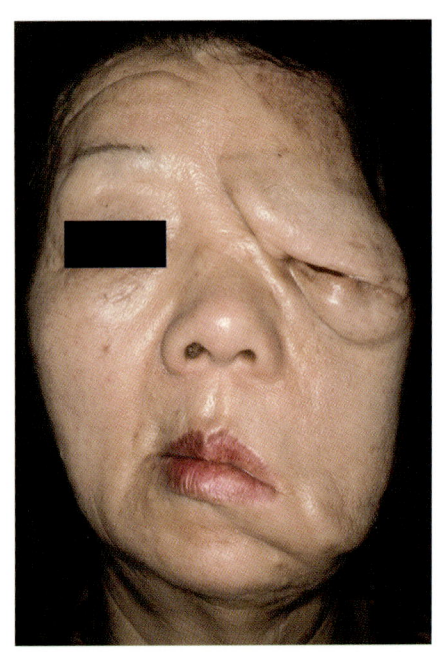

図1 56歳, 女性. 神経線維腫症Ⅰ型
顔面骨への侵食, 顔面神経麻痺を伴っている.

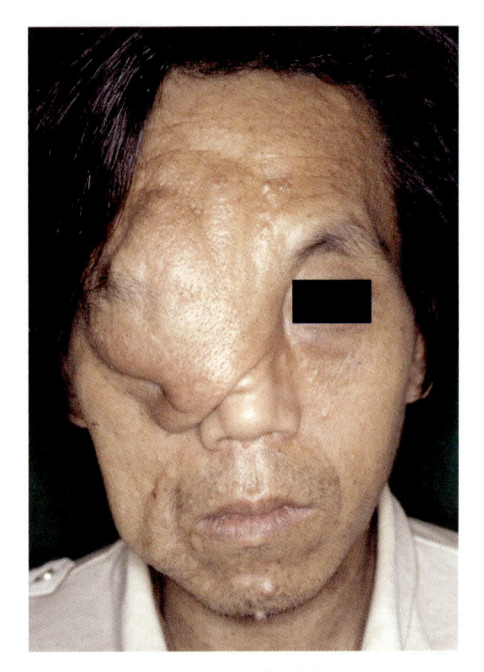

図2 46歳, 男性. 神経線維腫症Ⅰ型
懸垂性の大きな腫瘍.

臨床像の特徴（図1, 2）

　神経線維腫症Ⅰ型（neurofibromatosis type 1：NF1）は, NF1遺伝子変異によって生じる常染色体顕性（優性）遺伝の疾患であるが, 半数程度は孤発例である. 神経線維腫症Ⅰ型でみられる神経線維腫やびまん性神経線維腫は全身どこにでも生じるが, 眼瞼を含む顔面に生じることもある. 通常の神経線維腫は常色の軟らかい小腫瘍であるが, びまん性神経線維腫は大型で時に痛みを伴う. 病理組織像では紡錘形でS-100やneurofilament陽性の腫瘍細胞と膠原線維が増生している. とくに, びまん性神経線維腫は境界が不明瞭で, 間質が疎で脆弱な血管が目立つことより, 腫瘍内出血を来すことが問題になる.

鑑別疾患

① **軟線維腫, 色素性母斑**……小型の神経線維腫との鑑別が問題となり, なかには組織検査をしてみないとわからないこともある.
② **乳児血管腫**……びまん性神経線維腫は臨床像が特徴的であまり迷うことはないと思われるが, 退縮した乳児血管腫が鑑別にあがる.

注意点・治療

　小型の神経線維腫については患者の希望に応じて適宜切除を行う. ただし, 眼瞼を含む顔面に生じたびまん性神経線維腫は, 易出血性であり, 切除にあたっては慎重に適応を判断し, 十分な術前準備が必要である.

10. 麦粒腫

門野岳史

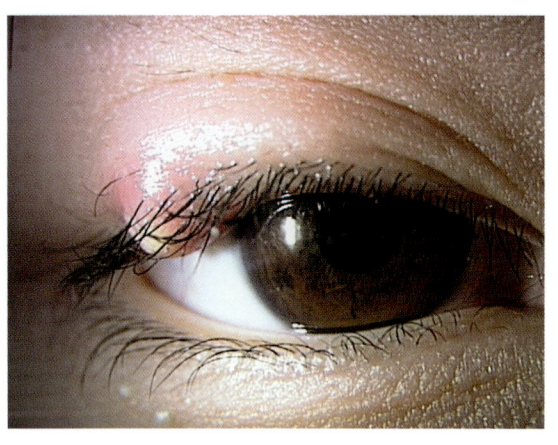

図1 14歳, 女子. 外麦粒腫
睫毛の根部に発赤と腫脹を認める. 黄色ブドウ球菌が検出された. （写真提供：埼玉医科大学総合医療センター眼科 小幡博人先生, 文献1より転載）

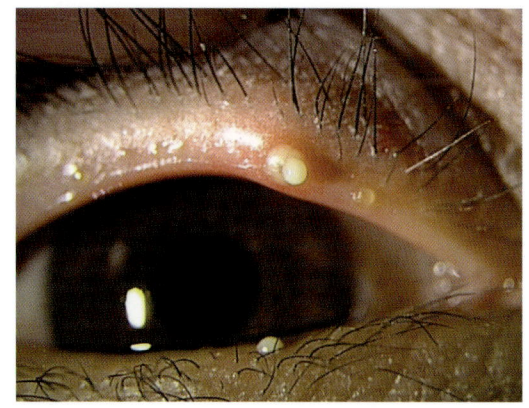

図2 50歳代, 女性. 内麦粒腫
Meibom腺開口部に膿汁を認める. 黄色ブドウ球菌が検出された. （写真提供：埼玉医科大学総合医療センター眼科 小幡博人先生, 文献1より転載）

臨床像の特徴 (図1, 2)

　麦粒腫（stye）は俗にいう“ものもらい”であり, 眼瞼に出現する黄色ブドウ球菌などによる感染症である. 麦粒腫には外麦粒腫と内麦粒腫があり, 睫毛に付随する皮脂腺であるZeis腺や汗腺であるMoll腺が感染した場合は外麦粒腫, Meibom腺が感染した場合は内麦粒腫になる. 臨床像は眼瞼の発赤, 腫脹, 疼痛が生じ, 結膜の充血や膿の排出がみられる. また, 眼瞼炎を併発することもある.

鑑別疾患

① **霰粒腫**……麦粒腫と混同しやすいのが霰粒腫であるが, 霰粒腫は非感染性の慢性肉芽腫性疾患である. ただし, 麦粒腫と霰粒腫が混ざったような病変もあり, 診断に苦慮することも多い.

② **脂腺癌**……脂腺癌は徐々に増大する腫瘍性疾患であり, 通常発赤や疼痛, 排膿といった感染に伴う症状は弱い.

注意点・治療

　麦粒腫は細菌感染症であるため, 抗菌薬による治療を行う. 点眼薬や眼軟膏の局所治療を行うことが多いが, 症状が強い場合は内服を行う. また, 膿の貯留がみられる場合は切開を行う.

文献

1) 小幡博人：J Visual Dermatol 12: 113, 2013

11. 霰粒腫

古山千晶, 村田 哲, 大槻マミ太郎

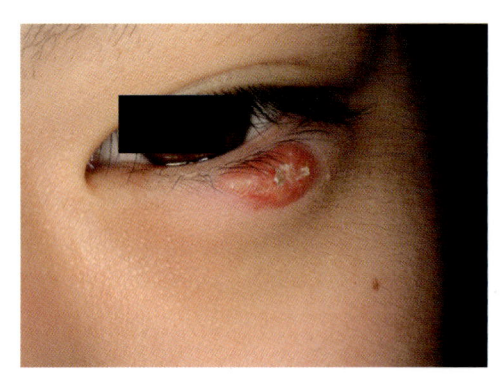

図1 10歳代, 女性. 霰粒腫
4カ月前に左下眼瞼に皮下結節が出現後, 増大, 2カ月前に表面に痂皮鱗屑が付着する赤色丘疹が出現. 触診で皮内から皮下に結節を触れる.

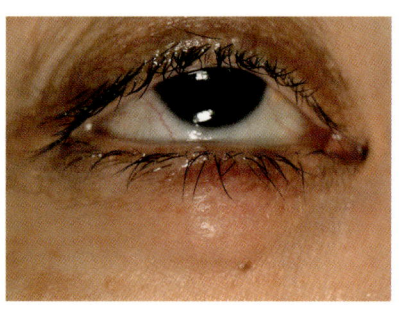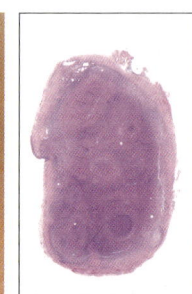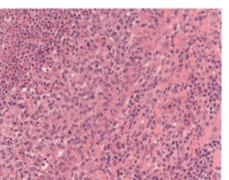

図2 54歳, 女性. 霰粒腫
右下眼瞼に出現し, 増大傾向のある弾性硬の皮下結節. くりくりと可動性. 病理で好中球の集塊を取り囲む肉芽腫性炎症.

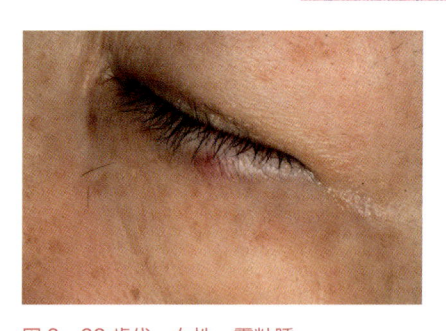

図3 60歳代, 女性. 霰粒腫
3カ月前に左下眼瞼に結節出現し, 増大. 瞼板との可動性は不良.

臨床像の特徴（図1〜3）

　霰粒腫（chalazion）は, Meibom腺の閉塞により漏出した腺分泌成分への異物反応に起因する非感染性慢性肉芽腫性炎症である. よって瞼板のある皮下から結節が出現する. 炎症が眼輪筋を越え眼瞼皮膚に波及すると紅斑を伴うが, 圧痛を伴うことは少ない.

鑑別疾患

① 麦粒腫……眼瞼腺組織の細菌感染症で, 眼瞼の紅斑, 腫脹, 疼痛, 圧痛があり, 進行すると瞼結膜に膿点を形成する.
② 脂腺癌……瞼板内の硬い結節として発症し, 比較的早く発育し, 瞼結膜に黄白色の結節を形成する. 上眼瞼発症が多い.
③ 脂腺腺腫……Meibom腺から生じたものは, 白色で桑の実様所見を呈することが多い.
④ その他……類表皮嚢腫, 石灰化上皮腫, 瞼板内角質嚢胞などとの鑑別が必要になる.

注意点・治療

　必ず触診で瞼板との連続性を確認する. また, 脂腺癌との鑑別のために, 上眼瞼を翻転し瞼結膜を観察することが重要である. 治療は, 結節が小さければ自然に吸収されることもあるが, 大きい場合には副腎皮質ステロイド薬の局注や外科的治療が行われる. 感染を伴っている場合には, まず抗菌薬での加療を行う.

参考文献

1) 外園千恵, 加藤則人：目のまわりの病気とその治療, 学研メディカル秀潤社, p.18, 2015
2) 小幡博人：眼科 47：87, 2005

12．顔面播種状粟粒性狼瘡

竹内周子, 鎌田昌洋

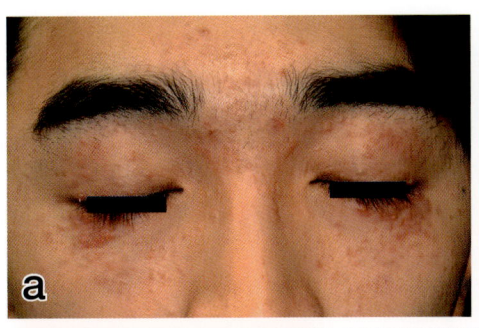
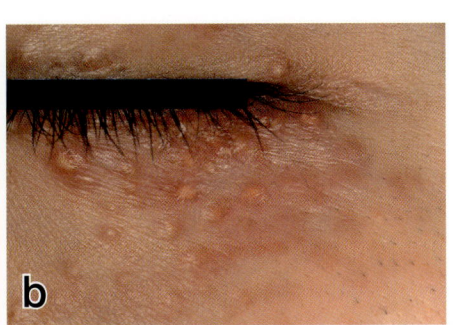
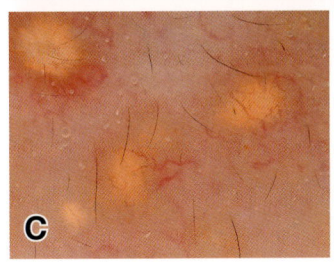
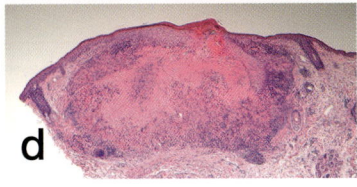
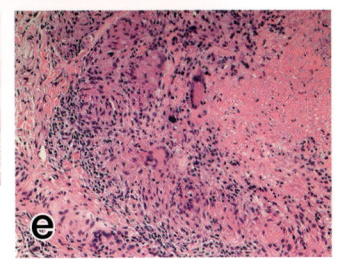

図　28歳, 男性. 顔面播種状粟粒性狼瘡
（a, b）上下眼瞼や鼻根部などに紅暈を伴う黄色丘疹が多発している.（c）ダーモスコピーでは黄色調が鮮明化する. これは乾酪壊死を反映している.（d, e）病理組織像. 乾酪壊死を中心とする肉芽腫.

臨床像の特徴（図）

　顔面播種状粟粒性狼瘡（lupus miliaris disseminatus faciei：LMDF）は, 20〜30歳代の顔面, とくに下眼瞼に好発する. 頬部, 鼻背, 口囲にもみられる. 常色〜紅色の小丘疹が左右対称性に多発し, 膿疱が混じることもある. 瘙痒はほとんどないか軽度である. 数年の経過で瘢痕を残して治癒することが多い.

鑑別疾患

① 汗管腫……眼瞼周囲に好発する. 常色の小丘疹が散在し, ときに集簇し, 融合傾向をもつ. 女性, 思春期に多く, 自覚症状はなく自然消褪しない. 病理組織で真皮に管腔構造がみられ, "オタマジャクシ様"と称される特徴的な所見を認める.

② 尋常性痤瘡……紅色丘疹, 膿疱を呈する. 圧痛があることが多く, 囊腫・結節などの最重症例を除けば個疹が数カ月持続することはない.

③ サルコイドーシス……多彩な臨床像をとる. LMDFと同様に病理組織学的には類上皮細胞性肉芽腫であるが, 中心に乾酪壊死を伴わない.

④ その他……稗粒腫, 脂腺増殖症, 青年性扁平疣贅, エクリン汗囊腫など.

注意点・その他

　典型的な病理組織学的所見は, 中心に壊死乾酪壊死を伴う類上皮細胞性肉芽腫（図d, e）である. 以前は皮膚結核疹の一つと考えられていたが, 現在では毛包やその内容物に対する肉芽腫性反応であり, 酒皶の亜型と考えられている.

　治療はテトラサイクリン系, マクロライド系抗菌薬, DDSなどが用いられるが難治であり, 効果が出るまで数カ月かかる.

13．酒皶性痤瘡

青山裕美

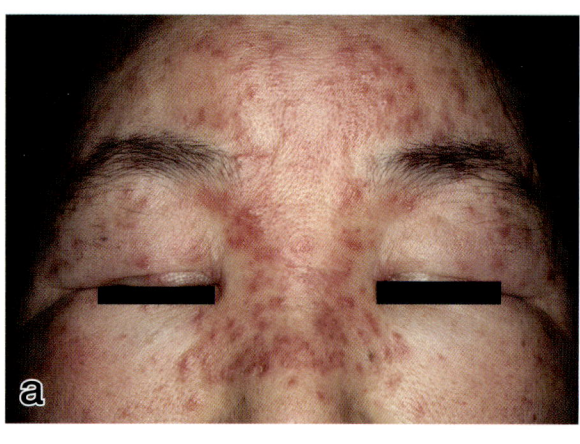

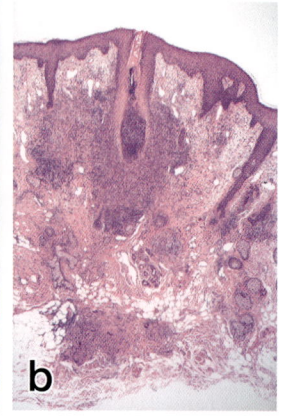

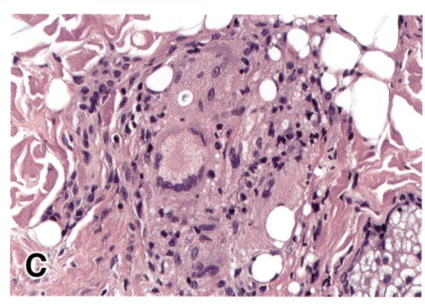

図　62歳, 女性. 酒皶性痤瘡
（a）顔面の中心に紅色丘疹が多発している．膿疱や角栓がみられないのが特徴である．
（b）病理組織学的所見（HE像，弱拡大）．毛包や血管周囲に強い炎症細胞浸潤を認める．真皮浅層の浮腫と毛細血管拡張を伴っている．
（c）病理組織学的所見（HE像，強拡大）．Langhans型組織球を含む組織球による肉芽腫形成がみられる．

臨床像の特徴（図）

　酒皶性痤瘡（acne rosacea）は，顔面の中心に好発する丘疹で，膿疱を伴うこともある．通常，圧痛はなく，面皰（コメド）や鱗屑のない，ドーム状の紅色丘疹が多発するのが特徴である．酒皶に伴う変化のため，周囲に紅斑，血管拡張を伴うことが診断の決め手になる．

鑑別疾患

① **痤瘡**……痤瘡は面皰を伴い，額，頬，顎といった領域の中心から辺縁に発生する．酒皶性痤瘡は，顔の中心に好発し面皰がないこと，周囲に潮紅や血管拡張を伴う特徴がある．
② **酒皶様皮膚炎**……ステロイド外用薬を長期連用している患者に発症することが知られている．紅斑は，外用部位全体に生じ，皮膚の萎縮を伴っている．
③ **顔面播種状粟粒性狼瘡**……壊れた毛包脂腺成分に対する肉芽腫性組織反応である．紅斑や潮紅，血管拡張を伴わない．

検査・治療

　病理組織学的検査による確定診断が必要である．φ2.0〜3.0 mmパンチを用いた生検ならば，検査による瘢痕が目立ちにくくなる．
　治療は，悪化要因（刺激物，精神的な緊張，暑熱環境）を避けることである．紫外線対策と適切なスキンケアを行う．軟膏治療としては，メトロニダゾール軟膏，アゼライン酸含有クリームの外用を行う．症状の強い症例では，テトラサイクリン系抗菌薬の内服を併用する．

参考文献

1）　Kang S et al eds: Rosacea. Fitzpatrick's Dermatology, 9th ed., p.1419-1447, 2019

14. 皮膚リンパ腫

門野岳史

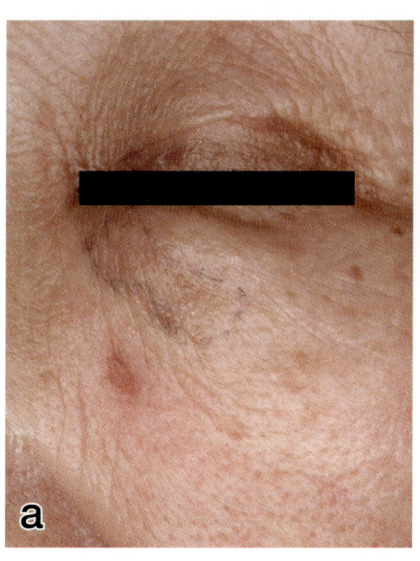

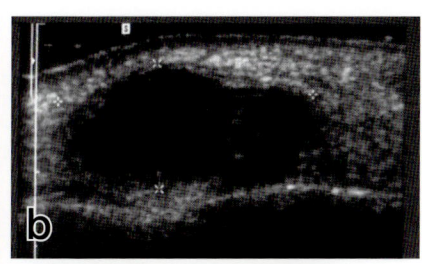

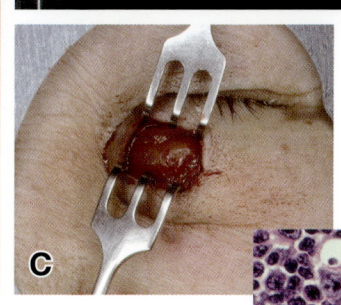

図　72 歳，女性．皮膚 B 細胞リンパ腫
（a）眼輪筋よりも深層の，境界鮮明で充実性硬の結節．皮表にマーキングしてある．（b）超音波像，多房性が確認でき，下床との癒着がない．（c）淡い灰褐色で多房性．（d）病理組織像．好塩基性の異型リンパ球が増殖している．

臨床像の特徴（図）

　皮膚リンパ腫（cutaneous lymphoma）とくに B 細胞リンパ腫は，時に眼瞼周囲に生じ，なかでも原発性皮膚辺縁帯リンパ腫（primary cutaneous marginal zone lymphoma：PCMZL）が比較的多く，PCMZL は粘液関連リンパ組織節外性辺縁帯リンパ腫（MALT lymphoma）に含まれる．ただし，眼窩内に生じるものはびまん性大細胞型 B 細胞リンパ腫が多い．

　これらの皮膚リンパ腫は，常色で自覚症状に乏しい皮下腫瘤として触知し，比較的限局性のことが多い．

鑑別疾患

① 粉瘤……触診上で cystic な印象がある．また，皮表に開口部が確認できることもある．穿刺をして，内容物を確認することも診断に役立つ．

② 類皮嚢胞（dermoid cyst）……幼少期からあることが多く，軟らかい．

③ 転移性腫瘍……単発の場合では鑑別は困難であり，組織学的検討が必要である．

④ 肉芽腫性眼瞼炎……他に病変がない場合はやはり組織学的検討が決め手になる．

注意点・治療

　PCMZL の場合，単発であれば予後は一般的に良好で，放射線療法が中心になり，広がりがあるようならリツキシマブが用いられる．

　びまん性大細胞型 B 細胞リンパ腫はそれより予後が悪く，病変の広がりに応じて治療方針を立てる．

15．丹毒

塩原哲夫

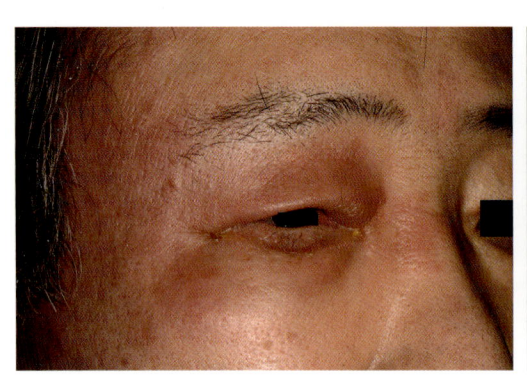

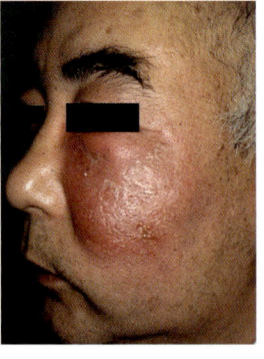

図2 〔参考症例〕丹毒とSweet病の中間例
左頬部全体から左眼瞼にかけて隆起を伴う比較的境界明瞭な浸潤性紅斑がみられ，表面に鱗屑を伴っている．局所熱感あり．病理組織からSweet病に一致する所見が得られた．（文献1，症例4より転載）

図1　61歳，男性．丹毒
眼瞼，頬に熱感を伴う浮腫があり，赤みが強い．

臨床像の特徴

　丹毒（erysipelas）は，真皮から皮下組織にかけての主にA群β溶血性連鎖球菌による感染症で，主に顔面の発赤，熱感，腫脹を特徴とする（図1）．蜂窩織炎が四肢に生じやすいのに対し，本症はより浅層に生じやすいため，顔などの皮膚の薄い部位に好発し，習慣性になりやすい．

鑑別疾患

① **帯状疱疹**……片側の神経節に沿って生じ，紅斑，小水疱が特徴である．多くは著明な自発痛を伴うが，本症ではむしろ圧痛であり，熱感が著明であり，CRPが上昇する．
② **接触皮膚炎**……痒みが必発であり，発熱やCRPの上昇は著明ではない．
③ **Sweet病（図2）[1]**……皮疹の出現に先行して発熱を認め，境界明瞭な軽度隆起する浮腫性紅斑であり，一部に小水疱を伴うが，本症と比べ発疹の熱感が少ない．
④ **丹毒様癌**……丹毒類似の分布をとる癌の転移巣である．癌の存在と局所の熱感のなさが決め手である．

注意点・治療

　本症の多くは溶連菌によるものであるが，受診までに抗菌薬が使われている場合には溶連菌は検出されないことが多い．本症の多くは耳かきや，鼻いじりなどの局所からの感染であり，そのような菌の侵入部位から細菌培養を行うことが重要である．ASOは遅れて上昇する（1カ月以降）ことが多いのと，B群溶連菌によるものでは上昇しないので，ASOの上昇がないことを根拠に本症を否定できない．

　丹毒はいつも同じ部位に発症しやすい点から，最近の研究では溶連菌は外から感染するのではなく，同部位に常在している細胞内に潜伏している溶連菌によるものではないかとの考え[2]が主流になりつつある．

　B群溶連菌は陰部に常在することが多く，幼児の丹毒は腰部を中心に発症しやすい．

　治療はペニシリン系抗菌薬かセフェム系抗菌薬が中心となる．

文献

1）　早川和人：丹毒．J Visual Dermatol 7: 1346, 2008
2）　Jendoubi F et al: Front Med 6: 6, 2019

16. 虫刺症

竹島良輔, 石川武子

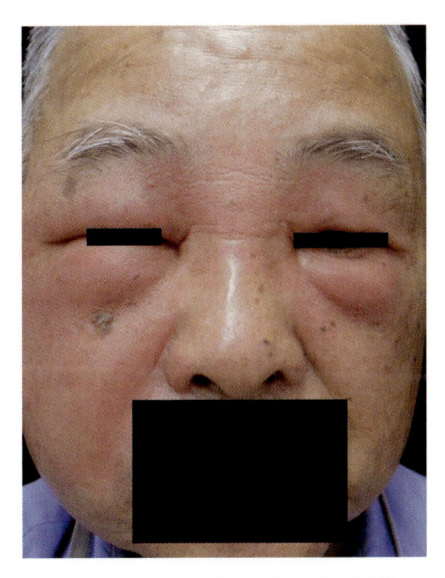

図1 症例1：70歳代，男性．右下眼瞼をアシナガバチに刺されて8日目の臨床像
右眼瞼周囲に著明な腫脹と紅斑を認め，右眼瞼はほぼ閉眼状態である．（写真提供：兵庫医科大学皮膚科 夏秋 優 先生，文献1より転載）

臨床像の特徴（図1，2）

　虫刺症（insect bite）は虫の唾液腺物質や毒に対する即時型，遅延型アレルギー反応である．虫刺部位を中心に瘙痒を伴う膨疹・紅斑・腫脹を生じ，遅延型反応として水疱を形成することもある．

　眼瞼部では，他の部位の虫刺症に比べ腫脹が著明となり，しばしば開眼不能状態となる．

鑑別疾患

① **丹毒**……浸潤を伴う紅斑が中心で発熱を伴うことが多い．血液検査所見で白血球数増加，CRPの上昇をみる．

② **血管性浮腫（Quincke浮腫）**……比較的急な経過で限局性に腫脹し，瘙痒はない．

③ **接触皮膚炎**……原因物質の接触の既往があ

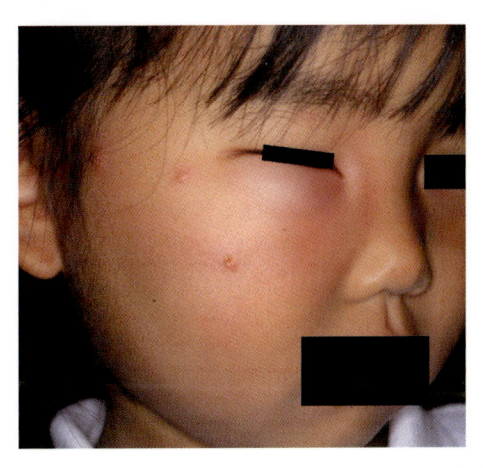

図2 症例2：3歳，女児．蚊に刺された翌日の臨床像
右眼瞼周囲に著明な腫脹と紅斑を認める．（写真提供：兵庫医科大学皮膚科 夏秋 優 先生，文献1より転載）

り，境界が比較的明瞭で小水疱の集簇など表皮性の変化をみることがある．

診断・治療

　虫刺の既往の問診と虫刺部位を中心に瘙痒を伴う紅斑・腫脹が拡大しているのを確認する．全身状態は良好だが，二次感染を伴う場合もある．

　治療はステロイド外用．腫脹が著明なときはステロイド内服も検討する．

注意点

　ハチ・トコジラミ・クラゲなどの刺咬症では，刺咬から1〜2週間を経過したのち，感作が成立して炎症がおこる遅発反応がある[2]ため注意する．

文献

1) 夏秋 優：虫刺症，皮膚科・眼科の連携マニュアル 目のまわりの病気とその治療（外園千恵，加藤則人 編），学研メディカル秀潤社，東京，p.102，2015
2) 大滝倫子：西日皮膚 60: 46, 1998

17．皮膚筋炎

椛島健治

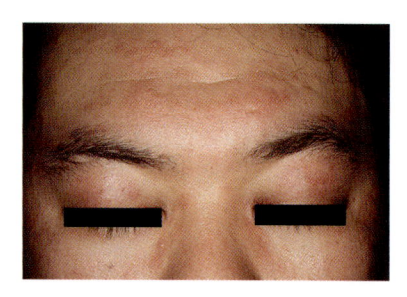

図1　症例1：34歳，男性．皮膚筋炎
上眼瞼部の著明な腫脹と紫紅色斑．額部
にも紅斑がみられる．

図2　症例2：43歳，女性．皮膚筋炎
上眼瞼の腫脹と紫紅色斑．両頬部にも左右対称性に紫紅色斑がみられる．紫紅色斑は額部全体にもびまん性に広がっている．

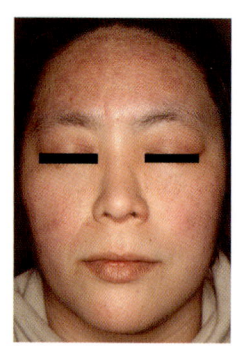
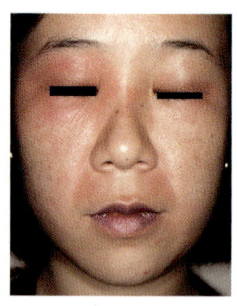

図3　〔鑑別疾患〕化粧品による接触皮膚炎（文献2より転載）

臨床像の特徴（図1〜3）

　皮膚筋炎（dermatomyositis）は，上眼瞼に紫紅色を呈する浮腫性の皮疹を認める．ヘリオトロープ疹とよばれる皮膚筋炎の特異疹である．初期の頃は常色で，単なる浮腫にみえる場合もある[1]．ヘリオトロープ疹の本質は，まばたきによる Köbner 現象とも言われる[1]．皮疹の性状は，接触皮膚炎と類似するが，皮膚筋炎の皮疹では瘙痒を伴わないことが一般である．

　その他，皮膚筋炎では，手指関節背側，肘，膝の伸側などにみられる紅色皮疹・角化性紅斑，手指関節背側の角化の強い丘疹（Gottron丘疹），胸や肩に広がる紅斑（ショール徴候）などの特異疹を伴う．

鑑別疾患

① 接触皮膚炎（図3）[2]……臨床像は皮膚筋炎に類似するが，皮膚筋炎の皮疹は浮腫が中心である．接触皮膚炎では，直径1mmほどの漿液性丘疹の集簇がみられる．

② SLE……蝶形紅斑のみならず，SLEの皮疹の分布は露光部である上眼瞼にも拡大することがある．

③ その他……甲状腺機能低下症も眼瞼の浮腫を呈することがある[3]．

検査・治療

　特異疹以外に，血清特異抗体・筋原酵素やMRIの検査結果などをあわせて総合的に診断する．治療は内服ステロイド，免疫抑制剤など．

注意点

　自己抗体が皮膚筋炎の予後を図るうえで有用なツールとなることが近年明らかになってきた．抗 Mi-2 抗体陽性では間質性肺炎や悪性腫瘍の合併は少なくステロイド反応性が良い．抗 MDA5 抗体陽性では筋症状が少ない clinically amyopathic dermatomyositis（CADM）を呈し，その7割では急速進行性間質性肺炎を発症して予後不良となる．抗 TIF1 抗体陽性では悪性腫瘍合併率が高い．

文献

1) 藤本 学：皮膚筋炎の診断と病型分類．特集「360°の視点から診る皮膚筋炎」（責任編集：藤本 学），J Visual Dermatol 11: 794, 2012
2) 戸山美樹，岸 晶子，大原國章：J Visual Dermatol 4: 15, 2005
3) 宇原 久：皮膚科診断をきわめる．学研メディカル秀潤社，東京，p.45, 2016

18．全身性エリテマトーデス（SLE）

椛島健治

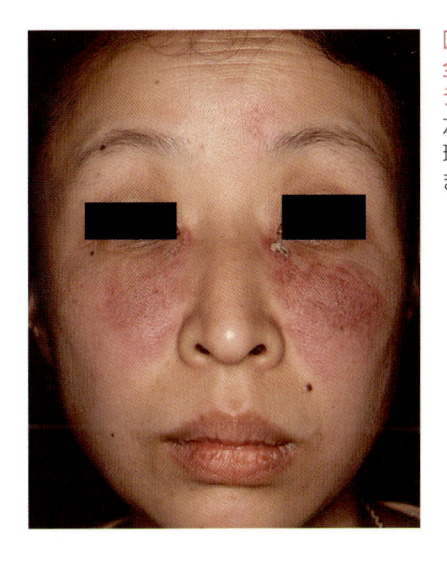

図1　45歳，女性．
全身性エリテマトー
デス
左右対称性の蝶形紅
斑．下眼瞼，内眼角
まで波及．

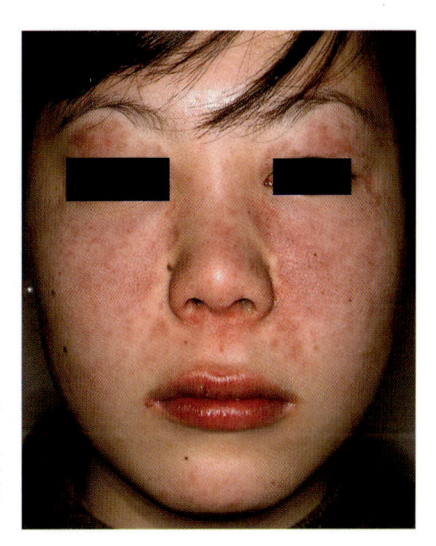

図2　21歳，女性．
全身性エリテマトー
デス
左右対称性の頬部紅
斑が，上眼瞼まで波
及している．

臨床像の特徴

　全身性エリテマトーデス（systemic lupus erythematosus：SLE）は，顔面の左右対称性の頬骨に沿った頬部から鼻根にかけた蝶形紅斑 butterfly rash を形成する（図1）．紅斑が拡大すると上眼瞼まで波及し（図2），鼻根部を越えることもある．露光部に一致することが多く，光線過敏症との関連が示唆される．

　顔面の皮疹としては蝶形紅斑のみならず，ディスコイド疹（DLE）や光線過敏症状も知られる．ディスコイド疹は顔面，耳介，頭部，関節背面などによくみられ，当初は紅斑であるが，やがて硬結，角化，瘢痕，萎縮を来す．この他にも凍瘡様皮疹，頭髪の脱毛も本症に特徴的である．

鑑別疾患

① 皮膚筋炎……SLE の蝶形紅斑は上眼瞼の浮腫にも拡大することがあり，皮膚筋炎が鑑別にあがる．

② その他……他の膠原病類縁疾患，接触皮膚炎，丹毒，光線過敏などの疾患が鑑別にあがる．

検査・治療

　SLE 分類基準が国際的に制定されている（SLICC 基準分類 2012）[1]．また 2019 年に欧州リウマチ学会と米国リウマチ学会合同の SLE 分類基準（EULAR/ACR 分類基準）が発表された[2]．EULAR/ACR 分類基準では，少なくとも 1 回は抗核抗体 80 倍以上陽性が必須とされ，7 臨床項目（全身症状，血液，神経精神，皮膚粘膜，漿膜，筋骨格，腎臓），3 免疫項目（抗リン脂質抗体，補体，SLE 自己抗体）に分け，臨床項目 1 つを含み 2〜10 点で重みづけされた点数合計が 10 点以上で SLE と分類する．

　治療はステロイド内服，免疫抑制剤，ヒドロキシクロロキン，生物学的製剤など．

文献

1)　小寺雅也：SLE：診断から治療の over view. 特集「エリテマトーデスをきわめる」（責任編集：小寺雅也），J Visual Dermatol 16: 740, 2017
2)　Aringer M et al: Ann Rheum Dis 78: 1151, 2019

19. 円板状エリテマトーデス（DLE）

椛島健治

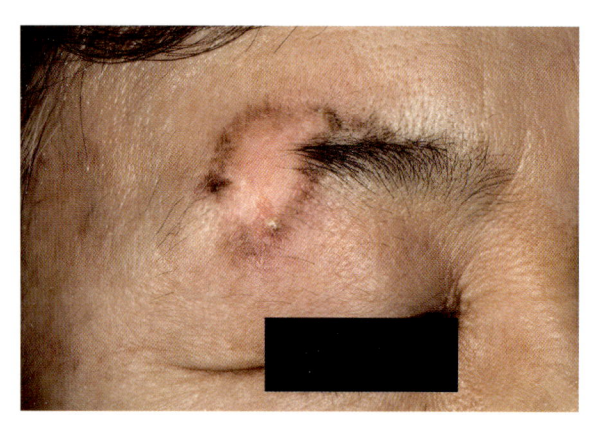

図1　68歳，女性．DLE
萎縮性の紅斑局面で，辺縁は角化性で色素沈着を伴う．眉毛が瘢痕性脱毛となっている．

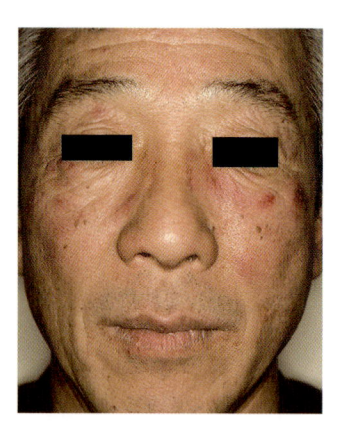

図2　53歳，男性．DLE
浮腫性紅斑を呈する初期疹．

臨床像の特徴（図1，2）

　DLE（discoid lupus erythematosus）は，LE（lupus erythematosus）の特異疹として表される皮疹である．すなわち，DLEは皮疹に対する名称であり，直接疾患を示すものではない．

　境界明瞭で辺縁が隆起した類円形の紅斑となり，中心部は萎縮局面を形成する特徴的な臨床像を呈する．落屑や毛孔開大を伴うことが多く，さらにびらんを生じ，潰瘍化することもある．一般的には最終的に，中心部に瘢痕と色素沈着を残して治癒する．露光部（顔面，頭部，耳介部，口唇）に好発するが，眼瞼に生じることもある．

鑑別疾患

① **扁平苔癬**……薬剤誘発性でない場合は原因不明のことが多い．環状を呈するタイプがあり，DLEと重複することもある．
② **サルコイドーシス**……似たような中心萎縮性の環状紅斑を呈することがある．眼病変が初発のことが多く，心臓を侵す．病理組織で鑑別する．
③ **抗酸菌感染症**……環状紅斑を呈するものがある．病理組織抗酸菌染色，PCR検査で確定する．

検査・治療

　DLEは主に視診により診断するが病理所見も有益である．DLEのみであれば，一般検査所見も正常であるが，SLEに移行する場合があるため，SLEを念頭にいれた検査を実施する必要がある[1]．

　皮疹の治療は基本的にステロイド，タクロリムス外用であるが，ヒドロキシクロロキン内服も有効である．

注意点

　DLEを長年放置し，慢性にくり返すことで有棘細胞癌を生じた例がある．また治療においては，ヒドロキシクロロキンによる眼症状の副作用に注意する．

文献

1）　石黒直子：円板状エリテマトーデスの診療のために必要な知識．皮膚科臨床アセット7 皮膚科膠原病診療のすべて（総編集 古江増隆，専門編集 佐藤伸一），中山書店，東京，p.78, 2011

20. 接触皮膚炎

椛島健治

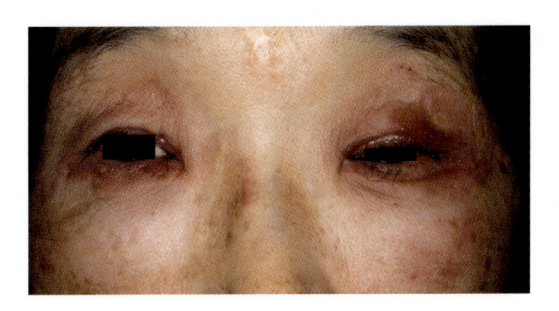

図1 56歳，女性．ザジテン®点眼液による接触皮膚炎
アレルギー性結膜炎（花粉症）に連用しているうちに発症．ザジテンの as is が陽性．

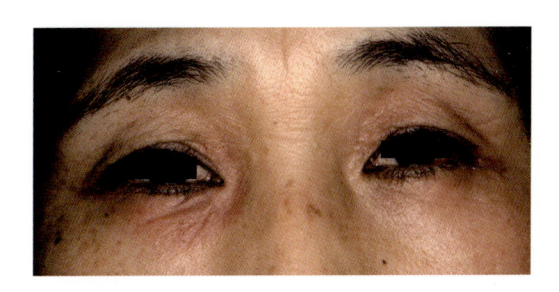

図2 61歳，女性．ネオメドロール®EE軟膏による接触皮膚炎
眼囲の瘙痒に対して連用．フラジオマイシン硫酸塩のパッチテスト陽性．

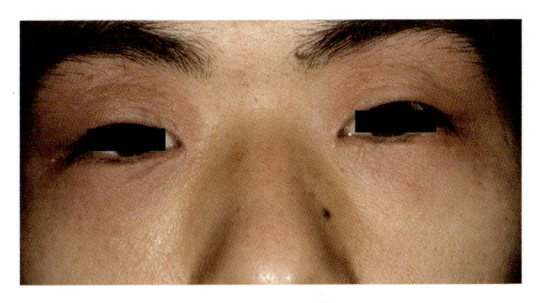

図3 27歳，男性．オロナイン®H軟膏による接触皮膚炎
色素沈着，しわが目立つ．

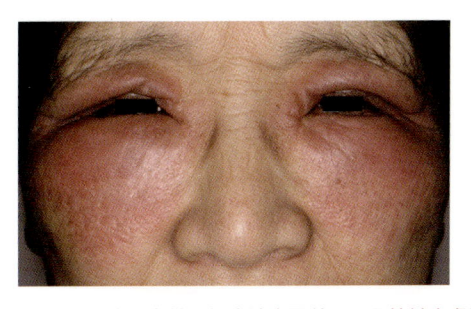

図4 67歳，女性．緑内障点眼薬による接触皮膚炎
炎症が強く，浮腫が高度．

臨床像の特徴

接触皮膚炎（contact dermatitis）は，眼瞼の著明な瘙痒を伴う境界明瞭な紅斑や浮腫が限局性に生じ，紅斑上に漿液性丘疹の集簇が認められる．

代表的な眼瞼の接触皮膚炎の原因

① 外用薬，点眼薬，眼軟膏……眼瞼に限局した皮疹に遭遇した際には，外用薬，点眼薬，眼軟膏による接触皮膚炎の可能性があるため，薬歴を聴取することが重要である（図1〜5）．アレルゲンとしてよく知られる抗菌成分であるフラジオマイシン硫酸塩は主剤として軟膏や点眼薬によく含まれている．また，基剤の成分のひ

とつであるラノリンアルコールもアレルゲンとして作用する可能性がある．

② シャンプー，洗顔剤などの洗浄剤……防腐剤成分などがアレルゲンとして作用することがある．

③ 化粧品，マスカラ，ビューラー，香水……クリーム基剤の成分であるラノリンアルコールは，外用薬同様に接触皮膚炎をひきおこす可能性がある．また眼瞼に直接接触する化粧品や，ビューラー（まつげを整えるために使う道具）による接触皮膚炎も知られる．

③ ウルシ，サクラソウ，イチョウ，マンゴーなどの植物・食物……かぶれをひきおこしやすい植物を手で触り，そのまま目をこするなどして眼瞼にかぶれをひきおこすことがある（図

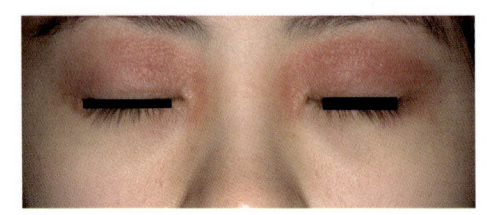

図5　19歳，女性．ムヒソフト®による接触皮膚炎

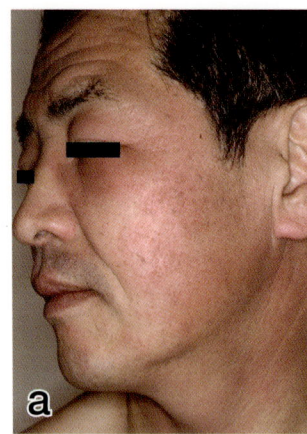

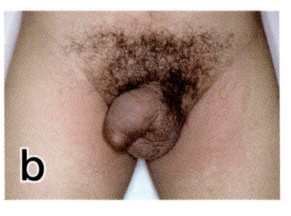

図6　62歳，男性．漆による接触皮膚炎

植物による接触皮膚炎については，アレルゲンの付着した手でさまざまなところを触るため，経皮吸収の良い眼瞼（a）や陰部（b）でかぶれをおこす．陰部の皮膚炎としては，イチョウ皮膚炎なども有名である．

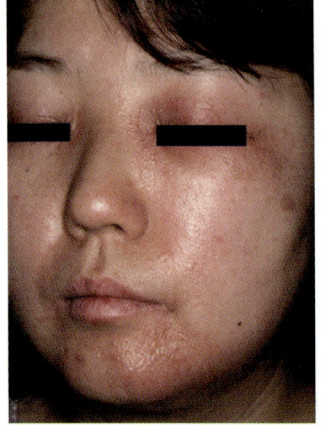

図7　21歳，女性．マンゴー皮膚炎

マンゴーを食べた手で目をこすり，発症．口元に特徴的な漿液性丘疹があり，マンゴー皮膚炎と一目でわかる．

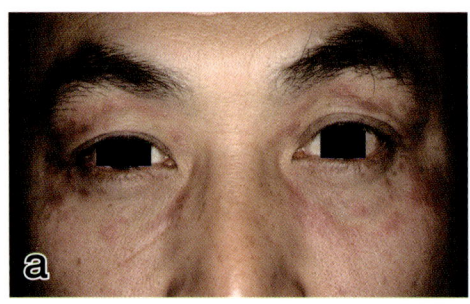

図8　41歳，男性．ゴーグルによる接触皮膚炎
（a）競泳用ゴーグルの接触部位に一致した浮腫性紅斑を認める．
（b）持参してもらったゴーグルを装着したところ．

6，7）．

④ メガネ，ゴーグル，眼帯……水泳，スノーボード，工場勤務など，密着タイプのゴーグルを用いる場合，顔面に密着する部分（ゴムなど）に一致してかぶれをひきおこすことがある（図8）．眼帯も同様である．

鑑別疾患

① 蕁麻疹，Quincke 浮腫……即時型アレルギーとしての蕁麻疹は，眼瞼に瘙痒を伴う腫脹を伴うことがある．

② 皮膚筋炎……眼瞼に限局した接触皮膚炎とよく似た臨床像をとることがあるが，漿液性丘疹や瘙痒は認めないことが多い．

③ その他……虫刺症，肉芽腫性眼瞼炎など．

検査・治療

パッチテストにて48時間，72時間，1週間判定でアレルゲンを確定する．

根治については，原因の除去が唯一の方法である．

注意点

生活や就労のため原因の除去が難しい場合には，代替品の提案を行う．そのためには，成分パッチテストで，詳しい原因成分をつきとめる必要がある．

参考文献

1）松永佳世子 監修：接触皮膚炎とパッチテスト，学研メディカル秀潤社，東京，2019

21. 肉芽腫性眼瞼炎

福安厚子

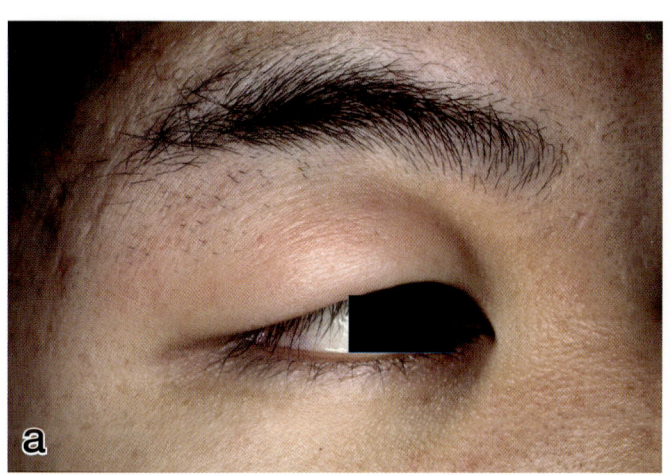

図　26 歳，男性．肉芽腫性眼瞼炎
（a）上眼瞼の圧縮性のない硬性浮腫である．（b，c）病理組織像．境界の不鮮明で不定形の類上皮細胞肉芽腫.

臨床像の特徴（図）

　肉芽腫性眼瞼炎（blepharitis granulomatosa）は，中高年に好発する眼瞼の持続的腫脹を特徴とする疾患で，その本態は類上皮細胞肉芽腫である．口唇に同様の組織変化を伴う**肉芽腫性口唇炎**とは近縁の疾患であると考えられる.

鑑別疾患

① Quincke 浮腫……真皮の浮腫を主徴とする疾患で，**蕁麻疹**と異なり持続時間はやや長い．腫脹の持続が週単位に及ぶことはなく，肉芽腫性眼瞼炎との鑑別点となる．本症では呼吸苦や体部の膨疹など随伴症状がある場合もある．**遺伝性血管浮腫**の場合には補体 C4 や C1-INH の低下をみる．鑑別がつかない場合は生検により類上皮細胞肉芽腫がないことを確認する.

② ムチン沈着症……本症が眼瞼に生じると，類似した臨床像をとる．生検にてムチン沈着を確認する．リンパ腫の合併にも注意する.

③ Morbihan 病……持続性のリンパ浮腫で前額部，眼瞼，頬骨部など上部顔面に好発する．表面に酒皶，毛細血管拡張を伴うことが多い[1]．病理組織はリンパ管拡張に類上皮細胞肉芽腫を伴い肉芽腫性眼瞼炎に似ており，異同や鑑別が問題となる.

検査・治療

　確定診断は，生検により類上皮細胞肉芽腫を確認する．治療はステロイドやトラニラストの内服やステロイド局注を行う．難治な場合も多く，外科的切除を行うこともある[2].

注意点

　本症でも Melkersson-Rosenthal 症候群のように顔面神経麻痺の併発が報告されている[3].

文献

1）　池上徹栄 ほか：皮膚臨床 61: 522, 2019
2）　佐藤美聡 ほか：臨皮 68: 127, 2014
3）　堀田健人 ほか：皮膚臨床 46: 2035, 2004

22. アミロイドーシス

門野岳史

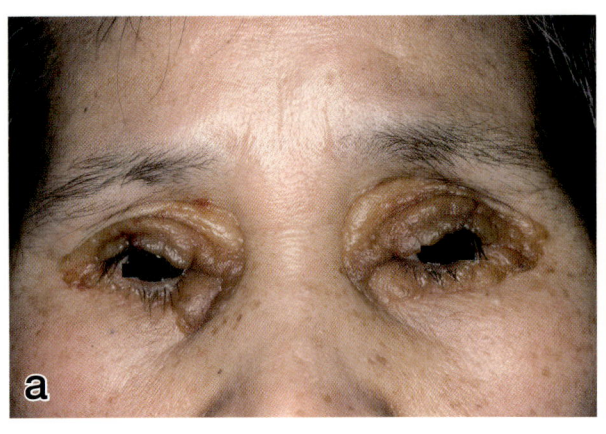 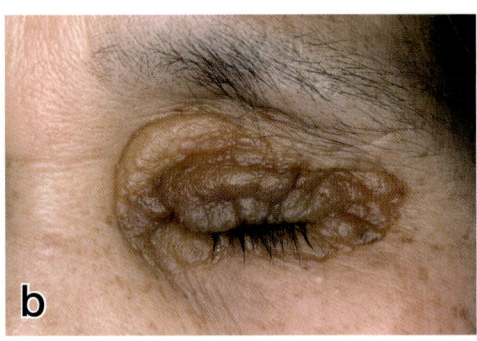

図　多発性骨髄腫に続発したアミロイドーシス
(a, b) 眼瞼を縁取るように，やや透明感のある浮腫性の腫脹．部分的には黄色みを帯びる．

臨床像の特徴（図）

　全身性アミロイドーシス (amyloidosis) は5つの型（原発性 AL，反応性 AA，Aβ_2M，遺伝性 ATTR，老人性 ATTR）に分類されるが，多発性骨髄腫などによって生じる原発性 AL アミロイドーシスは皮膚症状が出現しやすく，30〜60％にみられる．皮疹の種類としては，丘疹，結節，紫斑，巨大舌，水疱，血疱，びらん，色素沈着などがあげられる．眼瞼は好発部位であり，丘疹，結節，紫斑がみられる．

　病理組織学的にアルカリコンゴレッド染色やダイロン染色でアミロイドの沈着が確認できる．

　また，紫斑はアミロイドの沈着に伴う血管の脆弱化によるものといわれている．

鑑別疾患

① **リンパ腫**……皮表の変化は乏しく，腫瘤として触れることが多い．最終的には組織診断が必要である．

② **黄色腫**……黄色調がより強い．紫斑は来しにくい．隆起は幼少期からあることが多く，軟らかい．

③ **肉芽腫性眼瞼炎**……丘疹や紫斑は生じにくいが，診断には組織学的検討が必要である．

注意点・治療

　全身性アミロイドーシスの中で皮膚への沈着は比較的早期に出現することより，早期治療に繋げる意味で重要である．アミロイドーシスは原疾患に応じて治療が行われるが，一般に予後不良である．

23．小麦アレルギー

塩原哲夫

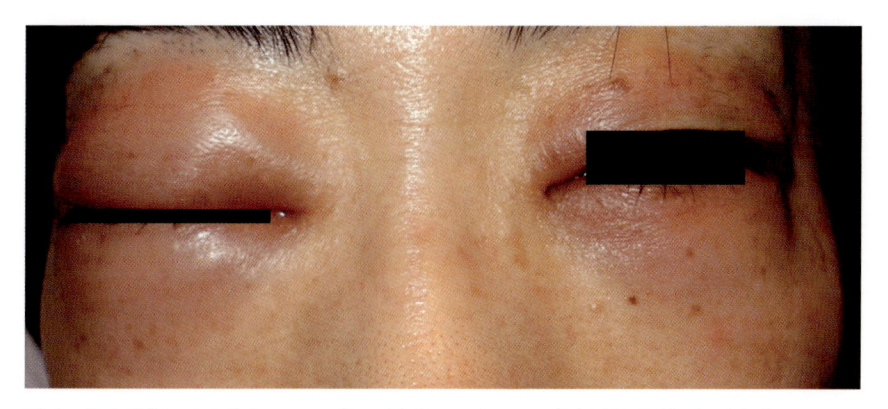

図1　経皮感作による小麦アレルギーの例（アスピリン＋小麦誘発試験）（写真提供：島根大学医学部皮膚科 千貫祐子先生，森田栄伸先生．文献1より転載）

臨床像の特徴（図）

　小麦アレルギー（food allergy induced by wheet）は，洗顔後や体の温まったときなどに，両眼瞼に発赤を伴った浮腫として生ずる．

鑑別疾患

① 眼瞼浮腫……血管性浮腫の一型で，食餌や薬剤摂取後，あるいは温熱，寒冷刺激後に眼瞼の浮腫を呈する．遺伝性血管性浮腫やアンジオテンシン変換酵素阻害薬によるものなどが知られており，突然眼瞼の浮腫を生じ，口唇の浮腫をしばしば伴い，喉頭，消化管にも生じやすい．補体第一成分（C1）エステラーゼ阻害因子の低下によりおこるものは遺伝性と続発性に分けられる．

② 食物依存性運動誘発性アナフィラキシー（FDEIA）……小麦摂取後，運動をすることで生じるアナフィラキシーであり，広い意味では本症もその一種と言える．

注意点・治療

　本症は加水分解小麦入り石鹸の使用により小麦に感作された患者に発症するもので，他の原因により発症する眼瞼浮腫と異なり，圧倒的に女性に多く，旧『茶のしずく石鹸』の使用歴があり，目の痒み，くしゃみ，鼻水や顔面全体の痒みを伴う．

　原因抗原はグルパール19Sとされている．一般の小麦アレルギーはω5グリアジンが抗原となっていることが多く，他にグルテンが抗原となっているとされているのに対し，加水分解小麦によるものはω5グリアジン特異的IgEの陽性率は低く，グルテン特異的IgEは高い（80％）．

　本症は旧『茶のしずく石鹸』の使用中止により小麦アレルギーの症状は軽減する可能性がある．小麦の摂取を控えた方がよいことはもちろんである．

文献

1)　千貫祐子ほか：日皮会誌 120: 2421, 2010

24. SJS/TEN

角 総一郎, 村田 哲, 大槻マミ太郎

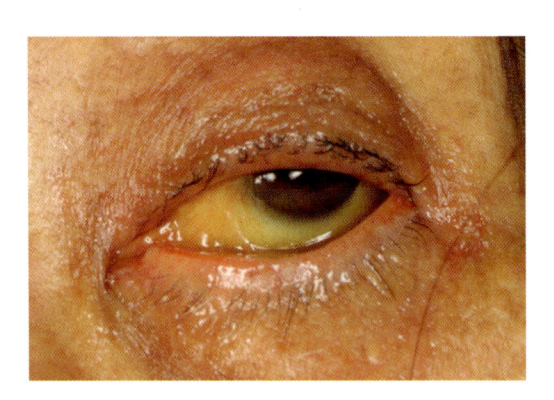

図1 70歳代, 女性. SJS/TEN オーバーラップ肝障害合併例
眼周囲に紅斑, 眼瞼縁にびらんあり. 眼球結膜に偽膜形成や充血が目立つ. 肝障害のため眼球結膜に黄疸もみられていた. 眼科診察で部分的角膜上皮欠損あり.

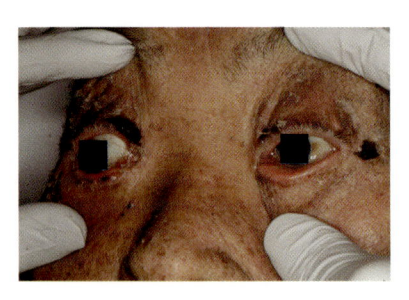

図2 70歳代, 男性. TEN
眼周囲に紅斑, 落屑が目立つ. 眼瞼縁にびらん, 血痂あり. 眼球結膜に眼脂がみられるが偽膜形成はなし. 眼球結膜の充血は認められる. 眼科診察で角膜上皮欠損あり.

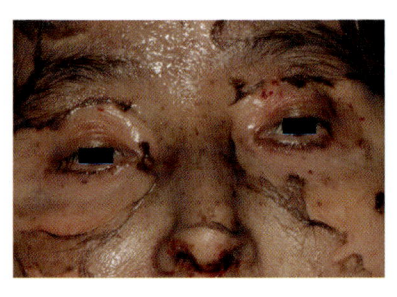

図3 50歳代, 女性. TEN
眼周囲に広範囲にびらんあり, 紅斑あり. 眼瞼縁には軽度びらんを認める. 眼球結膜に偽膜形成なし. 眼球結膜の充血は目立たない. 眼科診察で部分的角膜上皮欠損あり. 鼻腔にも血痂が目立つ.

臨床像の特徴（図1〜3）

SJS, TEN の眼病変は, 「偽膜形成と眼表面上皮欠損のどちらかあるいは両方を伴う両眼性の急性結膜炎」[1]である. 眼周囲の紅斑, びらん, 水疱に加え, 眼病変の結膜充血や偽膜形成の有無については眼科診察の前に評価可能であり, ガイドラインにも明記されている.

鑑別疾患

① 自己免疫性水疱症……血清抗体検査や, 蛍光抗体法で表皮細胞間あるいは表皮真皮境界部自己抗体沈着を証明する. **腫瘍随伴性天疱瘡**や**粘膜類天疱瘡**がとくに鑑別として重要である.
② **ブドウ球菌性熱傷様皮膚症候群 (SSSS)**……眼囲の紅斑, びらんから始まることがあるが, 粘膜は侵されず, 目の障害を残さない. 眼脂からブドウ球菌が検出される.
③ **多発性固定薬疹**……薬剤摂取後, 比較的短時間で円形紅斑が出現し色素斑となり同じ部位にくり返す. 多発型では TEN に移行することがある.

注意点・治療

SJS と TEN の眼症状の頻度は, 眼周囲皮疹がSJS で 50%, TEN で 65%, 結膜充血が SJS で76%, TEN で 77%, 偽膜形成が SJS で 14%, TEN で 26% である[2]. 結膜充血を認めない症例は基本的に経過観察でよいが[1], 結膜上皮欠損や偽膜形成を伴うと視力障害などの重篤な後遺症が残るリスクが高く, 注意が必要である[3].

文献

1) 塩原哲夫 ほか: 日皮会誌 126: 1637, 2016
2) 北見 周 ほか: 日皮会誌 121: 2467, 2011
3) 松本佳保里 ほか: 日眼会誌 122: 705, 2018

25．固定薬疹

青山裕美

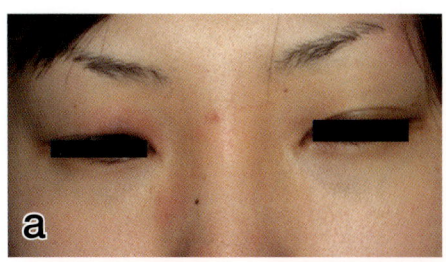
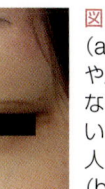
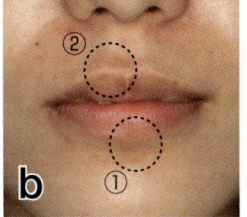
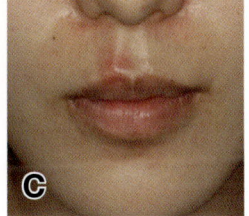

図1　20歳代，女性．再燃時所見
（a）月経のたびに眼瞼に紅斑が生じる．上眼瞼や口唇，外陰部に紅斑や腫脹を認め，しだいに水疱を伴うようになり近医にて単純ヘルペスなど疑われ治療されたが改善しなかった．問診では鎮痛剤は内服していないというので，月経疹を疑い経過観察した．1年後，生理中に友人からもらった鎮痛剤を内服したところ同じ部位に紅斑が再燃した．（b）製剤に含まれていた①イブプロフェン，②アリルイソプロピルアセチル尿素の20% pet. を写真bに示す部位にオープンパッチテストしたところ，5分後からチクチクした紅斑が出現し，（c）1時間後には口唇に紅斑と眼瞼に浮腫が誘発された．

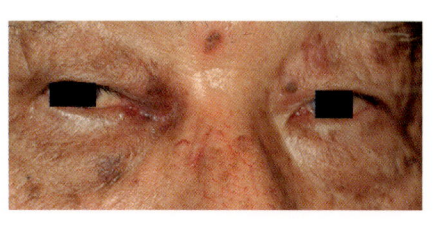

図2　70歳代，男性．再燃時所見
総合感冒薬を内服後，右外眼角と眉間に暗紫色の紅斑局面が出現した．1年後，別の総合感冒薬を内服し，再び同じ部位に皮疹が再燃した．服薬歴から同一成分を検索したところ，アセトアミノフェンがいずれの製品にも含まれており，原因と考えた．

臨床像の特徴（図1，2）

　固定薬疹（fixed drug eruption：FDE）は，孤立性，円形から楕円形の褐色から暗紅色の紅斑が，薬剤内服後に浮腫の強い紅斑に変化する．時に水疱形成を伴い，びらんを形成することもある．固定薬疹は全身どこでも発症しうるが，とくに口唇，口囲，外陰部，四肢に好発する．原因薬を内服すると30分から8〜16時間経過して，ヒリヒリ，チクチクする感覚，時に全身症状を伴って同一部位に紅斑が誘発され，紅斑が消褪すると色素沈着になるのが特徴である．

鑑別疾患

① 月経疹……月経直前から始まり月経終了とともに消失し，月経のたびにくり返す皮膚粘膜病変．臨床症状は，蕁麻疹，紅斑，多形滲出性紅斑，湿疹などさまざま．autoimmune progesterone dermatitis，estrogen dermatitis，その他がある[1]．
② 多形紅斑……中心部が暗紫色の円形から楕円形の紅斑で，しばしば標的状（target lesion）を呈する．水疱を形成することもある．

検査・治療

　原因薬を同定するために，パッチテストを皮疹部で行う．内服テストも有用である．本疾患では，resident memory T cell が皮疹部に存在することで発症するので薬剤リンパ球刺激試験（DLST）は通常陰性である[2]．

注意点

　原因薬剤成分を同定し，原因薬を摂取しないように患者指導を行うことが重要である．気づかずに，同一成分を含む市販薬の内服により再発することが多い．

文献

1) Mizukawa Y et al: Br J Dermatol 158: 1230, 2008
2) Honda T et al: J Dermatol 41: 447, 2014

26. Dennie-Morgan 徴候

安部正敏

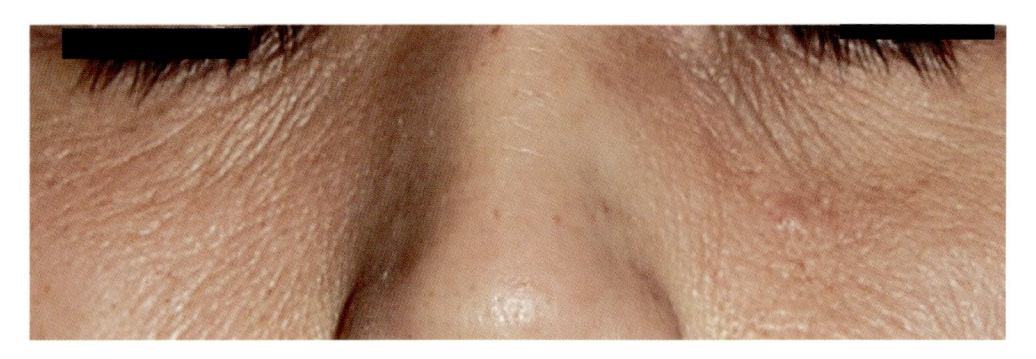

図　30歳代，女性．Dennie-Morgan 徴候（写真提供：浜松医科大学皮膚科　戸倉新樹先生．文献1より転載）
両下眼瞼に皺襞がみられる．両眼瞼，両頬部に紅斑がみられ，苔癬化を伴っていた．

臨床像の特徴（図）

　Dennie-Morgan 徴候は，顔面において，下眼瞼下方にみられる皺である．複数みられる場合もある．Dennie-Morgan fold，Dennie's line，Dennie's sign，Morgan's line，Morgan's fold などの呼び方があり，診断においてアトピー性皮膚炎に特徴的とする考え方[2]と，そうでないとする考え方[3]がある．なお，Hanifin & Rajka によるアトピー性皮膚炎診断基準[4]には本皮疹が小項目に入っているが，日本皮膚科学会[5]では特記されていない．要は，本皮疹はアトピー性皮膚炎に必ずしも特異的ではないが，かなり高率にみられるとの理解が正しいのかもしれない．

　「アトピー性皮膚炎以外でもみられる」とする報告では，以下の疾患があげられる．

鑑別疾患

① 接触皮膚炎[3]……接触部位に一致した紅斑もしくは色素沈着がみられる．
② 慢性鼻炎……非アレルギー性の慢性鼻炎に本症状がみられるとの報告[6]がある．またエビデンスレベルが低い報告ではあるが，本症とい

わゆる目の隈（periorbital dark circles）はとくに鼻炎を示唆する所見とする報告[7]がある．

注意点・その他

　本皮疹は近年，内因性アトピー性皮膚炎に頻度が高く[8]，発症年齢が遅めで，症状が比較的軽度であり，他のアレルギー性疾患の合併や家族歴がないことが特徴[9]とされる．本皮疹に対する特別な治療は必要ないが，整容的に問題がある場合には外科的手術を検討する場合もある．

　この他，アトピー性皮膚炎患者の顔面にみられる皮疹に Hertoghe（ヘルトーゲ）徴候がある．眉毛外側 1/3 が疎になる状態であり，同部における搔破が誘因と考えられる．

文献

1) 戸倉新樹：J Visual Dermatol 10: 1288, 2011
2) Mevorah B et al: Dermatologica 177: 360, 1988
3) Uehara M: Arch Dermatol 117: 627, 1981
4) Hanifin JM et al: Acta Derm Venereol Suppl (Stockh) 92 : 44, 1980
5) 佐伯秀久 ほか：日皮会誌 131: 2691, 2021
6) La Mantia I et al: Int J Pediatr Otorhinolaryngol 98: 103, 2017
7) Blanc S et al: J Pediatr 166: 1541, 2015
8) Tokura Y: J Dermatol Sci 58: 1, 2010
9) 戸倉新樹 ほか：アレルギーの臨 30: 404, 2010

27. 眼瞼皮膚弛緩症

大原國章

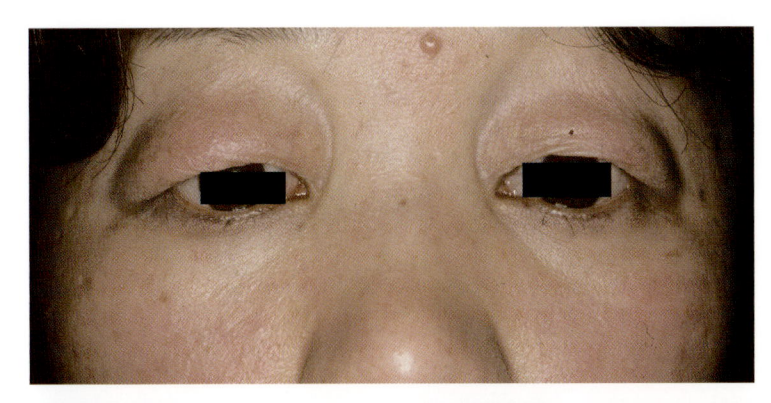

図1 32歳，女性．両側例
皮膚は腫れぼったく，眼瞼下垂となっている．

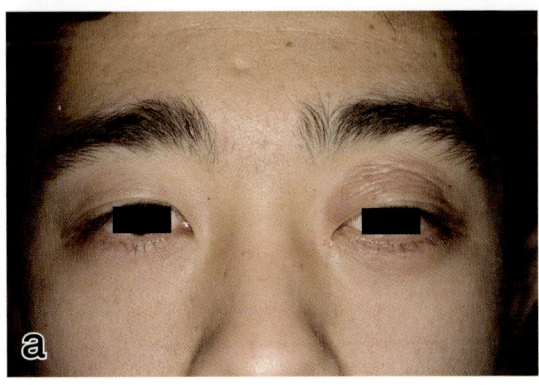
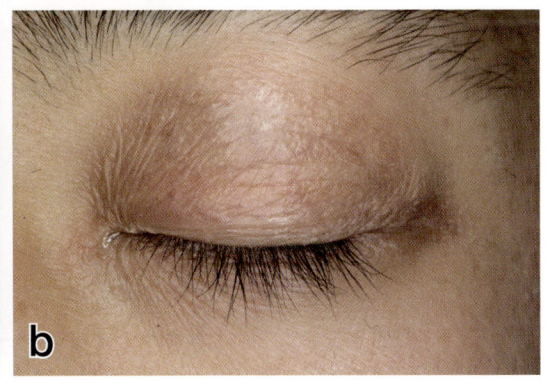

図2 19歳，男性．上眼瞼の片側例
（a）左側の眼瞼下垂が高度．（b）拡大像．皮膚は薄く，血管拡張が透けている．

臨床像の特徴

　眼瞼皮膚弛緩症（blepharochalasis）は，眼瞼浮腫をくり返したのちに眼瞼のふくらみ（baggy eye）が残り，局所皮膚が菲薄化（paper-thin）する病態である（図1）．両側性に上眼瞼に生じることがほとんどで，稀には片側例（図2）や下眼瞼例もある．年に数回，非圧縮性の浮腫（non-pitting edema）が2〜3日続くというエピソードをくり返す．思春期，青年期に発症することが多いとされている．現在までのところ，病因は明確には解明されていない．

　皮膚は薄くて（cigarette-paper）しわがあり，血管拡張が透見できる（図2b）．眼瞼下垂と

なって，眠いような表情となる．

鑑別疾患

① dermatochalasis（皮膚弛緩症）……加齢に伴う皮膚の弛緩で，目のたるみ，baggy-eyeである．発作性の浮腫はなく，皮膚自体の性状に変化はない．
② 眼瞼下垂……年齢はさまざまで，皮膚に異常はない．

治療

　保存治療は確立していない．眼瞼下垂に準じた手術が唯一であるが，病状が再発することもある．

28. 帯状疱疹

山本剛伸

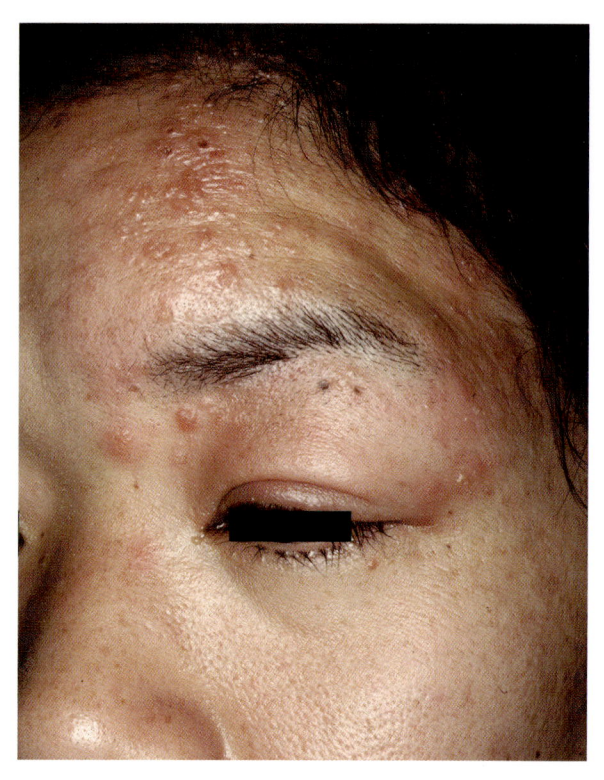

図　35歳, 女性. 帯状疱疹
左三叉神経第1枝領域に発赤を広範囲に認め, その中に中心臍窩のある小水疱を混じる. 左眼球結膜も軽度充血している.

臨床像の特徴 (図)

　帯状疱疹 (herpes zoster) は, 神経節に潜伏感染している水痘・帯状疱疹ウイルス (VZV) が再活性化し, 神経支配領域に発赤, 小水疱, 疼痛を伴う. 無菌性髄膜炎を合併し, 発熱, 強い頭痛, 悪心・嘔吐などを生じる例も存在する.

　三叉神経第1枝領域の帯状疱疹は, 結膜炎, 角膜炎, 虹彩炎などの眼合併症を来す例がある.

鑑別疾患

① 単純疱疹……疼痛は軽度であることが多く, 深い潰瘍形成を来すことは少ない.
② 丹毒……比較的境界明瞭な発赤, 腫脹, 疼痛を来しやすく, 鑑別困難な例がある. しかし,

小水疱は認めず, 三叉神経の支配領域に限局することも少ない.

検査・治療

　Tzanck 試験でウイルス性巨細胞を確認するが, 単純疱疹と区別できない. 鑑別困難な場合は, イムノクロマト法 (VZV) による迅速診断が有用. 抗ウイルス薬内服で治療を行う.

注意点

　三叉神経第1枝領域の帯状疱疹で, とくに鼻尖部や鼻翼部に皮疹を認める場合は, 眼合併症併発の可能性が高いため (Hutchinson の法則), 眼科専門医による評価が必要である.

29. Kaposi 水痘様発疹症

塩原哲夫

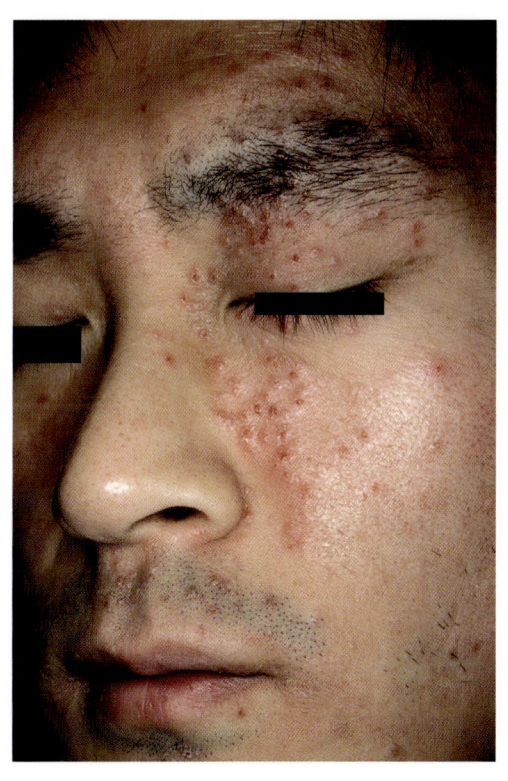

図　25歳, 男性. Kaposi 水痘様発疹症
元来, アトピー性皮膚炎がある.

臨床像の特徴 (図)

　Kaposi 水痘様発疹症 (Kaposi's varicelliform eruption) は, アトピー性皮膚炎や Darier 病などの皮膚病変を基盤に持つ個体に, 主に単純ヘルペスウイルス (HSV) が感染することにより, 顔面や頸部などに小水疱, びらん, 痂皮が多発し, 発熱などの全身症状を来す病態を指す. 初感染の場合に重症化することが多いとされてきたが, 多くの重症例は再活性化によるものである.

鑑別疾患

① **伝染性膿痂疹**……黄色ブドウ球菌により生じる水疱性膿痂疹と A 群 β 溶血性連鎖球菌による痂皮性膿痂疹に分けられる. ともに本症に引き続き生じることが多いため, 抗ウイルス薬の投与によっても軽快しない場合には, 膿痂疹が続発している可能性を考える必要がある.

② **帯状疱疹**……疼痛とともに片側の神経分布に一致して紅斑, 小水疱が出現するが, なかには疼痛を認めない場合がある. VZV IgG 抗体価の上昇が決め手になる.

③ **丹毒**……境界明瞭な浮腫性紅斑が特徴で, 片側性に初発することが多いが, 進行するに従い両側性になる. 小水疱や血疱を伴うこともある. 紅斑は熱感を伴う.

注意点・治療

　本症はほとんど, 治療を不十分にしているアトピー性皮膚炎患者に生じる. とくに発症前の1カ月間に十分な治療をしなかった患者に生じやすい[1]. ステロイド忌避の患者に生じやすく, くり返しやすい. 以前は免疫の低下している患者に, HSV が感染しそれが播種されることにより生じると考えられていたが, 症例のほとんどが同一部位に再発しやすいことから, ステロイド外用薬などの治療の中止・減量に伴い, 免疫 (炎症) が再活性化することにより生じると考えられるようになった. そのためごく初期ならステロイド外用でも奏効することがあるが, 抗ウイルス薬の点滴が基本である.

　通常の再発性ヘルペスが口囲に生ずるのに対し, 本症は眼囲に生じやすい. ブ菌や溶連菌性膿痂疹に移行しやすいため, 抗菌薬の併用が必要な場合が少なくない. 溶連菌は抗菌薬の使用により速やかに消失するため, その関与は1カ月後に ASO を測定することにより確認される.

文献

1) Takahashi R et al: J Immunol 192: 969, 2014

30．単純疱疹

山本剛伸

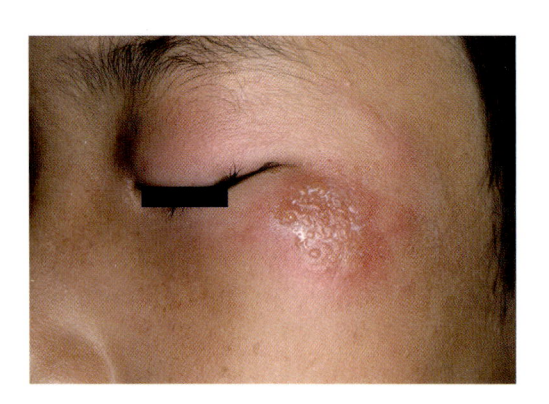

図1　10歳，男子．単純疱疹
左三叉神経第1/2枝領域にまたがって，発赤・腫脹・小水疱の集簇がみられる．

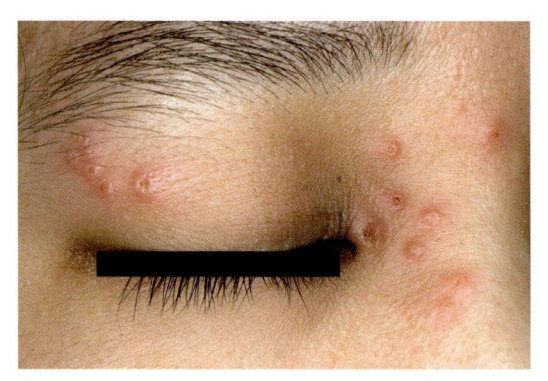

図2　24歳，女性．単純疱疹
眼瞼周囲に小水疱が散在している．個疹は中央がやや陥凹した中心臍窩を有している．

臨床像の特徴（図1，2）

単純ヘルペスウイルス（HSV）による皮膚・粘膜の感染症を単純疱疹（herpes simplex）と総称する．

眼瞼周囲に発症する場合は，HSV初感染，再活性化によるタイプがある．初感染の場合は，発熱，リンパ節腫脹などがみられやすい．

鑑別疾患

① **帯状疱疹**……イムノクロマト法（VZV）による迅速診断が有用．
② **接触皮膚炎**……湿疹反応として小水疱が認められるが，Tzanck試験で巨細胞は検出されない．
③ **伝染性膿痂疹**……弛緩性水疱・びらんを形成する．Tzanck試験で巨細胞は検出されない．
④ **汗管腫**……眼瞼に好発し，小丘疹が孤立性に多発する．水疱形成は認めず，経過が長い．
⑤ **顔面播種性粟粒性狼瘡**……眼瞼に好発し，小丘疹・膿疱が多発する．Tzanck試験で巨細胞は検出されない．

検査・治療

Tzanck試験でウイルス性巨細胞を確認するが，帯状疱疹と区別できない．抗ウイルス薬内服で治療を行う．

注意点

滲出液の多い例では，伝染性膿痂疹を合併している例がある．グラム染色も同時に行う．

31. 怒責性紫斑

伊藤誠時, 田中隆光

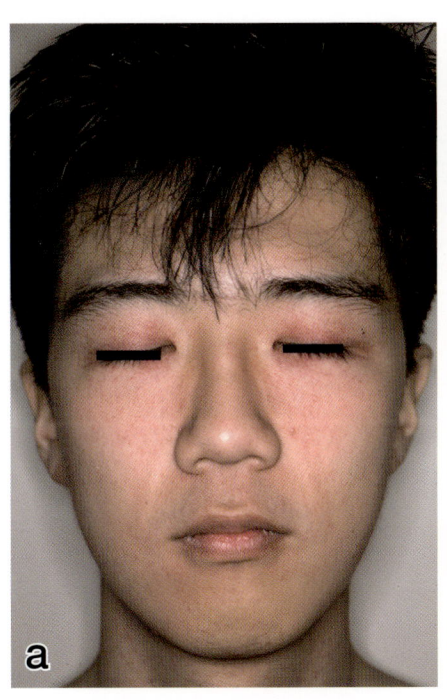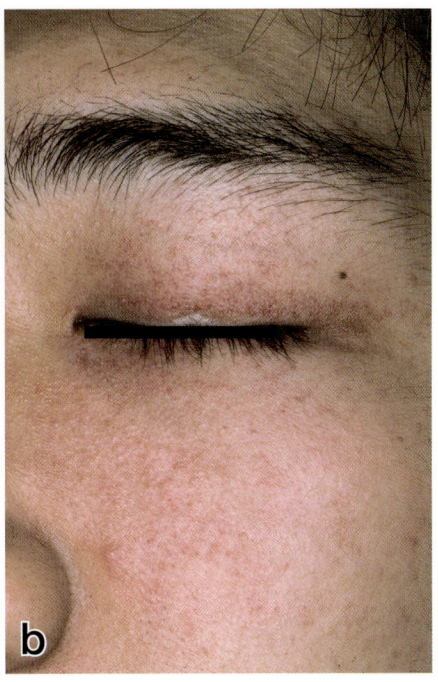

図　22歳, 男性. 怒責性紫斑（吐瀉のためのいきみによる）

臨床像の特徴（図）

　怒責性紫斑（mask phenomenon purpura）は, 激しい啼泣や咳, 嘔吐, 排便, 分娩などの一過性の血管内圧上昇による皮下出血で, 1986年 mask phenomenon として報告された[1]. 顔面, 頸部に突然, 左右対称性に出現する点状紫斑である. とくに眼瞼では真皮の膠原線維が疎で, 皮膚が薄いため生じやすい.

鑑別疾患

① infraorbital ring-shaped melanosis……俗にいう"目の下の隈"で, 真皮メラノサイトーシスである. 突然出現したり, 数日で消褪することはない.
② 特発性血小板減少性紫斑病……全身に紫斑が出現し, さらに口腔内出血は重度の血小板減少を示唆する. 採血して診断する.

注意点・治療

　過度な検査も必要なく, 数日で自然消褪するため治療も必要ない. 本症の原因をつきとめることが大切であり, 患者本人ですら気づいていないことも多い. 原因には力み, 絞扼, 重力・加速度からなるさまざまなものが知られており[2], 意外な原因も少なくない. そのため, 十分な問診をすることが重要である. 内科を受診して, 凝固異常などを疑われても色々な検査に異常なく, 皮膚科に紹介される事例もある.

文献

1) Alcalay J et al: Cutis 38: 28, 1986
2) 久保田恭子 ほか: 日小皮会誌 21: 21, 2002

32. 眼瞼黄色腫

安仁屋 僚, 深谷早希

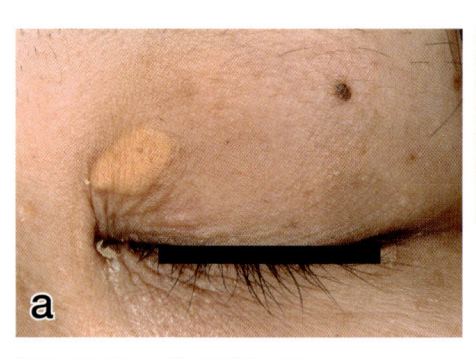
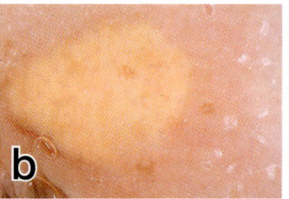
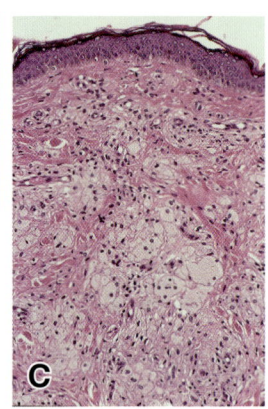

図1 38歳, 女性. 眼瞼黄色腫
(a) 軽度に扁平隆起する黄色局面. 大小の胞巣が融合して局面を形成している.
(b) ダーモスコピー像, (c) 病理所見.

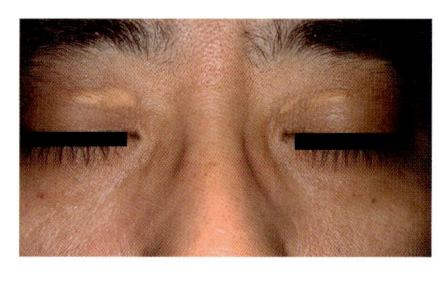

図2 65歳, 男性. 眼瞼黄色腫
上眼瞼両側性に扁平で黄色の隆起性結節が認められる.

図3 52歳, 女性. アトピー性皮膚炎に続発した症例
扁平で黄色の病変が眼周囲から頬までに及んでいる.

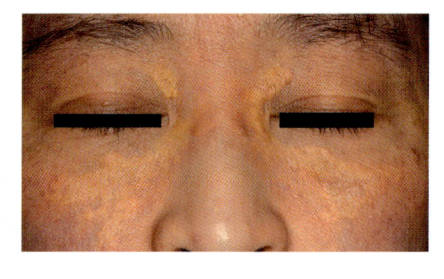

臨床像の特徴

　眼瞼黄色腫(xanthelasma)は, 両側性, 時に片側性に上眼瞼〜下眼瞼の内眼角部に生じる. 黄白色の扁平隆起性結節が局面を形成し自覚症状は伴わない(図1, 2). 扁平型黄色腫の一型で, 症例の2/3では脂質異常症を伴わない. 脂質異常症を伴う場合は, 家族性高コレステロール血症(Ⅱ型, 稀にⅢ型)の可能性がある.
　病理組織では, 真皮内に泡沫細胞を多数認める(図1c).

鑑別疾患

① 脂腺増殖症……主として前額, 頬部に生じる粟粒大から小豆大の黄色調の丘疹で中心臍窩を伴う. 高齢男性に多い.
② 稗粒腫……粟粒大ほどまでの白色から黄白色の小丘疹で, 穿刺すると内容物を圧出できる.
③ 続発性限局性扁平黄色腫……放射線皮膚障害や菌状息肉症, アトピー性皮膚炎(図3)などさまざまな皮疹に続発して生じる. 炎症細胞浸潤で障害された部位に一致して生じるため, 問診が重要となる.

診断・治療

　高コレステロール血症がある場合はその治療を行う. また, 切除やレーザーでの焼灼など手術療法も検討される.

注意点

　眼瞼黄色腫は一度治癒しても再発が多いため, とくに手術療法を行うときには十分な患者説明が重要である.

33．黄色肉芽腫

軽部大希，村田 哲，大槻マミ太郎

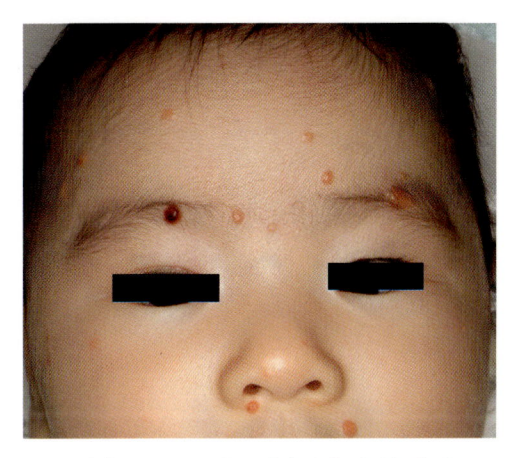

図1　生後3カ月，男児．黄色肉芽腫（多発型）
1カ月前から急速に，黄色から橙色の丘疹，結節が顔面，体幹，四肢に出現．その後増数が続き，両眉毛部は大豆大まで増大したが，約1年の経過で消褪傾向となった．

臨床像の特徴（図1，2）

　黄色肉芽腫（xanthogranuloma）は，通常，新生児〜生後数カ月以内に頭頸部，四肢，体幹に出現する．黄色〜橙色または暗赤色，表面平滑でドーム状を呈し，単発ないし多発，増大傾向を示す．通常は5〜6歳までに自然消褪するが，稀に成人例もある．

鑑別疾患

① Langerhans細胞組織球症……頭部など脂漏部位を中心に，血痂，紫斑を伴う丘疹や局面を生じる．乳児期発症では予後不良．
② 良性頭部組織球症……小児頭部に好発．粟粒大〜半米粒大の紅褐色斑，扁平丘疹が散発する．自然消褪する．
③ 肥満細胞症……乳児に好発．黄褐色の色素斑や結節を呈し，Darier徴候陽性．自然消褪する．

注意点・治療

　他の疾患の合併のないものがほとんどだが，

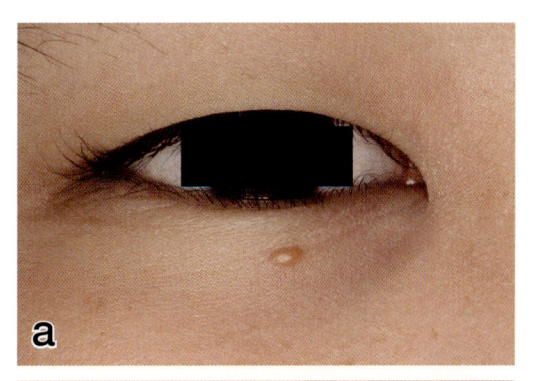

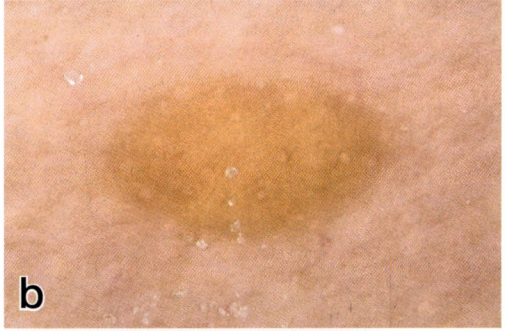

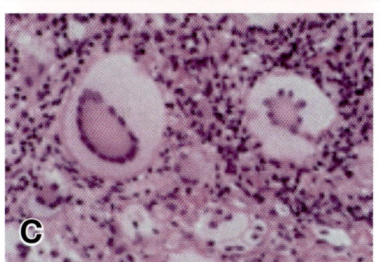

図2　10歳，女児．黄色肉芽腫（単発型）
（a）単発性の黄色，充実性の結節．
（b）ダーモスコピー．均一な黄褐色を呈し，表面には毛孔一致性の丸い孔がみられ，pseudonetworkと称してもよさそうだ．
（c）病理組織像．泡沫細胞，Touton型巨細胞，組織球で構成されている．

神経線維腫症Ⅰ型の重要な随伴症状の一つでもある．その中に稀に若年性慢性骨髄性白血病の発症があり，注意を要する．ほとんどは自然退縮するが，稀に急速に多発，増大し切除や全身療法を要することがあるので，注意深く経過観察する．

34. 分離母斑

大原國章

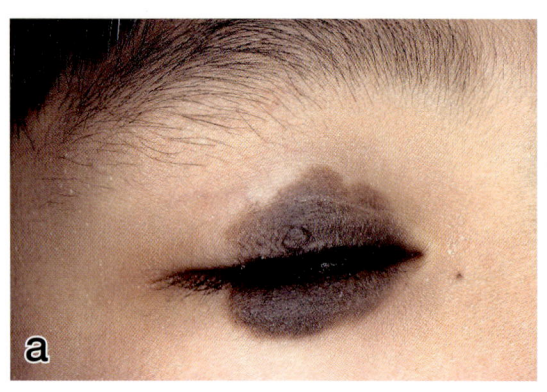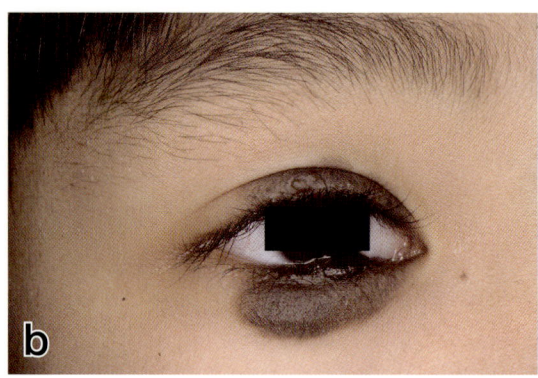

図1　9歳，男児．分離母斑
（a）閉眼時．（b）眼を開くと上下に分離する．

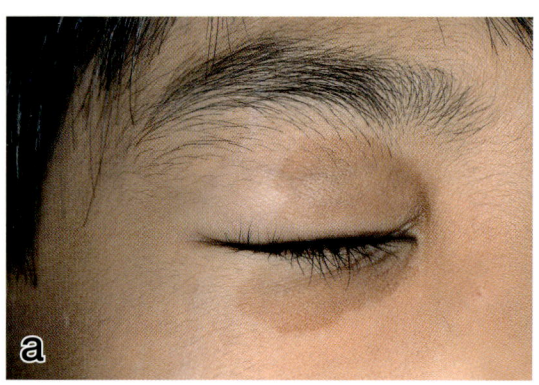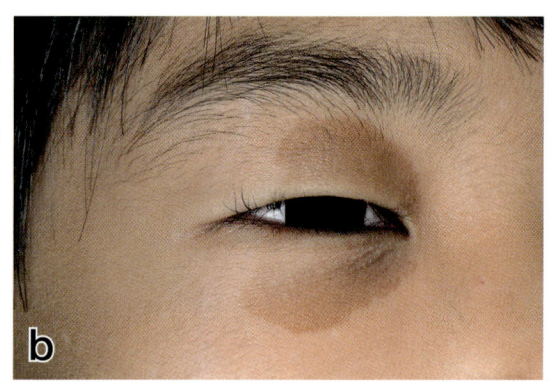

図2　〔参考症例〕7歳，男児の扁平母斑
開眼時には上下に分かれる．

臨床像の特徴（図1，2）

　分離母斑（pigmented nevus，divided nevus）は，上下の眼瞼にまたがっている色素性母斑である．目を閉じているときはひとつながりになっているが，目を開くと上下に分かれる（分離）ので，分離母斑と呼ばれている．その発症機序は，胎生期に上下眼瞼が癒合している時期（胎生9〜15週）に母斑が生じるために，眼裂が形成された以後は上下に分離するからである．

治療

　母斑の大きさによって，一次縫縮，局所皮弁，耳介からの植皮を選ぶ．

　本人・家族が保存治療を希望する場合は，レーザー治療をくり返す（長期に），化粧で隠すなどの選択肢がある．

その他

　同様の現象は，扁平母斑（図2）や太田母斑（p.111の図3参照）や表皮母斑でもみられることがある．

35．太田母斑

福安厚子

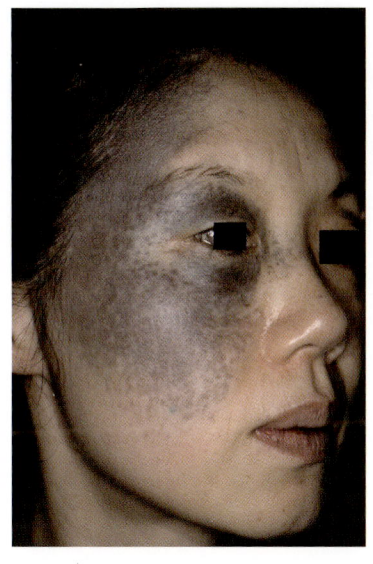
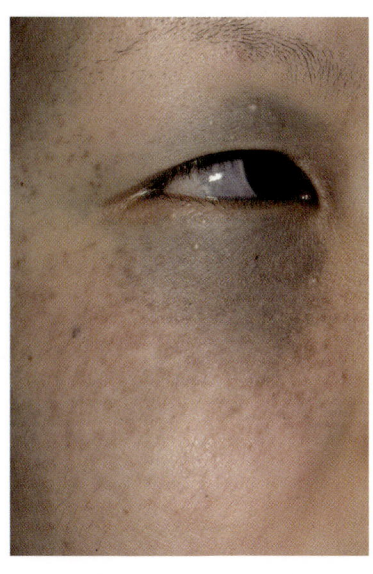
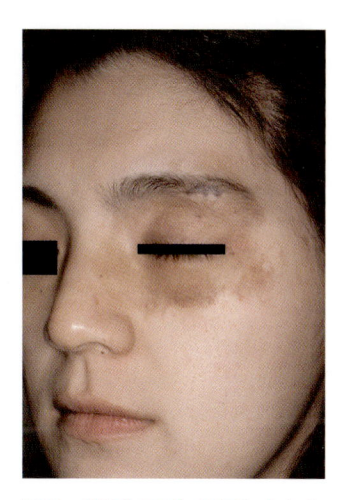

図3 〔鑑別疾患〕顔面に生じた扁平母斑
色調が均一であることが特徴.

図1 額，こめかみ，上下眼瞼，頬部に青色斑が強い太田母斑　図2 眼球メラノーシスを伴う太田母斑

臨床像の特徴（図1，2）

　太田母斑（nevus of Ota）は，三叉神経1枝〜2枝の支配領域にみられる褐青色斑である．生後間もなく，または思春期頃に発症することが多い．色調は全体的に淡青色を呈するが，その中や辺縁に小色素斑が散在する．通常は片側性に分布し，稀に両側性に生じる．

鑑別疾患

① 真皮メラノサイトーシス（acquired dermal melanocytosis）……後天性両側性太田母斑様色素斑などの太田母斑類似の色素病変．皮疹の分布が左右対称性であり，色調も薄く，発症年齢もやや遅い．
② 扁平母斑（図3）……境界が明瞭な褐色斑．発症部位は顔面に限らず，色調が均一である．
③ 肝斑……両頬骨に好発する左右対称性の褐色地図状色素斑．上下眼瞼を侵すことはない．

治療

　Q-スイッチレーザーが第一選択である．照射による炎症後色素沈着が治まる3〜4カ月間隔で，5回程度くり返せば，色調が薄くなる．

注意点

　レーザーを眼瞼部に照射する際は，疼痛を伴うため外用麻酔薬による表面麻酔後に行う．また，プラスチック製の光を通さないコンタクトレンズを装着し，眼を保護する．

参考文献

1）渡辺晋一，岩崎泰政，葛西健一郎：皮膚レーザー治療プロフェッショナル，南江堂，東京，p.92, 2013
2）渡辺晋一：日皮会誌 129: 1619, 2019
3）大原國章：J Visual Dermatol 15: 999, 2016

36. サーモンパッチ

大原國章

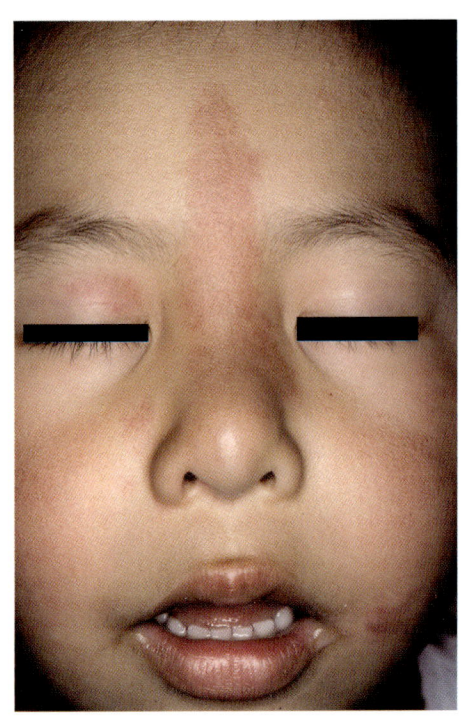

図1 3歳, 男児. サーモンパッチ
額から鼻背にかけて主病変があり, 右上眼瞼, 右頬にも小型の病変がある. 毛細血管奇形 (portwine stain) に比べてやや茶色みがあり, ぼんやりしている.

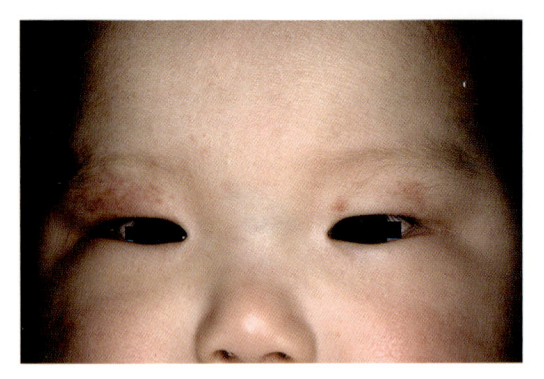

図2 6カ月, 女児. サーモンパッチ
両側の上眼瞼にパラパラした紅斑.

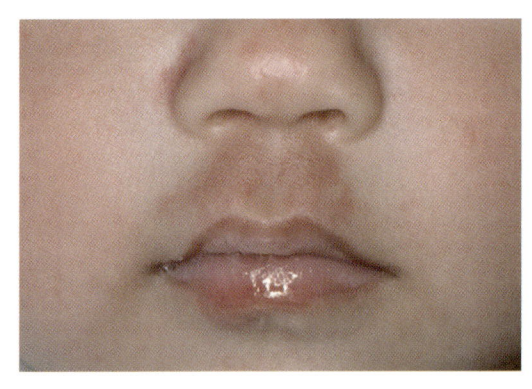

図3 6カ月, 男児. 上口唇の血管拡張性紅斑

臨床像の特徴

　サーモンパッチ (salmon patch) は新生児の半数以上にみられる血管拡張性の紅斑で, 典型的には額の正中に好発し (図1), 眼瞼 (図2), 口唇 (白唇, 皮膚) (図3) にも生じる. ぼんやりとした不定形の血管拡張である. 自然消褪が多いが, 成人でも額の残存例は経験される.

　項部のものは Unna 母斑と呼ばれていて, 自然消褪はほとんどない. Ackerman による後天性の色素性母斑の分類に同様の名称があり, まぎらわしい.

　英語圏では額, 眉のものを angel kiss (天使のキスマーク, 祝福), 項部のものを stork bites (コウノトリが赤ちゃんを運ぶ言い習わしから) と呼ぶようである.

　消褪後も啼泣時・興奮時には赤みが再現することがある.

治療

　治療はとくには必要なく, 経過観察が基本である.

　色の濃い症例では, 毛細血管奇形 (portwine stain) との臨床的な鑑別が難しく, 家族の希望次第でレーザー治療を行うこともある.

37. 毛細血管奇形

大原國章

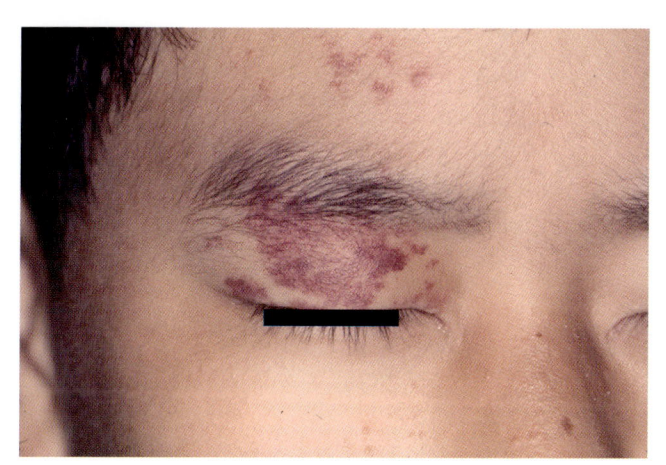

図1　12歳，男子．毛細血管奇形

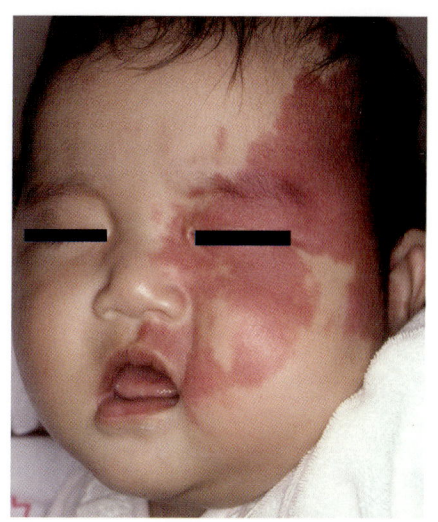

図2　4カ月，女児．毛細血管奇形

臨床像の特徴

　毛細血管奇形（capillary malformation，単純性血管腫 portwine stain）は，過去には単純性血管腫と呼ばれていた，毛細血管の量的異常による持続性の紅斑局面である．眼瞼単独に生じるよりは部分症状のことが多い（図1）．図2のような広範囲の局面を形成する場合には，分離母斑（p.110 参照）と同様な発症機序が想像される．

治療

　治療としては色素レーザー（dye laser）が唯一といえるが，赤みが完全に消えるとは保証で

きない．眼瞼部の治療に関しては，幼児では啼泣，体動の問題があり，全身麻酔とするか，成長を待ってから治療するか悩むところである．

　血管増生が高度な症例では，成長してから組織肥大を来すことがあるので，その場合には植皮も選択肢となる．

鑑別疾患

サーモンパッチ……眼瞼に限局する salmon patch は，臨床的な鑑別が困難なことがある．

検査

　顔面で広範囲な症例では，Sturge-Weber 症候群を rule out しておく必要がある．

38. 乳児血管腫

門野岳史

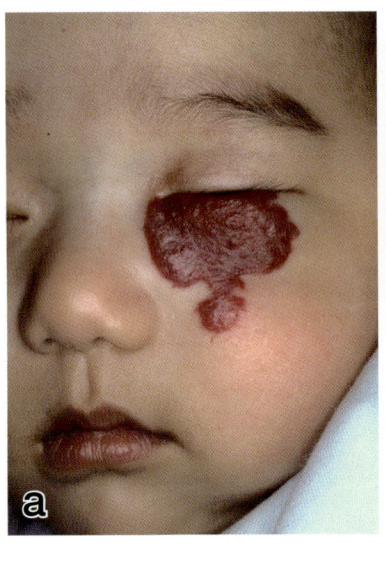

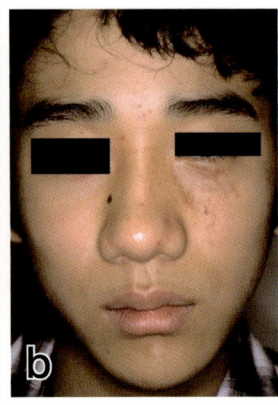

図 生後2カ月, 男児. 乳児血管腫
(a) 扁平隆起性で濃赤色の病変. プロプラノロール以前の症例であり, ドライアイス圧低治療を行った.
(b) 同症例の14歳時の所見. ごく軽度の瘢痕を残して治癒している.

臨床像の特徴（図）

　乳児血管腫（infantile hemangioma）は, 従来は苺状血管腫と呼ばれていた, 乳児に好発する血管腫であり, 低出生体重児に多い. 女児に頻度が高く, 局面型, 腫瘤型, 皮下型に分かれる.

　出生時には存在しないが, 多くは生後1カ月以内に出現する. その後, 半年から1年程度増大傾向を示し, 苺様の腫瘤を形成するが, その後5～6歳ごろには自然退縮する. しかしながら, 退縮後も一部の病変が残存したり, 瘢痕を形成したりし, また皮膚の質感も健常部とは異なることより, 部位や大きさに応じた治療が必要になる.

　病理組織学的に未熟な毛細血管の増生が主体であり, GLUT-1が陽性で鑑別に有用である.

鑑別疾患

① **毛細血管奇形（単純性血管腫：Portwine母斑）**……通常出生時よりあり, 病変はおおむね平坦で消褪しない.

② **静脈奇形（海綿状血管腫）**……通常出生時よりあり, 病変の主座は皮下組織が多く, 外方に隆起することは少ない. また, 自然消褪はみられない.

③ **先天性血管腫**……退縮傾向はさまざまであるが, 胎児期に増殖した病変が出生時よりあることから鑑別する.

④ **皮様嚢腫（デルモイドシスト）**……皮下型の場合で, 赤みがはっきりしない場合などは種々の腫瘍との鑑別が問題になるが, わずかな赤み, 経過, 触診上の疾患から判断する.

注意点・治療

　大きさや部位にもよるが眼囲に生じた場合は, 視力に影響を及ぼす恐れがあるため, 治療の適応である. 急速に増大することがあるため, 経過観察の場合もこまめにチェックし, 後手に回らないようにする.

　治療としては, プロプラノロール内服, 色素レーザー, ステロイド内服や局注が行われる.

39．毛細血管拡張性肉芽腫

大原國章

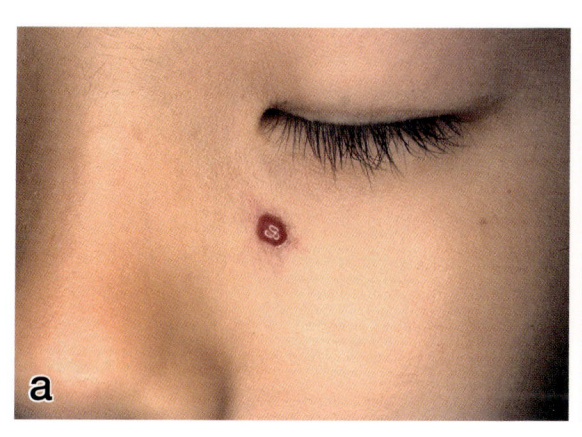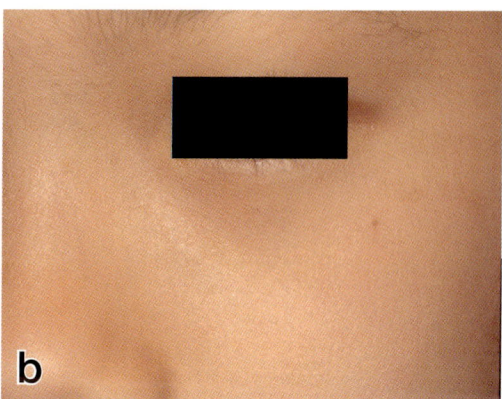

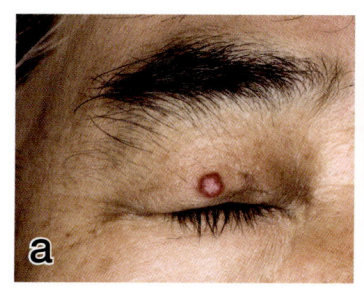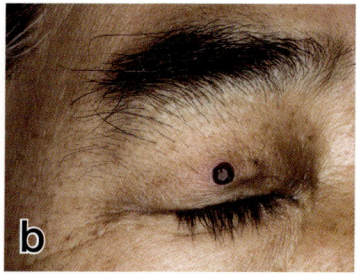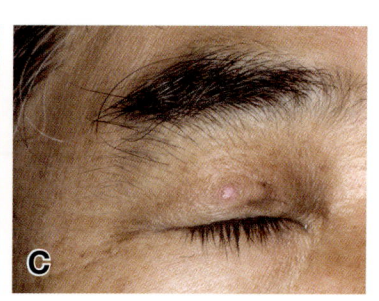

図2　51歳，男性．毛細血管拡張性肉芽腫
（a）上眼瞼の孤発性の鮮紅色結節．
（b）冷凍治療後8日目，黒色の痂皮となっている．
（c）治療後3週間．

臨床像の特徴

　毛細血管拡張性肉芽腫（granuloma telangie-ctaticum）は，虫刺されや外傷に対する反応性の毛細血管増生で，鮮紅色の小型の隆起として生じる．発症経過は短い．表面の被膜は薄くて破れやすいので，刺激によってびらん，出血を来しやすい．出血量は，通常かなり多い．出血をくり返すと肉芽様となり，大きくなる．

鑑別疾患

　老人性血管腫は経過が慢性で，出血することはほとんどなく，たとえ出血しても微量である．

治療

　新鮮例では液体窒素が奏効するが（図1，2），出血をくり返した例では再発することがあり，CO_2レーザー，電気メス，あるいは切除も選択肢となる．

40. 日光角化症

安部正敏

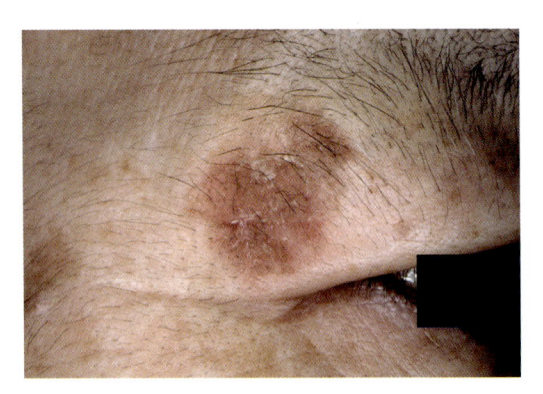

図1　76歳，女性．日光角化症
薄い鱗屑を付す不整形の紅褐色局面．

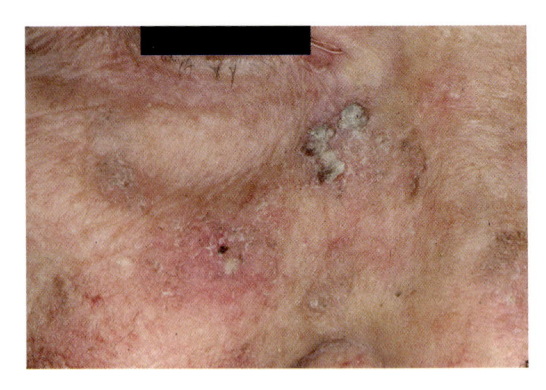

図2　94歳，男性．日光角化症
鱗屑，角化を伴う萎縮性紅斑が多発している．

臨床像の特徴（図1，2）

　日光角化症（actinic keratosis）は，顔面や手背など露光部に好発する小豆大から拇指頭大程度の，境界不明瞭な鱗屑を付す淡紅褐色から淡紅色調を呈する局面，あるいは角化性小結節で，時に皮角を形成することもある．単発性であることが多いが，時に多発例もみられる．自覚症状はない．

鑑別疾患

① 脂漏性角化症……初期には鑑別が困難な場合がある．通常は褐色を呈する．
② 慢性湿疹……鱗屑が軽度な場合に類似する．瘙痒の有無が重要であるが，患者自身誤診することも多い．
③ Bowen病……露光部に生じた場合，本症との異同が問題となるが，病理組織学的に鑑別する．
④ その他……基底細胞癌，円板状エリテマトーデス，尋常性疣贅，苔癬様角化症など．

注意点・その他

　本症は慢性的な光線曝露による有棘細胞癌の早期病変である．人口の高齢化を反映して日本でも患者数が増加している．本症の20〜25%程度が有棘細胞癌に進展するとされているが，その特徴や時期を推測するのは困難であり，正しい診断のもと早期からの治療介入が求められる．

　『皮膚悪性腫瘍診療ガイドライン第2版』[1]においては手術療法や凍結療法，光線力学的治療（photodynamic therapy），イミキモド，5-FU軟膏などが治療としてあげられている．とくに多発している例ではイミキモド[2]やphotodynamic therapy[3]により低侵襲の加療が可能である．

　なお，皮角は本症以外にも尋常性疣贅やケラトアカントーマ，毛孔腫などでもみられるが，本症やケラトアカントーマの可能性を否定できない以上，病理組織学的診断目的に切除を検討すべきである．

文献

1) 土田哲也 ほか：日皮会誌 125: 5, 2015
2) de Oliveira ECV et al: Int J Dermatol 58: 400, 2019
3) Nguyen M et al: Clin Cosmet Investig Dermatol 12: 427, 2019

41. 脂腺癌

門野岳史

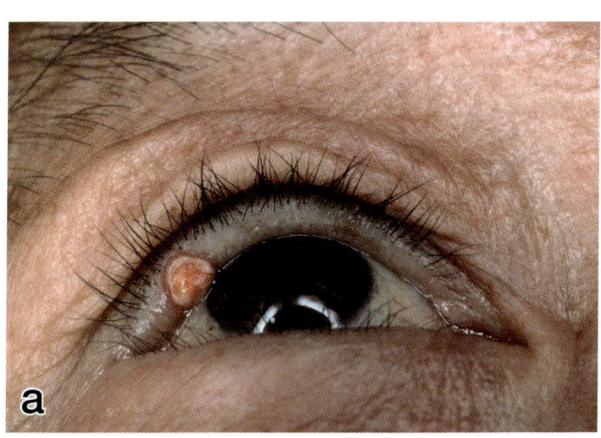

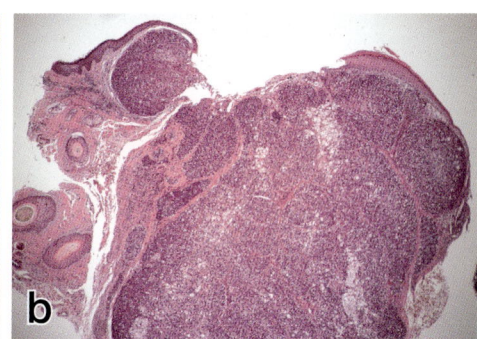

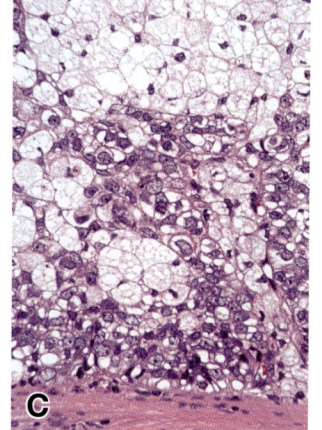

図　61歳, 男性. 脂腺癌
(a) 台地状に隆起する結節. 中心部は黄色調で, 表面は不整.
(b) 病理組織像. 大小の胞巣が融合し, 全体としての境界は鮮明.
(c) 病理組織像. 基底細胞様の細胞が中心に向かって脂腺分化
を示す. 細胞異型あり.

臨床像の特徴（図）

脂腺癌は眼瞼に好発し, 眼瞼発生例では Meibom 腺や Zeis 腺あるいは眼瞼皮膚に由来する. アジア人に多く, 性別ではやや女性に多い. 黄色の硬い結節を形成する nodular type とびまん性に眼瞼肥厚を示す diffuse type とがある. ダーモスコピーでは黄色領域がみられる.

病理組織学的には, 未熟な基底細胞様細胞の中に種々の程度の脂腺細胞様細胞より構成され, 異型を伴う. また, しばしば塊状の壊死もみられる.

鑑別疾患

① 脂腺腺腫……周辺組織を破壊せず, 成長は緩徐である. 最終的な鑑別には組織学的検査が必要である.

② 霰粒腫……黄色調は弱く, 脂腺癌よりは軟らかいが, 瞼板内に止まっている脂腺癌との鑑別は難しく, 組織学的検査が重要である.

③ 基底細胞癌……時に脂腺分化を伴うことがあるが, 脂腺癌より黄色みは弱い.

注意点・治療

手術治療が原則である. 眼瞼全層の切除が必要であり, 5 mm 以上の切除マージンが必要なため, 通常眼瞼再建が必要である.

予後に関する報告はまちまちであるが, 近年は治療成績が向上し, 5 年生存率が 9 割程度とされる.

42．悪性黒色腫

大原國章

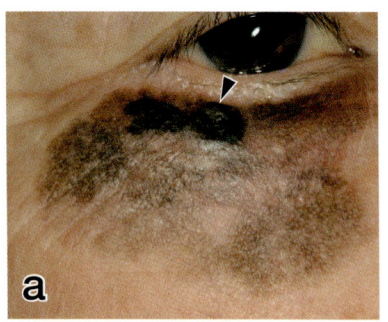

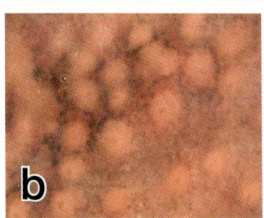 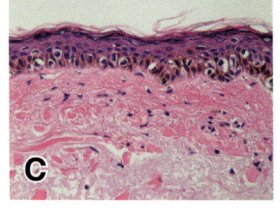

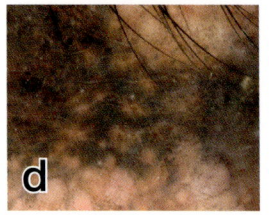 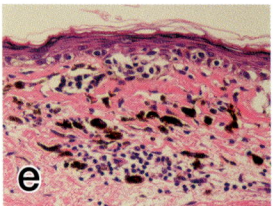

図1　74歳，女性の大型の色素斑．下眼瞼縁の結節（►）
は脂漏性角化症
（b）色の薄い部分のダーモスコピーでは，微細な顆粒が
網目模様を作っている．annular granular structure 環
状顆粒状構造である．
（c）病理では基底層に異型メラノサイトが個別に増殖し，
真皮には日光変性が目立つ．
（d）色の濃い個所では，太くて黒い直線的な網目が構成
されている．rhomboidal structure 菱形構造である．
（e）病理では粗大なメラノファージが多い．

臨床像の特徴（図1，2）

　悪性黒色腫（malignant melanoma：MM）の
臨床病型のうちで，顔面では悪性黒子（LM），
悪性黒子黒色腫（LMM）の頻度が高く，その中
では頬部が最多で，鼻，口唇，下眼瞼と続く．
額には少なく（筆者の自験例はなし），この発
症分布は日光誘発を示唆している．緩徐に増大
する，色むらのある色素斑（LM）で，長期に経

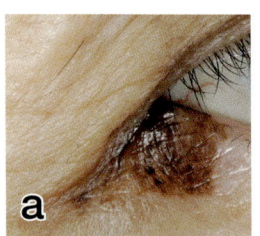 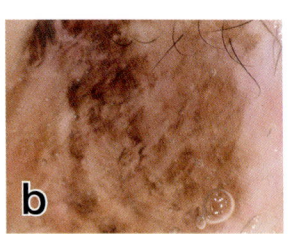

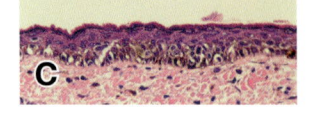

図2　74歳，女性．境界鮮明な褐色斑
眼瞼縁という部位的な特異性のためか，ダーモスコピー
診断（b）に役立つ一般的な所見に乏しい．不規則で形
容しがたい構造を呈している．（c）病理は典型的である．

過すると結節（LMM）を生じる．

鑑別疾患

　大型で典型的な症例は臨床診断が容易だが，
脂漏性角化症や老人性色素斑とまぎらしいこと
も少なくない．とくに扁平苔癬様角化症 lichen
planus-like keratosis（炎症を来した脂漏性
角化症，老人性色素斑）は，臨床像もダーモス
コピー像もきわめて類似している．

検査

　臨床診断に迷ったときは躊躇せずに生検する．
色の薄い所を採ると誤診する危険性があるの
で，色の濃い部分を採取するほうがよい．LM
のダーモスコピー診断は難しいものの代表とさ
れているが，撮影画像を拡大したりフォーカス
や色味を調整すると個別所見がみやすくなる．

治療

　LM では in situ としての扱いでよいが，浸
潤性の LMM の場合は一般的なガイドライン
に準拠する．ただし，高齢者では QOL も考慮
しなければならない．

43. 基底細胞上皮腫（癌）

大原國章

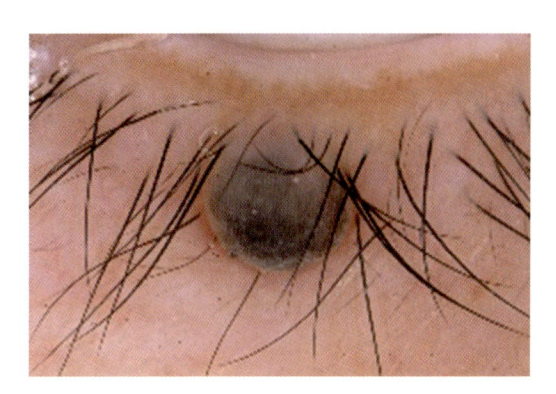

図1　35歳, 女性の単房性の結節型（ダーモスコピー像）
若年の早期例である.

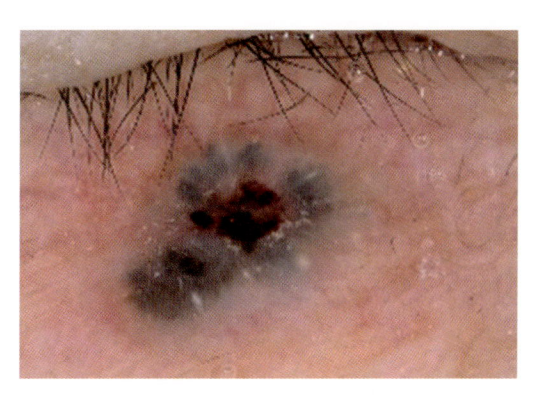

図2　82歳, 男性の結節潰瘍型BCE（ダーモスコピー像）
主結節は中心が潰瘍化し, 辺縁には小結節が放射状に配列する. 主病巣に連続して娘結節が伸びだしている.

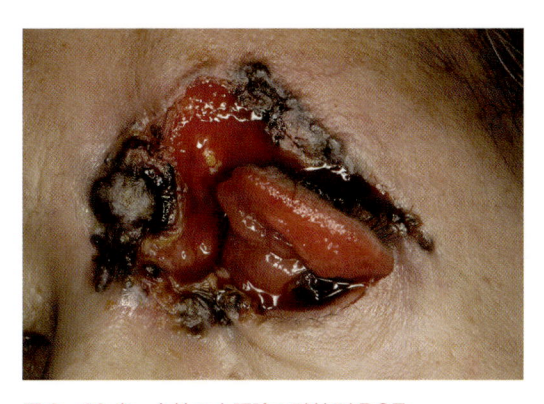

図3　63歳, 女性の上眼瞼の破壊型BCE

臨床像の特徴

　基底細胞上皮腫（basal cell epithelioma：BCE, 基底細胞癌 basal cell carcinoma：BCC）は皮膚癌の中でもっとも頻度の高い疾患で, 中高年者の顔面に好発する. 眼瞼は好発部位の一つであるが, 上下を比較すると下眼瞼の方に多い.

　病型としては結節型（図1）, 結節潰瘍型（図2）がほとんどであるが, 進行すると破壊型（図3）となり眼窩にも侵入する. しかし, 転移や癌死は例外的といえるほどに少ない. アジア人では, 部分的にせよメラニン色を呈するのが普通だが, 稀には黒くない nonpigmented な病型（図4）もあるので, 他疾患との鑑別に注意しなければならない.

　下眼瞼では皮膚の皺に沿った線状, 帯状の形態（図5）を示すことがある.

鑑別疾患

trichoepithelioma, trichoblastoma……細胞起源・分化は BCE と共通なので, 臨床的にもダーモスコピーもよく似ている. ただし, 良性疾患なので, 潰瘍化はなく, 形状も対称性であり, 大型化もしない.

治療

　手術が基本であるが, 必ずしもいわゆる high risk とは限らず, 結節型では狭い範囲の切除で間に合うことがほとんどである. 欠損の再建は, 大きさや患者年齢により, 開放療法, 皮弁, 植皮などを選ぶ.

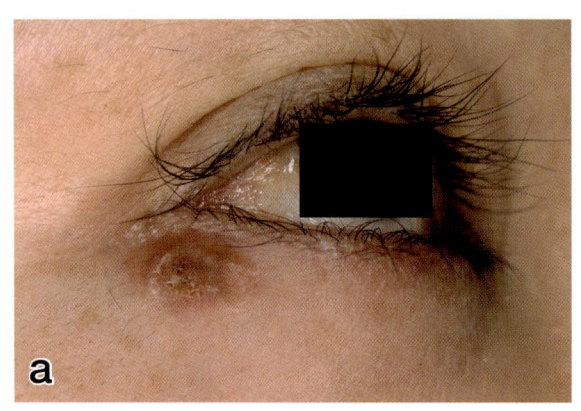

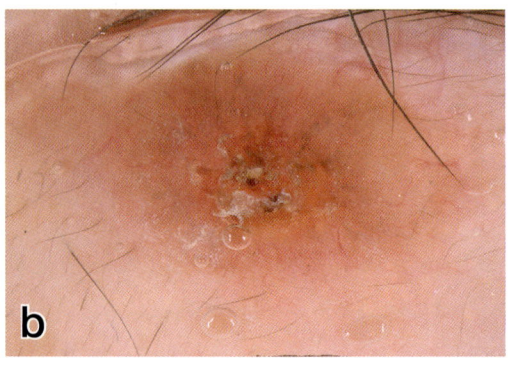

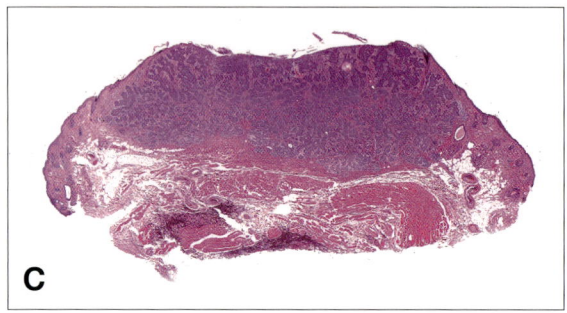

図4　42歳，女性．無色素性 BCE
（a）紅褐色の充実性結節．
（b）ダーモスコピーでは中心部に潰瘍があり，辺縁には細かな血管拡張が認められ，BCE を疑う根拠となる．
（c）病理組織像．中央が陥凹，潰瘍化している結節潰瘍型．眼輪筋の直上まで小型の充実性胞巣が増殖している．

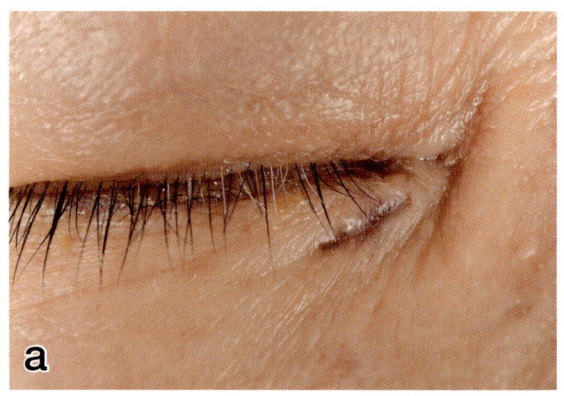

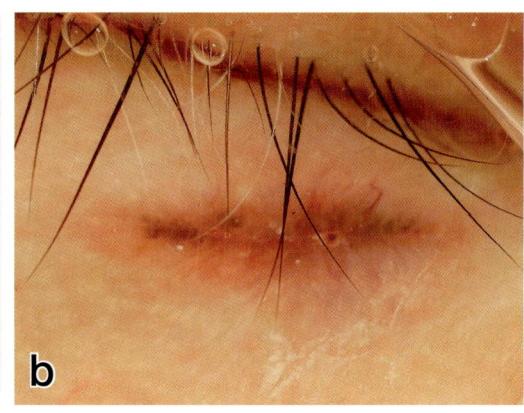

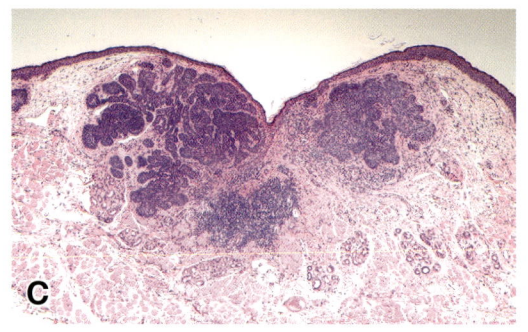

図5　68歳，女性．BCE
（a）皺に沿った線状の浅い潰瘍．
（b）ダーモスコピーでは，線状の潰瘍の周囲に黒色小点（dots & globules）が並び，その外縁は淡く発赤している．
（c）短軸方向に切り出した病理像．中心の陥凹は臨床での線状部分，左右の結節は臨床での dots & globules に相当する．充実型 BCE の所見である．

44. 有棘細胞癌

大原國章

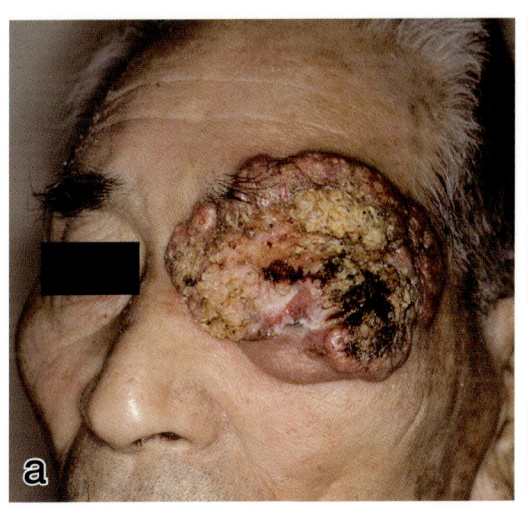
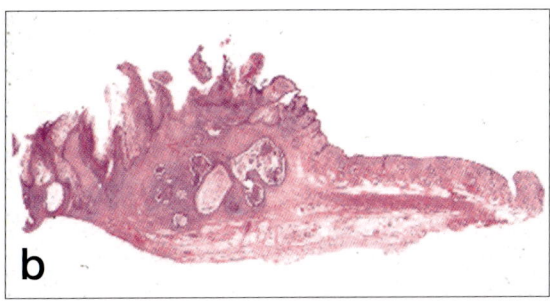
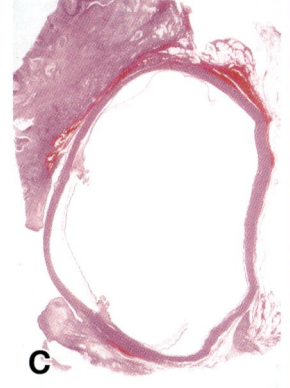
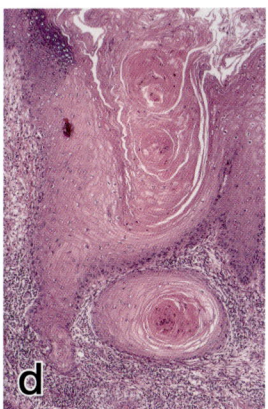

図 81歳, 男性. 有棘細胞癌
（a）光沢性で紅褐色の充実性結節が連圏状に多発融合して巨大な腫瘤となり, その中心は黄色の角質がカリフラワー状に増殖している. 目は塞がってしまい, その存在が確認できない.
（b）皮膚の病理組織像. 高分化型の有棘細胞癌である.
（c）手術検体の全体像. 上眼瞼から眼窩内まで腫瘍が厚く浸潤している. この切片では, 下眼瞼は保たれているように見える.
（d）拡大像. 高分化型である.

臨床像の特徴

有棘細胞癌（squamous cell carcinoma, SCC）は日光裸露部, とくに顔面を好発部位とするが, 眼瞼の症例は案外と少ない. 提示例（図）は長期に放置されて増殖した, 高分化型の有棘細胞癌である. 慢性の経過, 高度な角化という臨床からは, 疣状癌と名付けてもよいだろう.

一般的に有棘細胞癌は, 肉芽様腫瘤あるいは癌性潰瘍の臨床像のことが多いが, 角化性増殖の症例もある.

検査

診断確定のための生検, 手術に向けての局所の画像評価は必須であり, リンパ節, あるいは臓器転移の検索も行う.

鑑別疾患

ケラトアカントーマ……第2章 Part.1-1（p.76）参照.

治療

本例のような進行例では眼窩内容除去（眼球摘出）が必然となる. 欠損の再建は, 患者年齢, 期待される予後, 全身状態, 患者側の希望によって, 遊離皮弁, 前額皮弁 forehead flap, あるいは植皮などが選択され, 義眼の作製も考慮する.

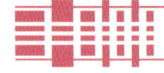
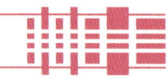
サルコイドーシス

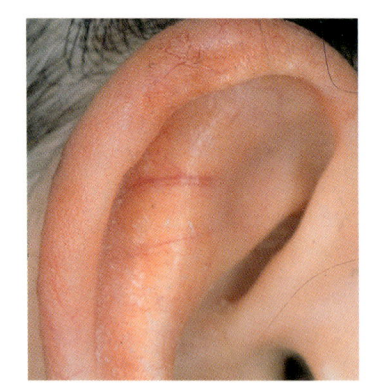

【頭部・顔】
第1章 耳 （p.42）

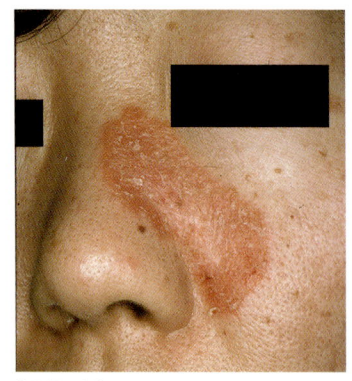

【頭部・顔】
第4章 鼻 （p.200）

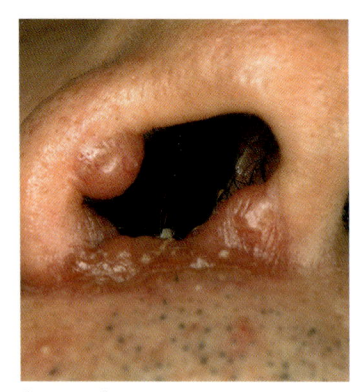

【頭部・顔】
第4章 鼻 （p.200）

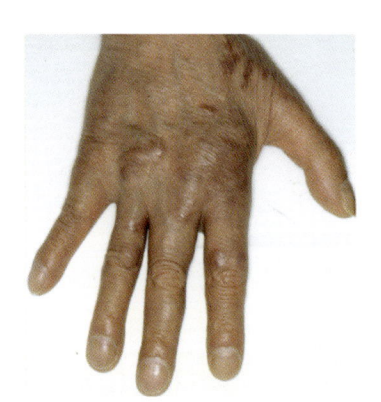

【躯幹・四肢】
第2章 手 （p.105）

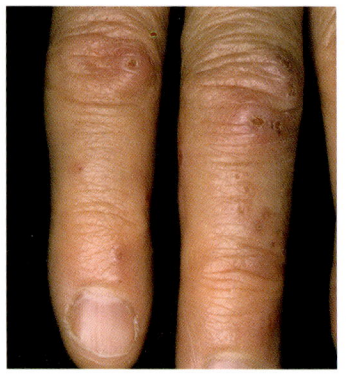

【躯幹・四肢】
第2章 手 （p.105）

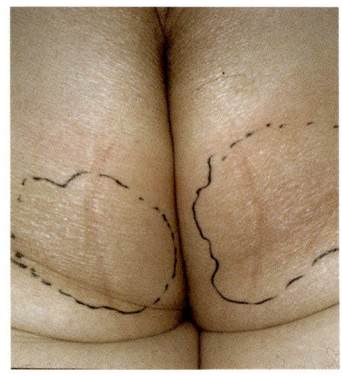

【躯幹・四肢】
第5章 臀部・肛囲 （p.320）

※青字は『好発部位でみる皮膚疾患アトラス 躯幹・四肢』の章・ページ番号

第3章 口唇

1. 口なめ皮膚炎 (lick dermatitis)

佐藤幸乃, 福安厚子

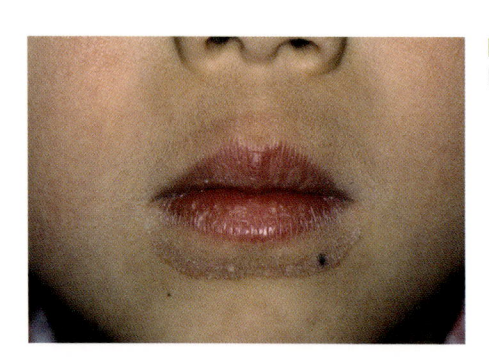

図1 症例1：口なめ皮膚炎
口唇周囲の境界明瞭な茶褐色調の紅斑と鱗屑.

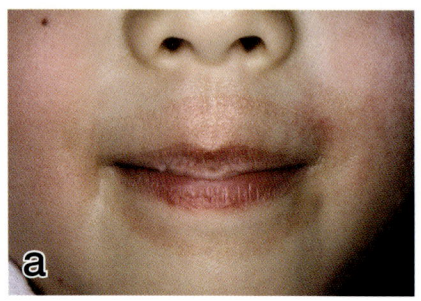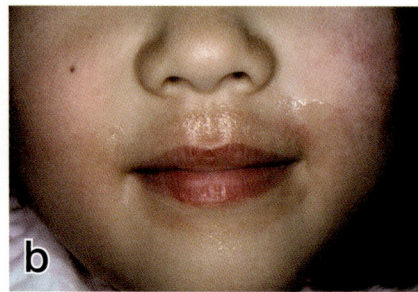

図2 症例2：口なめ
皮膚炎
(a) 口囲の皮膚炎と,
(b) 患児に実際に口の
まわりを舌でなめても
らったところ. 紅斑が
舌でなめた部位と一致
する（唾液で湿ってい
る部分）.

臨床像の特徴（図1, 2）

　口なめ皮膚炎 (lick dermatitis) は, 乳幼児に好発し, 口囲を舌でなめることにより生じる. 舌の届く範囲の口囲にみられる境界明瞭な茶褐色調の紅斑で, 鱗屑を伴う[1]. 辺縁ほど炎症が強く, 口唇近傍の皮表は健常皮膚として残ることが多い[2].

鑑別疾患

① **アトピー性皮膚炎による口唇炎**……赤唇を主体に鱗屑, 亀裂がみられ, 口角の亀裂やびらんを伴う[3].
② **皮膚カンジダ症**……ステロイド外用により二次的に発症することがあり, とくに口角に亀裂を伴う. 直接鏡検で鑑別する.
③ **接触性皮膚炎**……練り歯磨きやマンゴーなどの食品の接触歴の問診を行う. 瘙痒, 小水疱, 強い紅斑や浮腫を呈する[4].
④ **単純ヘルペス**……疼痛, 小水疱の症状, Tzanck試験, 血清抗体価[4]により鑑別する.

注意点・治療

　通常は単に「なめる」という癖が一時的につくことが原因だが, 一部では精神的因子が大きく関わる. 精神的な因子が疑われる場合, 家庭環境に留意する. 口なめをやめるように指導するとともに, 口囲を清潔にし, ステロイド軟膏や保湿により症状が落ち着くとなめることを止めることができ, 比較的短期間に軽快することが期待される[1].

文献

1) 斉藤隆三：小児科診療 66: 4, 2003
2) 長田麻友美：J Visual Dermatol 19: 1099, 2020
3) 猪又直子：J Visual Dermatol 10: 1266, 2011
4) 佐々木りか子, 山本一哉：皮膚病診療 18: 135, 1996

2. 口囲皮膚炎

塩原哲夫

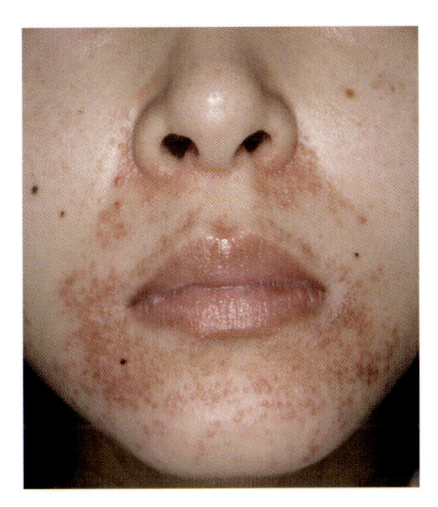

図1 20歳代, 女性. 口囲皮膚炎
鼻唇溝から下顎に丘疹, 膿疱が分布する.

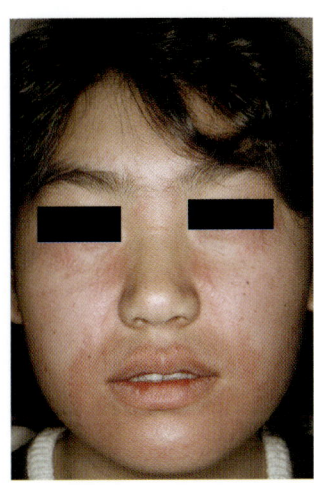

図2 20歳代, 女性. 口囲皮膚炎
口囲だけでなく下眼瞼にも及び,
LMDF の臨床を呈する.

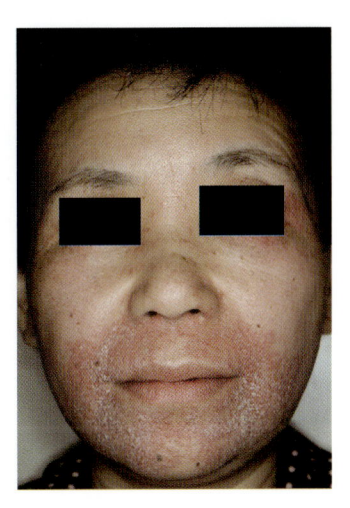

図3 40歳代, 女性. 口囲皮膚炎
口囲全体に紅斑, 落屑が目立つ.

臨床像の特徴（図1〜3）

　口囲皮膚炎は, 酒皶様皮膚炎とも呼ばれ, ステロイド外用薬を長期に連用した結果生じることが多い.

　口囲を中心にびまん性紅斑, 油性光沢, 紅色丘疹, 落屑などを認める. 基盤に酒皶があり, それに対してステロイド外用薬を使用したために生じた病態である可能性がある.

鑑別疾患

① 顔面播種状粟粒性狼瘡（LMDF, 図2）……下眼瞼の外1/3に充実性丘疹, 膿疱が集簇して配列する. 以前は結核疹とされてきたが, 現在では一種の酒皶様皮膚炎とされており, その一部が下眼瞼にできた場合に LMDF の臨床を呈すると考えられている.
② 酒皶……潮紅, 油性光沢, 毛細血管拡張を主徴とする. 本症の基盤にある疾患と考えられ, ステロイド外用の既往がない場合に, 酒皶と診断される場合が多い.
③ 尋常性痤瘡……毛孔一致性丘疹, 膿疱, 面皰が混在する疾患. 分布は口囲よりむしろ頬部, 下顎部に多い. 毛包虫による毛包性痤瘡は本症に合併することが多い.

注意点・治療

　本症はステロイド外用薬によるものであるが, 外用を中止すると著明なリバウンドを来し, そのためステロイドを離脱できずに結果として長期外用となりがちである. そのため, ステロイドを中止する場合には, ミノサイクリンの内服を行いつつ, まずプロトピックに変更する方が無難である. しかし, プロトピックの連用によっても本症になるという意見もあり, プロトピックの過度の連用は避けるべきである.

125

3．マンゴー皮膚炎

石川武子

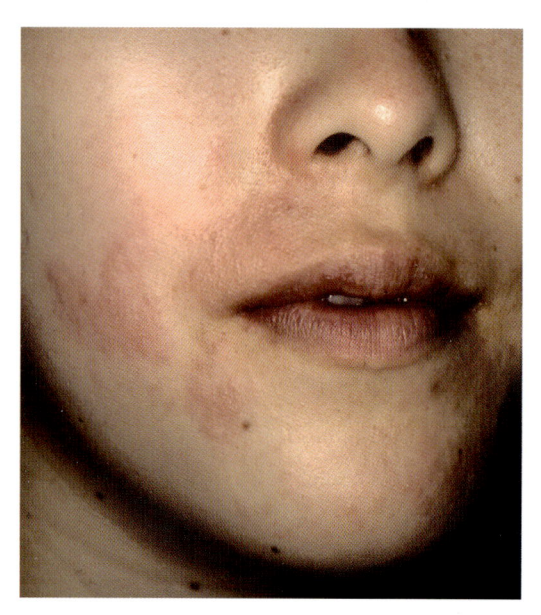

図1　25歳，女性．マンゴー皮膚炎
口囲の浮腫性紅斑とその紅斑内の漿液性丘疹．

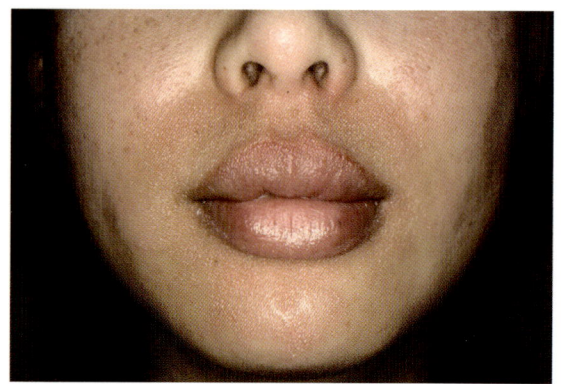

図2　28歳，女性．マンゴー皮膚炎
口囲の小水疱集簇と口唇の腫脹．

臨床像の特徴

マンゴー皮膚炎は，マンゴーの果肉や果汁による接触皮膚炎で，口囲や果肉・果汁に触れた指が接触した部位に皮疹が生じる（図1）．

皮疹は浮腫性紅斑でその紅斑内に漿液性丘疹，小水疱が集簇し強い痒みを伴う．口唇の腫脹をみることもある（図2）．

鑑別疾患

① 接触皮膚炎（マンゴー以外）……マンゴー以外の原因物質を有するもの．新規化粧品，マスク使用歴，外用薬などを聴取する．

② 単純疱疹……紅暈を伴う小水疱の集簇と口唇の腫脹．ピリピリ感があり，強い痒みはない．

③ lick dermatitis……舌で口囲を舐め回すことで生じる．辺縁ほど炎症が強い境界明瞭な紅斑．小児に多い．

注意点・治療

マンゴーの種の周りに残った果肉にかぶりついたり，口囲に付着した果汁を指で拭いたりすることで，口囲や口からやや離れた頬などにも皮疹が生じる．マンゴー皮膚炎を疑い摂食歴を聞き出せれば診断は容易である．

治療は症状に応じたステロイドの外用やステロイドの短期漸減内服を行う．

マンゴー以外のウルシオールを含有する植物（漆，ハゼノキ，銀杏の果肉など）にも注意が必要である．

４．接触皮膚炎（竜笛の漆による）

大原國章

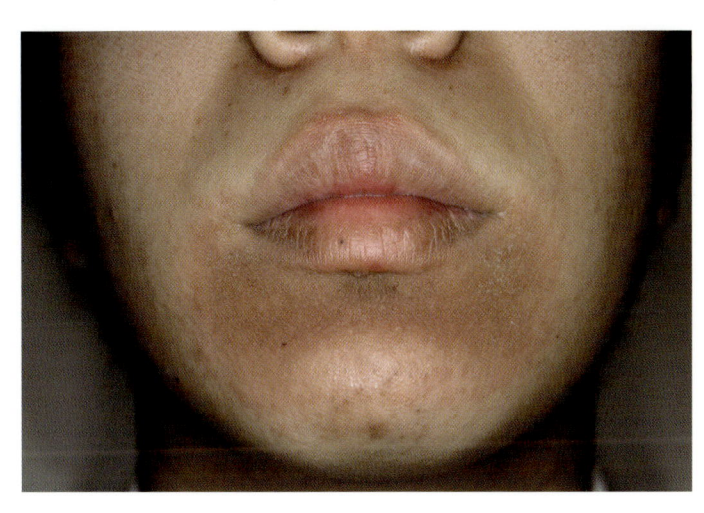

図1　17歳，男子．接触皮膚炎
オトガイ部が境界鮮明に発赤しており，
口唇（唇紅）も腫れている．
色素沈着も混じていて，慢性経過を想起
させる．

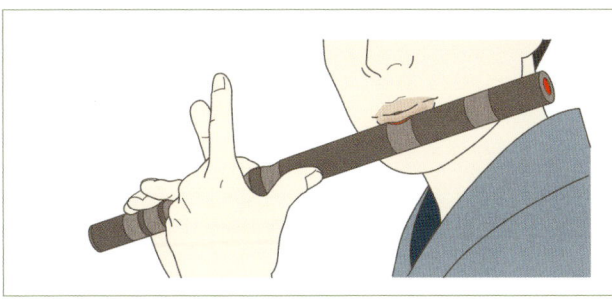

図2　竜笛
オトガイに笛を当てて吹く．

臨床像の特徴

　漆による接触皮膚炎は皮膚科医ならば誰もが一度は経験しているであろう．漆（樹液や葉）への直接的な接触よりも，漆塗りの製品での発症により，急性のアレルギー性の皮膚炎として発症し，炎症症状が強い．皮膚炎の分布範囲や形状から原因が想像できることが多い．

　臨床像は境界鮮明な発赤，浮腫，熱感，痒みが主症状で，炎症が高度ならば水疱を生じる．手を介しての二次的な接触で陰部などにも発症することがある．

　図1は，雅楽に用いられる漆塗りの竜笛（横笛の一種）が原因の症例である．マンゴー皮膚炎の分布と似ているが，オトガイに限局していて境界鮮明であり，マンゴー皮膚炎のような紅斑局面を越えた散布性の丘疹はみられない．

　竜笛は本来は竹製品で，表面に漆を塗ってあるが，樹脂製の安価な製品もある．演奏する際は，図2のように笛をオトガイに当てるので，図1の発疹はその接触部位とぴったり一致している．

5. 亜鉛欠乏症

門野岳史

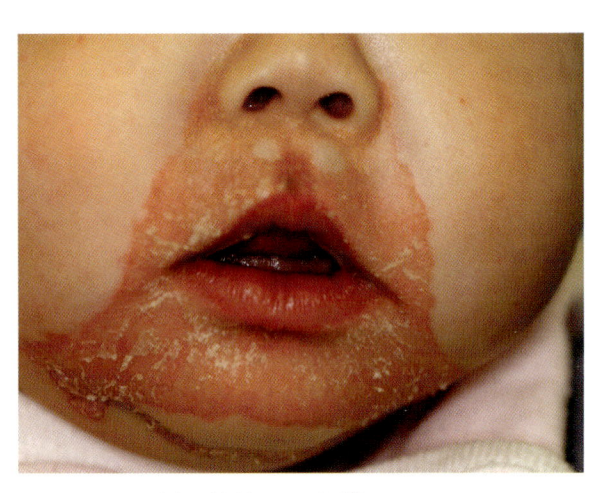

図1　7カ月, 女児（文献1より転載）
口唇, 口囲に痂皮や亀裂を伴う落屑性紅斑がみられる.

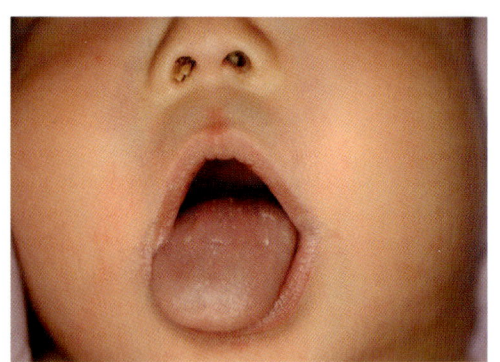

図2　亜鉛内服開始8日目の像（文献1より転載）
皮疹はほぼ消褪している.

臨床像の特徴（図1, 2）

亜鉛欠乏症は, 口囲に落屑性紅斑や痂皮, びらん, 水疱がみられ, このほか眼瞼や肛門周囲などの開口部や四肢末端に同様の皮疹が生じる.

本症を診断するうえでのポイント

開口部を中心に落屑性紅斑がみられるのが特徴で, あとは下痢と脱毛, 口内炎が有名である. 小児の場合は, 亜鉛の吸収障害を来す亜鉛輸送蛋白 SLC39A4（ZIP4）の遺伝子異常, 母親の *ZnT2* 遺伝子異常による低亜鉛母乳, 低出生体重児において急激に体重増加がみられる場合などが要因としてあげられる. 成人の場合は高齢者, 高カロリー輸液・経腸栄養, 難治性下痢症, 糖尿病, 腎不全, 肝硬変などに注意する.

鑑別疾患

① **脂漏性皮膚炎**……軽症の場合だと**脂漏性皮膚炎**や**オムツ皮膚炎**との区別は難しいが, 皮疹が広範囲でびらんを伴うこと, 下痢など他の症状があることから鑑別する.
② **慢性湿疹**……発疹の分布からある程度区別はつく. 下痢や脱毛は通常伴わない. 採血での血清亜鉛値が決め手になるが, 慢性湿疹でも潜在的亜鉛欠乏を伴っていることがある.
③ **皮膚カンジダ症**……ことに肛囲のものや外陰部のものはまぎらわしいが, 浸軟や膿疱は目立たず, 鏡検により, カンジダを確認することができる.

注意点・治療

亜鉛が欠乏すると, 表皮細胞から放出されるATPによる炎症を抑制できないため, 皮膚炎がおこりやすいと考えられている. 亜鉛が欠乏する要因を明らかにすることが重要であり, 治療として亜鉛の補充を行うと皮疹は比較的速やかに改善する.

文献

1）　廣川悠季 ほか：皮膚臨床 59: 329, 2017

6. Quincke 浮腫

川口紘一郎, 竹内周子, 鎌田昌洋

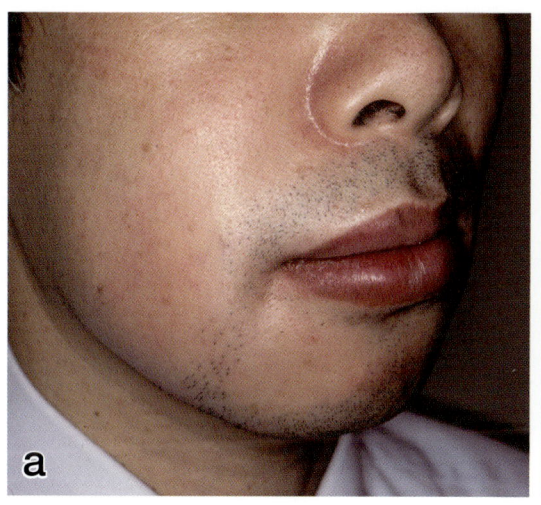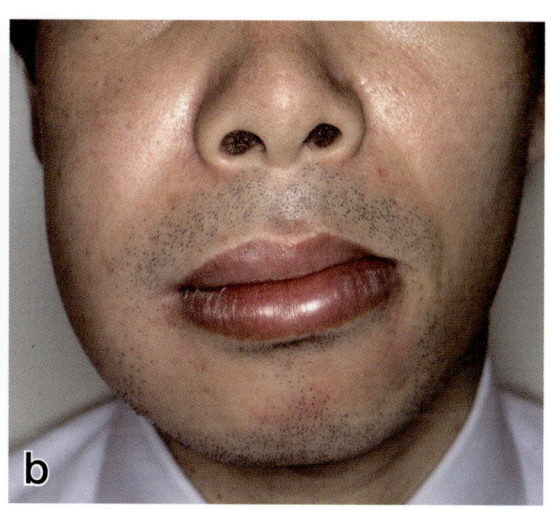

図　40歳, 男性. Quincke 浮腫
(a, b) 口唇. 右頬部に著明な腫脹を認める.

臨床像の特徴（図）

Quincke 浮腫（血管性浮腫）は局所の血管透過性亢進により生じ, 顔面, とくに口唇, 眼瞼に好発する. 瘙痒感のみられない限局的, 非対称性, 非圧痕性の浮腫で, 数時間〜数日で消失する. 蕁麻疹を伴うこともある.

鑑別疾患

① **アナフィラキシー**……呼吸困難, 血圧低下, 腹痛・嘔吐などの症状に留意する.

② **肉芽腫性口唇炎**……口唇の浮腫性の腫脹をくり返すが, 次第にゴム様の硬さで持続性となる.

③ **接触皮膚炎**……瘙痒を伴い, ときに水疱形成もある. 新規化粧品, マスク使用歴, 外用薬などを聴取する.

④ **その他**……丹毒, 蜂窩織炎, 虫刺症, 皮膚筋炎, 粘液水腫など.

注意点・治療

蕁麻疹を伴う場合は抗ヒスタミン薬, トラネキサム酸内服, 効果不十分例はステロイド内服を行う.

蕁麻疹を伴わない C1-INH 機能異常等の場合は男性ホルモンやトラネキサム酸の予防内服, 急性発作時は C1-INH 補充やブラジキニン受容体拮抗薬を投与する.

どの場合でも被疑薬は中止する. 上気道に浮腫が生じると窒息の危険があり, 注意が必要である.

7. 遺伝性血管性浮腫

安部正敏

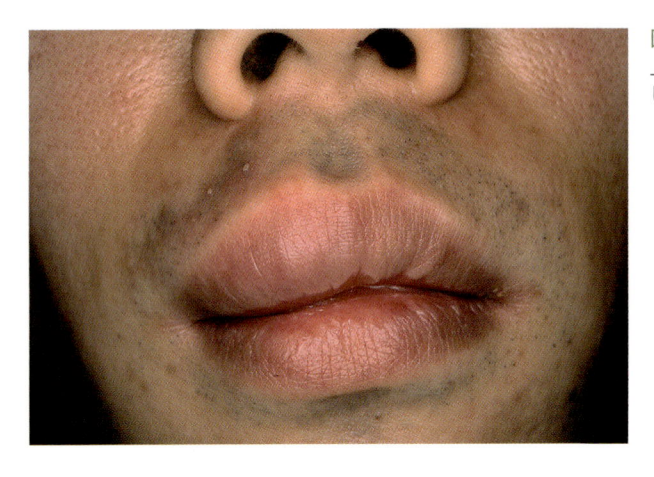

図　30歳, 男性. 遺伝性血管性浮腫
上口唇白唇部はとくに左側を中心に著明に腫脹
している.

臨床像の特徴 (図)

遺伝性血管性浮腫は, 口唇をはじめとして, 眼瞼など主に顔面に突発的に限局性浮腫が生ずる. 環状紅斑がみられる場合もあるが, 蕁麻疹のような強い瘙痒を伴わない. 血管性浮腫が生ずる場所により, 呼吸困難や腹痛を訴えることがある. 本症 (遺伝性血管性浮腫 hereditary angioedema：HAE) は, 補体第1成分阻害因子 (C1インヒビター) の遺伝子異常による C1インヒビターの減少・機能低下による [1].

鑑別疾患

① アレルギー性血管浮腫……強い瘙痒を伴う膨疹が多発する. 抗ヒスタミン薬が有効.
② 血管性浮腫 (Quincke 浮腫) ……短時間で浮腫が出現し, おおむね数日で軽快する. 瘙痒は伴わない.
③ 肉芽腫性口唇炎……口唇に消褪と再発をくり返すわずかに硬結を伴う口唇のびまん性腫脹がみられる. 無痛性であるが違和感を訴えることがある.
④ その他……薬剤性血管浮腫, 好酸球性血管浮腫, 蕁麻疹, 接触皮膚炎など.

注意点・その他

C1インヒビター (C1-INH) は, C1-INH 遺伝子によってコードされる糖蛋白である. C1-INH 機能低下により, ブラジキニン濃度が上昇し浮腫が誘発される. 本症は, C1-INH 遺伝子異常による I 型, II 型および遺伝子異常がない III 型に分類される [2].

本症の治療において, 抗ヒスタミン薬, ステロイド薬, エピネフリンは無効である. 本症の急性発作の場合, 選択的ブラジキニン B2 受容体ブロッカーもしくは C1-INH 製剤が有効である [1]. 本症は初発症状から診断までに時間がかかることが知られており [3], 口唇の浮腫に遭遇した場合には必ず念頭に置くべき疾患である.

文献

1) Longhurst HJ, Bork K: Br J Hosp Med (Lond) 80: 391, 2019
2) Patel G, Pongracic JA: Allergy Asthma Proc 40: 441, 2019
3) 秀 道広, 高萩俊輔, 岩本和真：日本小児アレルギー学会雑誌 31: 714, 2017

8．肉芽腫性口唇炎

椛島健治

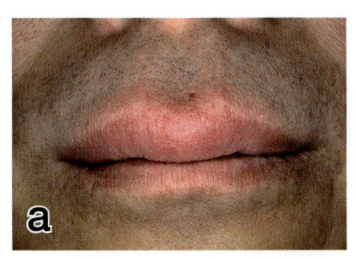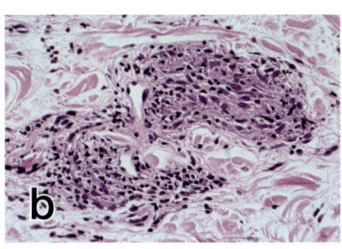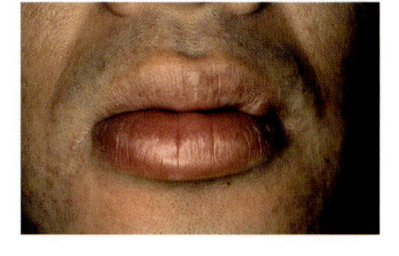

図1　50歳代，男性．肉芽腫性口唇炎（文献1より転載）
(a) 上口唇の腫脹．扁桃腺摘出歴の既往あり．1年前より上口唇が腫脹し，増大してきた．飲酒，風邪，疲労により腫脹が悪化する．上口唇にびまん性の腫脹がある．圧痛などの自覚症状はない．巨大舌，皺襞舌はなく，顔面神経麻痺やリンパ節の腫脹もない．
(b) 病理組織像にて，真皮内に類上皮細胞肉芽腫が確認された．

図2　40歳代，男性．肉芽腫性口唇炎
持続性の下口唇のびまん性腫脹．分厚く触れる．

臨床像の特徴（図1，2）

　肉芽腫性口唇炎は，口唇の紅斑，腫脹からはじまり，慢性的に寛解と増悪をくり返し，最終的に持続性の腫脹になる病態である．比較的上口唇に多く，頰粘膜腫脹を伴うこともある．触診にて弾性硬の浸潤を触れることが特徴で，江藤は「コリコリした刺身のアワビのよう」と表現している[2]．

　原因は不明で，自己免疫性疾患，遺伝的体質，自律神経異常，アレルギー，歯科疾患などがあげられている[3]．

　反復する顔面腫脹，再発性顔面神経麻痺，皺襞舌の3つの徴候がみられるものをMelkersson-Rosenthal症候群とよぶが，その場合肉芽腫性口唇炎だけでなく眼瞼腫脹なども同時に呈し，顔面全体が腫脹することもある．

　確定診断は病理組織学的所見による．リンパ原性浮腫とともに，のち，真皮内に類上皮細胞からなる大小の肉芽腫を形成する．

鑑別疾患

① **血管性浮腫（Quincke浮腫）**……特発的な口唇や眼瞼の腫脹．遺伝性のものは**遺伝性血管性浮腫（HAE）**とよび，治療法が異なる．

② **接触皮膚炎**……重度のアレルギー性接触皮膚炎は血管性浮腫と臨床像が似る．この場合，口唇に限局というより顔面腫脹に近い．瘙痒を伴う．圧迫痕の残らない浮腫で，浸潤を触れない．

③ **その他**……蕁麻疹など，口唇に浮腫性の病変を形成する疾患全般があげられる．

治療・注意点

　治療は難渋することが多く，治療薬としてはステロイド局注や内服，クロファジミン，テトラサイクリン，ジアフェニルスルホン，スルファサラジンおよびサリドマイドなどがあげられる[3]．その他切除や歯科金属の除去，齲歯の治療などの感染病巣の除去が考慮される．

文献

1) 守屋真希，大原國章：J Visual Dermatol 8: 581, 2009
2) 塩原哲夫（司会）ほか：座談会：「これを見たら何を考える？」―私の失敗談，成功談―．Visual Dermatology 2016年臨時増刊号「これを見たら何を考える？」皮疹のみかたアトラス，p.23, 2016
3) 川辺美咲，伊崎誠一：J Visual Dermatol 10: 1066, 2011

9. 木村病

大原國章

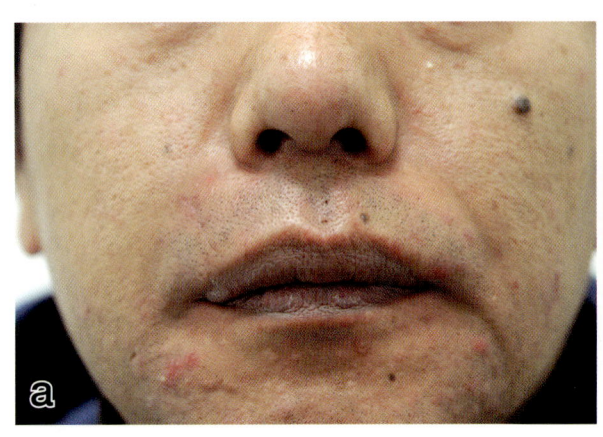

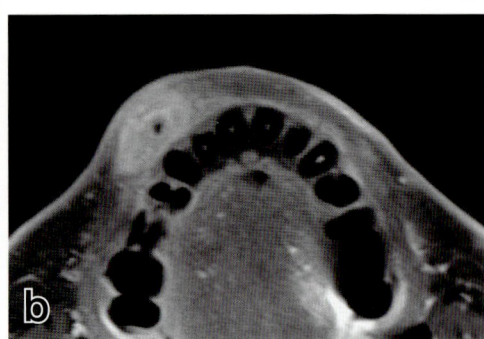

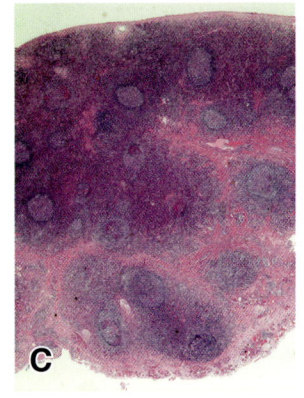

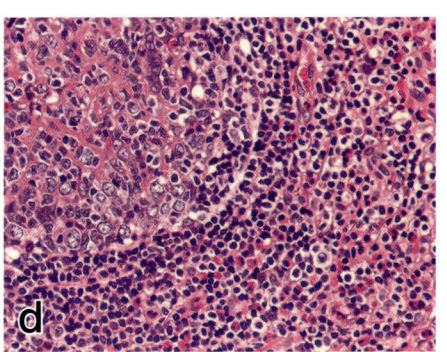

図　40歳代，男性．木村病
（a）右側の上口唇の境界不鮮明な腫脹が主訴であり，赤唇縁にも浮腫がみられ，口唇皮膚には痤瘡様の丘疹が散在する.
（b）MRIで境界のやや不鮮明な腫脹が描出されている.
（c）生検病理所見．稠密な細胞浸潤とリンパ濾胞が深部まで及んでいる.
（d）拡大像では，好酸球が目立つ.

臨床像の特徴

　木村病（Kimura's disease）は1948年に木村哲二が報告した疾患で，軟部組織の腫脹（図a, b）とリンパ節腫大が臨床症状で，末梢血での好酸球増多，IgE高値を伴い，病理では深部に及ぶリンパ濾胞形成（図c）と好酸球浸潤（図d）を特徴とする．局所の瘙痒やアトピー性皮膚炎を合併することもある．顔面では耳周囲が好発部位で，リンパ節としては耳前，耳後部，頸部，鼠径などが主座である.

　臨床像はなだらかに隆起する腫瘤のことが多く，深部病変であることを想像させる．腫脹は硬性で，摘んでみるとゴリゴリした触感で，内容が一様でない印象を受ける．表面皮膚とは密着しているが，下床とは可動性である.

診断

　検査としては，末梢血での好酸球とIgE，超音波やMRIなどの画像検査，さらに皮膚生検での病理所見で診断を確定する.

治療

　治療はステロイドの内服が有効だが，減量で病勢が再燃しやすい.

　放射線治療も局所制御として行われることもある.

10. 混合腫瘍

久保善嗣，林 耕太郎

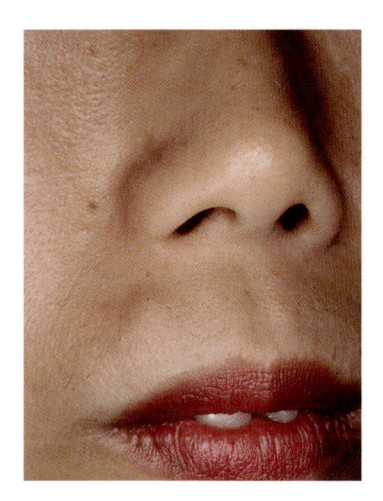

図1　臨床像
右上口唇の常色で弾性硬の結節.

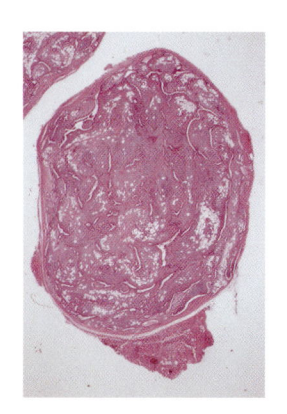

図2　病理組織学的所見（弱拡大）
真皮内の境界明瞭な結節病変.

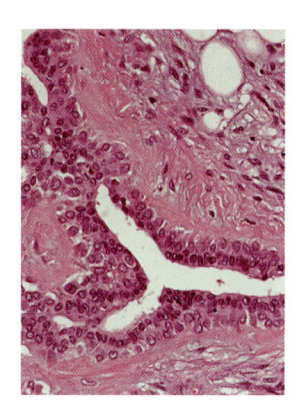

図3　病理組織学的所見（強拡大）
二相性を示す上皮が管腔を形成している. 断頭分泌を認める.

臨床像の特徴

　混合腫瘍は径1～2cm程度のドーム状に隆起する常色～淡紅色の皮内結節で，弾性やや硬に触れる. 中高年の上口唇，鼻，頭頸部に好発する. 下床との可動性を有することが多い.

　皮内の境界明瞭な結節病変で，1～2層の壁細胞で囲まれた管状構造をとる上皮性組織と粘液腫（ムチン）状および軟骨様の間葉系組織とが混在してみられることが特徴である. 断頭分泌や毛包系，脂肪細胞への分化がみられることもある.

　汗腺系の良性腫瘍で多くはアポクリン型だが，エクリン型も存在する. 臨床的にはアポクリン型とエクリン型に差異は認められない[1,2]. ごく稀に癌化する.

鑑別疾患

① **乳頭状管状腺腫**……アポクリン型の本腫瘍との鑑別が問題になる. 管腔構造が主体の単調な構築の上皮性腫瘍であり，間質が広い面積を占めることはなく，ムチン沈着も目立たない[3].

② **アポクリン線維腺腫**……管腔構造を呈する腫瘍細胞が豊富な間質内に増殖する点で，アポクリン型の本腫瘍に類似する. しかし，外方増殖性の病変であって，塊状～充実性胞巣を欠き，管腔状腫瘍巣と毛包漏斗部との連続性が目立つ. 間質には顕著な線維化が認められるが，ムチン沈着や軟骨状所見は目立たない[2].

③ **粉瘤**……表皮と連続した表皮様の壁を有する囊腫で囊腫内では角質物を貯留する.

注意点・治療

　外科的に摘出を行う.

　頻度は高くないが，本腫瘍の中には転移を示すものや長期間の経過で悪性化するものもみられる[4].

文献

1) 真鍋俊明，清水道生：腫瘍病理鑑別診断アトラス 皮膚腫瘍Ⅰ（腫瘍病理鑑別診断アトラス刊行委員会監），文光堂，東京，p.71, 2010
2) 斎田俊明：皮膚病理組織診断学入門 改訂第3版，南江堂，東京，p.164, 2017
3) 清水 宏：あたらしい皮膚科学 第3版，中山書店，東京，p.415, 2018
4) 水野絵里香ほか：皮膚病診療 39: 1161, 2017

11. Fordyce 状態

塩原哲夫

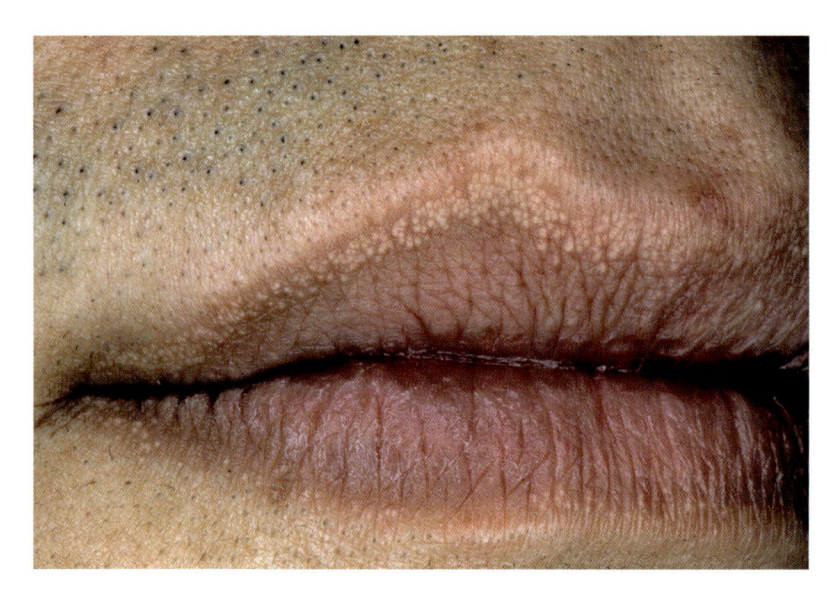

図1 Fordyce 状態の臨床像
黄白色の均一な大きさの小丘疹が口唇縁に沿って分布する.

臨床像の特徴（図1, 2）

　Fordyce 状態は, 口唇, 亀頭包皮, 大小陰唇に黄色調の径 1〜3 mm の小丘疹が多数集簇してみられる. 口唇にみられる場合は上口唇の辺縁に縁どるように配列する. 自覚症状は認めず, 独立脂腺の増殖によるものである. 口唇に認められる場合は左右対称性に分布する. 男性に発症しやすい.

鑑別疾患

① 脂腺増殖症……高齢男性の顔に発症する黄白色の丘疹で, 口唇に発症することはない. 個疹の大きさも Fordyce 状態のほうが小型で集簇して認められる.
② 稗粒腫……黄白色の径 1〜2 mm の丘疹で, 眼囲に好発するが口唇に多発することはない.
③ 汗管腫……常色〜淡黄褐色の径 1〜3 mm の硬い丘疹で, 眼囲に好発し, 女性に多い.

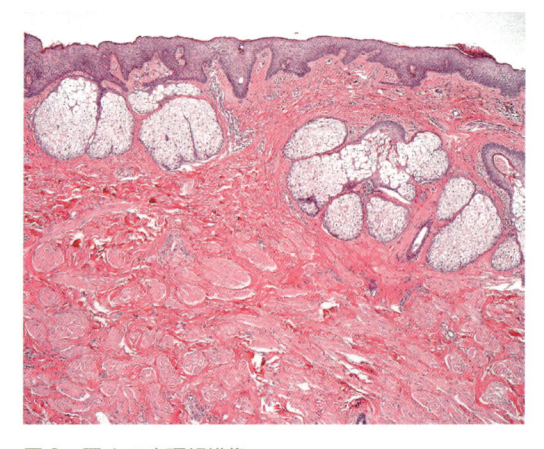

図2 図1の病理組織像
組織は脂腺の増殖からなる.

注意点・治療

　本症は高脂血症や大腸癌と関連しているとする報告がある. 心疾患のリスクファクターともいわれているが, 今後の検討が必要である. レーザー治療やトレチノイン外用などが行われるが通常は放置される.

12．結節性皮膚アミロイドーシス

大原國章

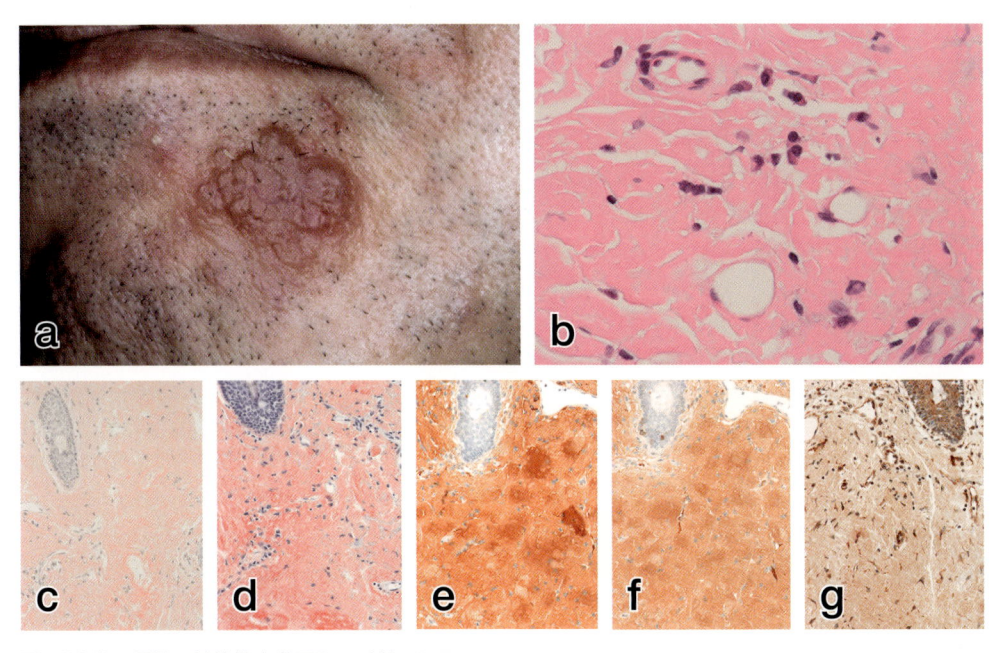

図　56歳，男性．結節性皮膚アミロイドーシス
（a）下口唇皮膚の紅褐色の結節病変．多房性，顆粒状で光沢性，一見すると水疱のような印象を受ける．
特有の触感がある．（b）HE染色ではピンク色の無構造な集塊である．（c）Congo red染色では淡い橙色
に染まるが，反応性は弱い．（d）Direct fast scarlet（DFS）ではcongo redよりも鮮明に染まる．（e）
免疫グロブリンL鎖，λが陽性．（f）同じくκも陽性．（g）血清アミロイド，AAも陽性である．

臨床像の特徴

　皮膚科で扱われるアミロイドーシスは主に皮膚限局性であり，搔破などに続発するものと，腫瘍や炎症に随伴する場合，そして原発性に沈着する場合がある．ここで提示する結節性皮膚アミロイドーシス（nodular cutaneous amyloidosis）は原発性に結節をつくる病型で，表面は多顆粒状の黄色味を帯びた赤褐色の結節で（図a），触るとぶよっとした，菓子のグミのような触感である．

診断

　臨床症状だけで診断するのは難しいが，特徴的な症状なので写真を記憶にとどめておけば想起は可能であろう．あえて鑑別をあげるとすれば，単純疱疹と臨床像が似ていることがあるが，この類似について塩原は「他人のそら似であろう」と述べている[1]．確定には皮膚生検により，各種の染色でアミロイドを証明する（図b〜g）．

治療

　治療としては，限局性の結節なので切除して皮弁での再建を行う．

文献

1）吉野朋子，大原國章：単純疱疹vs結節性皮膚アミロイドーシス．皮膚科の似たもの同士（塩原哲夫監修），学研メディカル秀潤社，東京，p.174, 2010

13. 伝染性膿痂疹

椛島健治

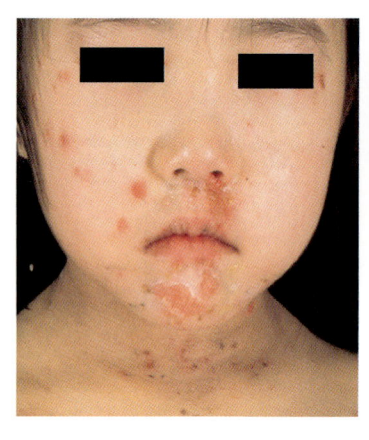
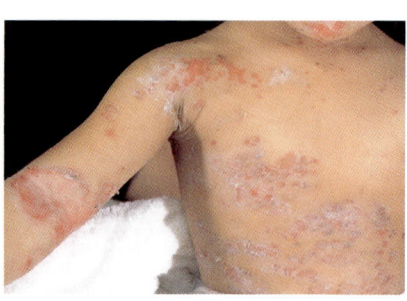

図　4歳，女児．水疱性膿痂疹（写真提供：岡山大学医学部皮膚科山﨑修先生．文献1より転載）
鼻入口部，口囲，肩，軀幹，上肢に弛緩性水疱と種々の大きさのびらん，その辺縁に膜様および浸軟した鱗屑，痂皮を認める．病変部が隣接し，遠心性の拡大や伝播（飛び火）していった様子がみてとれる[1]．水疱内の培養により黄色ブドウ球菌（MSSA）が検出された．

臨床像の特徴（図）

　伝染性膿痂疹は，いわゆる「とびひ」であり，局所性に発症する黄色の痂皮と滲出液を伴うびらんが特徴の皮疹を生じる．鼻をいじったり掻破により鼻部・口唇部に微細な傷がつき，それを契機として二次的に接触感染しておこる．瘙痒が強い．

　水疱性膿痂疹では表皮に存在している黄色ブドウ球菌 *Staphylococcus aureus* が産生するセリンプロテアーゼである表皮剥脱毒素（ET）が表皮の細胞間接着因子のデスモグレイン-1（Dsg-1）を分解することで角層下にびらんを作る．原因菌が溶連菌の場合は膿疱と痂皮が主体となる痂皮性膿痂疹を作ることが多く，アトピー性皮膚炎に合併する膿痂疹はこのタイプである．

鑑別疾患

① 落葉状天疱瘡……Dsg-1 が分解され，膿痂疹と同じ臨床像（角層下の剥離）をとる（そもそも Dsg-1 は落葉状天疱瘡の抗原として発見された）．「とびひ」が小児に多く成人に稀なのに対して，発症がほぼ成人であること，抗菌薬不応性や血清中の Dsg1 抗体の存在から除外できる．
② Kaposi 水痘様発疹症……コントロール不良のアトピー性皮膚炎に好発し，しばしば鑑別を要する．ヘルペスウイルスが顔面全体に播種し，熱発とともに顔面に限局した紅暈を伴う中央臍窩を有する小膿疱，小水疱が多発，集簇する．
③ その他……初期の小水疱や痂皮の段階では単純ヘルペスや虫刺症，貨幣状湿疹などとの鑑別を要する．

注意点・治療

　治療はベータラクタマーゼ阻害薬とペニシリン系薬剤のエステル結合薬や新世代セフェム系，あるいはニューマクロライドの内服・外用．瘙痒を伴う場合には抗ヒスタミン薬の投与も行う．広範囲の時は，幼稚園などの登校を休ませて他児との接触を避ける．

　稀に全身性の SSSS に移行したり菌血症をおこすこともあるので，経過に注意する．菌血症をおこすのは溶連菌性の膿痂疹が多いとされる．

　メチシリン耐性ブドウ球菌（MRSA）が原因菌であることも多く，通常の抗菌薬が不応の場合には，ムピロシン（バクトロバン）などの使用を考慮する．

文献

1）　山﨑 修：J Visual Dermatol 1: 854, 2002

14. ブドウ球菌性熱傷様皮膚症候群（SSSS）

椛島健治

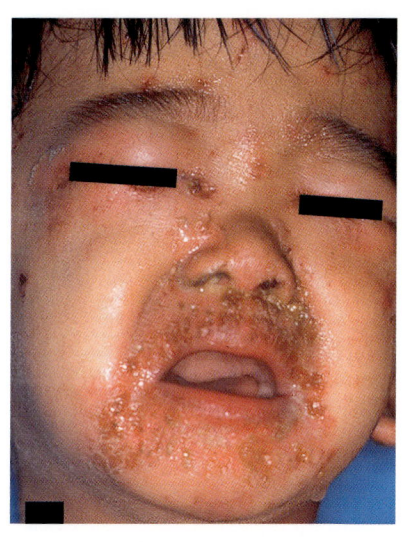

図1　症例1：1歳，男児 SSSS（写真提供：原田敬之先生．文献1より転載）
全身の潮紅，特徴的な口囲の放射状の皺襞がみられる．

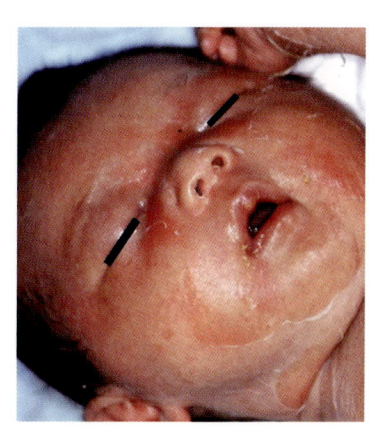

図2　症例2：新生児 SSSS（写真提供：高松赤十字病院皮膚科 池田政身先生．文献2より転載）
全身の潮紅，口囲の放射状の皺襞，頸部の間擦部位の剥離がみられる．

臨床像の特徴（図1，2）

　ブドウ球菌性熱傷様皮膚症候群（staphylo-coccal scalded skin syndrome：SSSS）は黄色ブドウ球菌が産生する表皮剥脱毒素（exfoliative toxin）が血中を介して全身に播種し，全身性の剥脱性皮膚炎をおこす疾患である．Nikolsky 現象陽性．口囲の発赤とともに放射状の亀裂やびらんを生じ，罹患部からは黄色の滲出液がみられる．熱発と全身の潮紅，間擦部のびらんがみられる．重症の場合は予後不良となりうる．2～5歳の小児に好発する．

鑑別疾患

① SJS/TEN……重症薬疹であり，発熱とともに全身の皮膚粘膜に剥脱性の変化がおこる．薬剤歴の聴取とともに，とくに眼粘膜病変が認められたら本症を疑う．
② 新生児 TSS 様発疹症（NTED）……新生児に生じる TSS（toxic shock syndrome）の特殊型である．熱発とともに全身に紅斑を生じ，血小板減少を来す．Nikolsky 現象陰性で，びらんも生じない[1]．
③ 伝染性膿痂疹……黄色ブドウ球菌による二次的感染でおこる．全身状態が比較的良好な SSSS は伝染性膿痂疹の遷延と誤診される可能性がある．伝染性膿痂疹は Nikolsky 現象陰性で鑑別する[3]．

注意点・治療

　入院のうえ抗菌薬投与．SSSS の原因菌は MRSA が多いとされるが，これらは市中型 MRSA（C-MRSA）であり，院内感染型 MRSA より多くの抗菌薬に対する感受性が残っており，βラクタム系薬剤の内服・点滴でも効果を認めることがある．これらに不応の場合は抗 MRSA 薬を用いる必要があることもある[2]．

文献

1) 原田敬之：J Visual Dermatol 7: 1098, 2008
2) 池田政身：J Visual Dermatol 12: 32, 2013
3) 新田桐子：J Visual Dermatol 9: 1146, 2010

15. 単純疱疹（口唇ヘルペス）

塩原哲夫

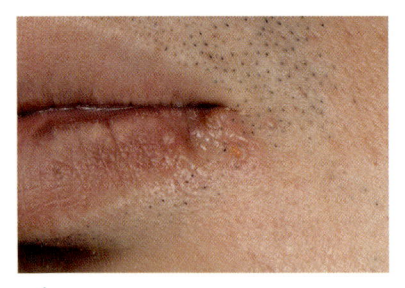

図1 30歳代, 男性. 単純疱疹
下口唇の口角から口唇縁に小水疱が集簇
してみられる.

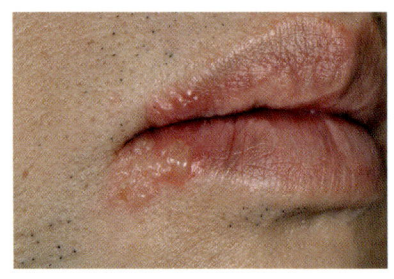

図2 40歳代, 男性. 単純疱疹
下口唇と上口唇の口角部に紅暈を伴う小水疱の集簇を認める.

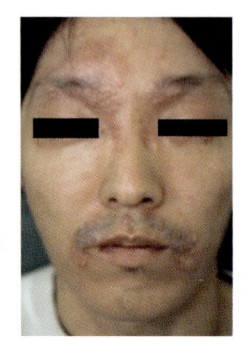

図3 40歳代, 男性. 単純疱疹
口唇, 眼囲, 前額部に拡大したKaposi水痘様発疹症.

臨床像の特徴（図1～3）

単純疱疹（口唇ヘルペス）は, 口唇のさまざまな部位, とくに口唇縁に中心臍窩と紅暈を有する小水疱の集簇する小局面として, 認められる. 疲労, 日光照射, 感冒などを契機に発症し, 皮疹出現前に局所の違和感を認めることが多い. 数日でびらん, 痂皮と進み, 1週間以内に治癒する.

鑑別疾患

① 帯状疱疹……三叉神経の第三枝に発症した場合, 時に鑑別困難なことがある. 典型的には片側性に疼痛を伴う水疱が神経支配領域に一致して生じる. しかし, 1～2個しか水疱を認めない帯状疱疹もあり, 疼痛も軽い場合には鑑別が難しい.

② 固定薬疹……しばしば単純疱疹が治癒した部位に生じやすく, 小水疱を円形の紅斑内に認める場合には鑑別が難しい. 感冒に際して内服した鎮痛解熱剤が原因の場合には, 内服後皮疹出現までの時間（数十分から数時間程度）が手がかりとなる.

③ その他……本症では多くの場合, 同様の皮疹をくり返している既往があり, そういう前駆があるかどうかが診断の手がかりになる.

注意点・治療

本症はHSV-1の再活性化によるものが大部分であり, アトピー性皮膚炎患者では外用を一時的に中止した後に, しばしば顔面全体や躯幹などに汎発化しKaposi水痘様発疹症として発症することがある（図3）. 従来, Kaposi水痘様発疹症は免疫の低下した個体にHSV-1が撒布して生ずると考えられてきたが, 多くは治療を中止してしまったアトピー性皮膚炎患者に生じたHSV-1の再活性化によるものであり, くり返すたびに同一部位に生ずるという特徴がある.

しばしばKaposi水痘様発疹症に引き続き溶連菌性膿痂疹をおこす. この場合は抗ウイルス薬に加え抗菌薬を併用する必要がある.

本症の治療は抗ウイルス薬の外用, 内服であるが, 毎月のように再発をくり返す再発性難治性性器ヘルペスに限り, 保険適用となり, 長期再発抑制療法が行われることもある.

16. 手足口病

馬場直子

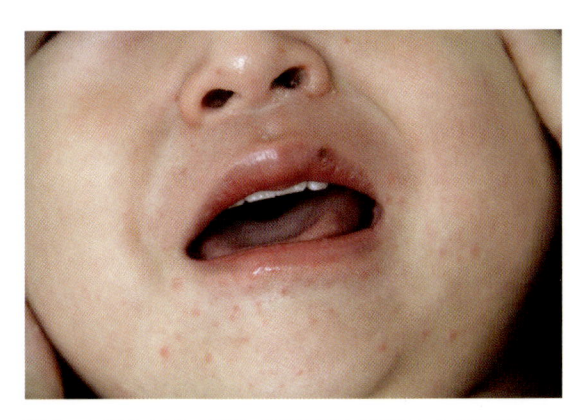

図1　1歳6カ月，男児．手足口病（文献1より転載）
コクサッキーウイルスA6による手足口病の口唇，口囲の漿液性丘疹，小水疱，痂皮．口腔内病変は少なく，食欲不振はあまりみられなかった．

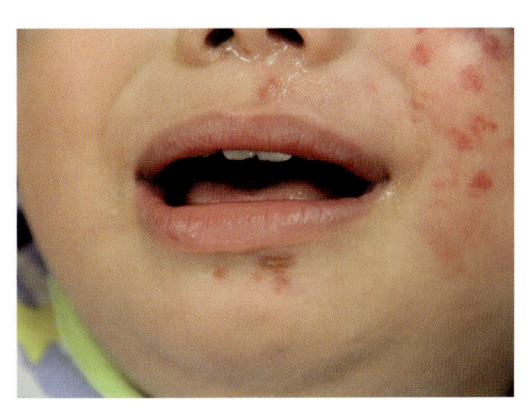

図2　1歳3カ月，男児．手足口病
コクサッキーA6による手足口病．口腔内病変は少なく，口囲に3～5 mm大の小水疱，膿疱，びらんが散在していた．

臨床像の特徴（図1，2）

コクサッキーA6(CA6)による手足口病(hand, foot, and mouth disease：HFMD)では，従来の口蓋，頬粘膜，舌，歯肉などに小水疱，びらんを生じ痛みを伴い食欲不振となる口腔粘膜疹とは異なり，口内痛や拒食の頻度は少なく，口唇や口の周りに水疱・膿疱，びらんが散在する．

鑑別疾患

① **口唇ヘルペス**……紅暈を伴った水疱が集簇して現れ，痛みを伴う．
② **接触皮膚炎（よだれかぶれ）**……下口唇から顎にかけて，紅色丘疹，紅斑が不規則にみられ，常によだれで浸軟している．
③ **アトピー性皮膚炎**……口唇，口角の乾燥，亀裂，出血，口囲の紅色丘疹，紅斑，落屑がみられ，水疱はみられない．

注意点・治療

2011年から隔年ごとに大流行しているCA6によるHFMDでは，これまでの定形例とは異なり，掌蹠には少なく，四肢や臀部に広範囲に，大型の中心臍窩をもつ水痘のような水疱が多発したり，水疱のほか膿疱，紅斑，紅色丘疹，紫斑，血痂，滲出性紅斑など多彩で広範囲に出る傾向がみられ，口腔粘膜疹は軽度で，口内痛や拒食の頻度は少なく，そのかわり口唇や口の周りに水疱が多くみられる．口囲病変だけでは診断はつけられないが，四肢の皮疹と，周囲の流行状況や熱などを参考に診断する．

予防策として有効なワクチンはなく，手洗いの励行と排泄物の適正な処理，なめるオモチャを共有しないことなどが基本となる．

文献

1) 馬場直子：J Visual Dermatol 16: 50, 2017

17．開口部プラズマ細胞症

髙橋智子

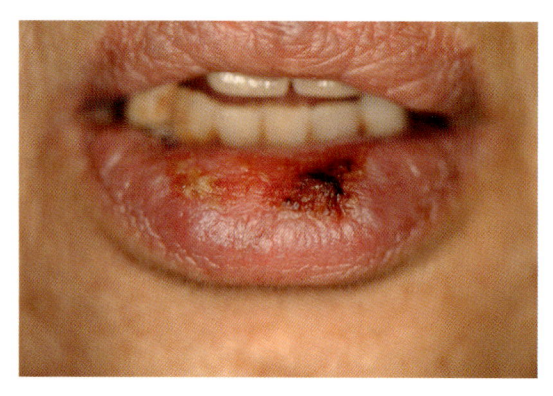

図1　70歳代，女性．初診時臨床像（文献1より転載）
下口唇の痂皮や血痂を伴うびらん．疼痛があり，易出血性であった．

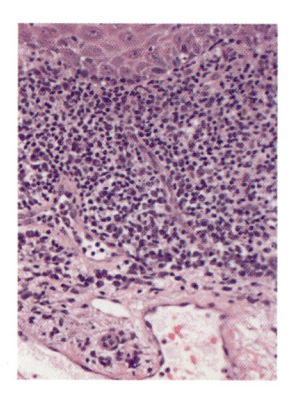

図2　病理組織学的所見（文献1より転載）
浸潤する細胞はリンパ球も混在するが，車軸状核をもつ形質細胞の浸潤が目立っていた．（強拡大，HE染色）

臨床像の特徴（図1～3）

　開口部プラズマ細胞症は，主に人体の開口部（口唇，亀頭，包皮，小陰唇，歯肉，舌，眼粘膜）とその周囲にびらんを生ずる比較的稀な疾患であり，病理組織学的に真皮内に形質細胞主体の稠密な細胞浸潤を認める[2]．とくに口唇においては，下口唇に生じることが多い．基礎疾患を有していることが多い[3]．

鑑別疾患

① 接触性口唇炎……アレルギー性の場合，瘙痒を伴うことが多い．原因となりうる化粧品などとの接触歴が問診上重要である．
② 光線性口唇炎……高齢者に生じる口唇の日光角化症である．下口唇に生じることが多く，組織学的な比較検討が必要である．
③ 円板状エリテマトーデス……口唇に限局することもあるため，病理組織学的な検討が必要である．
④ 有棘細胞癌……必ず否定しなければならない疾患である．病理組織学的な検討が必要である．

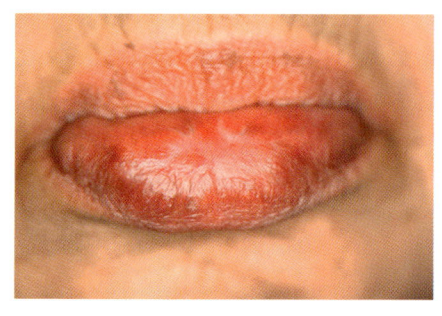

図3　治療2カ月後の臨床像（文献1より転載）
2％フシジン酸ナトリウム外用でびらんは消失．萎縮瘢痕を残し治癒した．

注意点・治療

　良性疾患ではあるが，難治であることが多い．治療は，局所療法では，ステロイド外用，ステロイド局注，外科的切除，全身療法では，グリセオフルビン内服，塩酸ミノサイクリン内服，ステロイド内服などが試みられている．近年は，タクロリムス軟膏が有効であった症例[4]や本症例と同様にフシジン酸ナトリウム外用が奏効した報告[5]もある．

文献

1) 髙橋智子：J Visual Dermatol 16: 44, 2017
2) Fox TC: Br J Dermatol 7: 91, 1895
3) 浅野千秋，小枝淳一，松本一仁：臨皮 54: 798, 2000
4) 吉村和弘，谷 直美，名嘉眞武国：皮膚臨床 58: 261, 2016
5) 上田有希子ほか：皮膚病診療 37: 55, 2015

18. 扁平苔癬

塩原哲夫

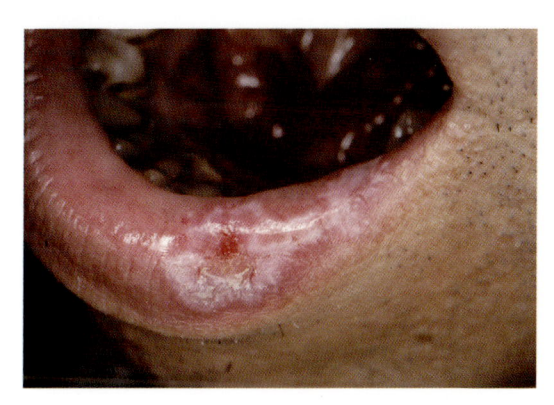

図1 60歳代, 男性. 扁平苔癬
下口唇にびらん面があり, その周囲に特徴的な白色レース状の局面をみる.

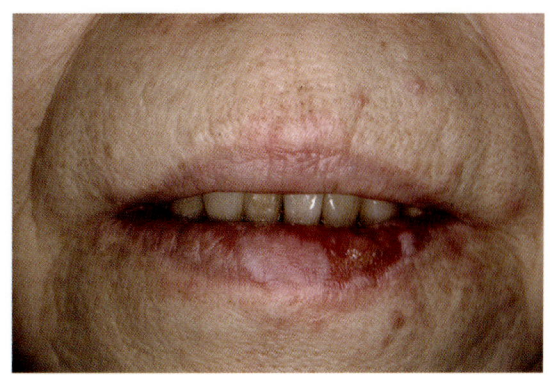

図2 70歳代, 女性. 扁平苔癬
やはり下口唇に白色局面で囲まれたびらん面を認める.

臨床像の特徴（図1, 2）

扁平苔癬は, 口唇に発症した場合, 中央は萎縮性の陥凹局面ないしびらんを呈し, その周囲に灰褐色～白色のレース状の線条（Wickham線条）を認めることが多い. 下口唇に発症しやすい. それに加えて, 亀頭部や四肢, 手関節などに多少隆起した扁平灰褐色局面として認める場合も多く, 慢性の経過をとることが多い.

鑑別疾患

① **固定薬疹**……色調, 部位, 性状とも類似するが, 固定薬疹は急性の経過をとりやすい. 原因薬の存在を突き止めることが決め手である.
② **腫瘍随伴性天疱瘡**……口唇, 眼, 外陰部などに難治性のびらんを生ずる. Castleman病, B細胞リンパ腫などの悪性腫瘍に伴い発症することが多い. 蛍光抗体直接法でIgGが表皮細胞膜に沈着する.

③ **形質細胞性口唇炎**……下口唇に好発するびらんと紅色局面で本症と類似するので, 生検所見が決め手となる.
④ **接触皮膚炎**……アトピー性皮膚炎などが基盤にあり, くり返しアレルゲンに曝露することにより生ずる. びらんのほか, 紅斑, 痂皮などが混在する.

注意点・治療

本症は, 苔癬型薬疹として生ずる場合があり（扁平苔癬型薬疹）, その場合は降圧剤など慢性的に内服する薬剤により遅発性（内服開始数カ月後に生じやすい）で慢性に進行するため, 原因薬との関連を突き止めにくい. 免疫チェックポイント阻害薬の副作用としてもみられる.

治療はステロイド外用薬やタクロリムスなどが用いられるがきわめて難治で, しばしば内服ステロイドやシクロスポリンが用いられることがある.

19．全身性エリテマトーデス（SLE）

安部正敏

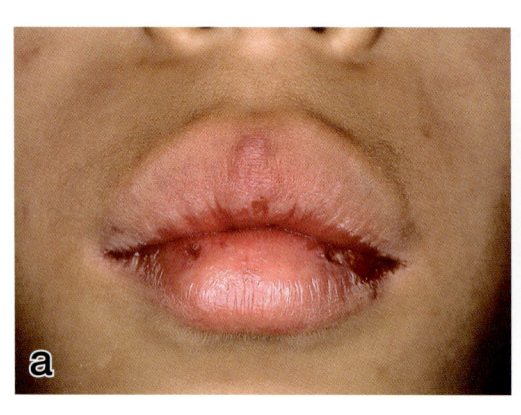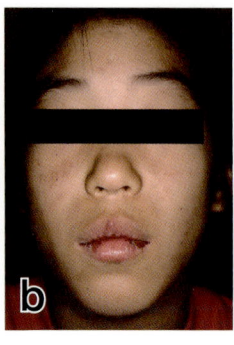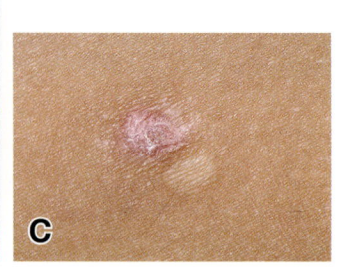

図　11歳, 女児. SLE
(a) 左上口唇および下口唇赤唇部に粟粒大から米粒大までの境界明瞭鮮紅色から暗紫紅色調を呈する紅斑が多発.
(b) 両頬部に頬骨に沿って分布する淡紅色調の紅斑（頬部紅斑）. (c) 軀幹に生じた湿潤を触れる紅斑.

臨床像の特徴（図）

SLE にみられる皮疹は多彩である. なかでも口唇に皮疹がみられる頻度は 9～45％との報告で幅がある[1]. とくに口唇においては, 比較的境界明瞭な淡紫色から暗紫紅色調を呈する紅斑, 紫斑, 水疱, びらんや潰瘍が出現する. その後, 皮疹は乳白色調の萎縮した局面となる. なお, 皮疹は上口唇に比べ下口唇に出現しやすい[2].

鑑別疾患

① 接触皮膚炎……比較的境界明瞭な淡紅色調を呈する紅斑. 瘙痒を有する.
② 扁平苔癬……比較的小型で扁平に隆起する淡紅色から乳白色調を呈する局面. 表面に白色線条や光沢を有する例がある.
③ 日光角化症……主に下口唇に鱗屑を付すわずかに隆起する灰白色調の局面. びらん, 痂皮を伴うことがある.
④ その他……開口部形質細胞症, 肉芽腫性口唇炎, 円板状エリテマトーデス, 多形紅斑など.

注意点・治療

すでに SLE として診断が確定している患者に皮疹が生ずる場合, その解釈は比較的容易であるが, 逆は困難である. とくに口唇には皮膚エリテマトーデスとして円板状エリテマトーデスが好発するため, 非定型的な皮疹では診断が難しい. 唇紅にみられた紅斑患者が経過中精査により SLE と診断された例[3]なども報告があり, 注意を要する.

治療は, SLE の疾患活動性を考慮しながら必要に応じて副腎皮質ステロイド外用薬などを用いる. 遮光指導も忘れてはならない.

文献

1) Burge SM et al: Br J Dermatol 121: 727, 1989
2) Khatibi M et al: Lupus 21: 1312, 2012
3) Chan WMM, Pang SM, Ng SK: Indian J Dermatol 62: 440, 2017

20. 尋常性天疱瘡

清島真理子

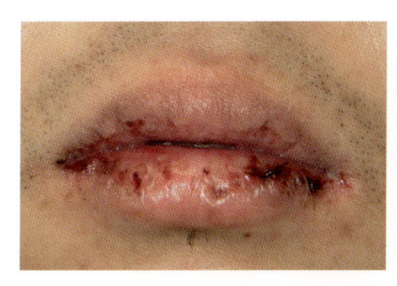 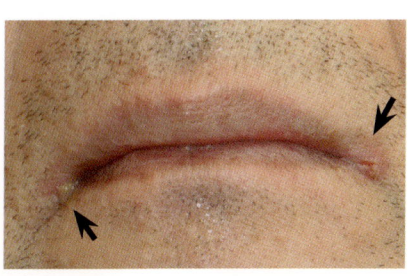

図1 尋常性天疱瘡の口唇病変
左：上下口唇にびらんがみられる尋常性天疱瘡.
右：両口角にびらん（→）を生じた尋常性天疱瘡.

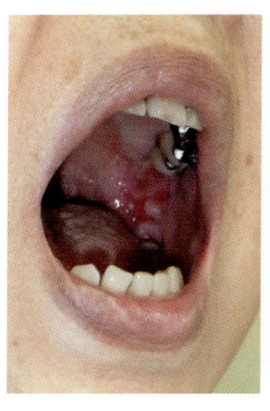 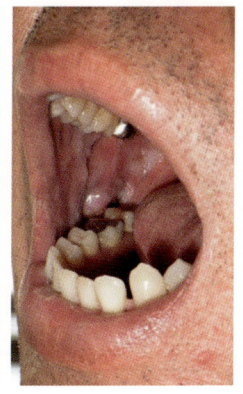

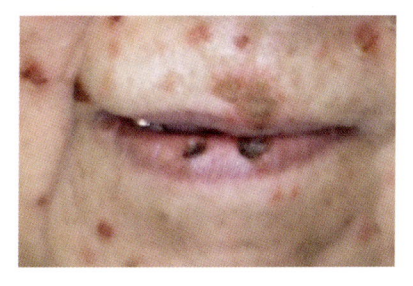

図3 尋常性天疱瘡の口唇病変
口唇周囲の皮膚にもびらんが散在する.

図2 尋常性天疱瘡の口腔内病変
下口唇と口腔粘膜にびらんがみられる尋常性天疱瘡.

臨床像の特徴（図1〜3）

尋常性天疱瘡は，中高年に発症し，粘膜にびらん，皮膚に水疱，びらんを形成する．口腔粘膜，口唇はほとんどの症例で症状がみられ，しばしば初発症状となる．皮膚では摩擦されやすい背部，臀部，腋窩に好発するが，どこにでも生じる.

鑑別疾患

① 水疱性類天疱瘡……高齢者に好発．表皮下水疱で，痒みや水疱周囲の紅斑を伴うことが多い．血清抗BP180抗体，抗BP230抗体が陽性となる.

② 粘膜類天疱瘡……口腔粘膜や結膜に水疱，びらんをくり返し瘢痕を残す．口唇にもびらん，瘢痕を生じる.

③ Stevens-Johnson 症候群 / TEN 型薬疹……高熱を伴い，結膜，口唇，外陰などの粘膜皮膚移行部に水疱，びらん，潰瘍を生じる．皮膚にも紅斑を生じる．多くは薬剤性である.

④ 単純疱疹……口唇及びその周囲に中心臍窩を伴う小水疱が集簇する．再発しやすい.

⑤ 伝染性膿痂疹……小児に好発し，弛緩性水疱，痂皮，びらんを生じる.

注意点・治療

診断には血清抗デスモグレイン3抗体，病理所見（基底層直上の棘融解，表皮内水疱），蛍光抗体直接法所見が有用である．病勢評価にはPDAI（pemphigus disease area index）が用いられる.

治療はステロイド全身投与が第一選択であり，免疫抑制薬を併用する場合もある．難治例では大量免疫グロブリン療法や血漿交換を行う.

21. 腫瘍随伴性天疱瘡

村田 哲, 大槻マミ太郎

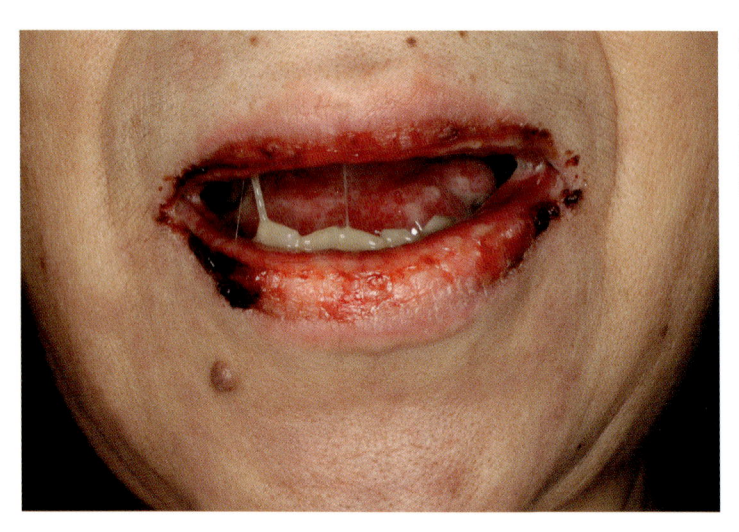

図　50歳代, 女性. 腫瘍随伴性天疱瘡
１カ月の経過で, 口腔内と口唇にびらんと疼痛が拡大し, 偽膜性結膜炎も出現した. その後, Ｂ細胞リンパ腫が診断され, 治療中, 閉塞性細気管支炎を発症した.

臨床像の特徴（図）

　腫瘍随伴性天疱瘡は, 口腔内から咽頭の広範囲のびらん・疼痛とともに, 上下の口唇に, 血痂を伴う高度のびらんが目立つことが特徴で, 眼病変の偽膜性結膜炎を伴うことも多い. 皮疹は多彩で, 弛緩性水疱, 多形紅斑や扁平苔癬様皮疹などを呈する.

鑑別疾患

① **尋常性天疱瘡**……通常, 口腔内から発症し, その１割程度で上下口唇にびらんを形成する. 基底層直上で棘融解を生じ, 抗デスモグレイン３抗体が陽性.
② **粘膜類天疱瘡**……口腔内, 眼, 咽頭など粘膜に上皮下水疱を形成し, ラミニン332, 17型コラーゲンＣ末端などに対する自己抗体が陽性.

③ **Stevens-Johnson 症候群**……血痂を伴う重篤な口唇のびらんが類似するが, 薬歴があり発症が急激で, 発熱を伴い進行が早い. 自己抗体陰性.

注意点・治療

　組織像は interface dermatitis を伴い多彩で, 蛍光抗体直接法の染色パターンは一定しない. 間接法でラット膀胱上皮細胞間陽性が, 尋常性天疱瘡との鑑別に有用である. 確定診断は, 免疫沈降法や免疫ブロット法でエンボプラキン, ペリプラキンを含む複数の自己抗体を証明する.
　治療は尋常性天疱瘡に準ずるが, 合併する悪性腫瘍の検索が重要で, 血液疾患が多い. また, 経過中に進行する呼吸困難で出現する閉塞性細気管支炎は, 予後を左右する.

22. 重症薬疹（SJS/TEN）

塩原哲夫

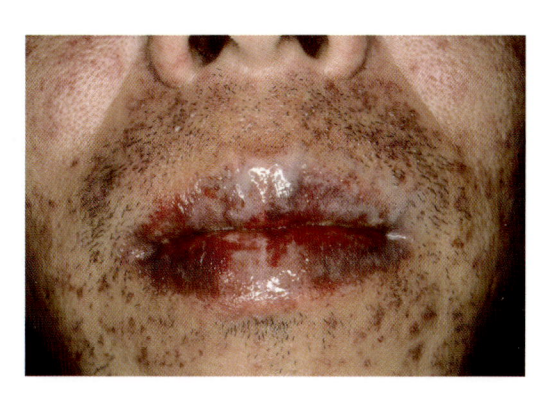

図1　30歳代，男性．薬疹
口唇全体が発赤腫脹しびらんが全面に生じる．血痂が
混じる場合もある．

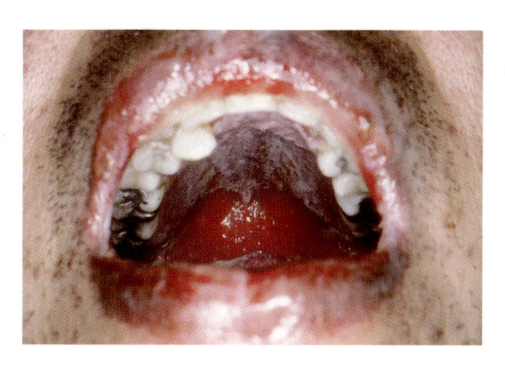

図2　図1と同一症例の口腔内所見
硬口蓋にも広範なびらん面を認める．

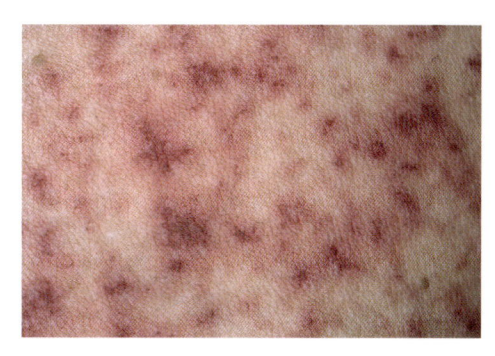

図3　図1と同一症例の軀幹の所見
軀幹には紫紅色斑が多発し，よく観察すると中央が紫
紅色の表皮壊死の所見を呈している．こういう皮疹を
みたら範囲は狭くても重症と考えるべきである．

臨床像の特徴（図1〜3）

　重症薬疹（SJS/TEN）は，口唇全体に上皮の
壊死性変化が強く，水疱やびらん，血痂などの
混在する局面を呈する．壊死性変化は口腔内に
向かって強くなる傾向があり，口腔内に広範囲
のびらん，水疱を形成する場合もある．さらに
進展すれば，消化管全体に著明なびらんを呈す
ることもある．中毒性表皮壊死症（TEN）は，
Stevens-Johnson症候群（SJS）より重症型であ
る．

鑑別疾患

① **多形紅斑重症型（EM major）**……四肢の遠
位優位に対称性に標的様の紅斑が認められ，口
唇，口腔内などに粘膜疹を認める．SJS/TEN
の軽症型といえるが，SJS/TENへの進展はい
つも注意しておかねばならない．SJS/TENと
比べ口唇の壊死性変化は強くない．
② **腫瘍随伴性天疱瘡**……Castleman病，B細
胞リンパ腫などリンパ系の悪性腫瘍に伴って口
唇，眼，外陰部などにびらんを生ずる．SJS/
TENと異なって慢性の経過で発症し発熱など
の急性の炎症症状は伴わない．

③ **扁平苔癬**……下口唇に好発し，口唇全体に
及ぶことはなく，本症と違い扁平苔癬は慢性の
経過をとる．

注意点・治療

　口唇だけでなく眼粘膜や陰部粘膜などを冒
し，とくに眼粘膜は強い後遺症を残すことがあ
るので，初期から眼科医の診察が必要である．
　びらんが口腔内に拡大する傾向がある場合に
は，消化管全体に病変が拡大し，経口的に薬剤
摂取や食事がとれなくなる可能性がある．入院
加療のうえ，大量のプレドニン®（プレドニゾ
ロン）の全身投与が必要となる．

23. 多形紅斑型薬疹（EM）

塩原哲夫

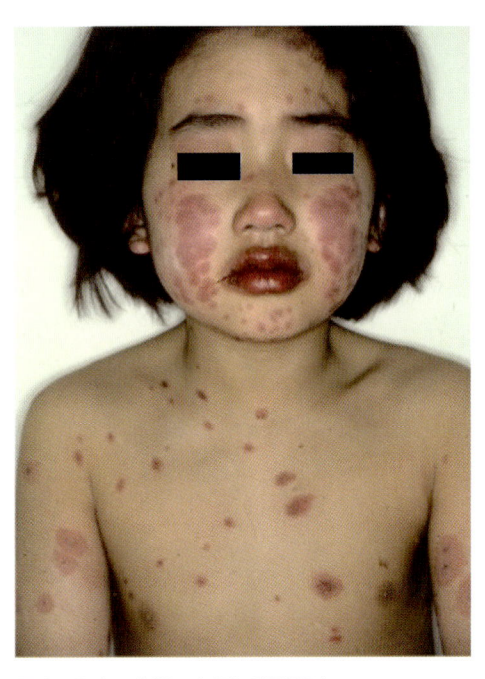

図1　5歳，女児. 多形紅斑型薬疹
口唇のびらん，浮腫，痂皮に加え，頬部に浮腫性の紅斑を認める.

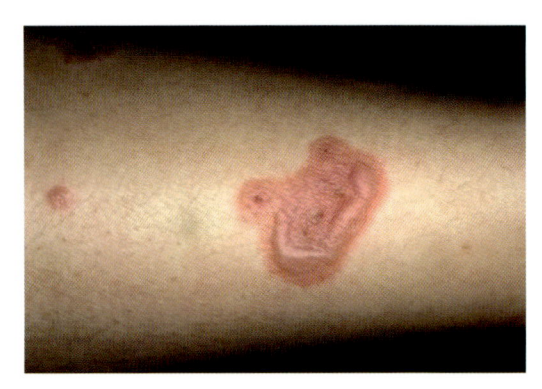

図2　図1と同一症例の腕
前腕に辺縁が隆起し，中央が陥凹する標的様病変を認める.

臨床像の特徴（図1, 2）

　多形紅斑型薬疹（EM）は，軽症型の EM minor と重症型の EM major に分けられる. 前者は遠心性に拡大する標的様の類円形の環状紅斑を主に皮膚に認めるのに対し，後者は同様の紅斑を皮膚に広範囲に認め，それに加えて著明な粘膜疹を併発するため，SJS との鑑別が必要となる. 薬剤に加え基盤に単純ヘルペスやマイコプラズマ感染があり，それが病態に関与することもある.

鑑別疾患

① SJS/TEN……EM major との鑑別が必要である. SJS/TEN ではより表皮の壊死性変化が強く，重症感が強い.
② 固定薬疹……原因薬剤の内服後数十分〜数時間で円形〜類円形の紅斑を認める. 固定薬疹は通常色素沈着部に一致して出現し，数個以内の場合がほとんどである.
③ ウイルス性発疹症……麻疹，風疹などのウイルス性発疹との鑑別は，最終的にはウイルス抗体価を測定し，有意な上昇があれば多形紅斑は除外することになる.

注意点・治療

　本症は小児の場合はほとんどマイコプラズマ感染が基盤にあって発症するが，この場合粘膜，とくに眼粘膜が冒されることが多い. その場合，マイコプラズマに対する抗菌薬の使用は，新たな薬剤感作をおこす可能性があることと，著明な効果が得られないため，控えたほうがよい.

　本症でもっとも注意すべきは，SJS など重症薬疹に進展する可能性があるので，ステロイドの少量投与（10 mg/day 程度）で経過をみるのはもっとも危険である. この疾患は少量投与では奏効しないので，結果として，もっともしてはいけないステロイドの漸増をすることになる. その結果，ますます治療抵抗性になり，重症薬疹に進展していく.

24．メトトレキサートによる口唇びらん

門野岳史

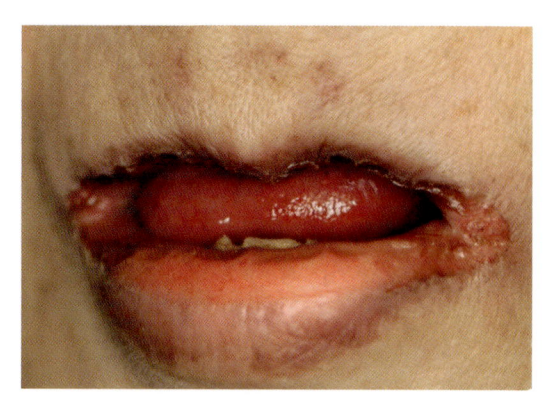

図1　70歳代，女性．口唇の病変（文献1より転載）
口唇に紅斑とびらん，および痂皮がみられる．

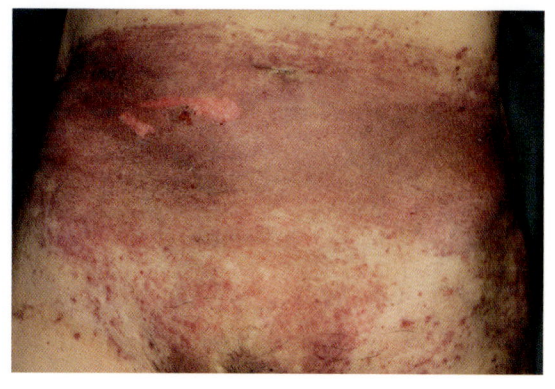

図2　図1の躯幹の病変（文献1より転載）
躯幹にも丘疹および暗赤色の紅斑局面がみられ，びらんを伴っている．

臨床像の特徴（図1，2）

メトトレキサート誘発性表皮壊死症（methotrexate-induced epidermal necrosis）という名称も用いられる．高用量や腎機能低下により，高濃度になったメトトレキサート（MTX）が皮膚や血球などに対して toxic に働くと考えられる．口唇に紅斑・びらんがみられ，口腔内にもびらんを伴う．また，躯幹，四肢にも紅斑・びらんを伴う場合がある．

本症を診断するうえでのポイント

薬が原因である可能性を疑うかどうかであり，問診により既往歴および MTX を内服しているかどうか，きちんと指示どおりに内服ができているかどうかを確認することが重要である．また，汎血球減少がみられるのも特徴である．

鑑別疾患

① 天疱瘡……症状が口腔内だけの場合は鑑別が難しいが，躯幹四肢に水疱が生じる．採血で抗 Dsg1 抗体や抗 Dsg3 抗体が陽性であることから鑑別する．

② Stevens-Johnson 症候群……MTX でも Stevens-Johnson 症候群や中毒性表皮壊死症がおこりうる．臨床症状からは鑑別は難しいが，問診から過量服薬の可能性がないこと，血球減少がないこと，血中 MTX 濃度が正常であることは薬疹を示唆する．

注意点・治療

MTX は内服が週1～2回の場合が多く，また副作用を軽減するため葉酸製剤を1～2日ずらして内服する．慣れないと間違いがおきやすく，とくに高齢者の場合は記憶が曖昧で，過量摂取の可能性を念頭に置く必要がある．治療は MTX の中止，葉酸投与などが行われる．

文献

1）松浦哲彦 ほか：皮膚臨床 59: 1847, 2017

25．口唇メラノーシス

門野岳史

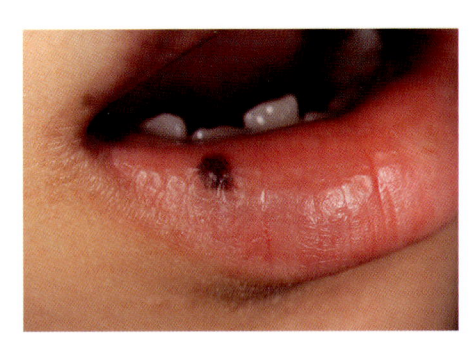

図1　口唇メラノーシスの臨床像
右下口唇に長径5mm, 色調が一様の色素斑がみられる.

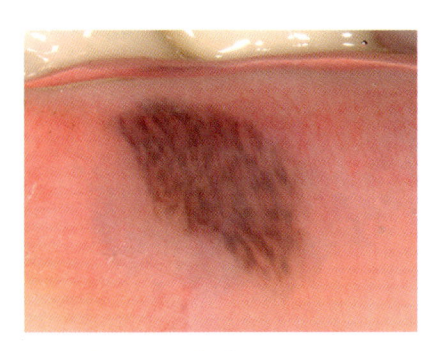

図2　ダーモスコピー像
褐色線条がさざ波状に並行に配列している.

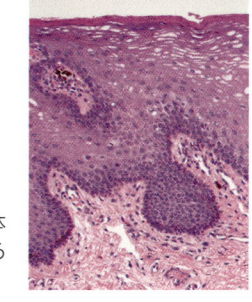

図3　病理組織学的所見
basal pigmentation が主体で, メラノファージもみられる.

臨床像の特徴（図1〜3）

　口唇メラノーシスとは, 口唇に限局的に生じる後天性の色素沈着で, 全身症状を伴わないものをいう. 口唇に比較的境界が明瞭で, 平坦な類円形で褐色から黒色の色素斑がみられる. 下口唇に多くみられ, 多くは5mm程度で単発のことが多いが, 多発する場合もある.

本症を診断するうえでのポイント

　比較的色調が一様であり, 経過が長いことが多い. ダーモスコピーでは直線もしくはやや屈曲した色素線条が平行に並ぶパターンがみられる. 組織学的には基底層のメラニン増加であり, メラノサイトの増加は目立たない.

鑑別疾患

① **悪性黒色腫**……比較的大型で, 濃淡の不整や, 形状の非対称性, さらには結節がみられるような場合は, 悪性黒色腫を疑う必要がある.
② **静脈湖**……色調が黒というよりは赤黒く, ややドーム状に隆起している. ダーモスコピーでみると赤青色小湖といった血管腫の所見がとれる.
③ **色素性母斑, 青色母斑**……色調がやや青み

がかっている場合は, 真皮メラノサイトーシスである青色母斑の場合がある. 口唇に色素性母斑ができることは少ないが, やや隆起し白唇寄りの場合は色素性母斑を考える.

注意点・治療

　悪性黒色腫などとの鑑別が問題になる場合は, 全切除もしくは生検を行う. 基本的には経過観察でよいが, 整容面で加療を希望される場合は, Q-スイッチルビーレーザーなどのレーザー照射を行う.

　また, 口唇メラノーシスが多発する場合は手足や口腔内も調べ, ポリポーシスを伴うPeutz-Jeghers症候群や伴わないLaugier-Hunziker-Baran症候群でないかどうかを確認する.

26．アトピー性皮膚炎

椛島健治

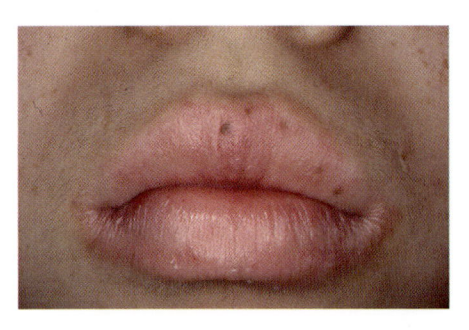

図1 症例1：16歳，女子．アトピー性皮膚炎の口唇メラノーシス（文献1より転載）
小児期よりアトピー性皮膚炎に罹患している．1年前より口唇に径1〜2 mmの小褐色斑が出現した．口唇は乾燥し白色調でやや腫脹している．

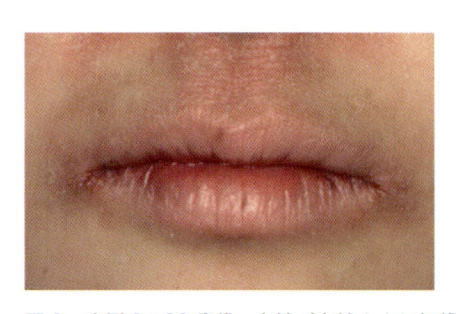

図2 症例2：20歳代，女性（文献1より転載）
上下口唇に小褐色斑が散在している．口唇は白色調で厚ぼったい．口囲にも慢性刺激による炎症後の色素沈着がある．

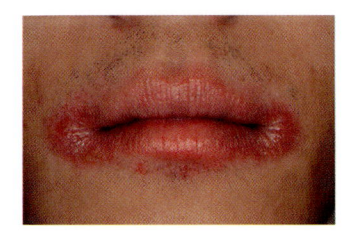

図3 症例3：アトピー性皮膚炎の口角炎
口角がびまん性に炎症をおこしており，放置するとびまん性の黒褐色の色素沈着（diffuse type）に移行しうる．

臨床像の特徴（図1〜3）

アトピー性口唇メラノーシス[2]は成人のアトピー性皮膚炎患者に好発する口唇の色素斑で，直径2〜5 mmの類円形の境界明瞭な小色素斑が単発あるいは多発する（solitary/multiple macular type）．あるいは口唇の口角に近い両端部にびまん性の黒褐色の色素沈着がみられたり（diffuse type），斑状色素斑・びまん性色素沈着が混在するものもある（mixed type）．下口唇に多発するとされるが，上口唇に多発する場合もある．ほぼ全例において乾燥・落屑などの口唇炎を合併している．

鑑別疾患

① Peutz-Jeghers症候群……口唇・口腔内および掌蹠の色素斑・消化管ポリポーシスを生じる常染色体顕性（優性）遺伝性疾患．症状・家族歴から本例を診断する．

② Laugier-Hunziker-Baran症候群……中高年に発症する口唇・口腔内・指趾の色素斑を伴う疾患．高率に爪甲色素線条を伴う．

③ 単純黒子……後天性の色素細胞母斑の初期病変で盛り上がりのないものを指す．いわゆるほくろ．病理組織学的には口唇メラノーシスと同じで，基底層のメラニン色素の増加，メラノサイト増数はごくわずかで，胞巣を形成しない．

治療・注意点

基礎疾患のアトピー性皮膚炎の治療が基本である．色素斑に対しては悪性化することはないので経過観察でもよいが，積極的な治療としてはmacular typeではレーザーが著効する．施術前に色素斑の大きさに切ったリドカインテープを貼付すると疼痛が緩和される[3]．

文献

1) 大石京介，大原國章：J Visual Dermatol 9: 557, 2010
2) 石川優子，澤田俊一，上出良一：日皮会誌 107: 1085, 1997
3) 根本 治：J Visual Dermatol 13: 1310, 2014

27. 歯磨き粉の接触皮膚炎

椛島健治

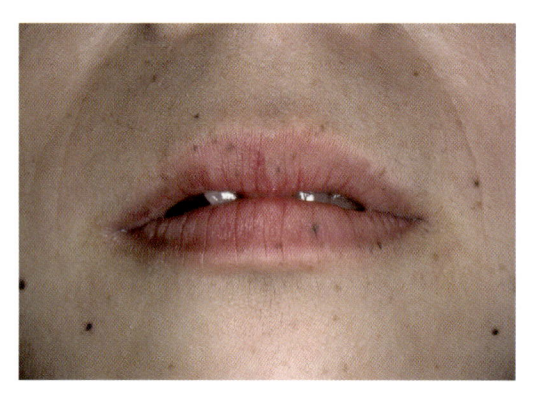

図1 20歳代，女性．歯磨き粉の接触皮膚炎
口唇の軽度の痒みと違和感があり，やや乾燥性．口紅
やリップクリームの as is パッチテストは陰性で，使用
していた歯磨き粉の稀釈による as is が陽性だった．

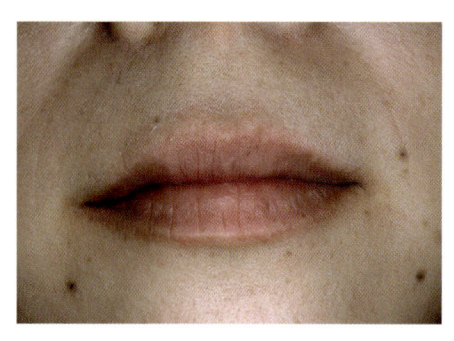

図2 初診から2年半後
口唇の浮腫と色素沈着は完全消褪している．

臨床像の特徴（図1，2）

くり返す炎症の結果，複数の小色素斑を生じ，アトピー性口唇メラノーシスや Peutz-Jeghers 症候群，Laugier-Hunziker-Baran 症候群との鑑別を要した例である．

病歴から接触皮膚炎を疑うことができれば，原因物質の皮膚パッチテストで診断が可能．

日本皮膚科学会の『接触皮膚炎診療ガイドライン（2009年初版）』では，口唇の接触皮膚炎の頻度が高いものとして「口紅・リップクリーム・歯磨き粉・マンゴー・金属」があげられていた．最新版の『接触皮膚炎診療ガイドライン2020』では「歯磨き／薬用歯磨き」に用語が統一され，化粧品に分類された．

鑑別疾患

① アトピー性口唇メラノーシス……基礎疾患にアトピー性皮膚炎がある．本症例ではアトピー性皮膚炎の既往はなかった．
② Peutz-Jeghers 症候群……口唇・口腔内および掌蹠の色素斑・消化管ポリポーシスを生じる常染色体顕性（優性）遺伝性疾患である．症状・家族歴から本例を診断可能である．口唇の色素斑は幼少児期から存在していることが多い．
③ Laugier-Hunziker-Baran 症候群……口唇・口腔内・指趾末端に色素斑を生じるが，消化器症状や家族性はない．高率に爪甲色素線条を生ずる．原因は不明で，口唇・口腔内以外の色素斑の存在や，その他の疾患を除外することで診断する．
④ その他……口唇に色素斑を生じる疾患として口唇メラノーシスや Addison 病，単純黒子などがあげられる．

治療・注意点

治療は原因の除去．色素斑はレーザー治療が著効する．

歯磨き粉には発泡剤，清掃剤（研磨剤），湿潤剤，香味剤，保存剤などが含まれており，効能によってはさらにフッ化物，抗炎症剤，口臭予防の酸化亜鉛など多岐にわたる．原因物質の特定には，製品に関する詳細な知識と辛抱強い成分パッチテストが必要となる．皮膚科医の腕の見せ所といえよう．

28. 固定薬疹

塩原哲夫

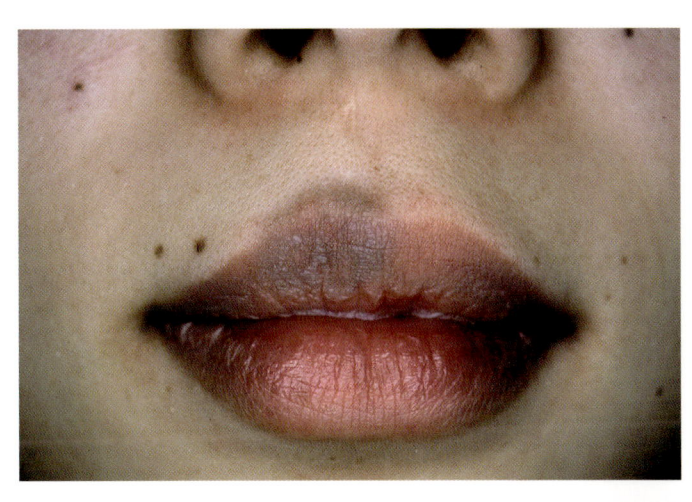

図1 20歳代，女性．固定薬疹
口唇に環状を呈するスレート〜褐色の紅斑を認め，中央部は軽快して健常色となる．

臨床像の特徴（図1，2）

　固定薬疹は，原因薬剤の摂取のたびに，身体の同一部位に軽度の灼熱感，瘙痒感を伴って円形〜類円形の紅斑を生じる．通常，皮疹は数個以内の場合が多いが，ときに全身に多発することもある．原因薬剤を摂取していないときには，円形〜類円形の灰褐色の色素斑のみを認める．原因薬剤摂取後，数分〜数時間後に色素斑に一致して紅斑を生ずる．

鑑別疾患

① 単純疱疹……口囲や陰部などに紅暈を伴う小水疱の集簇を認める．それに対し，本症では小水疱の集簇ではなく，紅斑の一部が水疱を形成する．
② 多形紅斑……口囲や陰部や全身諸所に円形〜環状の紅斑を認める．典型的には紅斑の中央は陥凹し色調の変化が強く，周囲は堤防状に隆起し，弓矢の標的（target lesion）様になる．皮疹を四肢優位に生じ粘膜疹は軽い EM minor と，より全身性に生じ粘膜疹の壊死性変化がある EM major に分けられる．

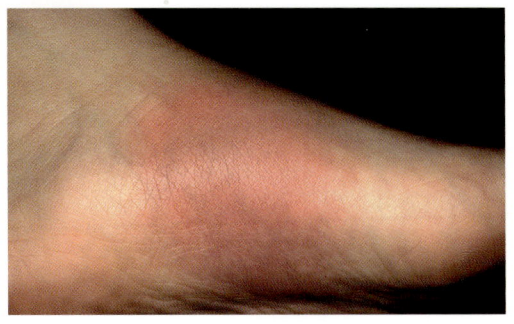

図2 同一症例の足
原因薬剤の内服により足にも円形の紅斑を生じていた．

③ 扁平苔癬型薬疹……口唇ではびらんを囲んで白色レース状の局面を認める場合が多く，原因薬摂取から発症までの期間が数カ月にわたることが少なくない．

注意点・治療

　原因薬をみつけて中止するだけで軽快する．一方で中止することなく継続投与すれば，全身に拡大し，重症薬疹に類似した所見を呈する．そのため典型的な臨床症状を呈する固定薬疹は，鎮痛解熱剤や総合感冒薬を継続してではなく，不定期に内服することで発症する場合が多い．

151

29. Peutz-Jeghers 症候群

上松 藍, 大西誉光

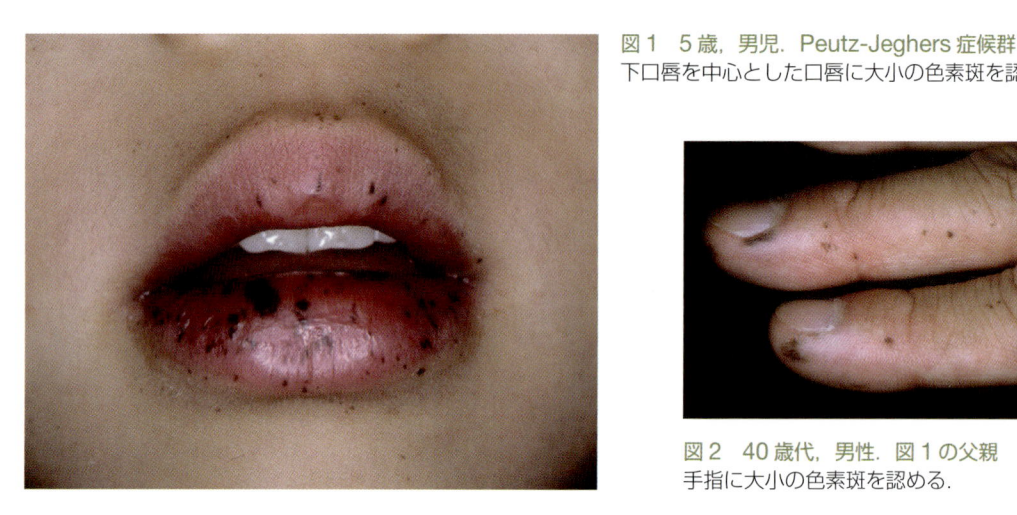

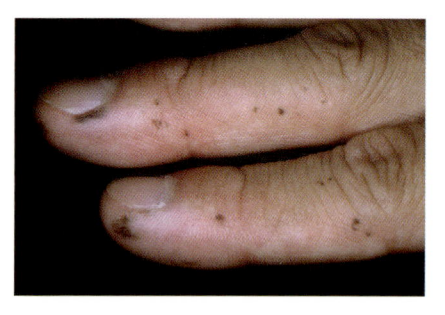

図1　5歳, 男児. Peutz-Jeghers 症候群
下口唇を中心とした口唇に大小の色素斑を認める.

図2　40歳代, 男性. 図1の父親
手指に大小の色素斑を認める.

臨床像の特徴（図1, 2）

Peutz-Jeghers 症候群は, 常染色体性顕性（優性）遺伝を呈する消化管ポリポーシスを主徴とする疾患である. 19番染色体の serine/threonine kinase をコードする *STK11/LKB1* 遺伝子の異常に起因するとされる. 浸透率は高くなく, 家族歴がみられない例も多い.

特徴的な皮疹から本症を疑うことは容易で, 乳幼児の口唇, 口腔粘膜や手指, 足趾を中心に多発する小型の色素斑をみる. ダーモスコピーでは手指, 足趾の色素斑は parallel ridge pattern を呈することが報告されている[1].

鑑別疾患

① centrofacial lentiginosis……顔面に黒子が多発する多発性黒子症の一型である. 本症も常染色体性顕性（優性）遺伝の型式をとり, まぎらわしい. 黒子のほかに高口蓋, 歯牙異常, 漏斗胸などの骨格異常を呈し, 鑑別のヒントとなる.
② labial melanosis……アトピー性皮膚炎で口唇の色素沈着をみることがあるが, 他部位にも湿疹性病変があり鑑別は容易である.

③ 悪性黒色腫……本症では前述のようにダーモスコピーで手指, 足趾の色素斑は parallel ridge pattern を呈するが, Peutz-Jeghers 症候群では個疹は小型で均一な色調の色素斑であり, これらが多発している点が悪性黒色腫とは異なる.

注意点・治療

消化器科もしくは小児科に診察を依頼し, 消化管のポリポーシスの有無を確かめる. ポリポーシスについては出血や腸閉塞もしくは腸重積の可能性があり, 該当科で慎重な経過観察が求められる. ポリープとくに大型のものの癌化, 膵癌, 乳癌, 子宮癌などの合併にも注意を要する.

口唇や手指, 足趾の色素斑について整容的に治療の希望がある場合に, ルビーレーザーやアレキサンドライトレーザーの有効性が報告されている[2]（保険適用外）.

文献

1) Campos-Muñoz L et al: J Eur Acad Dermatol Venereol 23: 730, 2009
2) Hanada K et al: J Dermatol 23: 263, 1996

30. Laugier-Hunziker-Baran 症候群

門野岳史

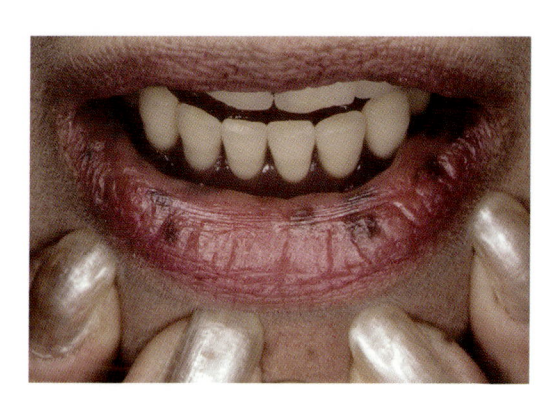

図1　Laugier-Hunziker-Baran 症候群
下口唇に色素斑が多発している.

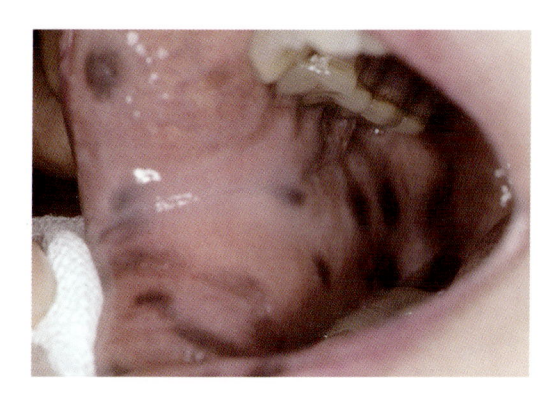

図2　口腔内の臨床像
口腔内にも5 mm 程度の色素斑が多発している.

臨床像の特徴（図1〜4）

　Laugier-Hunziker-Baran 症候群は，口唇，口腔内，手指，足指に色むらに乏しい小型の黒色斑が多発する．ポリポーシスはみられない.

本症を診断するうえでのポイント

　遺伝性がなく原因は不明であり，ポリポーシスがみられないことで Peutz-Jeghers 症候群と区別する．また，発症が中高年と比較的遅い．ダーモスコピーでは皮丘優位に色素がみられることも多く，単一の病変だけをみると悪性黒色腫とまぎらわしい.

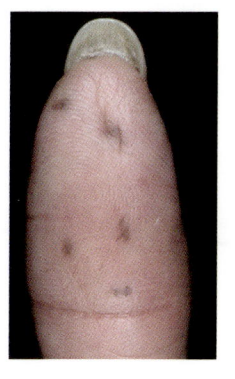

図3　指の色素斑
手指にも数mm 程度の黒色斑が多発している.

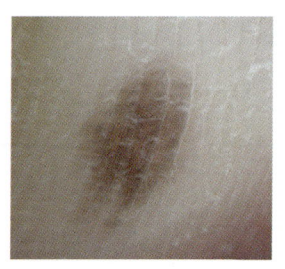

図4　ダーモスコピー像
通常皮丘優位であるが，この症例ではどちらかというと皮溝優位に色素斑がみられる.

鑑別疾患

① Peutz-Jeghers 症候群……色素斑の形状だけで鑑別するのは困難であり，ポリポーシスの有無が鑑別のポイントになる．また，色素斑は幼少時よりみられる．Peutz-Jeghers 症候群では *STK11/LKB1* に変異がみられる.
② 口唇メラノーシス……口唇メラノーシスが複数個ある場合は鑑別が問題となるが，色素斑の形状からは困難であり，口腔内や手指，足指に色素斑が多発するかどうかが決め手となる.

③ 悪性黒色腫……ダーモスコピーで parallel ridge pattern を示しやすい点では共通しているが，メラノーマで皮膚転移が多発している場合は平坦な色素斑だけということはない.

注意点・治療

　口唇メラノーシスと同様，経過観察でよいが，加療を希望される場合は，Q- スイッチルビーレーザーなどのレーザー照射が有効である．また，Peutz-Jeghers 症候群との鑑別は重要であるため，内視鏡を行いポリポーシスの有無を確認する.

153

31. 乳児血管腫

門野岳史

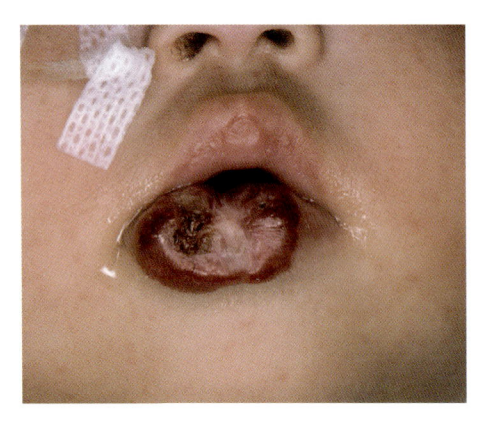

図1 4カ月，女児．乳児血管腫
下口唇の大半が乳児血管腫によって占められている．

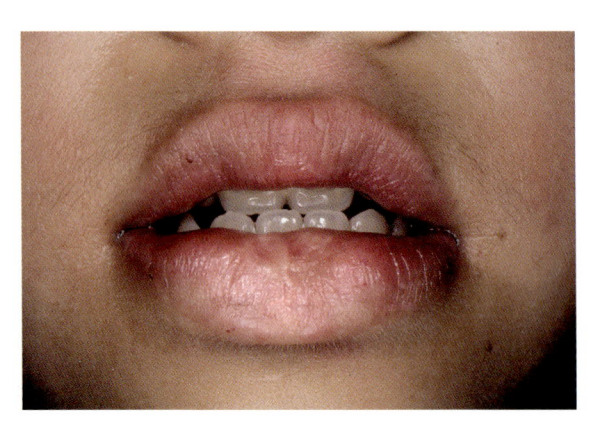

図2 12歳時の臨床像
わずかに瘢痕を残すが，乳児血管腫は退縮している．

臨床像の特徴（図1，2）

生後数週程度で出現し，増大傾向の強い紅色調の腫瘍であれば，まず乳児血管腫を考える．腫瘤型，局面型，皮下型に分けられるが，いずれも比較的軟らかな腫瘍であり，やはり年齢と経過がもっとも参考になる．

本症を診断するうえでのポイント

本症は従来苺状血管腫とよばれていた，生後2週前後に生じることの多い良性の血管腫である．おおよそ生後1歳までが増殖期であり，とくに最初の数カ月間の増大傾向が強い．その後は，自然退縮傾向を示すが，瘢痕を残すことが多い．したがって，早期診断から，早期治療につなげ，増殖期をいかに抑えこむかが治療のポイントとなる．

鑑別疾患

① **毛細血管奇形（単純性血管腫）**……出生時よりみられ，平坦な赤色斑で通常は腫瘤は形成しない．本症のような急速な増大傾向を示さない．
② **静脈奇形（海綿状血管腫）**……出生時よりみられ，やや色調が青みがかっている．腫瘍内血栓を来さない限りは緩徐な経過を示すことが多く，急速な増大傾向を示すことは少ない．本症のような急速な増大傾向を示さない．

注意点・治療

小型のものは経過観察という選択肢もあるが，急速な拡大傾向を示すため，治療に踏み切る場合は時機を逃さないようにすることが大切である．プロプラノロール塩酸塩内服がもっとも効果が高いが，大きさや部位と内服のリスクとを勘案して導入するかを決める．また，レーザー照射との併用がよいとする報告も出てきている．

32. 毛細血管奇形（portwine stain）

門野岳史

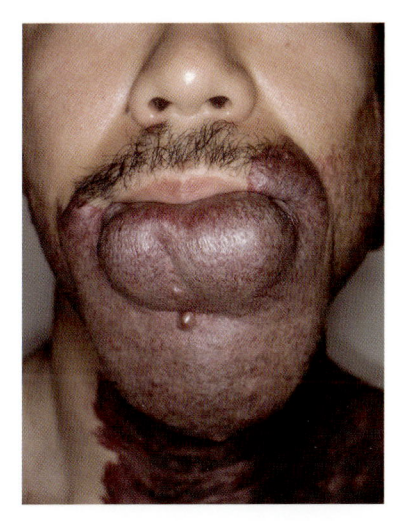

図1　30歳代，男性．毛細血管奇形
口唇を中心に顔面から前胸部にかけて毛細血管奇形がみられ，一部は隆起を伴っている．

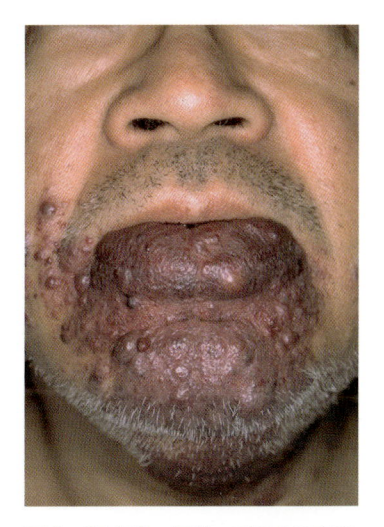

図2　60歳代，男性．毛細血管奇形
口唇から下顎にかけて毛細血管奇形がみられる．また，病変内に5mm程度の結節が多数みられる．

臨床像の特徴（図1，2）

　毛細血管奇形（portwine stain）は，いわゆる"赤あざ"であり，平坦で拍動は触れず，比較的色調は均一である．体の成長とともに大きくはなるが，病変の範囲自体はあまり拡大しない．また加齢とともにやや肥大して，扁平隆起したり，結節を伴う部分が出てくることがある．

本症を診断するうえでのポイント

　毛細血管奇形は従来，**単純性血管腫**や**ポートワイン母斑**とよばれていた．出生時から存在し，平らで増大傾向が目立たない紅斑局面であればまず診断は間違いない．また，**異所性蒙古斑**など他の母斑を合併するため注意を要する．なお，三叉神経領域のものは **Sturge-Weber 症候群**に注意する．

鑑別疾患

① **乳児血管腫（苺状血管腫）**……出生時には通常なく，生後数週で出現することが多い．多くは平坦でなく，隆起し，また増大傾向が強いのが特徴である．

② **静脈奇形（海綿状血管腫）**……平坦ではなく，通常は腫瘤を形成する．また病変の主座が毛細血管拡張より深いので，色調が青紫がかっている．

注意点・治療

　しばしば消褪する眉間のサーモンパッチや時に消褪するうなじの Unna 母斑以外の部位に生じたものは自然退縮することは期待できないため，整容面が問題になる場合は可変式ロングパルスダイレーザーや色素レーザーなどのレーザー照射を行う．また，加齢に伴って肥大し，やや隆起してくることがあるので注意を要する．レーザー照射は病変が浅く，血管が細い場合に効果が得られやすいことから，病変が深めで血管径の大きい口唇部はレーザーが効きにくい．

155

33．静脈奇形

安部正敏

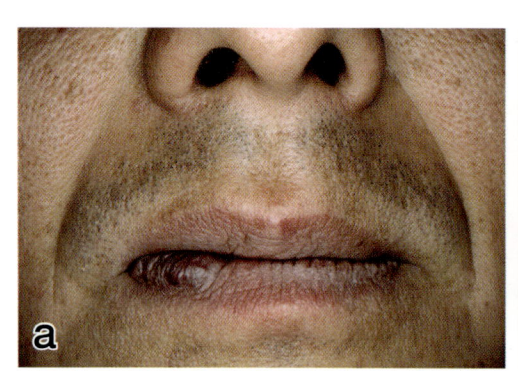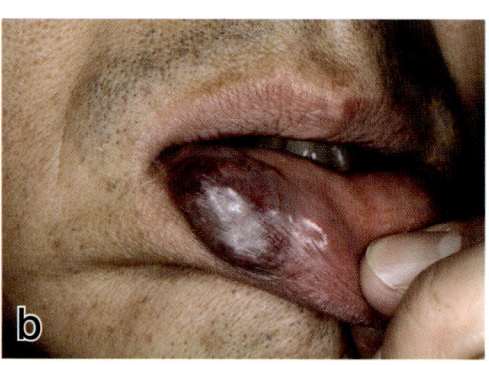

図1　成人男性の静脈奇形
右下口唇赤唇部に示指頭大の境界明瞭で暗赤色調を呈する結節あり．軽度隆起する．口を閉じた状態だと目立たないが（a），唇を翻転して周囲を圧迫すると病変が膨隆する（b）．

臨床像の特徴（図1，2）

　静脈奇形（venous malformation）は表面正常色から暗赤色，紫紅色，淡青色などさまざまな色を呈する弾性軟の皮下腫瘤である．また，表面に淡紅色調の小紅斑や血管拡張がみられることもある．本症の本態は先天性の静脈奇形であるが，幼児期以降に顕著となり気づかれることも多い．自覚症状はなく，自然消褪しない．

鑑別疾患

① **静脈湖**……比較的境界明瞭で軽度隆起する濃青色から暗紫色調を呈する小結節．高齢者に多い．

② **乳児血管腫**……局面型，腫瘤型，皮下型が存在する．局面型は皮膚表面からわずかに隆起し表面は鮮紅色調を呈する．腫瘤型は弾性の腫瘤で表面は紅色を呈する．皮下型は表面正常色の腫瘤である．

③ **リンパ管奇形**……皮下に軟らかい腫瘤が存在する．真皮に存在した場合，表面に多数の水疱を形成する．

④ **その他**……動静脈奇形，毛細血管奇形，母斑細胞母斑など．

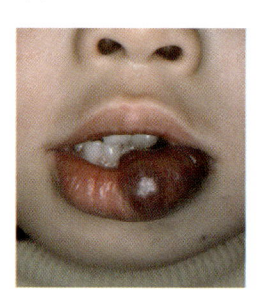

図2　4歳，女児．静脈奇形
左下口唇赤唇部に拇指頭大の境界明瞭で暗赤色から紫赤色調を呈する結節あり．一部ドーム状に隆起し，表面は光沢を伴う．

注意点・その他

　静脈奇形は以前より海綿状血管腫とよばれ，外科的治療に加え，硬化療法，圧迫療法などが選択されてきた[1,2]．他方，乳児血管腫では，近年プロプラノロールの内服治療が第一選択となったが，本症に対する有用性の報告はわずかに存在するのみであり，現在のところその詳細は明らかではない[3]．

　臨床所見は多彩であることから，病変のアセスメントや治療に関しては，MRIや超音波などの画像検査を行う必要がある．

文献

1) Rabe E, Pannier F: Phlebology 28: S188, 2013
2) Dasgupta R, Patel M: Semin Pediatr Surg 23: 198, 2014
3) Li W et al: J Clin Invest 131: e144893, 2021

34. 静脈性蔓状血管腫

大原國章

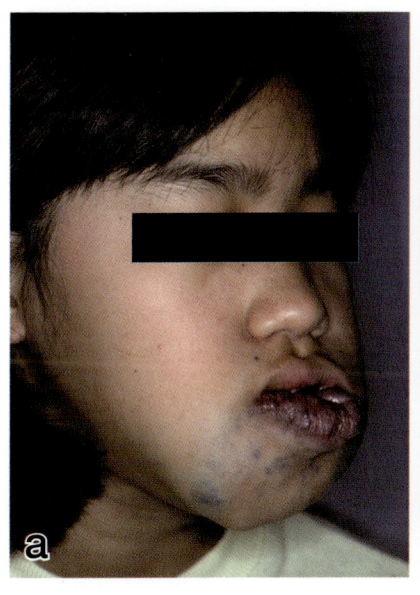 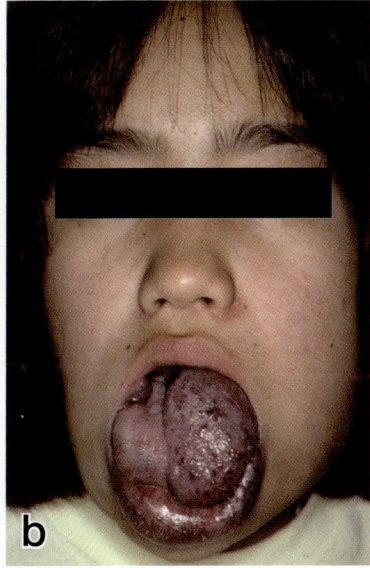 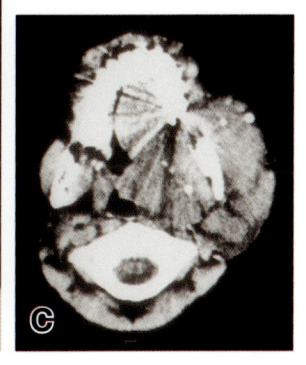

図 12歳, 女子. 静脈性蔓状血管腫
(a) 下口唇は肥大して突出し, オトガイに青紫色の血管が透見できる.
(b) 同症例. 巨大舌となっている. 口腔底, 頬粘膜側にも広範囲に血管腫が増生している.
(c) CT像. 軟部組織の肥大が明らかで, 静脈結石も多発している.

臨床像の特徴（図）

血管腫・血管奇形の名称は国際的に改定の流れにあり, 皮膚科的に長らく慣用されてきた用語が新しい用語に変わりつつある. しかしすべての病名が一定の基準で制定されているとは言い難く, この静脈性蔓状血管腫（venous racemous hemangioma）についても静脈奇形（venous malformation）の一型という位置づけにとどまっているが, 一般的な静脈奇形とは臨床も病理も大きく異なっている.

病理組織学的所見

病理では, 不規則に拡張した静脈が皮膚, 軟部組織に広範囲に分布している. 血管壁の厚さはさまざまで, いかにも奇形（malformation）を思わせる.

診断

診断は特徴的な臨床から明らかである.

治療

治療は困難で, 限局性であれば全摘出が可能なこともあるが, 広範囲な症例では, 硬化療法, 塞栓術, 手術を組み合わせたとしても姑息的にならざるをえない. 遺伝子解析による薬物治療が開発されようとしている.

35. 動静脈奇形（AVM）

大原國章

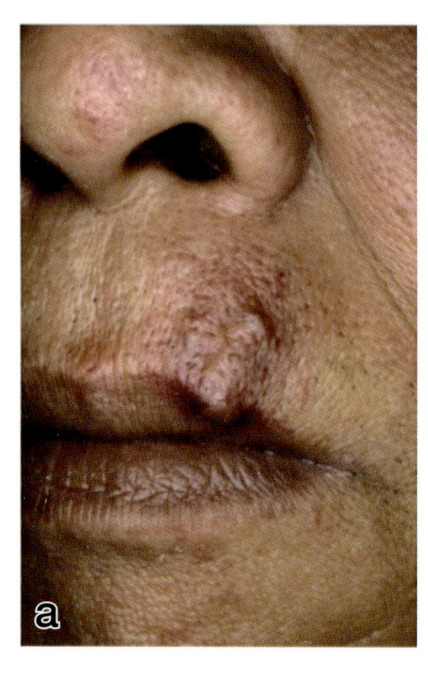

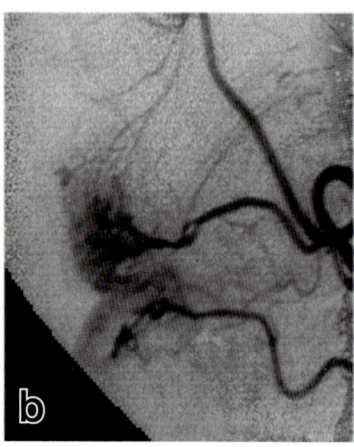

図1 64歳, 男性. 動静脈奇形
（a）一見すると，加齢により結節を生じた毛細血管奇形のようにみえるが，熱感，動脈性拍動を触れる．全層切除し，下口唇からの皮弁で再建した．
（b）血管撮影で確認される．

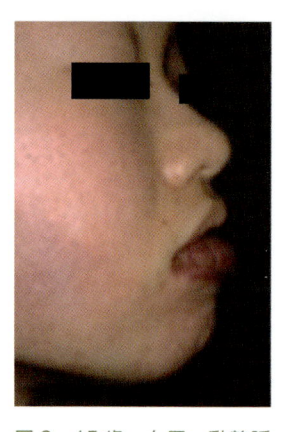

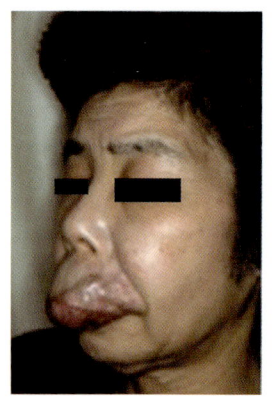

図2 15歳, 女子. 動静脈奇形
下口唇の全体が肥大し，さらにオトガイから頬にかけても毛細血管奇形のような赤みが広がり，熱感，拍動を触れる．

図3 59歳, 女性. 動静脈奇形
上口唇全体が肥大，突出している．拍動が視診でも明らかであった．

臨床像の特徴（図1〜3）

　動静脈奇形（arteriovenous malformation，AVM）は動脈と静脈が複雑に短絡（shunt）している病態である．いくつかに細分類されているが，やや理解しにくいのでここでは触れない．

　小型の場合は毛細血管奇形（旧名称は単純性血管腫，portwine stain）や静脈奇形（旧名称は静脈性血管腫，海綿状血管腫）に似ていることもあるが，ある程度の大きさになると組織肥大を伴い，触診で局所熱感，動脈性の拍動を触れ，Doppler 聴診器で血管雑音を聴取できる．摘むと圧縮性ではあるが，静脈奇形のような軟らかさではなく，圧迫解除後の戻りも早い．

鑑別疾患

　鑑別疾患はこれ以外の**血管腫・血管奇形**であるが，日常診療的には熱感，拍動に気づけば診断可能である．さらに超音波，MRI，血管撮影で病変の広がりを確認できる．

治療

　治療は，限局性であれば全摘出と再建であるが，再建術式には皮弁が必要なことが多い．大きな病変では塞栓術と手術の組み合わせになるが，全摘が困難なことが少なくない．

36. 静脈湖

渡辺愛友，深谷早希

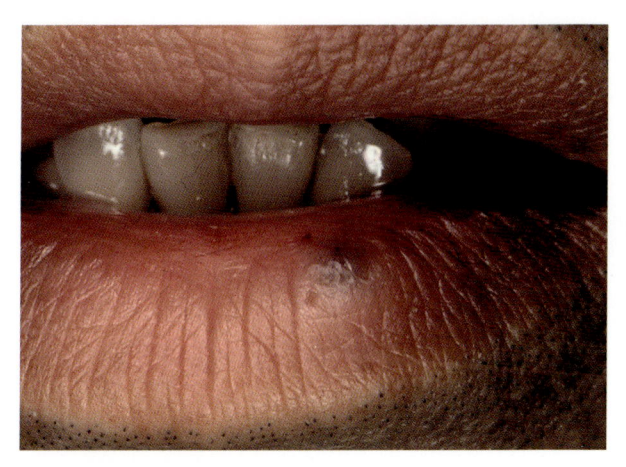

図1　静脈湖の臨床像
左下口唇の 5 mm 大の暗紫紅色結節.

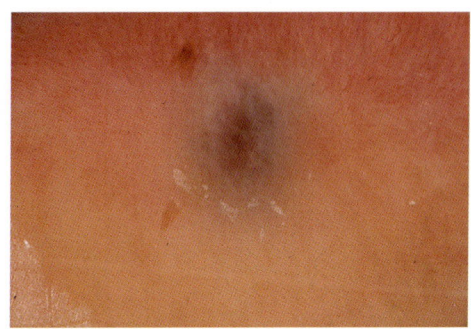

図2　ダーモスコピー像
暗紫紅色のぼんやりとした構造で，圧迫の強さによって色が変わる.

臨床像の特徴

静脈湖（venous lake）は，中年以降の耳介や口唇などの露光部に生じる 2～10 mm 大程度の暗紫紅色の丘疹で（図1），圧迫で色調が消褪する．ダーモスコピーでは均一な reddish-blue としてみえる（図2）．病理組織で真皮浅層に拡張した血管腔を認める（図3）.

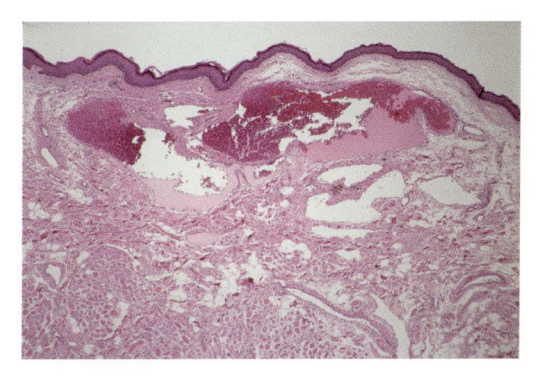

図3　病理組織像
真皮浅層に著しく拡張した血管腔があり，血管内には血栓が存在する.

鑑別疾患

① **悪性黒色腫**……圧迫しても色調が消褪せず，境界不明瞭で色調自体も濃淡がある.

② **口腔粘液嚢腫**……主に下口唇に単発性に生じ，内容物は粘稠・透明のことが多い.

③ **口唇動静脈奇形**……触知したときに拍動を触れる．画像検査で評価する.

注意点・治療

良性腫瘍のため治療は必ずしも必要ないが，単純切除に加え，各種レーザー治療が選択されることが多い．ロングパルスダイレーザーや炭酸ガスレーザーは，保険適用がありとくに前者は患者満足度も高い．ロングパルス Nd-YAG レーザーも有効だが保険の適用はないため，自費での治療となる．ほかに液体窒素法や赤外線凝固法，硬化療法がある.

37．ケラトアカントーマ

大原國章

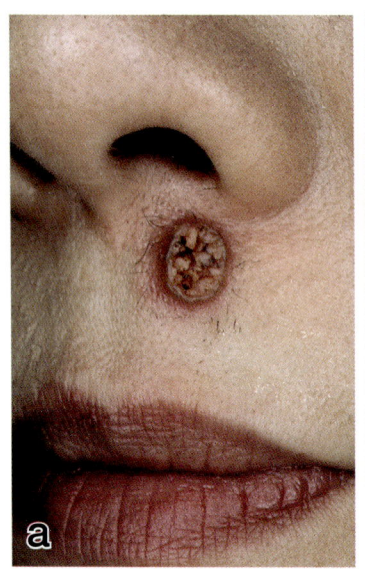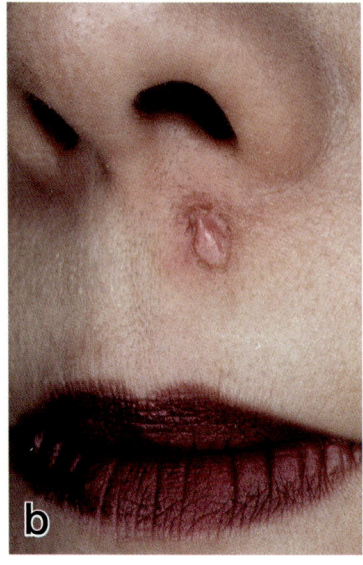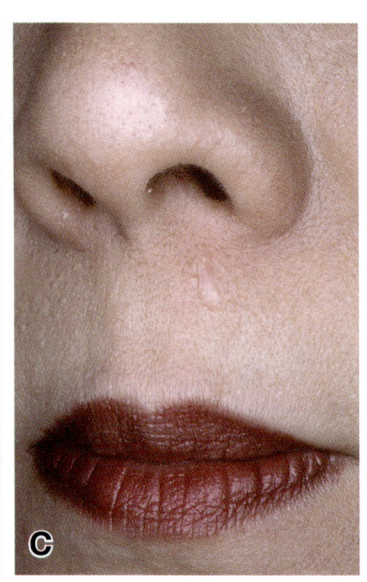

図　53歳，女性
(a) 初診時．頂点が潰瘍化した角化性結節．
(b) 無処置で経過観察し，6週間後には縮小して，ほぼ平坦化している．
(c) 初診から6カ月後，軽度の瘢痕を残すのみである．

臨床像の特徴

　ケラトアカントーマ（keratoacanthoma）の本態については，稀に深部まで浸潤・増殖する症例がある一方で，多くの場合は自然消褪することから，高分化型の有棘細胞癌の一型とする考えと，毛包分化を示す良性の腫瘍とする意見とがあり，決着がついていない．

　臨床経過は急速で，数週間，数カ月単位での増大，消褪の経過を示す．形状は左右対称性の境界鮮明な角化性結節で，発症初期は被覆表皮が保たれたドーム状，半球状を呈し，進行・増大するにつれて中心が潰瘍化し（図a），その後は自然に縮小して（図b），瘢痕治癒する（図c）．この急速な時間経過が特徴的であり，高分化型の有棘細胞癌との決定的な差異といえる．進行・増大時期に勇気をもって我慢・経過観察できるかどうかが，臨床的な対応の分かれ道である[1]．

注意点

　病理診断には，病変の中央を全横断する生検が必要で，部分生検では**有棘細胞癌**との鑑別が困難である．病理像は病期によって異なるので，教科書的な典型像だけを念頭に置いていると診断に迷うことがある．とくに，退縮期では下床の境界が不鮮明となり，浸潤性の**有棘細胞癌**と間違われやすい．

文献

1) 大原國章：ケラトアカントーマ 全経過．皮膚疾患のクロノロジー，学研メディカル秀潤社，東京，p.227，2012

38. 有棘細胞癌

大原國章

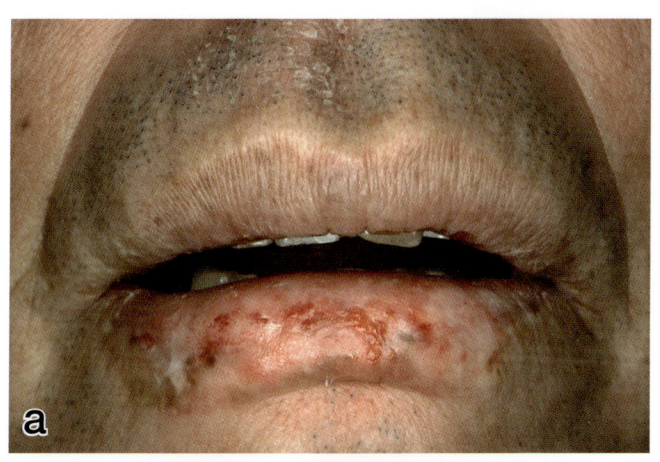

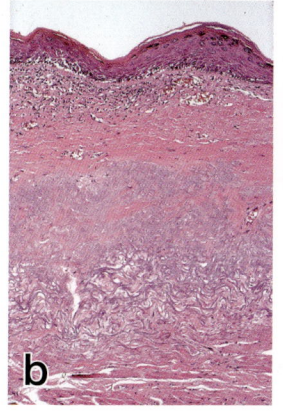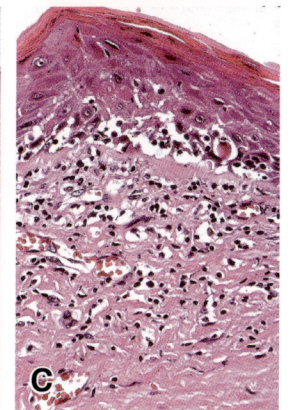

図1 60歳, 男性. 日光性口唇炎
（a）下口唇（赤唇）が全体的に乾燥性で, 白色に角化し, ところどころにびらんが散発している. 赤唇を薄く剥離・切除し, 粘膜移植を行った.
（b）病理組織像. 真皮に日光変性が著明であり, 上皮は厚くなり, その直下に細胞浸潤がみられる.
（c）病理組織像. 顆粒層の出現, 角層の肥厚, 基底層の液状変性, 個細胞角化, 上皮細胞の配列の乱れがあり, 癌化が進行中である.

臨床像の特徴

有棘細胞癌（squamous cell carcinoma, SCC）は日光裸露部に好発するが, 口唇（赤唇）においても例外ではなく, 上口唇は日光が接線方向に当たるのに対し, 下口唇は垂直に受け止めるために, 下口唇に生じやすい.

びらん・潰瘍（図1）として発症（日光性口唇炎）するが, 進行すると角化性結節（図2）となる. 皮膚の場合に日光角化症が前駆症であるように, 日光性口唇炎から進展する場合が多いが, 円板状エリテマトーデス（DLE）や扁平苔癬からの発症も知られている.

基底細胞上皮腫は上口唇（皮膚）に多い.

注意点

下口唇に保存治療に抵抗性の慢性, 難治性のびらん, 角化病変をみたら, **有棘細胞癌**を念頭に置くべきであり, 躊躇なく生検に進むのがよい.

ただし, 早期病変では慢性炎症に起因する変化との病理学的な鑑別が重要であり, 判断が難しい場合には保存治療に対する反応性・経過を考慮する.

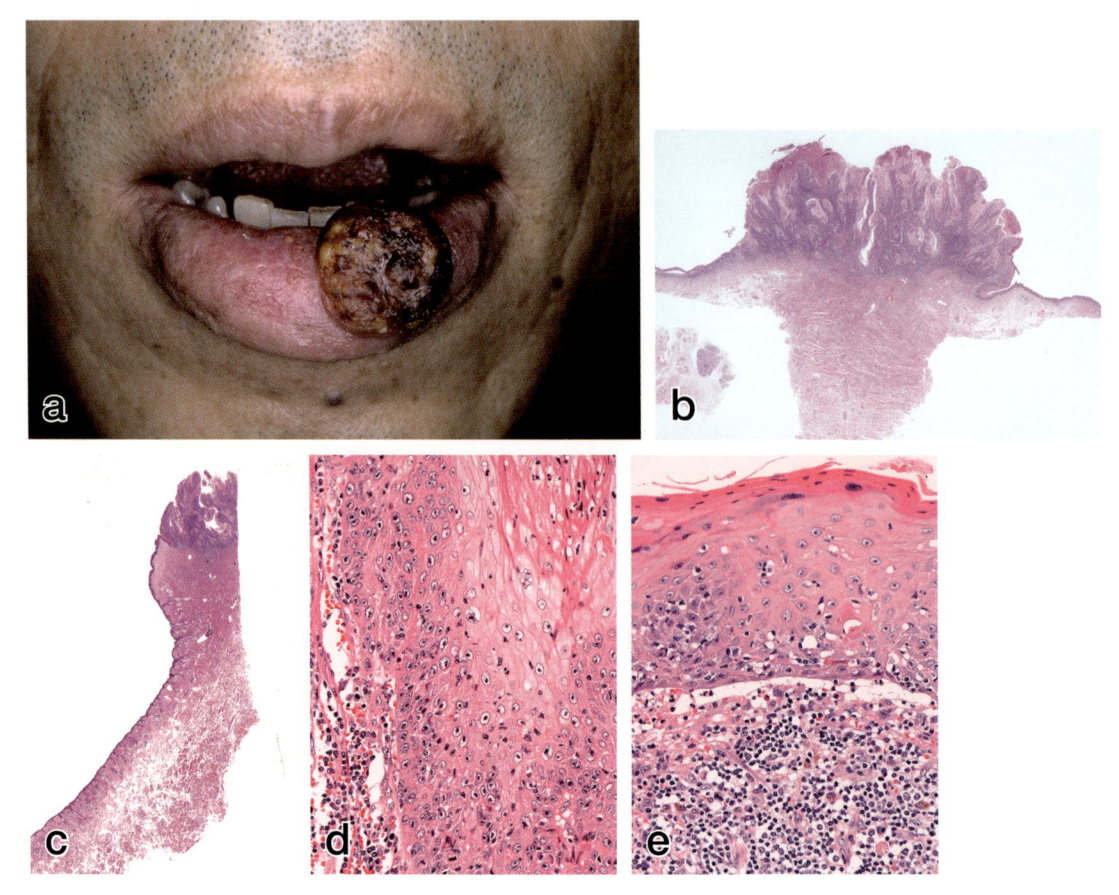

図2　62歳，男性．角化性の結節
（a）病変中央は楔型（V字型）に全層切除し，赤唇は薄く切除して粘膜移植した．全層切除は，必ずしも腫瘍浸潤が深いからではなく，一次縫合を容易にする目的である．
（b）手術検体の前額面の標本．高分化型の突出性の腫瘍である．
（c）矢状断．前額面標本を切り出しているので粘膜側が出ていない．
（d）結節部の拡大．高分化型である．
（e）辺縁の赤唇部．日光性口唇炎の所見を示す．

鑑別疾患

　鑑別疾患としては，びらんを呈するものとしては**扁平苔癬**，**開口部形質細胞症**などがあり，結節病変では**ケラトアカントーマ**，**尋常性疣贅**がある．白板症，oral florid papillomatosis は有棘細胞癌の一型と考えられる．

治療

　治療は手術が一般的だが，放射線や抗がん剤（全身投与，動注）も有効であり，症例ごとに選択する．

39. oral florid papillomatosis

椛島健治

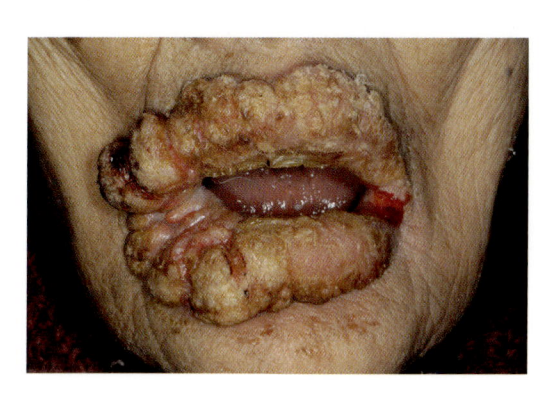

図1　89歳, 女性. oral florid papillomatosis
３年前から口唇の〝ただれ〟. 大学病院でOFPと診断され, がん専門病院を受診したが治療法がないと言われた. 上下口唇全体に角化増殖し原型をとどめていない. 頸部のリンパ節は腫脹していない. ブレオマイシンの局注を開始したが, 中断し, その後に胃がんも見つかった.

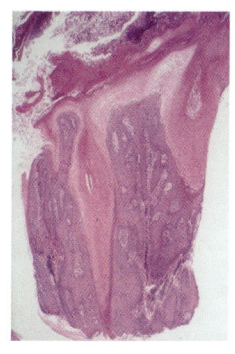

図2　病理組織学的所見（弱拡大）
高度の過角化と乳頭腫状の表皮肥厚.

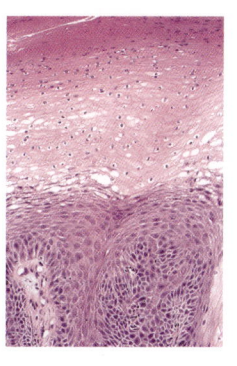

図3　図2の中拡大
錯角化性の角質増殖が顕著.

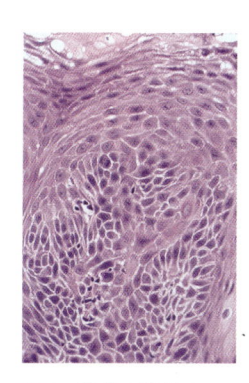

図4　図2の強拡大
高分化型の表皮増殖.

臨床像の特徴（図1〜4）

　oral florid papillomatosis（OFP）は高齢者の口腔内あるいは口唇に広基性のカリフラワー状の白色隆起性病変が緩徐に発育する. Ackermanが提案したverrucous carcinoma（疣状癌）に分類される１型で, 有棘細胞癌の一種であるがほとんど転移はしないが, 局所の増殖が著しい.

　原因は不明で, 一部はヒトパピローマウイルス（HPV2, 6, 16, 18型）が関与しているとされる. 喫煙や義歯, 口腔不衛生なども背景としてあげられることがある. 先行病変として白板症や扁平苔癬, 慢性カンジダ症の存在があげられるが, 健常部位からも発症する[1].

　病理学的には高度の表皮肥厚と角化, 基底細胞に軽度の異型性がみられるが浸潤性増殖はない[2].

鑑別疾患

① **ウイルス性疣贅**……ヒトパピローマウイル

ス（HPV）による, ウイルス性の上皮細胞増殖.
② **高分化型の有棘細胞癌**……組織学的に角化傾向が強いことが特徴. 紫外線による日光角化症から続発する例が多い.

治療・注意点

　治療は切除. 冷凍凝固療法や炭酸ガスレーザー治療も選択される. 再発しやすい. レチノイドやベセルナクリームが奏効した症例もある.

文献

1)　浅井寿子, 衛藤 光：J Visual Dermatol 10: 54, 2011
2)　大塚藤男：疣状癌. 皮膚科学 第９版, 金芳堂, 京都, p.596, 2011

40．日光角化症（慢性光線口唇炎）

安部正敏

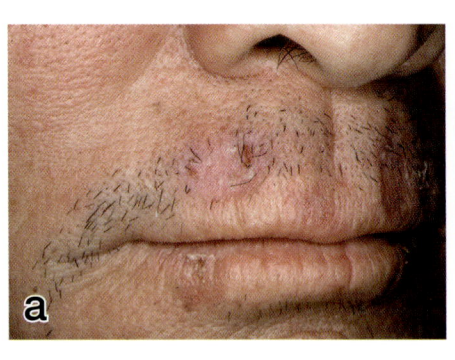

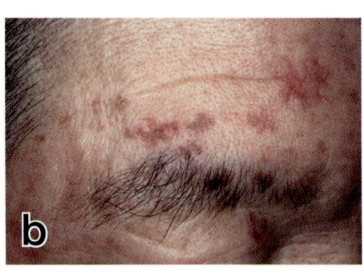

図１　日光角化症の臨床所見
（a）右上口唇白唇部および右下口唇赤唇部にそれぞれ小指頭大と小豆大程度で比較的境界明瞭な白色から一部褐色調の鱗屑を付す乳白色調の局面あり．
（b）額部にも紫紅色調で表面に軽度の鱗屑を付す紅斑がみられた．

臨床像の特徴（図１，２）

　日光角化症（慢性光線口唇炎）は，主に高齢男性の紫外線の影響をもっとも受けやすい下口唇に好発する[1]．下口唇の鱗屑で初発し，進行するとわずかに隆起する灰白色調の局面となる．さらに経過すると，唇紅は乳白色調を呈するまだら状の斑や，びらん，痂皮を伴うようになる．通常自覚症状はないが，症例により違和感や痛み，灼熱感を訴えることがある．

鑑別疾患

① 接触皮膚炎……比較的境界明瞭な淡紅色調を呈する紅斑．瘙痒を有する．
② 口角炎……文字どおり口角に出現し，鱗屑とともにびらん，紅斑を有する．比較的小型である．
③ 円板状エリテマトーデス……比較的境界明瞭な鱗屑を付す紅斑．病理組織学的に鑑別する．
④ その他……開口部形質細胞症，肉芽腫性口唇炎，扁平苔癬，単純疱疹，oral florid papillomatosis など．

注意点・その他

　唇紅は組織学的に汗腺や毛包など付属器が欠如し，さらに角層が薄いという特徴をもつ．さらに，ヒトが屋外にて活動する場合，下口唇は

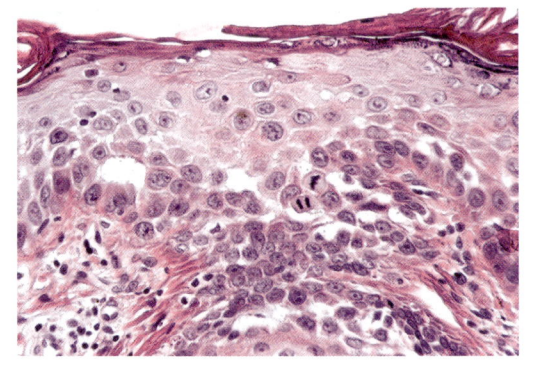

図２　病理組織学的所見
基底層およびその直上にかけて核が大小不同で異型性を有する細胞がみられ，基底層が不明瞭となる．一部裂隙を形成する．

大量に紫外線を浴びることとなり，紫外線障害を受けやすい[2]．一般に口唇に発症する日光角化症を慢性光線口唇炎（chronic actinic cheilitis）と称する．

　治療は，外用療法，レーザー治療，外科治療があるが，身体の他の部位に生じた有棘細胞癌に比べ，慢性光線口唇炎から生じた下口唇の有棘細胞癌の予後はより悪いとの報告[3]があり，注意を要する．

文献

1) Rodríguez-Blanco I et al: Acta Derm Venereol 99: 931, 2019
2) Correa GT et al: Tumour Biol 36: 9059, 2015
3) Barrado Solís N et al: Dermatol Ther 28: 79, 2015

41. 白板症

門野岳史

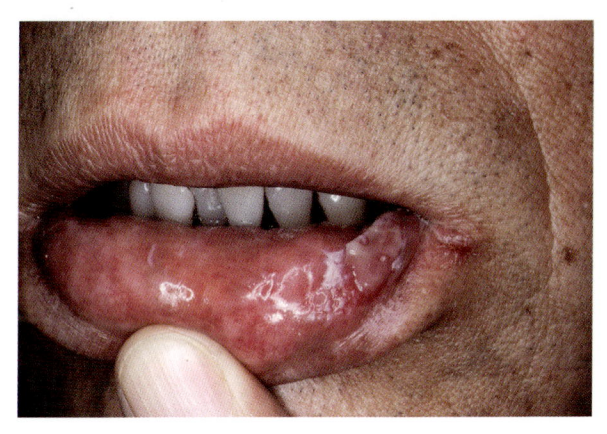

図1　白板症の口唇所見
左下口唇に白色の肥厚した局面がみられる.

臨床像の特徴（図1, 2）

　白板症は定義が曖昧であり, 人によって概念にばらつきがあるが, 疾患名というよりは臨床所見を示す言葉ととらえられる. 名前が示すとおり, 白板に似た白色の肥厚した局面が主に口腔粘膜や外陰粘膜にみられるのが特徴である.

本症を診断するうえでのポイント

　口唇や口腔内, 外陰などに白色で肥厚を伴う病変がみられ, やや男性に多い. 組織学的には角質の肥厚がみられ, 上皮の悪性所見は明らかでないものが主体であるが, 臨床像に基づいて診断されるため, やや上皮に細胞異型がみられるものから上皮内癌, さらには扁平上皮癌まで含まれる.

鑑別疾患

① 日光口唇炎……口唇の腫脹, 痂皮, びらんがみられ, 白色を呈することもある. 組織学的には基底層を中心に細胞の異型がみられる. 白板症に近い臨床所見の場合もあり, そのときは厳密な区別は困難である.
② 扁平苔癬……軀幹四肢に紫紅色で扁平隆起

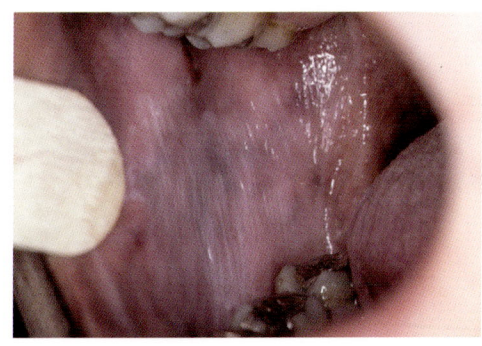

図2　図1の口腔内所見
右口腔内全体が白色に肥厚している.

する丘疹に加えて, 口腔内に白い網目状, レース状の病変がみられる. 肉眼所見のみではしばしば鑑別は困難であり, 組織学的に液状変性を伴う帯状の細胞浸潤がみられる.
③ 口腔内カンジダ症……白苔がみられ, 角化は強くない. 鏡検により, カンジダを確認することができる.

注意点・治療

　白板症は前癌状態ととらえられていることもあるため, 患者に悪性化するリスクを理解してもらい, 喫煙, 義歯, 歯科用金属などの慢性刺激を避けるようにする. また, 生検を行い組織学的に異型の程度を判断し, 必要に応じて切除を行う.

42. 円板状エリテマトーデス（DLE）

加世田千夏, 田中隆光

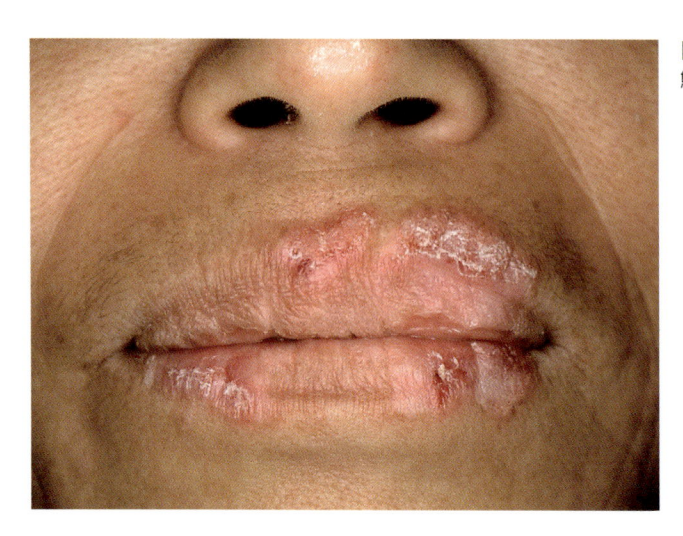

図　DLEの臨床像
鱗屑の付着した紅斑局面.

臨床像の特徴（図）

　DLE（discoid lupus erythematosus，　円板状エリテマトーデス）はLE（lupus erythematosus）の特異疹の1つで，SLEの10～30％に出現する．皮疹は，境界明瞭な浸潤を触れる萎縮性紅斑局面で，鱗屑と毛孔開大を伴い，色素沈着，色素脱失，毛細血管拡張，瘢痕を混じることがある．日光露出部の顔面，頭部，耳介部，口唇に好発し，皮疹が頸部より上に分布するものを限局型，頸部より下部の広範囲に及ぶものを汎発型と分類される．

鑑別疾患

① **扁平苔癬**……小豆大までの扁平隆起性紅斑で，時に癒合する．病理組織で鑑別する．
② **サルコイドーシス**……中心萎縮性の環状紅斑を呈することがあるが，眼病変が初発のことが多い．病理組織で鑑別する．

注意点・治療

　多くの場合，皮疹のみか軽度の検査値異常のみにとどまるが，汎発型はSLEに移行する可能性が高い．また，DLEは有棘細胞癌の発生母地として有名で注意が必要である．

　治療は遮光やステロイド，タクロリムス外用が基本であるが，2015年7月からヒドロキシクロロキン（HCQ）が承認された．HCQの有効性は実証されているが[1]，副作用として網膜症があり，長期投与によってそのリスクは上昇する．『HCQの適正使用の手引き』[2,3]を参照に注意して使用する必要があるが，発症早期に投与開始することで瘢痕形成なく病勢コントロールができる可能性がある．

文献

1)　Yokogawa N et al: Arthritis Rheumatol 69: 791, 2017
2)　古川福実 ほか：日皮会誌 125 2049, 2015
3)　近藤峰生 ほか：日眼会誌：120：419, 2016

43. 基底細胞癌

安部正敏

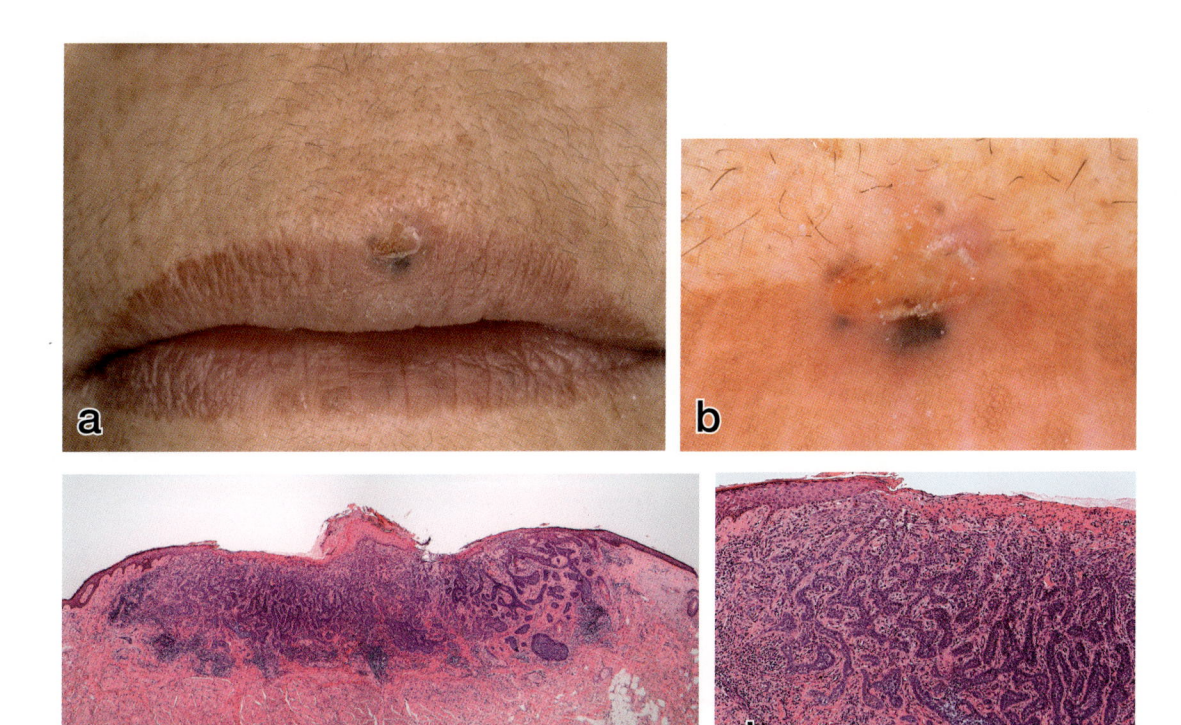

図1 60歳代, 女性. 基底細胞癌
(a) 上口唇, 白唇と赤唇の境界部の潰瘍. 小さな色素病変が赤唇部に存在し, 環状の鱗屑も付す.
(b) ダーモスコピー. 小さな病変であるが, ovoid nest を伴う結節潰瘍型である.
(c) 病理全体像. 小型の病変であるにもかかわらず, 真皮深層まで浸潤している.
(d) 潰瘍の辺縁, 拡大像. 表皮は欠損し, 細長い腫瘍細胞索が増殖している.

臨床像の特徴 (図1〜3)

基底細胞癌 BCC (基底細胞上皮腫 BCE) は顔面に多く, とくに鼻背部, 鼻翼部, 頬部, 上口唇などの正中部発生が多く[1], ときに口唇発症例も報告されている[2].

よく知られているとおり, 結節型, 表在型, モルフェア型など種々の臨床型[3]があるが, 基本構造は黒褐色調を呈する比較的境界明瞭な小結節で, 周囲に小さな色素斑を多数伴う. 時に潰瘍化する[3].

鑑別疾患

① **母斑細胞性母斑**……比較的境界明瞭な黒褐色調を呈する色素斑もしくは結節.
② **悪性黒色腫**……境界不明瞭で左右非対称な黒褐色調を呈する結節. 表面から出血がみられることもある.
③ **脂漏性角化症**……比較的境界明瞭な黒褐色調を呈する結節. 表面に面皰様開大がみられることも多い.
④ **その他**……口唇癌 (扁平上皮癌), 尋常性疣贅, 静脈湖, 青色母斑など.

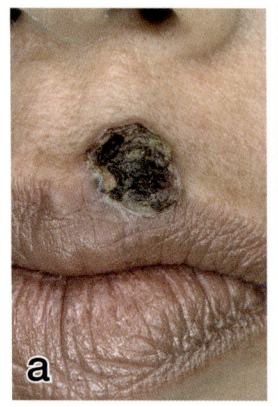 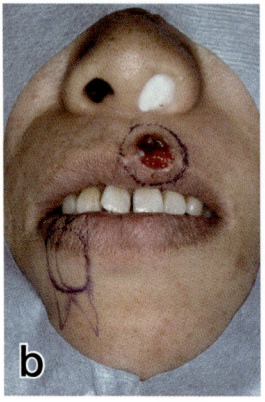 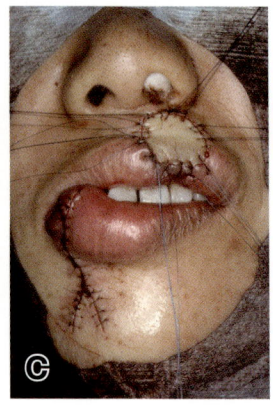 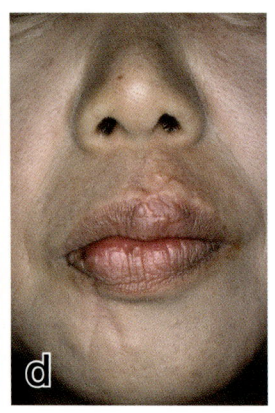

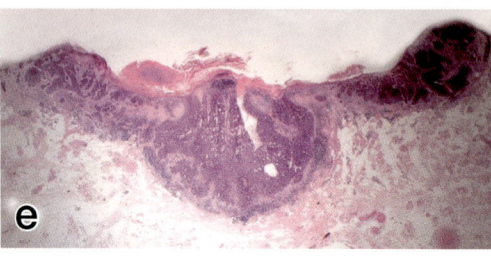

図2 50歳代，女性．基底細胞癌
（a）口唇の境界部に黒色の痂皮を付す潰瘍性の結節．
（b）下口唇からの free composite graft の作図．
（c）手術終了時．皮膚採取部は楔型に縫縮し，植皮片を縫着したところ．
（d）術後1年10カ月後．
（e）病理全体像．腫瘍細胞は中心部では筋層まで及んでいる．

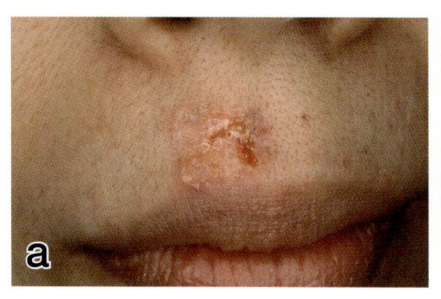 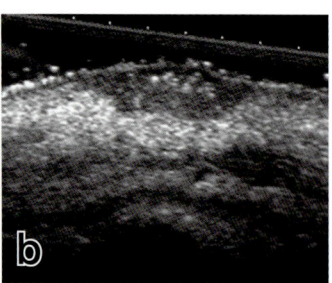 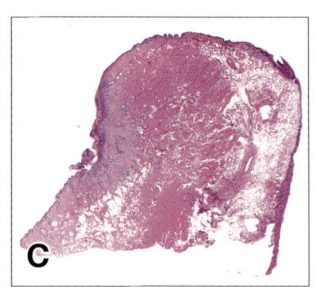

図3 50歳代，女性．基底細胞癌
（a）一部に潰瘍を伴う，ピンク色の硬結．
（b）超音波像．盃状，台形の低エコー領域の中に石灰化が散在している．
（c）病理全体像．腫瘍細胞は口唇の厚みの半分以上まで増殖している．

注意点・その他

　基底細胞癌は日常臨床において決して珍しくない疾患であるが，毛包脂腺系が存在しない口唇や粘膜発生の報告[4]もあり，注意が必要である．日本皮膚科学会による『皮膚悪性腫瘍診療ガイドライン第3版』[5]において，口唇に発症する本症は，鼻，鼻周囲，眼瞼周囲，耳，被覆頭部などとともに高リスクとされ，外科的治療の場合には，辺縁の切除範囲を十分に確保し，術中迅速病理検査や二期的手術を併用して再発率の低下を図るべきであるとされる[4]．

文献

1) Scrivener Y, Grosshans E, Cribier B: Br J Dermatol 147: 41, 2002
2) 高橋庄二郎ほか：日本口腔外科学会雑誌 19: 451, 1973
3) Marzuka AG, Book SE: Yale J Biol Med 88: 167, 2015
4) Loh T, Rubin AG, Brian Jiang SI: Dermatol Surg 42: 1313, 2016
5) 帆足俊彦ほか：皮膚悪性腫瘍診療ガイドライン第3版 基底細胞癌診療ガイドライン 2021．日皮会誌 131: 1467, 2021

44. 口唇メラノーマ

角 総一郎, 前川武雄

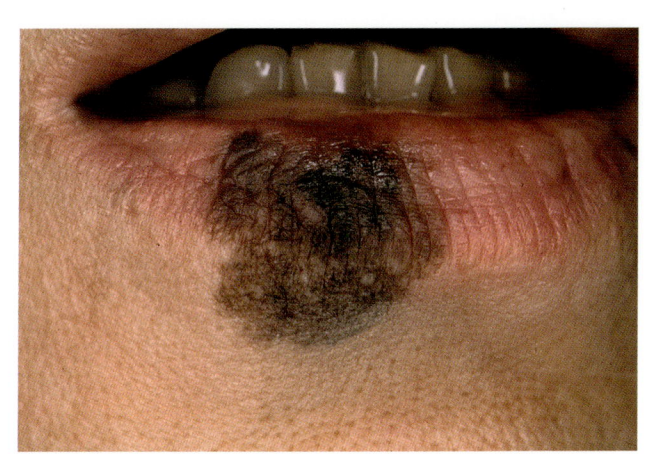

図1 60歳代, 女性. 口唇メラノーマ
赤唇から皮膚にかけての褐色〜黒色の不整形色素斑. 浸潤や結節はない.

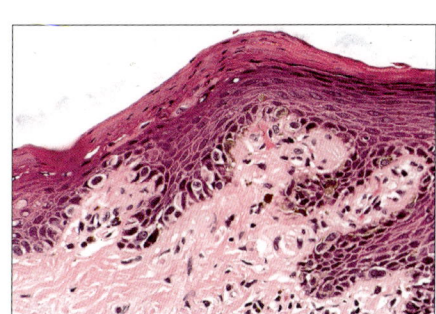

図2 病理組織学的所見
赤唇と皮膚の移行部. 基底層に異型メラノサイトが個別性に増生している. 角層内にメラニンの排出がみられる. *in situ* melanoma である.

臨床像の特徴

口唇メラノーマは, 黒褐色斑で初発し, 緩徐に拡大し, 境界不明瞭な, 濃淡のある黒色斑になる. 病変は赤唇を越えて, 周囲の皮膚にも拡大する. 進行すると結節を生じ, 潰瘍や出血, 腫脹, 疼痛, 知覚異常を伴うようになる[1]. ダーモスコピーで blue-whitish veil や pseudonetwork があれば, 真皮内浸潤を疑う[2]. 初期症状が軽微のため, 進行してから受診することが多い (図1, 2).

鑑別疾患

① Labial melanosis……口唇に対する外傷や, 長年のアトピー性皮膚炎, 一次刺激性ないしアレルギー性接触皮膚炎等の刺激に続発した炎症後の色素沈着である[3]. 通常, 赤唇を越えて周囲の皮膚に拡大することはない. 病歴の聴取が肝要である.
② 母斑細胞母斑……出生時には存在せず, 緩徐な増大傾向をみることもある. 結節になることはあるが, 潰瘍化や出血は通常みられない.

③ Peutz-Jeghers 症候群……出生時〜幼児期に出現し, 加齢に伴い増大する. 四肢末端にも色素斑を伴うほか, 消化管ポリポーシスもみられる.
④ その他……Addison 病, 青色母斑, smoker's melanosis, Kaposi 肉腫, 悪性リンパ腫など.

注意点・治療

口唇メラノーマはきわめて稀であり, 全メラノーマの1%未満である[4]. 予後は皮膚型メラノーマと比較しても悪いため[2]早期発見が望まれるが, 発症早期には病院を受診せず, 進行した状態で受診する例が多い. ダーモスコピーは診断に有用である. 鑑別として疑った場合には, 積極的に生検を行うべきである.

文献

1) Lamichhane NS et al: BMC Res Notes 8: 499, 2015
2) Matsushita S, Kageshita S, Ishihara T: Br J Dermatol 152: 1324, 2005
3) 上出良一ほか: 皮膚病診療 18: 351, 1996
4) Smith MH et al: Head Neck Pathol 10: 298, 2016

化膿性汗腺炎

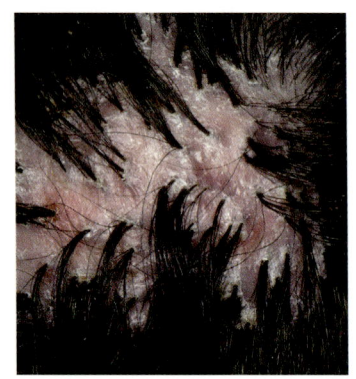

【頭部・顔】
第5章 頭（p.266）

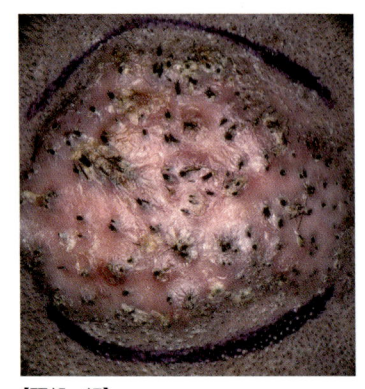

【頭部・顔】
第5章 頭（p.266）

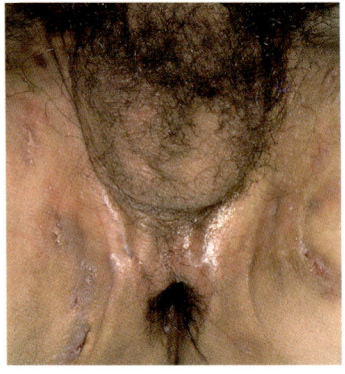

【躯幹・四肢】
第4章 陰部（p.250）

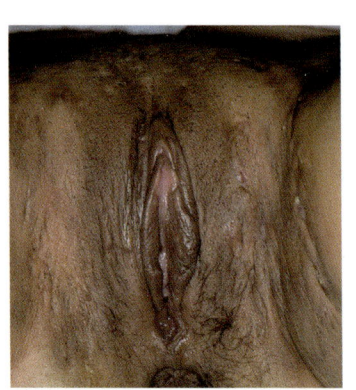

【躯幹・四肢】
第4章 陰部（p.250）

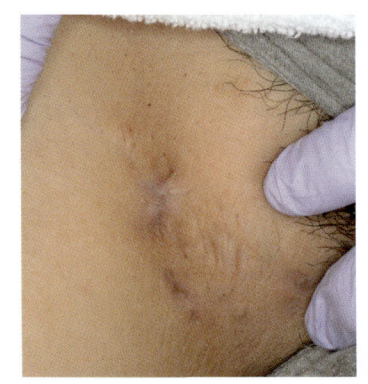

【躯幹・四肢】
第4章 陰部（p.250）

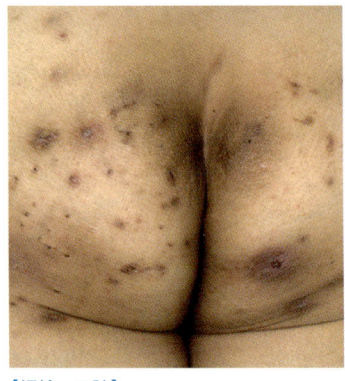

【躯幹・四肢】
第5章 臀部・肛囲（p.314）

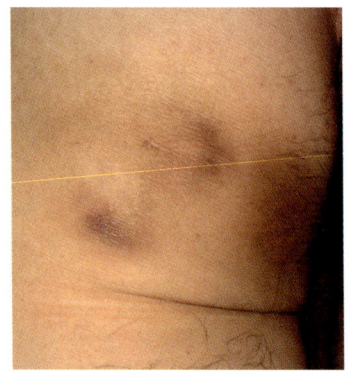

【躯幹・四肢】
第5章 臀部・肛囲（p.314）

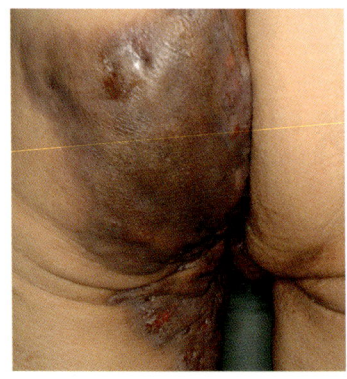

【躯幹・四肢】
第5章 臀部・肛囲（p.314）

※青字は『好発部位でみる皮膚疾患アトラス 躯幹・四肢』の章・ページ番号

第4章 鼻

1. 脂腺母斑

朴 炫貞, 清原龍士, 岩永 聰, 室田浩之

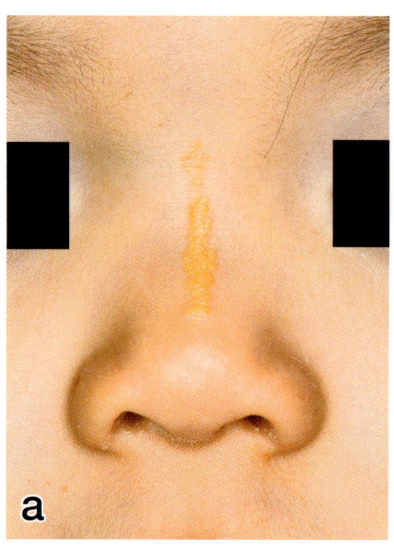

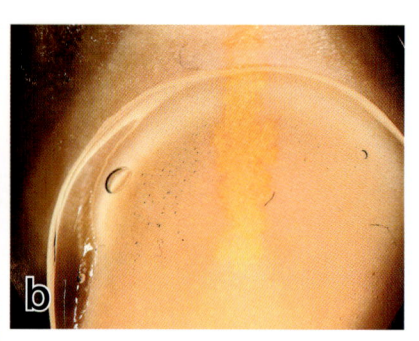

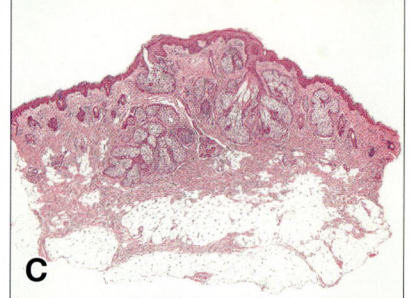

図 1歳, 女児. 脂腺母斑
(a) 臨床像, (b) ダーモスコピー像,
(c) 病理組織像

臨床像の特徴

　脂腺母斑は新生児の 0.12〜0.3％にみられ, 頭部と顔面に好発する[1,2]. Blaschko 線に沿って黄色調の脱毛斑, 疣状の局面を形成する (図)[1,2]. 本症は毛芽腫や基底細胞癌の発症母地となりうる[3].

鑑別疾患

① 先天性皮膚欠損症……脱毛斑や潰瘍を伴い, 常色〜白色調の局面を形成する[2,4].
② 乳頭状汗管嚢胞腺腫様母斑……紅色調の乳頭状局面を形成. 脂腺母斑と鑑別が難しい[2].
③ 若年性黄色肉芽腫……黄褐色〜黄赤色の平滑で急速に増大するドーム状の結節[2,5].
④ その他……表皮母斑, 肥満細胞腫, 先天性三角形脱毛症.

注意点・治療

　近年の報告では基底細胞癌の発生は 0〜2.2％とされ[3], 二次性腫瘍の発生が疑われる場合や整容性目的に手術を検討されることが多い[1,2]. 鼻など正中線上あるいは Blaschko 線に沿って脂腺母斑が発生する場合, 脂腺母斑, 痙攣, 精神発達遅滞を三徴候とする脂腺母斑症候群に注意する必要がある[2].

文献

1) 清水 宏：脂腺母斑. あたらしい皮膚科学 第3版, 中山書店, 東京, p.386, 2018
2) 玉置邦彦 総編集：最新皮膚科学大系 第11巻 母斑・母斑症 悪性黒色腫, 中山書店, 東京, p.19, 2002
3) 帆足俊彦ほか：皮膚悪性腫瘍診療ガイドライン第3版 基底細胞癌診療ガイドライン 2021. 日皮会誌 131: 1467, 2021
4) 大塚藤男：皮膚科学 第10版, 金芳堂, 京都, p.484, 2016
5) 片山一朗ほか 編：皮膚科学, 文光堂, 東京, p.567, 2009

2．色素性母斑，母斑細胞母斑

濱辺真奈，市来 澪，室田浩之

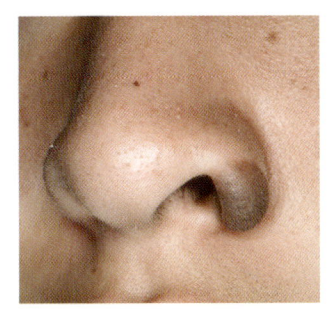

図1　10歳代，男子．色素性母斑

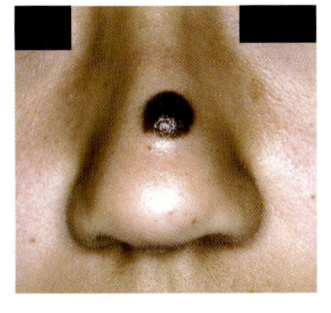

図2　10歳代，女子．色素性母斑

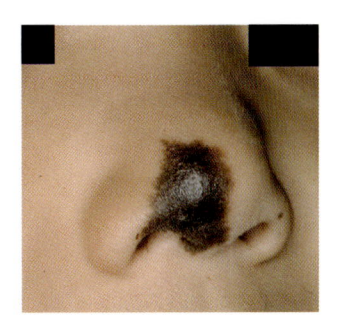

図3　6歳，男児．色素性母斑

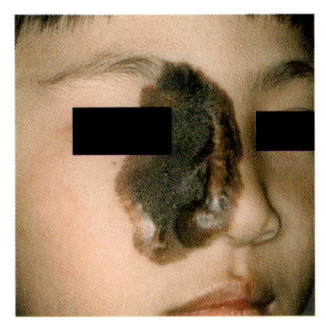

図4　5歳，男児．色素性母斑

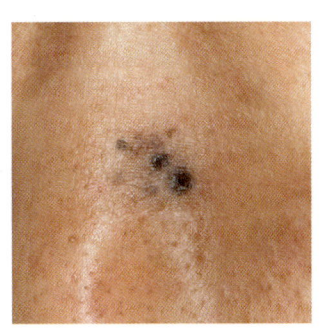

図5　30歳代，女性．色素性母斑

臨床像の特徴

色素性母斑，母斑細胞母斑は淡褐色から黒色の色素斑で（図1〜5），未分化なメラノサイト系細胞である母斑細胞の増殖による．先天性と後天性があり，後天性のなかでも Miescher 母斑は境界明瞭な黒褐色〜皮膚色の半球状結節で鼻を含む顔面に好発する．

鑑別疾患

ダーモスコピー（DS）が有用である．
① 悪性黒色腫……もっとも重要な鑑別．DS で多構築パターンを示す．臨床は後述の ABCDE ルール〔不規則形，境界不鮮明，色調多彩，拡大傾向（直径 6 mm 以上），性状の変化〕を参考にする．
② 基底細胞癌……DS で樹枝状血管，葉状領域，多発性青灰色小球，青灰色類円形大型胞巣などの所見を示す．
③ 脂漏性角化症……DS で多発性稗粒腫様嚢腫，面皰様開孔といった所見を示す．

注意点・治療

ABCDE ルールを念頭に置く．悪性が否定されれば基本的に経過観察する．形や色調の変化や，急な増大傾向などがあるときには皮膚科を受診するように指導する．希望があれば整容的観点から年齢，部位，大きさを考慮して切除する．

参考文献

1) 玉置邦彦 編：最新皮膚科学大系 第 11 巻 母斑・母斑症 悪性黒色腫，中山書店，東京，p.33, 2002
2) 清水 宏：母斑細胞母斑．あたらしい皮膚科学 第 3 版，中山書店，東京，p.376, p.482, 2018

3．乳児血管腫

濱辺真奈, 市来 澪, 室田浩之

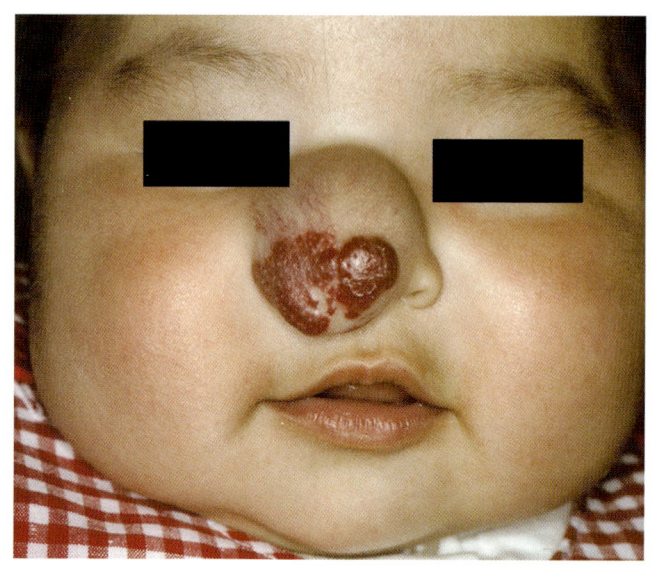

図　４カ月，女児．乳児血管腫

臨床像の特徴

　乳児血管腫は苺状血管腫と同義．乳児の約1.7％にみられ，女児に多い．発生部位は頭頸部が60％ともっとも多く，生後２週間ほどで毛細血管拡張性の紅斑を来し，数カ月かけて赤い隆起性の腫瘤を形成する（図）．増殖期，退縮期，消失期を経て，とくに隆起の強い病変は軟らかい瘢痕を残す．

鑑別疾患

① **単純性血管腫**……出生時より存在し，基本的に自然消褪せず，色調が濃くなり部分的に隆起するなどの変化を生じることがある．

② **海綿状血管腫**……深在型の乳児血管腫と鑑別が必要で，皮下腫瘤が大きく境界不明瞭で，より深部に達する傾向がある．

③ **毛細血管拡張性肉芽腫**……外傷の先行がみられることが多く，皮面より突出した肉芽腫様外観を呈する．擦過などの外傷で容易に出血する．

注意点・治療

　視診で診断できる例が多い．自然退縮傾向が強いが，鼻の皮疹は消褪が不十分な傾向にあり，瘢痕化や組織の欠損や変形を来す場合がある．鼻孔部病変による気道閉塞が疑われる場合は積極的な治療介入を検討する．

　以前は経過観察が主流だったが，近年はプロプラノロール内服療法の効果が高く，ガイドライン上推奨度Ａとされている．レーザーの併用療法なども行われる．増殖期のピークを迎える前（生後１〜３カ月）に専門家の受診，積極的な治療介入をすべきである．

参考文献

1) 玉置邦彦 編：最新皮膚科学大系 第11巻 母斑・母斑症 悪性黒色腫，中山書店，東京，p.90, 2002
2) 三村秀文ほか：血管腫・血管奇形・リンパ管奇形診療ガイドライン 2017（第2版）
3) 中捨克輝：日皮会誌 133: 195, 2023

4. 後天性真皮メラノサイトーシス（ADM）

大山拓也, 内田秀昭

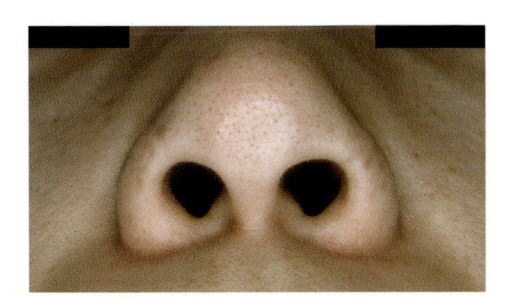

図1 20歳代, 女性. ADM
左右対称性の鼻翼部の淡褐色斑.

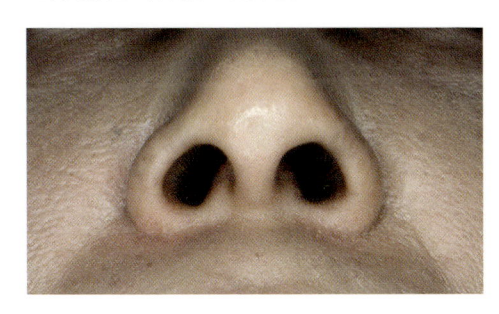

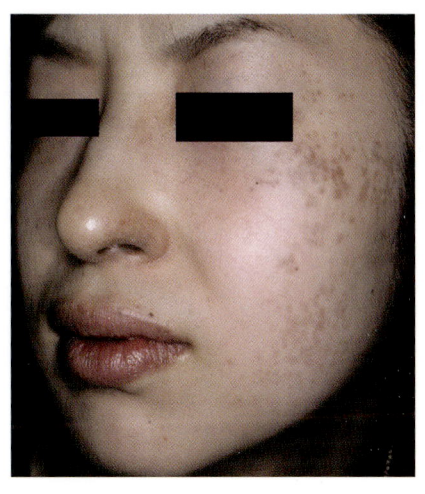

図2 30歳代, 女性. ADM
右鼻翼部に生じた灰褐色斑.

図3 40歳代, 女性. ADM
左右の鼻翼部に淡褐色斑がみられる.

臨床像の特徴

後天性真皮メラノサイトーシス（acquired dermal melanocytosis：ADM）は思春期以降の主に顔面に出現する, 紫褐色から灰褐色の色素斑である（図1～3）. 女性に多く, 頬部, 前額部, 鼻根部, 鼻翼部などに左右対称性に多発する. 病変の主体は真皮であり, 真皮浅層～中層にメラノサイトの増殖がみられる. 両側性に発症することが, 片側性の太田母斑との鑑別点であるが, 両側性の太田母斑は色調が濃く青黒色のことが多い（p.176 図3参照）.

鑑別疾患

① **太田母斑**……幼少期から片側性に生じることが多い. 淡青色斑の中に点状の茶褐色斑が散在する.
② **肝斑**……茶褐色調で30～40歳代の女性に好発する. 眼瞼周囲には生じない.
③ **老人性色素斑**……中年以降の男女に出現し, 境界は比較的明瞭である.
④ **その他**……雀卵斑など.

注意点・治療

かつては太田母斑の亜型として"遅発型両側性太田母斑"ともよばれていたが, 近年は独立した疾患として後天性真皮メラノサイトーシスと呼称されることが多い. 治療は太田母斑と同様にQスイッチビーレーザーの照射が有効だが, 本症では保険適用外となる. 肝斑の合併例では, レーザー照射後の肝斑の増悪に注意が必要である.

参考文献

1) 宮田彩可, 宮田成章, 須賀 康：MB Derma 330: 75, 2023
2) 江藤隆史：J Visual Dermatol 17: 1120, 2018

5. 太田母斑

池永恵理, 清原龍士, 鍬塚 大, 室田浩之

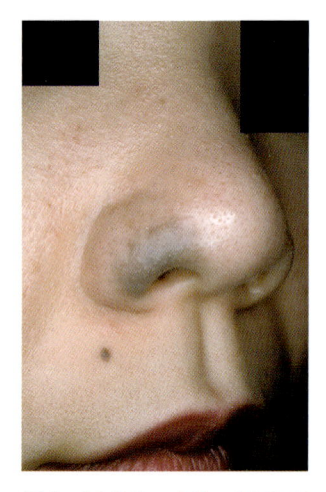

図1 20歳代, 女性. 太田母斑
右鼻翼に生じた淡青褐色斑.

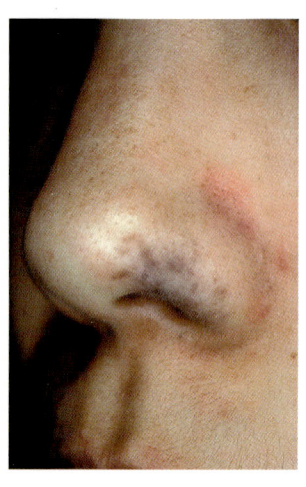

図2 20歳代, 女性. 太田母斑
左鼻翼に生じた青色斑.

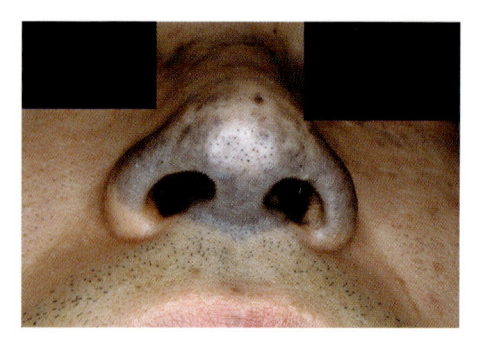

図3 20歳代, 男性. 太田母斑
両鼻翼・鼻尖部の青色斑.

臨床像の特徴

三叉神経の第1, 2枝領域に生じる片側性の色調不均一な褐青色斑で頬部, 眉部, 額部に好発し, 鼻翼部にも生じる(図1〜3). 両側性例もあり, 眼球結膜に色素斑を伴うことがある. 女児に多く, 出生時〜1歳までと思春期ごろの二峰性に発症する[1〜3].

鑑別疾患

① 後天性真皮メラノサイトーシス……高齢女性に多く発症し, 粘膜病変がなく, 左右対称性に分布する. 頬部は点状, 鼻翼などは斑状となる[1, 4].

② 異所性蒙古斑……蒙古斑は成人までに消褪することが多く, 眼球結膜に色素斑はみられない[1, 5].

③ 斑状青色母斑……点状の淡褐色斑を伴わず, 眼球結膜に色素斑を伴わない点から鑑別できる[1].

④ その他……青色母斑など.

注意点・治療

Qスイッチルビーレーザーを中心としたレーザー治療が主である. 治療効果を得るためには複数回のレーザー照射が必要で, 副作用として脱色素斑, 色素沈着がある. 脱色素斑は照射回数に比例にして発生頻度が上がるため, 注意が必要である. 小児では成人よりも治療回数が少なく, 合併症の発生リスクも低いため, 早期の治療開始が望ましい[6].

文献

1) 玉置邦彦 総編集: 最新皮膚科学大系 11 母斑・母斑症 悪性黒色腫, 中山書店, 東京, p.69, 2002
2) 長濱通子: 日レーザー医会誌 42: 23, 2021
3) 西山茂夫: 耳鼻展望 51: 418, 2008
4) 加藤まどか, 佐藤英嗣, 山口 潤: 皮膚 43: 167, 2001
5) 日本形成外科学会ほか: 形成外科診療ガイドライン, 金原出版, 東京, 2015
6) 手塚 正ほか: 皮の科 2: 350, 2003

6. 扁平母斑

樋口実里, 室田浩之

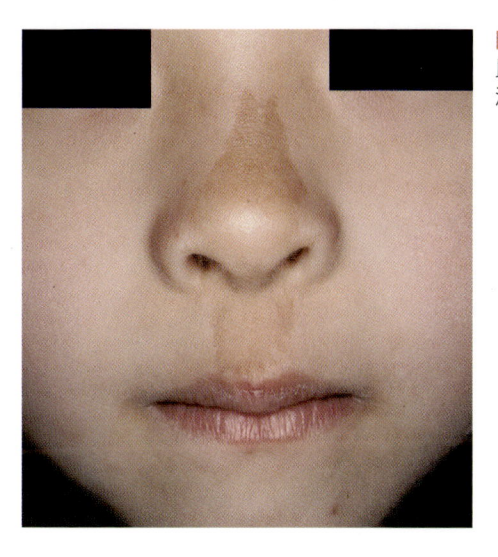

図　6歳, 女児. 扁平母斑
比較的境界明瞭な均一な色調を呈する
淡褐色斑～暗褐色斑がみられる.

臨床像の特徴

　扁平母斑は比較的境界明瞭な均一な色調を呈する淡褐色斑～暗褐色斑で（図）, 大きさは数mmから数十cmに及ぶなど多彩である. 軀幹や四肢に多くみられるが, 手掌・足底以外のすべての部位に生じうる[1]. 生下時から存在し, 生後比較的早期ないし乳幼児期になって病変は明瞭になる[2].

鑑別疾患

① **カフェ・オ・レ斑**……乳児期に5mm以上の褐色斑が6個以上みられた場合, NF1, Albright症候群を考慮する[3,4].
② **Becker母斑**……思春期前後の男性に多く発現する多毛を伴った褐色斑. 好発部位は肩甲部, 肩, 前胸部である[2].
③ **太田母斑**……出生時から遅くとも思春期までに出現する褐色から青色調の色素斑. 三叉神経領域に片側性に生じることが多い[3].
④ **その他**……蒙古斑, 色素性母斑, 悪性黒色腫.

注意点・治療

　扁平母斑は終生不変で, 顔面に生じた場合は整容的に大きな問題となる[5]. 縫縮術, 植皮術, 削皮術, レーザー療法, 冷凍療法, ケミカルピーリング, 化粧などさまざまな治療法が試みられてきた. 観血療法では瘢痕形成, 非観血療法においては再発率の高さが問題となる[6~8]. なお, 鼻下部の扁平母斑にレーザー療法を行い色調が軽減したとする報告もある[4].

文献

1) 玉城善史郎：周産期医 52: 1451, 2022
2) 玉置邦彦 総編集：最新皮膚科学大系, 中山書店, 東京, p.56, 2002
3) 片山一朗ほか：皮膚科学 第1版, 文光堂, 東京, p.586, 2009
4) 吉田亜希：MB Derma 308: 25, 2021
5) 手塚 正, 森川和宏：日レーザー医会誌 14: 231, 1993
6) 舘下 亨ほか：日レーザー医会誌 17: 485, 1996
7) 小林雅明ほか：日レーザー医会誌 10: 439, 1989
8) 大塚藤男：皮膚科学 第10版, 金芳堂, 京都, p.527, 2016

7. 表皮母斑

朴 炫貞, 清原龍士, 岩永 聡, 室田浩之

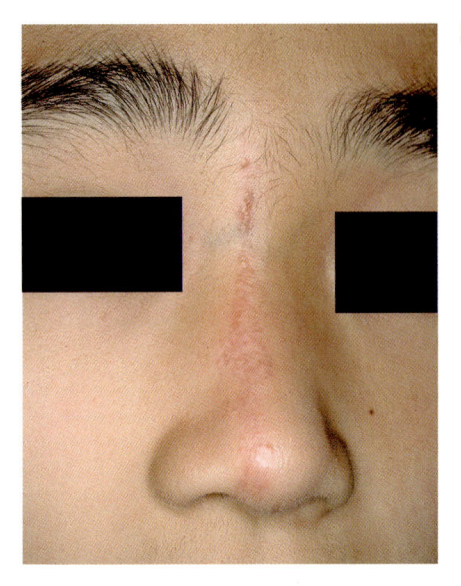

図　10歳, 女子. 表皮母斑

臨床像の特徴

　表皮母斑は頭頸部などにやや硬性の角化を伴う黄色から暗褐色の疣状丘疹が Blaschko 線に沿って生じ（図），徐々に拡大，集合する[1~3]．片側性，列序性が多いが，汎発型もある[1]．80％が新生児期に発症する[1]．

鑑別疾患

① 尋常性疣贅……小児期～青年期に好発する．HPV 感染により豌豆大の乳頭腫を形成する[3]．

② 色素失調症……出生時には線状～集簇性の紅斑・小水疱としてみられ，色素沈着に至る[4]．

③ 線状苔癬……Blaschko 線に沿って角化性紅色丘疹が生じ，数カ月で消褪する[1,3]．

④ その他……扁平疣贅，脂腺母斑，線状扁平苔癬，列序性 Darier 病．

注意点・治療

　点突然変異によって生じた体細胞モザイクである[5]．治療は全層切除が有効であるが[1]，鼻の表皮母斑では欠損の再建や術後瘢痕など整容性が問題となる．CO_2 レーザー療法，凍結療法で長期的によい結果を得られた報告もある[2,3,6,7]．ビタミン D_3，5-FU（フルオロウラシル）軟膏の効果は一時的・限定的である[1,6]．病変が広範囲の場合，表皮母斑症候群に留意する[8]．

文献

1) 清水 宏：線状苔癬，疣贅状表皮母斑．あたらしい皮膚科学 第3版，中山書店，東京，p.293, 385, 2018
2) Bolognia JL, Schaffer JV, Cerroni L: Dermatology 2nd ed, Mosby Elsevier, St.Louis, p.1671, 2008
3) 片山一朗ほか 編：皮膚科学，文光堂，東京，p.347, 514, 667, 2009
4) 大塚藤男：皮膚科学 第10版，金芳堂，京都，p.561, 2016
5) 佐々木りか子 編：よくみる子どもの皮膚疾患，医学書院，東京，p.219, 2018
6) Panagiotopoulos A et al: Acta Derm Venereol 89: 292, 2009
7) Alonso-Castro L et al: Actas Dermosifiliogr 103: 910, 2012
8) 佐藤直樹ほか：西日皮 72: 353, 2010

8. 先天性色素性母斑

門野岳史

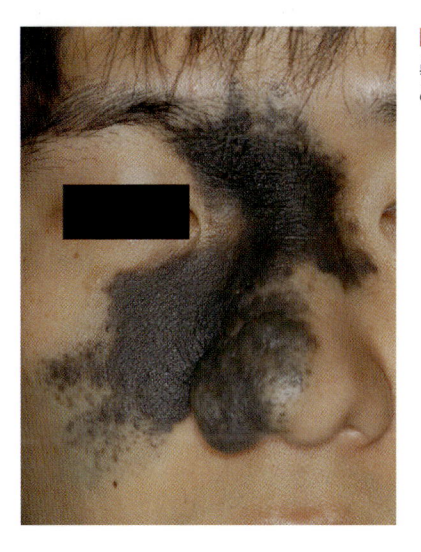

図 20歳代，男性．先天性色素性母斑
鼻部から右頬部にかけて地図状の黒色斑が
みられ，一部皮膚の肥厚を伴っている．

臨床像の特徴

先天性色素性母斑は，出生時より存在する，黒色から黒褐色の色素斑である（図）．鼻に生じたからといって，とくに臨床像が変わるわけではないが，母斑が大型の場合は有毛性で病変部の皮膚が肥厚していることが多く，また，主病変以外にも色素斑がしばしば散在する．母斑は体の成長に比して大きくなるが，形状には通常大きな変化はない．

鑑別疾患

① **扁平母斑**……色調が茶褐色であり，黒色ではない．皮膚が肥厚することも基本的にない．

② **太田母斑**……発生部位が三叉神経領域であり，色調も青灰色で，黒色とは異なる．

③ **悪性黒色腫**……先天性色素性母斑から悪性黒色腫（メラノーマ）が生じることもある．その場合は母斑の一部に色調の変化がみられ，結節が形成されるようになる．

④ **神経皮膚黒色症**……先天性色素性母斑病変が広範囲で頭痛や痙攣といった神経症状を伴う場合は神経皮膚黒色症に注意する．

注意点・治療

先天性色素性母斑では，将来メラノーマになるかどうかがポイントの一つである．

20 cm以上の大型の場合，メラノーマになる確率はシステマティックレビューで，2.8～8.2％とされている[1,2]．小型もしくは中型の場合の確率は不明であるが，絶対数が多いため，約2割のメラノーマは小型の先天性色素性母斑より生じるとされる[3]．治療はなかなか難しく，レーザー照射も多くは効果不十分であり，症例に応じて植皮や皮弁，curettage（掻爬術）などを検討する．

文献

1) Watt AJ, Kotsis SV, Chung KC: Plast Reconstr Surg 113: 1968, 2004
2) Zaal LH et al: Br J Plast Surg 57: 707, 2004
3) Alikhan A, Ibrahimi OA, Eisen DB: J Am Acad Dermatol 67: 495.e1, 2012

9. Pringle 病（結節性硬化症）

陣内晃子，加藤和夏，福安厚子

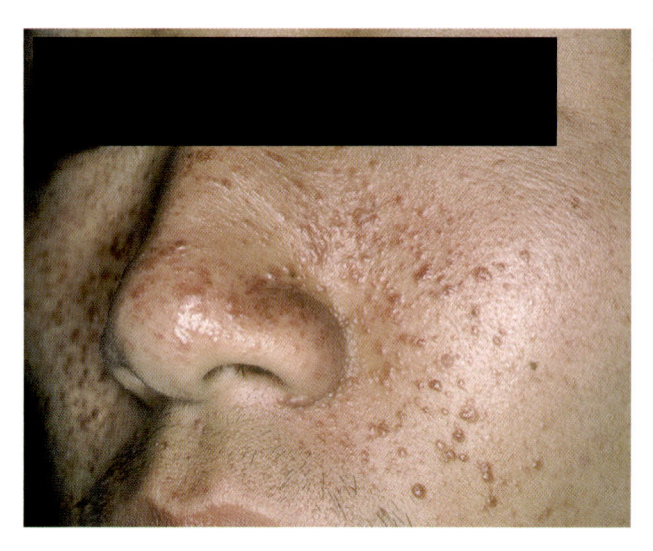

図　10歳代，男性．Pringle 病
顔面に血管線維腫が多発している．

臨床像の特徴

　Pringle 病（結節性硬化症）は顔面の多発血管線維腫，精神遅滞，てんかんを三主徴とする．常染色体顕性（優性）遺伝．乳児期の葉状白斑，幼児期以降に多発する鼻周辺の血管線維腫が特徴的で（図），粒起革様皮膚，爪囲線維腫（Koenen 腫瘍）も重要な所見である[1]．

鑑別疾患

① 汗管腫……エクリン汗腺の真皮内導管が限局性に増殖した常色の小丘疹で多発しやすい．女性の眼瞼部に好発[1]．

② 顔面播種状粟粒性狼瘡……顔面のとくに下眼瞼から頬部に散在性に多発する充実性，痤瘡様の丘疹であり，慢性に経過する疾患である[2]．

③ 多発性丘疹状毛包上皮腫……常染色体顕性（優性）遺伝．鼻唇溝を中心に常色小結節が多発する．多発性円柱腫を合併する場合はBrooke-Spiegler 症候群とよばれる[3]．

④ Cowden 症候群……常染色体顕性（優性）遺伝．顔面に多発性外毛根鞘腫を生じる．掌蹠に角化性丘疹を伴うこともある[4,5]．

注意点・治療

　常染色体顕性（優性）遺伝性疾患だが，60％近くが孤発例である．10歳以上では腎病変，10歳未満では心不全が主な死因となる．10歳代の主な死因は脳腫瘍が特徴的で，40歳以上では女性で腎病変と並んで肺のリンパ脈管筋腫症が特徴的に増加する．本症の脳腫瘍や腎血管筋脂肪腫に対してエベロリムス（2012年），リンパ脈管筋腫症に対してシロリムス（2014年）が認可され，皮膚病変に対してもシロリムスゲル（2018年）が適応となった[5]．

文献

1) 清水 宏：あたらしい皮膚科学 第3版，中山書店，東京，p.394, p.409, 2018
2) 大原香子：皮膚臨床 61: 653, 2019
3) 三砂範幸：Brooke-Spiegler syndrome. 最新皮膚科学大系 特別巻2（玉置邦彦 編），中山書店，東京，p.54, 2004
4) 久保宣明：Cowden 症候群．皮膚科臨床アセット15 母斑と母斑症（古江増隆 総編集），中山書店，東京，p.219, 2013
5) 山本俊幸：皮病診療 43: 16, 2021

10. 悪性黒色腫

新井優希，前川武雄

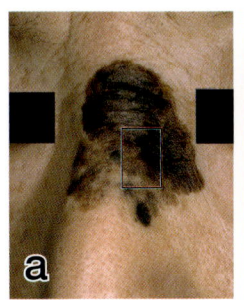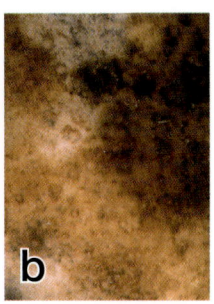

図1　80歳代，女性．悪性黒子型悪性黒色腫
(a) 臨床像，(b) ダーモスコピー像（a のカコミ部分）．

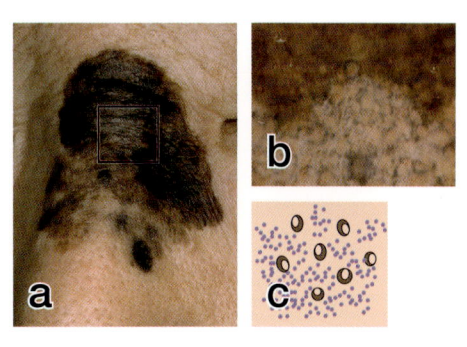

図2　図1の別部位
(a) 臨床像，(b) ダーモスコピー像（a のカコミ部分），
(c) 病理組織の模式図：非対称色素性毛孔（assymetric pigment follicular openings）．悪性黒子では、異型メラノサイトが毛孔周囲に不規則に増殖し，毛孔周囲に非対称性に広がる色素沈着がみられる．

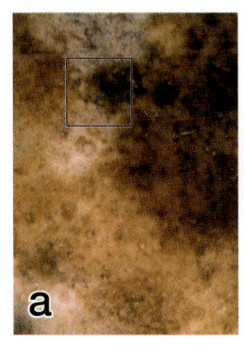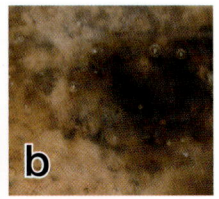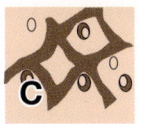

図3　図1の別部位
(a) 臨床像，(b) ダーモスコピー像（a のカコミ部分），
(c) 病理組織の模式図：菱形構造．異型メラノサイトの増生が進むと，非対称性色素性毛孔が進展し，悪性黒子に特徴的とされる菱形構造が形成される．

臨床像の特徴

　悪性黒子は悪性黒子型悪性黒色腫の上皮内病変であり，大型で不規則，非対称，濃淡不整で境界不明瞭な色素斑である（図1〜3）．高齢者の露光部に多く臨床診断にダーモスコピーが有用である．

鑑別疾患

① **基底細胞癌**……ダーモスコピーで樹枝状血管，葉状構造，青灰色類円形大型胞巣，多発性青灰色小球がみられる．
② **日光黒子**……比較的境界明瞭な褐色斑．ダーモスコピーでは定型的偽色素ネットワークや虫食い状辺縁がみられる．
③ **色素性母斑**……Miescher 型が顔面部では多く，全体的に均一な淡青灰色で敷石状パターンを示し，表面に乳頭上の凹凸が目立つ．
④ **脂漏性角化症**……肉眼的所見の特徴では全体的に左右対称で，境界がほぼ一様である．

注意点・治療

　悪性黒子のダーモスコピー像では，非定型偽ネットワークがみられ，非対称色素性毛孔，菱形構造で形成される．悪性黒子は臨床診断が困難であり，偽色素ネットワークが典型的か非典型的かは，早期例においては鑑別が困難である．日光黒子の典型像でない場合，慎重に経過観察するか，皮膚生検を行うことが望ましい．

文献

1) 岩間理沙，田中勝：MB Derma 298: 19, 2020
2) 澤田美月：日皮会誌 125: 1757, 2015

11. 有棘細胞癌

勝又文徳, 前川武雄

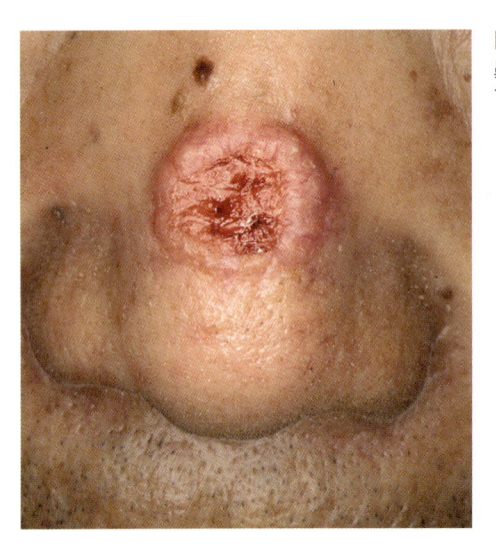

図 60歳代, 男性. 有棘細胞癌
鼻背部に生じた例. びらんを呈している.

臨床像の特徴

有棘細胞癌のもっとも一般的な臨床像は, 紅色から常色の表面に角化を伴う隆起性病変である（図）.

角化に乏しく, びらんや潰瘍を呈することもある[1].

鑑別疾患

① 上皮内有棘細胞癌（日光角化症あるいはBowen病など）……上皮内有棘細胞癌でも炎症細胞浸潤などで病変辺縁が不明瞭になり, 浸潤性増殖にみえる場合がある.

② ケラトアカントーマ……急速に発育する角化性腫瘍で, 臨床的に腫瘤形成や潰瘍といった非特異的な形態をとるため, 有棘細胞癌との鑑別が必要である[2].

③ 脂腺腫……眼型と眼外型に分けられる. 中高年に好発するしばしば潰瘍形成を伴う腫瘍であり, 有棘細胞癌との鑑別が必要である.

④ その他……基底細胞癌, 悪性黒色腫, 毛芽腫, 毛包上皮腫, microcystic adnexal carcinomaなど[2].

注意点・治療

鼻は解剖学的に皮膚, SMAS（superficial musculoaponeurotic system）である筋肉, 軟骨群で構成され, 顔面の他のパーツと比較し凹凸が際立っている. 過不足なく腫瘍を切除するために, 鼻部のサブユニットごとの皮膚の厚みと可動性を意識する必要がある[3]. 鼻を含めたマスク領域では腫瘍の大きさを問わず高リスクと考えられる. 顔面などの脂肪織が薄い解剖学的な部位での浸潤癌の切除を行う場合, SMASや表情筋を含めて切除する必要もある.

文献

1) 佐藤洋平: 6. 有棘細胞癌の検査・診断.（2）診断. 1）臨床症状からの診断. 日本臨牀増刊号 皮膚悪性腫瘍（第2版）下―基礎と臨床の最新研究動向―, 日本臨牀社, 東京, p.60, 2021
2) 大原國章: 大原アトラス3 皮膚悪性腫瘍, 学研メディカル秀潤社, 東京, p.154, 2016
3) 松下茂人ほか: Skin Cancer 36: 110, 2021

12. 基底細胞癌

藤野久実佳, 前川武雄, 大槻マミ太郎

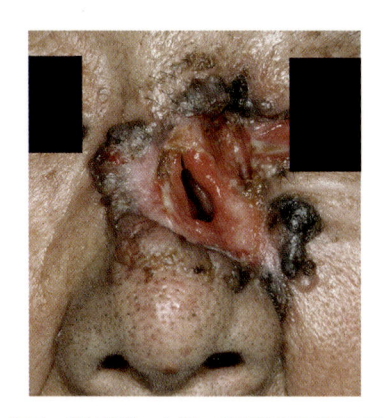

図1 70歳代, 女性. 破壊型基底細胞癌
鼻背から眼瞼や頬に及ぶ病変で, 中央は潰瘍を形成し鼻腔が露出している. 周囲には灰白色から黒色の結節が堤防状に配列する.

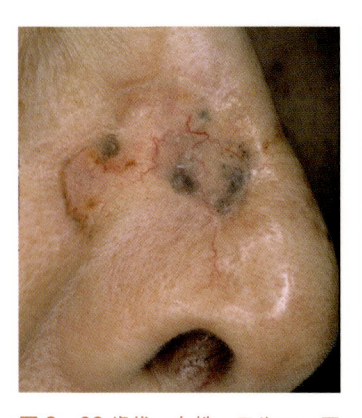

図2 60歳代, 女性. モルフェア型基底細胞癌
右側鼻背部に毛細血管拡張と大小さまざまな黒色斑が混在する境界不明瞭な陥凹性病変.

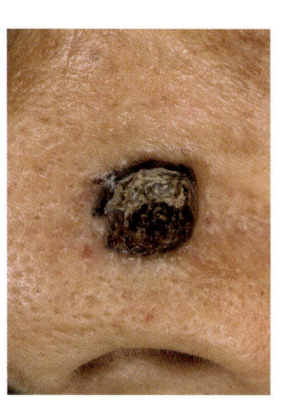

図3 80歳代, 女性. 結節型基底細胞癌
左鼻翼部に中央に痂皮が付着する. 境界明瞭な黒褐色の扁平隆起性結節.

臨床像の特徴

　基底細胞癌は高齢者の顔面, とくに鼻を中心とした正中部に好発する（**図1〜3**）. 結節・潰瘍型が最多であり, 蠟様光沢のある黒色小結節で, 進行すると中央が潰瘍化し, 拡張した血管が透見される. 病型はほかに表在型, 斑状・強皮症型などに分類される[1].

鑑別疾患

① **色素性母斑**……ドーム状に隆起する弾性軟の境界明瞭な小型の黒褐色結節である（Miescher型）.

② **悪性黒色腫**……濃淡不整, 不規則形, 境界不明瞭な色素斑で, 徐々に結節, 潰瘍を呈する.

③ **脂漏性角化症**……表面に凹凸があり, 乳頭状外観を呈する. 淡褐色から黒褐色の扁平隆起性の病変である.

④ **その他**……脂腺増殖症, 毛芽腫, 毛包上皮腫など.

注意点・治療

　遠隔転移やリンパ節転移をおこすことは稀であり, 手術療法が第一選択になることが多い. **表**に示した7項目により, 低リスク群と高リスク群に分類し, 高リスク群では低リスク群と比較し, より広いマージンでの切除が必要とされている[1].

　基底細胞癌は鼻に好発し（29〜35.8%[2,3]）, 整容面も考慮して植皮術や皮弁形成術などの適切な再建方法の選択が大切である.

表　基底細胞癌の7項目

1. 部位/腫瘍径	5. 放射線照射歴の有無
2. 臨床的境界	6. 病理学的組織型
3. 初発/再発例	7. 神経浸潤の有無
4. 免疫抑制状態の有無	

文献

1) 帆足俊彦ほか：皮膚悪性腫瘍診療ガイドライン 第3版 基底細胞癌ガイドライン 2021. 日皮会誌 131: 2021
2) Yuki A et al: J Dermatol 50: 64, 2023
3) Matushita S et al: J Dermatol Sci 99: 152, 2020

13. 日光角化症

門野岳史

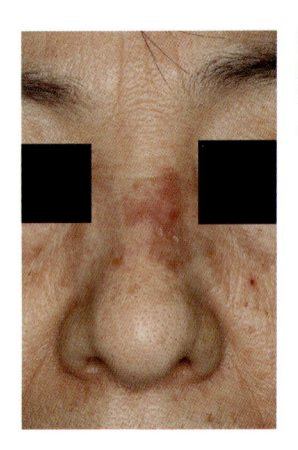

図1 80歳代，女性．鼻背に生じた日光角化症
不規則な形状の角化性紅斑がみられる．

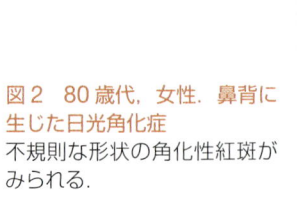

図2 80歳代，女性．鼻背に生じた日光角化症
不規則な形状の角化性紅斑がみられる．

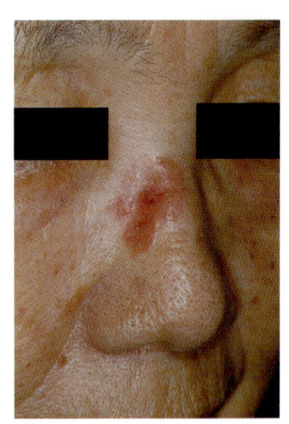

臨床像の特徴

日光角化症は頭頸部，手など露光部を中心に，不規則な赤褐色の角化性紅斑やびらんが出現し，徐々に拡大する（図1，2）．しばしば多発し，角化の強いものは皮角の形状を示すこともある．進行すると有棘細胞癌に至り，腫瘤や潰瘍を形成するようになる．

鑑別疾患

① 脂漏性角化症……色が黒褐色であり，形状は類円形で，乳頭腫状の増殖や角質嚢腫がみられる．炎症が強い場合などは鑑別が難しく，病理組織学的鑑別が必要になる．

② 扁平苔癬様角化症……老人性色素斑や脂漏性角化症に苔癬型の炎症反応を伴ったものだが，類円形で境界が明瞭な場合が多い．ダーモスコピーでは規則正しいpseudonetworkがみられるが，時に鑑別困難で生検を要する．

③ Bowen病……四肢など非露光部に多くみられるが臨床像は類似する．病理組織学的には表皮全層に異型細胞がみられ，基底層は比較的保たれる．日光弾性線維症が明らかでないこと，辺縁に日光角化症の所見がないことから，日光角化症のbowenoid typeと区別する．

④ 有棘細胞癌……有棘細胞癌の一部は日光角化症が真皮内に進展したものだが，有棘細胞癌は角化性紅斑にとどまらず，多くは腫瘤や潰瘍の形成がみられる．微細な真皮浸潤の場合は，臨床像から有棘細胞癌と日光角化症を区別することは困難で，病理組織学的な評価が必要である．

注意点・治療

通常，日光角化症の進行は緩徐であるが，それでも長年放置すると有棘細胞癌に至る．日光角化症がどれくらいのスピードで有棘細胞癌に進行するかに関しては，データはまちまちであるが，5年で約2.5％との報告がある[1]．日光角化症の治療は，大きさ，角化の度合い，位置，多発しているかどうか，年齢などを考慮して治療を選択する．以前は手術が多かったが，イミキモドクリーム外用を用いる頻度が増えつつある．このほか，5-FU（フルオロウラシル）軟膏外用，凍結療法，光線力学療法などが用いられる．

文献

1) Criscione VD et al: Cancer 115: 2523, 2009

14．癌の皮膚転移

勝又文徳，前川武雄

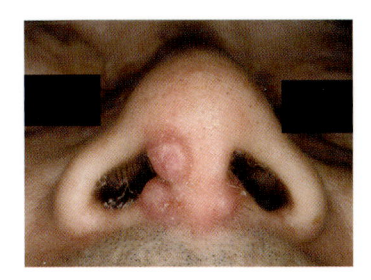

図1　60歳代，男性．食道癌の皮膚転移

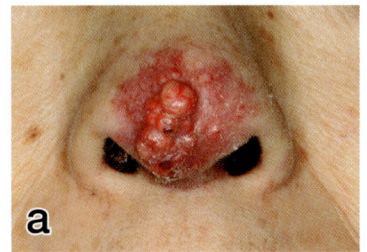

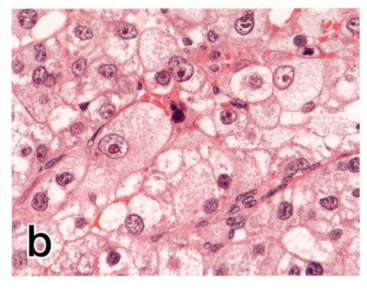

図2　60歳代，女性．肝臓癌の皮膚転移
（a）臨床像，（b）病理組織像．

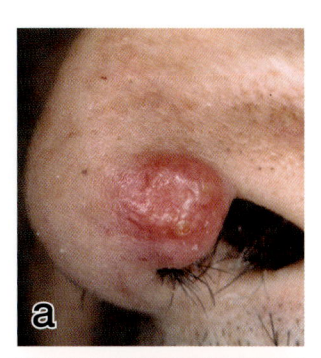

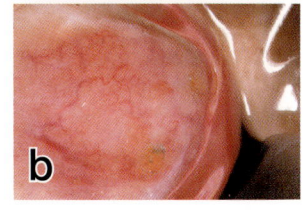

図3　80歳代，男性．肺癌の皮膚転移
（a）臨床像，（b）ダーモスコピー像．

臨床像の特徴

　癌の皮膚転移は原発の癌種によって丘疹，結節，腫瘤，局面，潰瘍など多様な臨床像をとる（図1～3）．皮膚転移がみられる患者の予後は数カ月～1年程度の場合もあり，一般的に予後不良とされている[1]．

鑑別疾患

① 皮膚原発悪性腫瘍……皮膚原発と比較して，他臓器からの扁平上皮癌の皮膚転移の場合は，角化を伴わず，表皮に変化がなく，表皮と連続性がない，増殖の中心が真皮あるいは皮下である，周囲にリンパ球浸潤がない，脈管浸潤がみられるなどの特徴がある．
② 付属器原発の皮膚悪性腫瘍……腺癌の場合，他臓器からの皮膚転移では，リンパ球浸潤がない，脈管浸潤があることが指標となる．ただし判断に苦慮し，画像検査や腫瘍マーカーなどの

検査を追加しても原発が不明の場合もある[2]．

注意点・治療

　過去の転移性皮膚腫瘍の統計では，原発巣は乳癌（23.4%），肺癌（12.8%），大腸癌（10.6%）であった．また原発巣不明の皮膚転移（5.3%）もみられた[3]．全身CTやPET-CTなどによる十分な原発巣の検索を行い，癌種に応じて他科と連携し集学的な治療を行うことが重要である．また皮膚転移は原発巣よりも組織採取が容易である場合が多く，皮膚転移の病理組織学的な所見（図2b）から原発巣の同定につながる場合もある．

文献

1) Alcaraz I et al: Am J Dermatopathol 34: 347, 2012
2) 大原國章：④内蔵癌の皮膚転移．大原アトラス2 皮膚付属器腫瘍，学研メディカル秀潤社，東京，p.382，2015
3) 古賀文二ほか：日皮会誌 120: 2213, 2010

15. 悪性リンパ腫（NK/T 細胞リンパ腫）

角 総一郎, 前川武雄

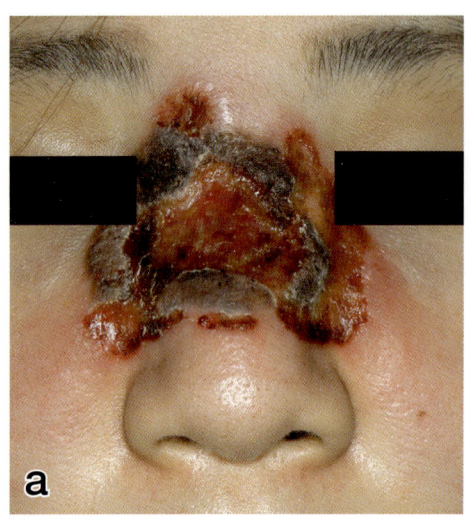

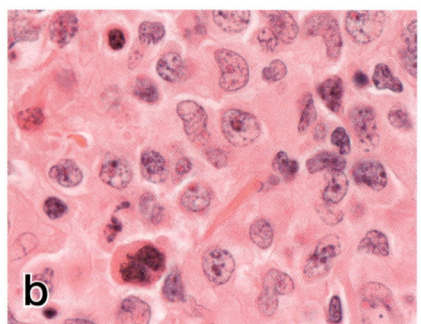

図 20歳代, 女性. 悪性リンパ腫
(a) 臨床像, (b) 病理組織像

臨床像の特徴

　悪性リンパ腫（NK/T 細胞リンパ腫）は，鼻腔内や鼻腔周囲皮膚に好発し，65％以上が鼻腔周辺に限局する[1]．単発，多発の皮下結節や腫瘤，浸潤の強い局面や，潰瘍を形成することが多い[2,3]（図 a）．全身症状を伴うことが多く，進行するとリンパ節や多臓器へ進展する[2]．

鑑別疾患

① 皮膚原発性未分化大細胞性リンパ腫……結節，腫瘤，浸潤性紅斑，潰瘍が単発ないし多発する．臨床像では鑑別が難しい場合がある[3,4]．病理組織学的に腫瘍細胞に血管破壊性の浸潤がないこと，EB ウイルス感染がないことなどから鑑別する．
② 壊疽性膿皮症……下肢，臀部，腹部などに好発するが，顔面にも生じうる[5]．典型例では辺縁が堤防状に隆起し，潰瘍底は黄褐色の壊死組織を付す．
③ その他……深在性真菌症，抗酸菌感染症，Sweet 病，血管炎など．

注意点・治療

　診断に重要な病理組織学的な所見では，血管中心性の異型リンパ球浸潤と皮下組織の壊死が特徴である（図 b）．しかし，組織の壊死が強い場合には，炎症細胞浸潤が前景に立って腫瘍細胞浸潤を見逃す可能性があり，誤診や治療開始が遅れるリスクがある[2,6]．

　EB ウイルスと関連の深いリンパ腫であることから，腫瘍細胞は，パラフィン切片で施行可能なEBER（Epstein-Barr virus-encoded small RNAs）*in situ* hybridization（EBER-ISH）で陽性になるため，EBER-ISH を実施することで診断に結びつく可能性がある．

文献

1) 山口素子：癌と化療 41: 576, 2014
2) 濱田利久：日臨 79: 541, 2021
3) 水野謙太ほか：皮病診療 45: 346, 2023
4) 齋藤恭子ほか：皮膚臨床 61: 1899, 2019
5) Kurniadi I et al: J Dermatol 43: 1373, 2016
6) 椎山理恵, 長村義之, 石橋正史：臨皮 73: 729, 2019

第4章 鼻

16. microcystic adnexal carcinoma

軽部大希, 前川武雄,, 大槻マミ太郎

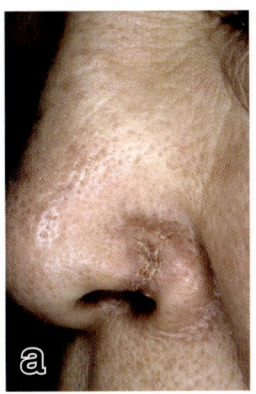
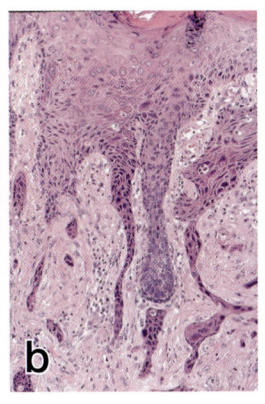
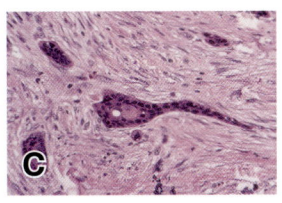
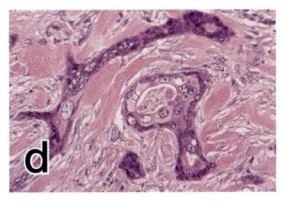

図　60歳代，女性．鼻翼部に生じたMAC
(a) 臨床像．境界不明瞭な紅色結節を呈する．
(b〜d) 病理組織学的所見．異型を伴った腫瘍細胞による索状の小型胞巣や管腔構造を呈する．深層では2層の立方形細胞で構成される管腔構造がみられる．管腔構造が目立ち，角質嚢腫がほとんどない場合は汗管腫癌（syringomatous carcinoma）と呼称される（HE染色）．

臨床像・病理像の特徴

microcystic adnexal carcinoma（MAC）は中高年の上口唇，鼻唇溝など顔面の中央付近に好発し，黄色〜紅色調の境界不明瞭な小型の硬い局面や結節，皮下硬結を形成する（図a）．病理組織学的には①浅層の角化嚢腫，②中層の充実性・索状・円柱状の小型胞巣，③深層の管腔構造といった3層構造が特徴的である（図b〜d）．

鑑別疾患

① 汗管腫……病理組織学的にMACとの鑑別が難しいことがある．真皮内の膠原線維の結節状増殖とその内部に腫瘍の小管腔・小胞巣の増加がみられる．女性の眼囲に好発し，集簇性に多発する小丘疹を呈する．
② エクリン汗孔腫……通常は単発性で，表皮内〜真皮内汗管を模倣する皮膚腫瘍である．真皮内に充実性の胞巣が多発するdermal duct tumorの病型がMACと類似する．細胞質内，細胞間の空胞や小皮縁細胞の裏打ち，孔細胞の増殖などがみられる．
③ 線維形成性毛包上皮腫（desmoplastic trichoepithelioma）……鼻周囲や眉毛部，上口部，頤部，頬部に好発．直径2〜10mm程度の正常皮膚色丘疹がみられる．毛芽への分化を示すため，時に基底細胞癌との鑑別が問題となる．
④ その他……**基底細胞癌**（モルフェア／浸潤型），**転移性腺癌**など．

注意点・治療

標準治療は外科的切除だが，境界が不明瞭であることや深部への浸潤が強いことから局所再発率が高い．一般的に辺縁から10mm以上の切除マージンが勧められているが，整容面や機能面から広範切除が困難な症例も多い．再発をくり返すうちに時としてリンパ節，縦隔，肺などへ転移を来す症例の報告もあるため，とくに腫瘍の深部については取り残しがないように全切除を行う必要がある．

文献

1) 中野英司：日臨 79（増刊号1）：442, 2021
2) 林 倫子ほか：臨皮 73: 53, 2019
3) 高橋英俊，佐藤克彦，高木章好：皮膚臨床 60: 1054, 2018
4) 川島裕平ほか：臨皮 72: 625, 2018
5) 安齋眞一，後藤啓介 編：皮膚付属器腫瘍アトラス，医学書院，東京，p.73, 2018

17．ケラトアカントーマ

椛島健治

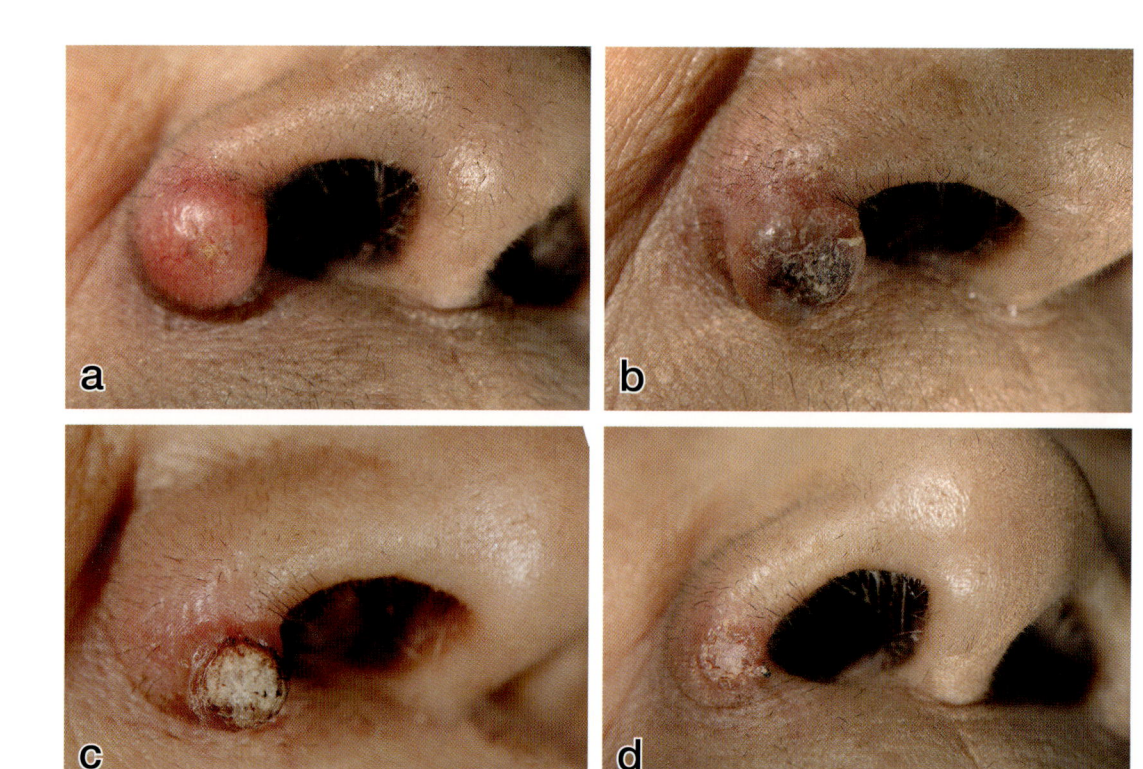

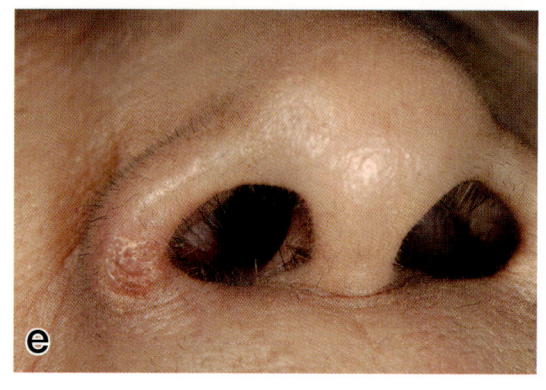

図1　80歳代，女性．ケラトアカントーマの経時的変化
（a）初診時，（b）3週間後，（c）5週間後，（d）8週間後，
（e）11週間後．
発症初期は被覆表皮が保たれたドーム状または半球状を呈
し（a），進行・増大するにつれて中心が潰瘍化し（b），
その後は自然に縮小して，瘢痕治癒する（c〜e）．

臨床像の特徴（図1，2）

　ケラトアカントーマ keratoacanthoma は，
顔面に好発する小豆大から小指頭大程度で皮膚
常色から淡紅色調を呈する弾性硬の腫瘍であ
る．小型の丘疹として始まり，比較的急速に増
大し，半球状に隆起する．また，中央が陥凹し，

鱗屑を入れる像が特徴的であり，中心噴火口状
とよばれる．周囲に毛細血管拡張を伴うことも
ある．通常単発性であり，自覚症状はない．
　臨床経過は急速で，数週間〜数カ月単位で増
大する．形状は左右対称性の境界鮮明な角化性
結節で，発症初期は被覆表皮が保たれたドーム
状または半球状を呈し，進行・増大するにつれ

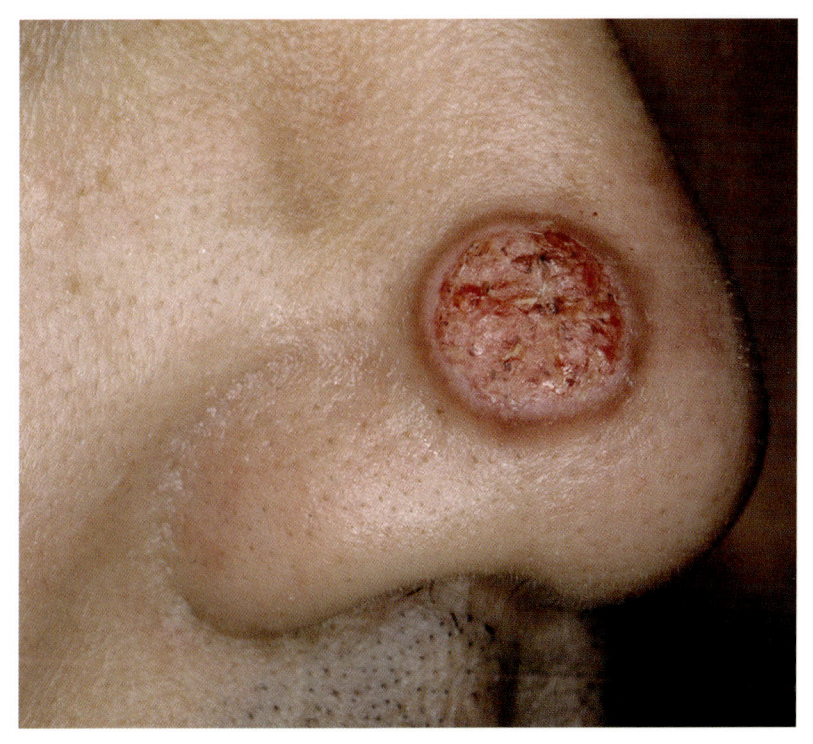

図2　30歳代，男性．ケラトアカントーマ

て中心が潰瘍化し，その後は自然に縮小して，瘢痕治癒する（**図1**）．この急速な時間経過が特徴的であり，高分化型の有棘細胞癌との決定的な差異である．治療としては，外科的切除も選択肢ではあるが，多くは自然消褪するため，大原らが言及しているとおり，進行・増大時期に経過観察できるかどうかが，臨床的な対応の分かれ道となる[1]．

鑑別疾患

① **有棘細胞癌**……臨床像は異なるが，病理組織学的にきわめて類似するため，全体の構築で判断しなければならない．ケラトアカントーマは経過観察での対応が可能であるが，有棘細胞癌では当然手術が必要となる．

② **尋常性疣贅**……比較的巨大な場合，臨床的に鑑別を要する．

③ **外毛根鞘腫**……顔面に生ずる小腫瘍で，皮角状を呈することがある．

④ **その他**……基底細胞癌，疣贅状異常角化腫，

proliferating trichilemmal tumor, multiple primary self-healing squamous cell carcinoma, tumor-like keratosis, sebaceous hyperplasia など．

注意点・その他

ケラトアカントーマの本態については，稀に深部まで浸潤・増殖する症例がある一方で，多くの場合は自然消褪することから，高分化型の有棘細胞癌の一型とする考えと，毛包分化を示す良性の腫瘍とする意見がある．

病理診断には，病変の中央を全横断する生検が必要で，部分生検では有棘細胞癌との鑑別が困難である．

文献・参考文献

1)　大原國章：ケラトアカントーマ 全経過．皮膚疾患のクロノロジー 長期観察で把握する母斑・腫瘍の全体像，学研メディカル秀潤社，東京，p.227, 2012

2)　土田哲也ほか：皮膚悪性腫瘍診療ガイドライン第2版．日皮会誌 125: 5, 2015

第4章 鼻

18. 混合腫瘍

勝又文徳, 前川武雄

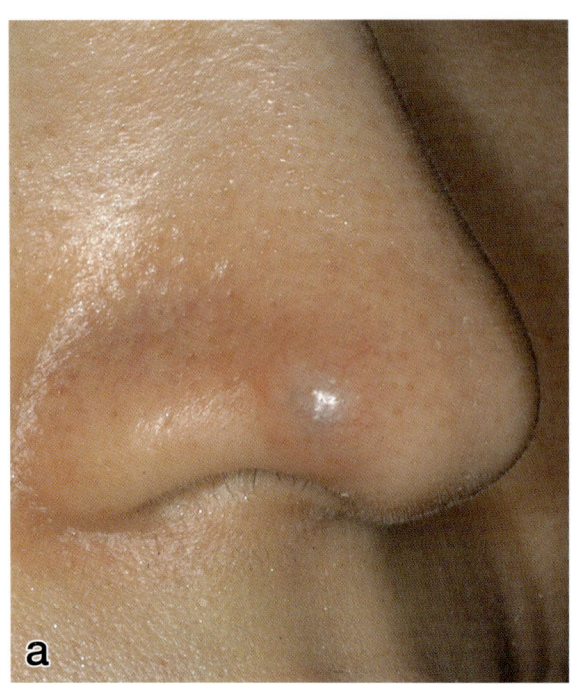

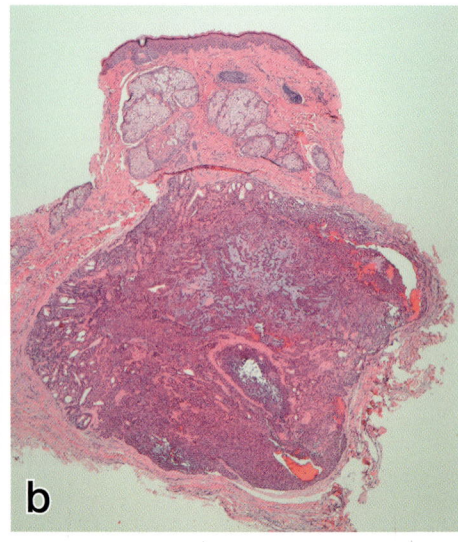

図　40歳代, 女性. 混合腫瘍
（a）鼻翼部の結節で，頂点が青色に透見できる．周辺には血管拡張も伴っている．
（b）病理組織像．皮内の境界鮮明な結節で，ムチン沈着を伴って汗腺組織とmyoepithelial cellsが増殖している．

臨床像の特徴

　皮膚の混合腫瘍（mixed tumor）は上皮成分と間質成分を混じたアポクリン汗腺またはエクリン汗管から分泌部にかけての分化を示す腫瘍である．通常，無症候性，緩徐増殖性であり，硬い結節として高齢者に発現する（図a）．頭頸部，とくに頭皮と額に頻繁にみられる[1]．

鑑別疾患

　臨床的には**表皮嚢腫，毛包上皮腫，皮膚線維腫，汗管腫**など他の腫瘍と鑑別される[2]．表面がドーム状に隆起する表皮嚢腫と比べ，ピラミッドのように頂点がとがった形で隆起していることが多い[3]．そのため病理組織学的な評価が必須である．病理組織学的に皮膚の混合腫瘍は唾液腺の混合腫瘍（多形腺腫）に似ており，毛包要素および脂腺要素も観察されうる[1]（図b）．

注意点・治療

　皮膚の混合腫瘍は良性病変であり，局所再発の可能性は低く，外科的切除のみで治癒が見込める[2]．しかし，過去には*PHF1-TFE3*融合遺伝子をもつ悪性混合腫瘍も報告されている[4]．悪性混合腫瘍の完全切除後に再発することは稀であるが，切除後も注意深く経過観察を行うべきである．

文献

1) Kazakov DV et al: Am J Dermatopathol 33: 557, 2011
2) Wan H, Xu M, Xia T: Medicine (Baltimore) 97: e12216, 2018
3) 前川武雄, 大原國章: J Visual Dermatol 1: 646, 2002
4) Panagopoulos I et al: Cancer Genomics Proteomics 16: 345, 2019

19. 毛包腫

大原國章

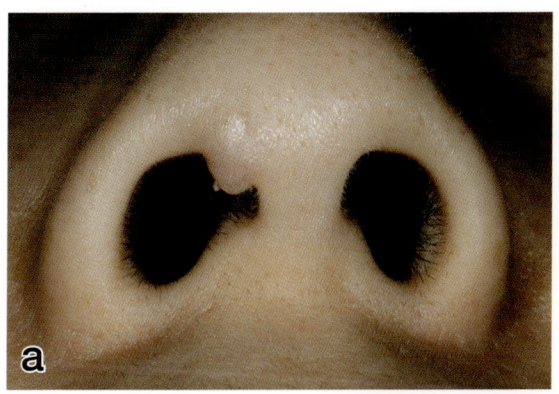

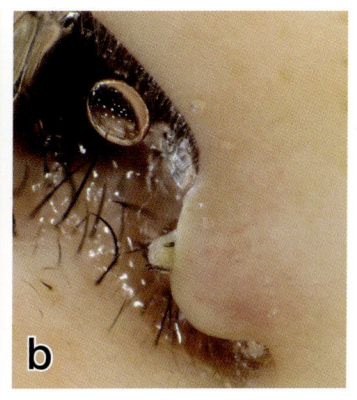

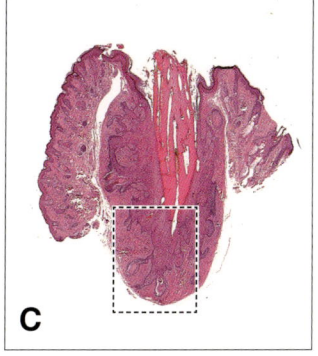
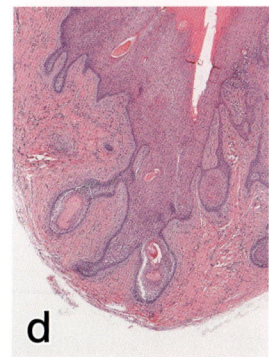

図　38歳，女性．毛包腫
(a) 鼻孔縁の常色結節．よくみると頂点に白い突起があることに気づく．
(b)ダーモスコピー所見．結節の側壁には血管拡張，頂点には白色の角質塊と複数の毛がみえる．
(c) 病理組織学的所見（全体像）．中央に柱状の角質を容れた縦長の結節で，周囲とは境界鮮明に境され，辺縁に多数の突起が伸びだしている．
(d) 拡大像（cの囲み部分）．突起は毛包構造に類似する，いわゆる二次毛包である．

臨床像の特徴

　毛包腫（trichofolliculoma）は，半球状の結節あるいは，なだらかに隆起する硬結（図a）で，常色で左右対称性，充実性の触感がある．結節の中央から毛が生えていることがあり（図b），その場合は診断に結びつく．毛の質としては剛毛であるが，太くはなく短い．毛がみえなくて，頂点が陥凹している場合や，角質塊を入れていることもある．これらの頂点部分の観察にはダーモスコピーが有用であり，肉眼視診だけでは見逃す可能性がある．

鑑別疾患

① ケラトアカントーマの初期……毛包腫では発症経過が急速ではなく，中央の角栓も小型である．
② 毛包上皮腫，毛芽腫……これらは触感が硬く，頂点に陥凹や毛髪はない．
③ 基底細胞癌……ダーモスコピーで蛇行状の血管拡張，dots/globules，潰瘍の有無で鑑別できる．

注意点・治療

　小型の結節のことが多く，切除後は一次縫縮，開放療法（創部を開放のまま自然治癒を待つ）で済む場合がほとんどであり，皮弁再建の必然性は低い．

　病理組織標本が横切れや斜め切れの場合は表皮との連続性が確認できず，真皮内の角質嚢腫の所見となるが，二次毛包の有無が診断のポイントである．

20. 多発性家族性毛包上皮腫／多発性丘疹状毛包上皮腫

大原國章

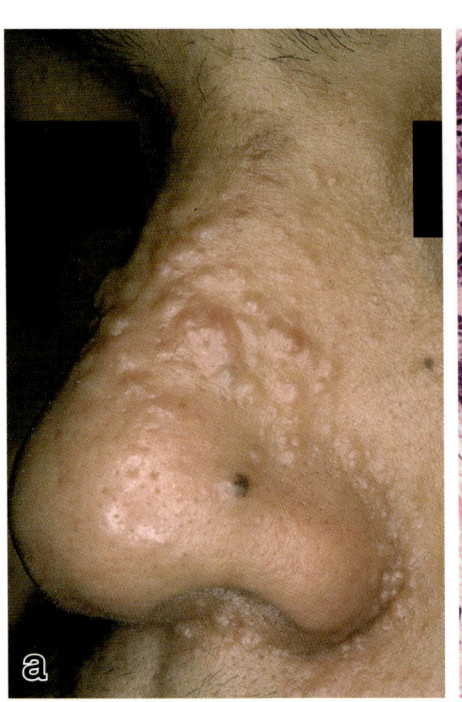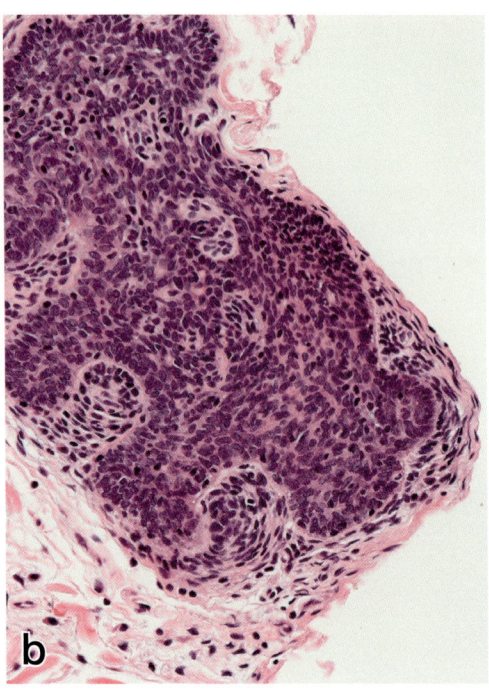

図　26歳，男性．多発性家族性毛包上皮腫
（a）半球状に隆起する皮膚色の結節が鼻だけでなく，上口唇や頬にも多発し，部分的には融合している．触感は硬い．
（b）病理組織学的所見．カップ状の陥凹部に間葉細胞が入り込んでいて，毛芽を模倣する構造となっている．

臨床像の特徴

多発性家族性毛包上皮腫（multiple familial trichoepithelioma）および多発性丘疹状毛包上皮腫（trichoepithelioma papulosum mutliplex）は，単発性の通常の毛包上皮腫と，個疹の性状，病理組織学的所見ともに相同の結節が多発する疾患である（図）．常染色体顕性（優性）遺伝で，cylindromatosis gene（*CYLD*遺伝子）の somatic mutation が同定されている．性別では女性に多く，時間とともに個疹は増加する．

鑑別疾患

結節性硬化症（Bourneville-Pringle病）の血管線維腫……個疹の性状も分布もきわめてよく似ているが，病理組織学的に血管成分が多いぶん，毛包上皮腫よりも赤みが目立つ．触感も若干軟らかい．

注意点・治療

根治はなかなか難しく，炭酸ガスレーザーや電気メスで個疹の隆起を平坦化させる表面的な治療にとどめざるをえない．腫瘍細胞の胞巣は真皮深層まで増殖しているため，表面的な治療では再発は必発であり，くり返しての長期的な展望が必要となり，患者にもよく説明しておかなければならない．

21．毛芽腫／毛包上皮腫

大原國章

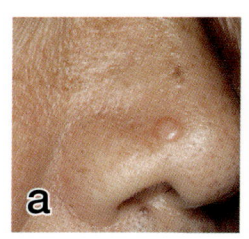
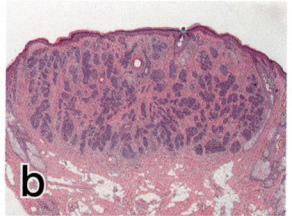
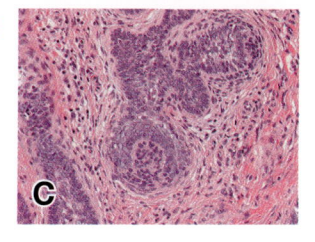

図1　57歳，男性．毛芽腫
（a）臨床像．扁平に隆起する皮膚色の結節で，左右対称性，境界鮮明である．
（b, c）病理組織学的所見．全体としては境界鮮明な結節で，小型の腫瘍胞巣で構成されている．小結節型のTB．毛乳頭を模倣する構造がみられる．

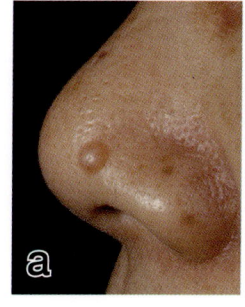
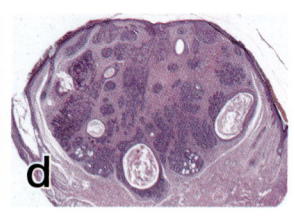

図2　50歳，女性．毛包上皮腫
（a）臨床像．ドーム状に隆起する左右対称性で皮膚色の結節．
（b）病理組織学的所見．毛芽細胞様の細胞で構成される胞巣が，全体として単一の塊を作っている．嚢腫構造を伴い，周囲との裂隙もみられる．TEである．

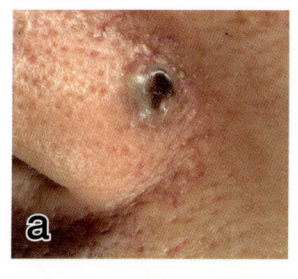
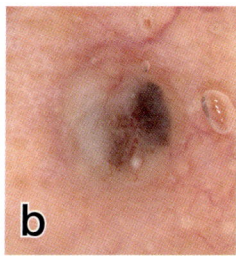
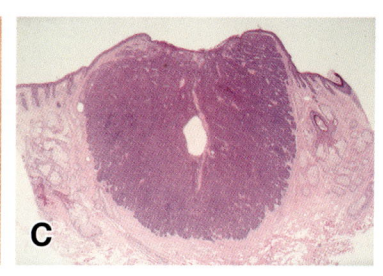

図3　62歳，女性．毛芽腫
（a）臨床像．部分的に黒色を呈し，頂点がやや陥凹する結節．
（b）ダーモスコピー像．ovoid nest や茶色の部分，青白い部分が混在する．
（c）病理組織学的所見．単一の大型の結節で，周囲の結合織との間に裂隙がある．大結節型のTB．

　毛芽腫（trichoblastoma：TB）と毛包上皮腫（trichoepithelioma：TE）の関係・異同に関しては，病理組織パターンが違うだけで基本的には同一疾患と定義されるようになり，理解しやすくなった．つまり，毛芽，毛芽細胞（follicular germinative cell）と毛包性間質（follicular stroma）への分化を示す良性腫瘍であり，結節性の構築の腫瘍がTB，篩状（cribriform）の構築のものがTEである．いずれも基底細胞癌との対比では，その良性型と考えられる．

臨床像の特徴

　基本的には皮膚色であるが（**図1，2**），症例によっては部分的に黒色の部分を伴う（**図3**）．扁平隆起性の小型の結節で，光沢性で硬く，充実性に触れる．肉眼的，ダーモスコピーにおいても，**基底細胞癌**に類似していて，臨床診断に迷うことがある．

22．脂腺腫

大原國章

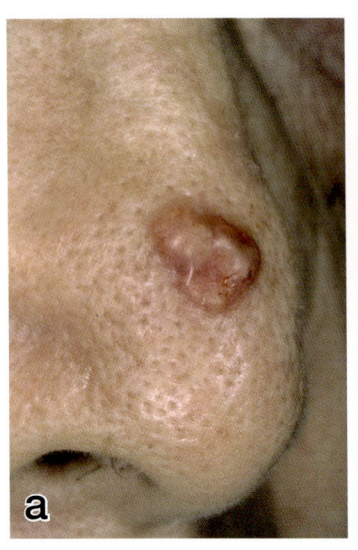 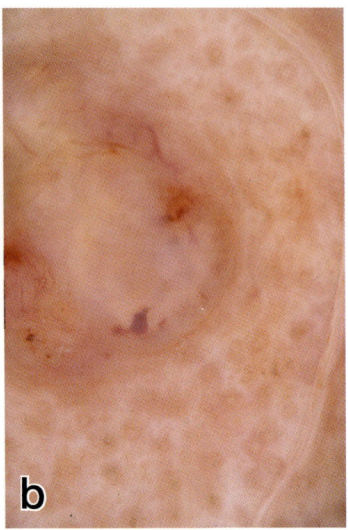 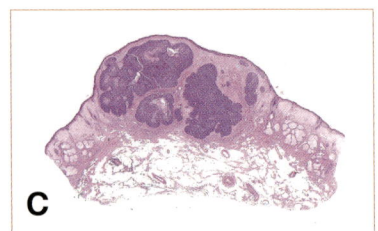 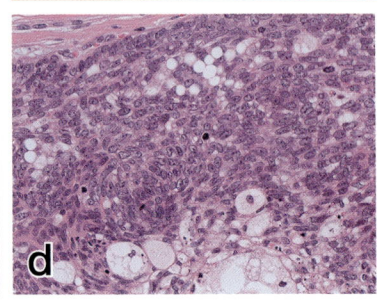

図　91歳，女性．脂腺腫
(a) 臨床像．鼻背の紅色結節で，形状は非対称で，表面は軽度の凹凸がある．
(b) ダーモスコピー所見．軽く圧迫すると駆血されるので赤みが薄れて，黄色みが浮かび上がってくる．
(c) 病理組織学的所見（全体像）．大小の不定形結節で構成され，間質への浸潤はない．
(d) 拡大像．基底細胞様細胞に混じって脂腺分化の細胞が散在している．

臨床像の特徴

　脂腺腫（sebaceoma）は，成熟脂腺細胞様の細胞と基底細胞様細胞（basaloid cells）が混在性に増殖する良性腫瘍である．臨床的には皮面から隆起する充実性の結節（図a）で，表皮が保たれているのでびらんや潰瘍は生じない．血管成分によって赤くみえることが多いが，ダーモスコープで軽く圧迫すると黄色みが浮かんでくるため（図b），それが診断の決め手になる．

鑑別疾患

① **脂腺増殖症**……左右対称性の円盤状隆起で中心が陥凹している．黄色みが強い．ダーモスコピーで結節辺縁の冠状血管 crown vessels が特徴とされる．

② **脂腺腺腫**……脂腺腫よりも分化度の高い腫瘍で，病理組織像で脂腺小葉の有無が鑑別点だが，臨床的には鑑別は不可能．

③ **基底細胞癌**……無色素性の症例の場合は，ダーモスコピー所見が参考になる．基底細胞癌では黄色みはみられない．

④ **有棘細胞癌**……黄色みはなく，表面の角化，あるいはびらん，潰瘍を来す．

注意点・治療

　結節の大きさによって，開放療法，一次縫縮，局所皮弁などを選択する．黄色みがはっきりしなくて，臨床診断に自信がなければ，二次的な再建も選択肢になる．

23. fibrous papule

新村佳子, 日浦 梓, 石川武子

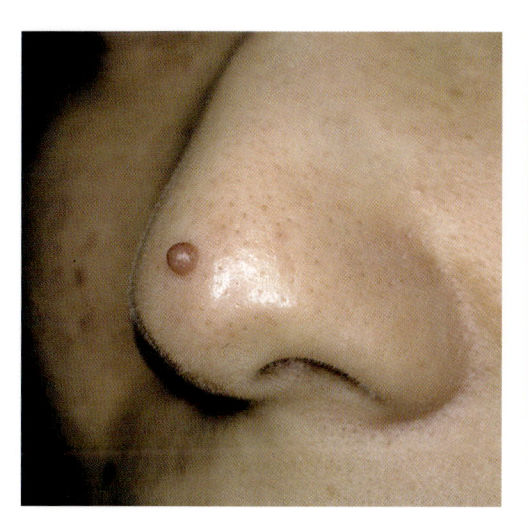

図1　30歳代, 女性. FP
鼻尖部の表面平滑な紅色丘疹.

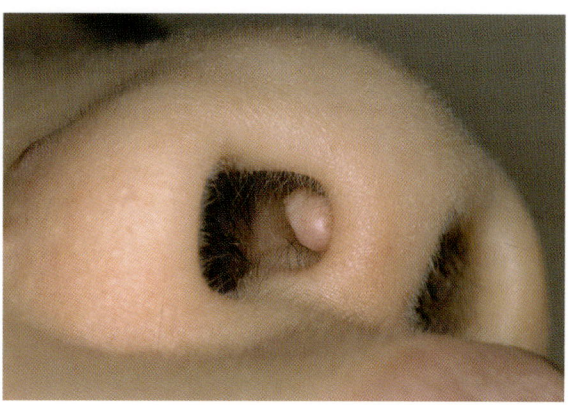

図2　10歳代, 女性. FP

臨床像の特徴

　fibrous papule（FP）は, 成人の鼻部に多く, 顔面の他部位や頸部にも生じる. 常色から紅色のドーム状に隆起した単発性丘疹で, サイズは5 mm 程度であることが多い[1,2]（図1, 2）. 表面平滑, 弾性硬であり, 外的刺激で出血することもある[3].

鑑別疾患

① 毛包上皮腫……鼻などの顔面に 2〜10 mm 大, 常色丘疹を呈する, 毛芽由来の良性腫瘍である.

② 毛包腫……10 mm 大までの常色丘疹, 中央に角化性小陥凹があり, 幼弱毛が生えることが特徴である.

③ 血管腫……光沢のある紅色丘疹であり, 毛細血管の拡張・増生による良性腫瘍である.

④ 色素性母斑……常色〜黒褐色の色素斑・丘疹であり, 神経堤由来の母斑細胞が増生することで生じる.

⑤ 基底細胞癌……高齢者の顔に多い皮膚癌であり, 大部分は黒褐色丘疹・結節だが, 常色のことがある.

注意点・治療

　治療は, 整容面に対して外科的切除や電気メス・レーザーでの焼灼が選択される. FPは血管線維腫あるいは過誤腫と考えられているが[1,2], 病因はわかっていない. 病理組織像は, 真皮上層部の線維化と毛細血管の増生・拡張があり, 線維化部分では紡錘形から星芒状の大型の線維芽細胞がみられる[2]. 結節性硬化症の血管線維腫と同一の病理組織学的所見であるが, 結節性硬化症では顔面に多発する.

文献

1) Graham JH et al: J Invest Dermatol 45: 194, 1965
2) Damman J, Biswas A: Am J Dermatopathol 40: 551, 2018
3) 北 和代：西日皮 76: 465, 2014

24．皮膚リンパ球腫

櫻井恵海，林 耕太郎

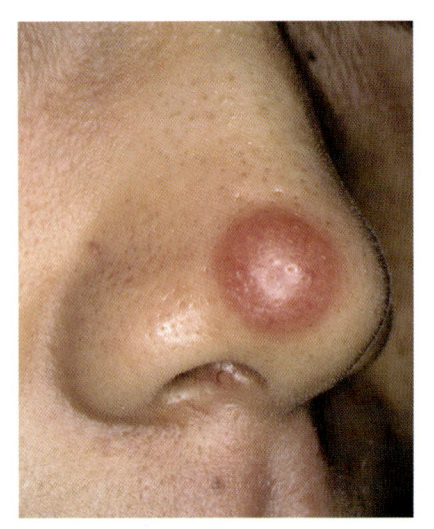

図 1　20 歳代，女性．皮膚リンパ球腫
鼻尖部に生じた小指頭大の類円形の紅色結節．

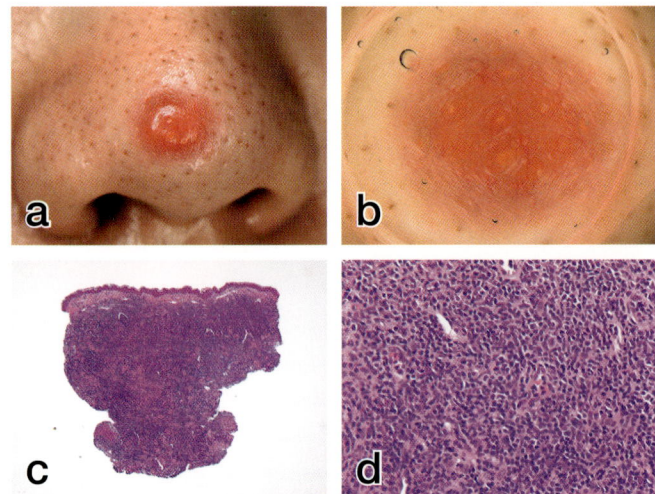

図 2　10 歳代，女性．皮膚リンパ球腫
(a) 臨床像，(b) ダーモスコピー像，(c, d) 病理組織像．

臨床像の特徴

　皮膚リンパ球腫は皮下組織における良性の反応性リンパ球増殖症である．顔面に好発し，多くの場合単発性で，淡紅色から紫紅色の弾性硬，無症候性の扁平結節を呈する（**図 1，2**）．時に多発し，集簇性の小丘疹や板状硬の浸潤局面を形成することもある．

鑑別疾患

　皮膚 B 細胞リンパ腫（原発性皮膚辺縁帯 B 細胞リンパ腫，原発性皮膚濾胞中心性リンパ腫など）……①浸潤細胞が"bottom heavy"パターンを呈する．②表皮，付属器への浸潤．③浸潤細胞が monomorphous であり，形質細胞，好酸球の浸潤はほとんどみられない．④中型，大型のリンパ球が優位であり，その異型性が強い．⑤tingible body macrophage がみられない，など．

　また B 細胞マーカー，T 細胞マーカー，Ig κ 鎖，Ig λ 鎖などの免疫組織学的染色，サザンブロット法による遺伝子再構成の有無を検索する．

治療・注意点

　単発型は生検後に自然治癒することが多く，通常は数カ月～数年の経過の後に消失する．治療方針は病変の個数，部位，患者の希望などによるが，実際の臨床ではステロイドの外用や局所注射で治療されることが多い．消褪しない場合は，鑑別にあげた皮膚 B 細胞リンパ腫を除外する必要がある．

参考文献

1) 岩月啓氏ほか 編：皮膚リンパ腫アトラス 改訂・改題 第 3 版，文光堂，東京，p.165，2017

25. 柵状被包化神経腫／孤立性限局性神経腫

大原國章

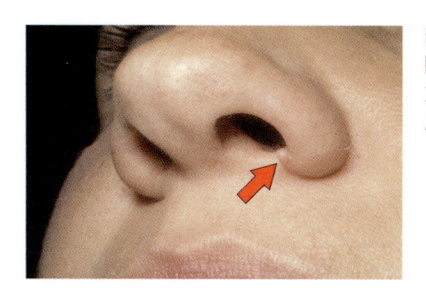

図1 30歳, 女性. 臨床像
左鼻孔縁に小型の皮膚色の突起がある（→）.

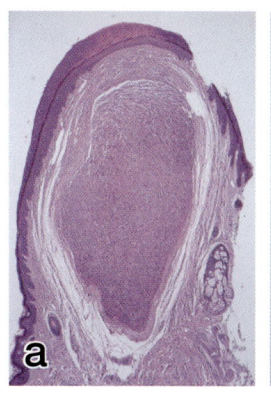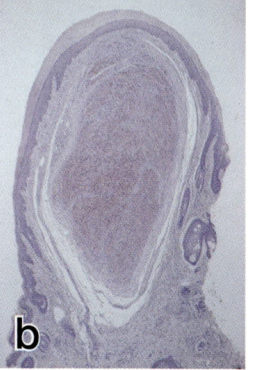

図2 図1の病理組織ルーペ像
HE染色では縦長楕円形の結節で, 周囲とは裂隙で境されている. 結節の辺縁には線維性の被膜がみられる（a）. S-100染色ではびまん性に陽性である（b）.

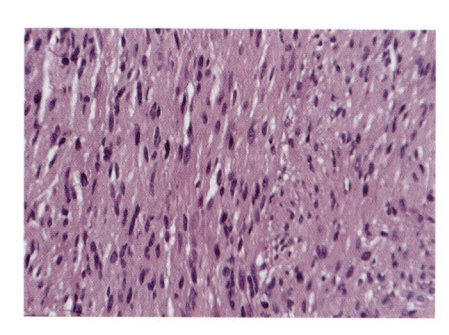

図3 図1の病理組織学的所見
先端が鈍な紡錘形細胞が束状に増殖している（HE染色）.

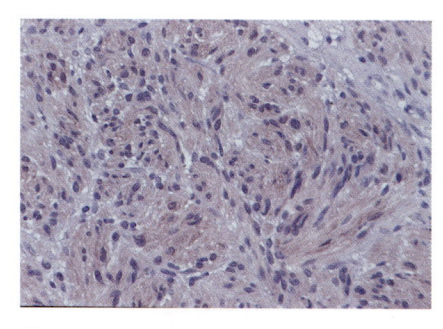

図4 図1の病理組織学的所見
S-100染色で陽性を示す（S-100免疫染色）.

臨床像・病理像の特徴

　柵状被包化神経腫（palisaded encapsulated neuroma）および孤立性限局性神経腫（solitary circumscribed neuroma）は, 緩徐に発育する, 5mm内外までの孤立性の皮膚色の結節で, 顔面の皮膚粘膜移行部, とくに鼻や口周囲に好発する（図1）. ドーム状に隆起し, 自覚症状はないか, 圧痛はあっても軽度である. 病理組織像では卵型, 楕円形の結節で, 軸索, Schwann細胞, 神経周膜細胞が混在する（図2～4）. 必ずしも完全に被包化されているとは限らない.

鑑別疾患

① 線維性丘疹……鼻に好発する孤立性の皮膚色の小結節で, 臨床的な鑑別は難しく, 病理組織学的所見に頼らざるをえない.

② 毛包腫, 毛包上皮腫……これも鼻に好発する良性腫瘍で, 表面は光沢性, 半球状に隆起し, こりっと硬い. 確定診断は病理組織学的所見にゆだねる.

③ 神経鞘腫……鼻周囲の発症例は少ない. 病理組織学的な鑑別は, 神経鞘腫では verocay body があり, neurofilament 染色陰性で軸索が存在しない.

注意点・治療

　単純切除して, 一次縫縮で済む.

第4章 鼻

26. sebaceous trichofolliculoma

門野岳史

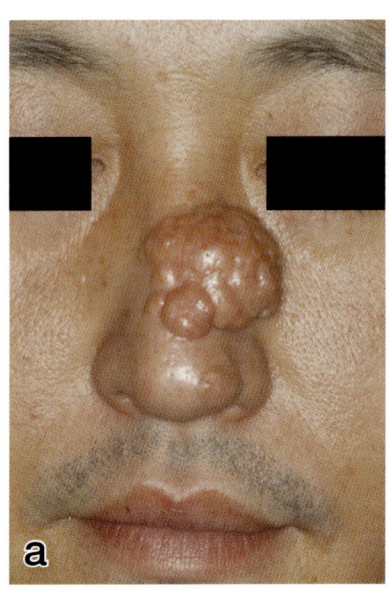
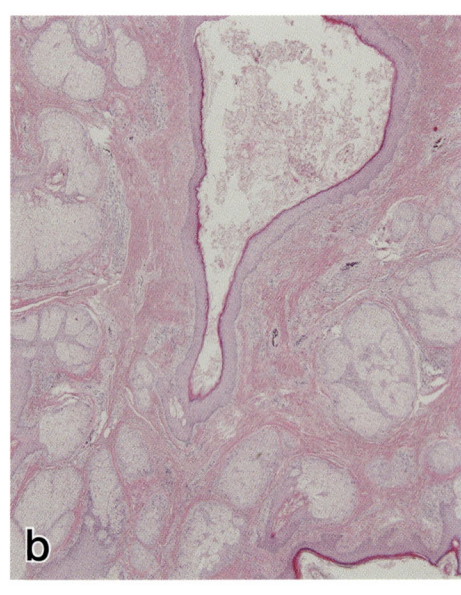

図 30歳代，男性．sebaceous trichofolliculoma
(a) 鼻背部および鼻尖部にカリフラワー状の赤黄色隆起性病変がみられる．
(b) 病理組織学的には，毛嚢漏斗部の拡張や脂腺の増殖が目立つ．

臨床像・病理像の特徴

trichofolliculoma（毛包腫）のなかで脂腺の増殖が著しいものに相当する．sebaceous trichofolliculoma は若年時に生じることが多く，鼻部に好発する腫瘍で，色調は常色からやや黄色調を示す（図a）．また trichofolliculoma は通常単発であり，毛を伴うことも多い．病理組織学的には毛嚢漏斗部の拡張がみられ，周囲に二次性の毛嚢が放射状に増殖し，脂腺の増殖を伴う（図b）．

鑑別疾患

① folliculosebaceous cystic hamartoma
……成人発症例が多く，外方増殖性や間質の増生が強く，やや嚢腫様構造を示し，二次性・三次性毛嚢が少ないことから鑑別するが，異同自体が問題とされ，鑑別は難しい．

② 脂腺腫……臨床像は類似するが，病理組織学的には脂腺細胞や基底細胞様が充実性に増殖し，毛嚢漏斗部の拡張や脂腺の増殖はみられない．

③ 黄色肉芽腫……臨床像は類似するが，病理組織学的には泡沫細胞を混じた組織球からなる肉芽腫である．

④ 毛芽腫……常色のことが多く，病理組織学的には基底細胞様細胞の増殖と種々の程度の角質嚢腫，毛球・毛乳頭への分化がみられる．

注意点・治療

sebaceous trichofolliculoma と folliculosebaceous cystic hamartoma は過去の報告からは疾患概念が被っており，鑑別が困難な場合がある．治療は切除やレーザーによる焼灼であり，部位や大きさ，患者の希望に応じて選択する．

27. 粉瘤

門野岳史

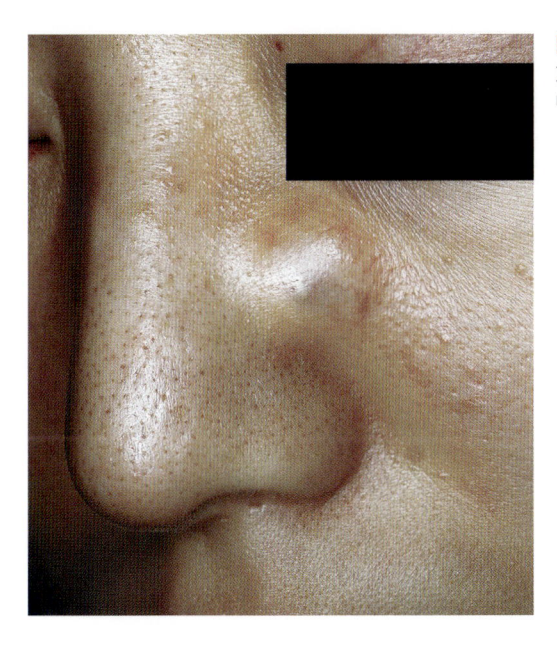

図 50歳代，男性．粉瘤
左鼻部に囊腫状の皮膚腫瘍があり，
中央に黒点を有している．

臨床像の特徴

　粉瘤はややドーム状に隆起した皮膚腫瘍であり，囊腫様に触知する．しばしば中央に黒点を伴う（図）．かつて炎症をおこしたことがなければ周囲との癒着は乏しく，また内容物を反映してやや青灰色にみえるが，逆に汗腺系の囊腫でみられるような透見性は乏しい．

鑑別疾患

① 汗囊腫……内容物が液体であるため透見性がみられ，粉瘤よりは軟らかく小型であり，しばしば多発する．
② 皮膚混合腫瘍……粉瘤よりは硬く，ごつごつした触り心地である．また，中央の黒点はみられない．
③ 副鼻腔炎による瘻孔や術後性上顎洞囊胞……炎症を伴うことが多く，発赤がみられやすい．深部から出てきているので，囊腫として触れにくい．

④ 脂肪腫，軟部腫瘍……粉瘤よりは深部に腫瘍を触知し，粉瘤ほど弾力性がなく，外方にも突出していない．
⑤ 癰……小型の粉瘤で，炎症を伴っている場合は癰との区別が難しい．囊腫構造を触知するか，中央に毛があるか，穿刺して粥状物が出るかなどから判断する．

注意点・治療

　中央に黒点があり，内容物が透けてみえれば粉瘤で間違いないが，しばしば早合点され誤診されることがままあるため，本当に粉瘤でよいのか今一度確認することが重要である．また，穿刺により内容物を確認することが診断に有用である．治療に関しては，大きいものや感染をおこしたことのあるものは，患者の希望に応じて切除する．顔面の粉瘤で，囊腫壁に癒着のない場合は中央に4mm程度のトレパンで穴を開けるくり抜き法がしばしば行われる．

28. サルコイドーシス

椏島健治

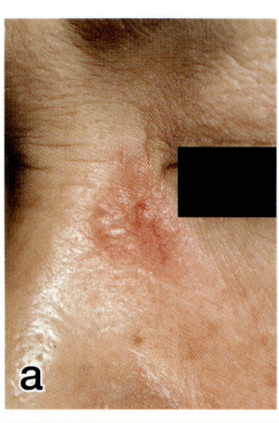 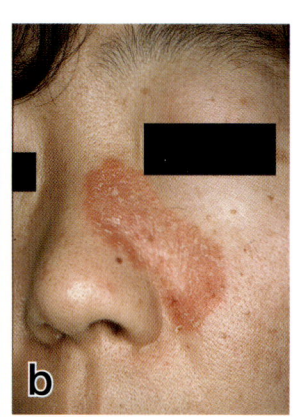

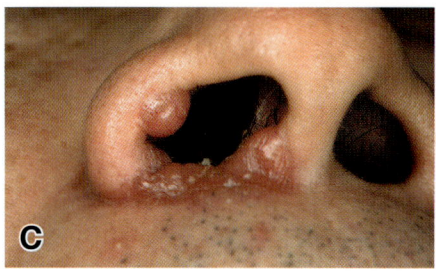

図1 サルコイドーシスの臨床像
(a) 50歳代, 女性. (b) 30歳代, 女性.
(c) 50歳代, 男性.

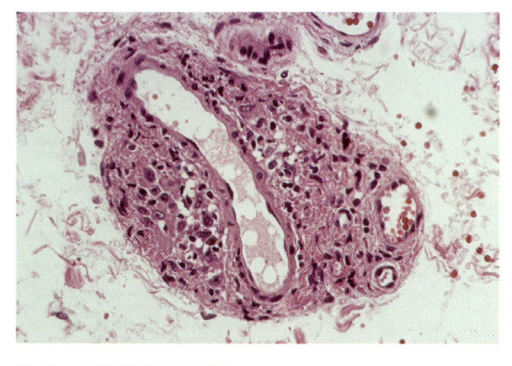

図2 病理組織学的所見
類上皮細胞性肉芽腫がみられる (HE染色).

臨床像の特徴

　サルコイドーシスは, 多臓器に肉芽腫を形成する原因不明の疾患で, 約30%に皮膚症状を呈する. 皮膚症状は, 結節型, 局面型, びまん浸潤型, 皮下型, 瘢痕浸潤型に分類される. 結節型がもっとも多く, 紅色の丘疹・結節が四肢・顔面などに生ずる. 局面型は, 辺縁が堤防状に隆起し環状を呈し, 顔面に好発する[1]. 皮膚結節は通常, 顔, 頭皮, 首, 手, 足などの露出しやすい部位に発生することが多い (図1).

鑑別疾患

① **異物肉芽腫, 環状肉芽腫**……手背・上肢・顔面に好発する. 皮下型・穿孔型・局面型・巨大型・環状を呈さない型が報告されている. 女性に多い.

② **悪性リンパ腫**……病理組織学的所見にて表皮内の異常リンパ球浸潤がみられる. サルコイドーシスでは, 類上皮細胞性肉芽腫が確認できるのが特徴である (図2).

③ **その他**……偽リンパ腫, 虫刺症などがあげられる.

注意点・治療

　確定診断には皮膚生検が必要になる. 皮膚症状には, 軽度の場合は経過観察とすることもあるが, 多くの場合, ステロイド薬の外用が用いられる. 多臓器の症状にはステロイド薬の内服が必要となる.

文献

1) 轟 葉子, 江藤隆史:J Visual Dermatol 1: 554, 2002

29．コレステロール肉芽腫

大原國章

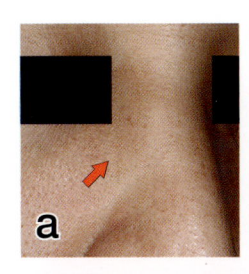 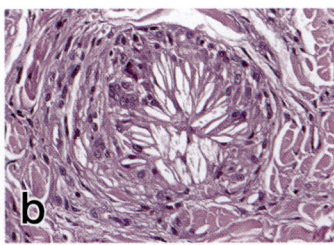

図1 31歳，女性．鼻背部の皮下硬結：コレステロール肉芽腫
(a) 皮膚表面には変化なし（➡）．美容治療の既往は否定している．
(b)病理組織学的所見．針状結晶を中心にもつ肉芽腫．

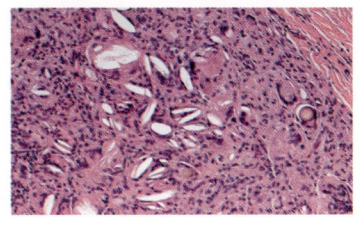 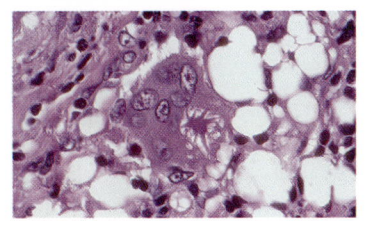 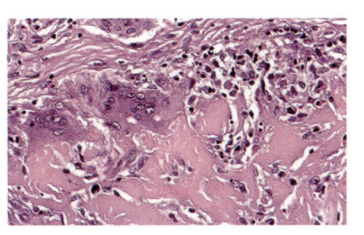

図2〔参考症例〕粉瘤の病理組織学的所見
破裂した粉瘤は，ケラチン，コレステロールに対する炎症・異物反応である．

図3〔参考症例〕パラフィン注入の肉芽腫の病理組織学的所見
円形の異物を対象とする肉芽腫．asteroid bodyが巨細胞の中にみえている．

図4〔参考症例〕コラーゲン注射による肉芽腫の病理組織学的所見
ピンク色に染まる無構造な異物を巨細胞が取り囲んでいる．

臨床像・病理像の特徴

　コレステロールとコレステリンは同義語であり，コレステリン肉芽腫という用語も，コレステロール肉芽腫という用語も，どちらも使われている．コレステロール肉芽腫の本態は，組織内に漏出・析出したコレステロール結晶に対する肉芽腫であり，耳鼻科領域ではよく知られており，中耳炎などで漏出した滲出液や血液に含まれるコレステロールに対して生じる病態である．しかし皮膚科領域では独立疾患としての報告は少なく，あまり知られていない．

　臨床症状は，表面に変化のない，皮内から皮下の結節で自覚症状を欠く（図1a）．

　病理組織像では，全体的には境界明瞭な結節で，針状のコレステロール結晶を取り囲む大小の肉芽腫が集塊をなし，その周囲は同心円状に線維成分が取り囲む．間質には膠原線維が増生している（図1b）．

　病因としては，慢性的な刺激や外傷，炎症性粉瘤の破裂や高脂血症を想定する報告があるが，いまだに解決されていない．

　この疾患の本態を病理学的な肉芽腫の一型と定義するのであれば，成因のいかんにかかわらず，コレステロール肉芽腫の発現をもって，この診断とすることができる．

鑑別疾患

① **炎症性粉瘤（図2）**……好中球，リンパ球を主とする膿瘍で，境界も不鮮明で周囲に浸潤性に広がっている．肉芽腫は異物型で数も少ない．
② **異物の注入**……隆鼻術，豊胸目的での，パラフィン（図3），コラーゲン（図4）などの注入の既往については，丁寧かつ詳細な問診が重要である．油性の異物は病理組織像で丸く抜けてみえる．

注意点・治療

　外科的な切除でよい．

30．酒皶

椛島健治

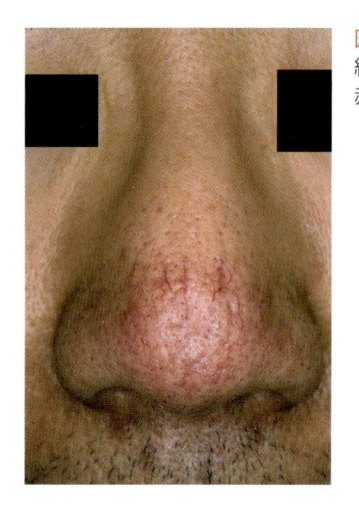

図1　50歳代，男性．紅斑性酒皶
紅斑毛細血管拡張型で，いわゆる
赤ら顔．

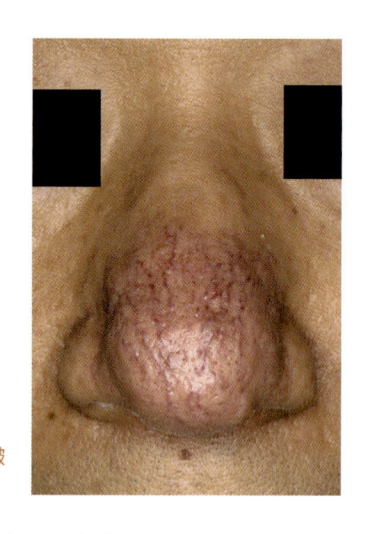

図2　50歳代，男性．瘤腫型酒皶
鼻が拡大する酒皶．

臨床像の特徴

　酒皶は，皮膚の慢性炎症性疾患であり，主に顔面に紅斑，紅色丘疹，血管拡張，皮膚の過敏性などの症状をひきおこす．

　臨床症状より，紅斑性（紅斑毛細血管拡張型）酒皶（いわゆる赤ら顔）（**図1**），酒皶性（丘疹膿疱型）痤瘡（赤ら顔に痤瘡様の症状が混じった酒皶），瘤腫型酒皶／鼻瘤（鼻が拡大する酒皶）（**図2**），眼症状を伴う眼型酒皶の4種類に分類される．毛包虫などの皮膚に常在する微生物に対する免疫反応が亢進していることが要因として注目されているが，詳細な発症機序は不明である．

鑑別診断

① **痤瘡**……思春期以降に発症する顔面，胸背部の毛包脂腺系を場とする脂質代謝異常（内分泌的因子），角化異常，細菌の増殖が複雑に関与する慢性炎症性疾患である．
② **酒皶様皮膚炎**……若年から中年女性の顔面に生じる酒皶に類似する発疹で，多くはステロイド薬外用が原因ないし誘因となる．

③ **脂漏性皮膚炎**……臨床像のみならず，好発部位が眉間部から眉毛部や鼻翼周囲から鼻唇溝部であることも鑑別の一助となる．

検査・治療

　酒皶の診断は，主に臨床症状に基づいて行われる．特定の検査は一般的ではない．治療は病型によって異なる．紅斑性酒皶にはスキンケアや血管を標的とした色素レーザー（保険適用外），酒皶性痤瘡に対しては毛包虫を標的としたメトロニダゾールゲルの外用が推奨度Aで，その他，抗炎症作用のある内服抗菌薬（ドキシサイクリンやミノサイクリン，マクロライド系のロキシスロマイシンなど）が用いられる．鼻瘤はレーザーメスや電気メスでの蒸散が施行される．

注意点

　酒皶の症状は個人によって異なる．日常生活において，症状が悪化する刺激物（熱い飲み物，アルコール，辛い食べ物など）を避けることが推奨される．

31. 第 2 度酒皶

鷹尾 純, 江川昌太

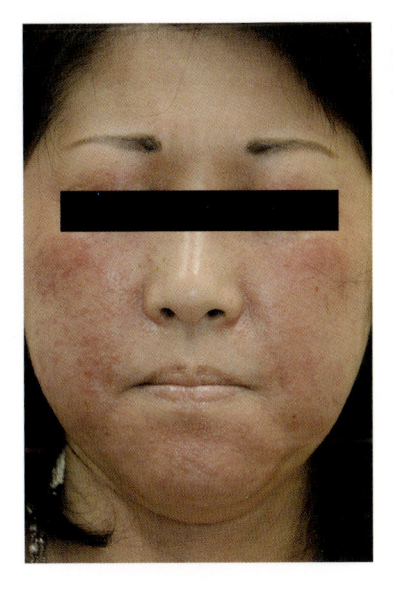

図 40 歳代, 女性. 第 2 度酒皶 (丘疹膿疱型)
両頬, 下顎に紅斑, 紅色丘疹が多発散在している. 毛細血管拡張も散見される.

臨床像の特徴

酒皶は主として中高年の顔面に生じる原因不明の慢性炎症性疾患である. 紅斑毛細血管拡張型 (第 1 度酒皶), 丘疹膿疱型 (第 2 度酒皶) (図), 瘤腫型・鼻瘤 (第 3 度酒皶), 眼型酒皶に分類され, 単独もしくは混在するのを特徴とし, 面皰を伴わない[1].

鑑別疾患

以下に示す顔面に紅斑・赤ら顔を来す疾患の鑑別を行うことが, 酒皶の診断に必要である.
① **尋常性痤瘡**……思春期前後に多く面皰が現れ, 顔面のみでなく, 背部や胸部の中央部にも皮疹がみられる.
② **ステロイド酒皶**……ステロイド外用薬やタクロリムス軟膏の使用歴があり, 使用中止で最終的には改善する.
③ **脂漏性皮膚炎**……鱗屑を伴い, 鼻翼や眉毛部に発疹がある. 体の他の脂漏部位にも同様の皮疹がある.
④ **顔面播種状粟粒性狼瘡** (lupus miliaris disseminatus faciei: LMDF)……主に顔面, とくに眼瞼に紅色丘疹, 膿疱が多発する. 通常, 自覚症状はない[2].

注意点・治療

紅斑毛細血管拡張型は外用内服治療よりもパルス色素レーザー, Nd:YAG レーザー, Intense Pulsed Light が有効である. 丘疹膿疱型はメトロニダゾールゲルの外用治療が強く推奨され, アゼライン酸外用やテトラサイクリン系抗菌薬内服は選択肢の一つとして推奨される. 瘤腫型・鼻瘤は推奨される治療に乏しく, 症状の程度に合わせて患者個別に治療方法を考慮する必要がある[1].

文献

1) 山﨑研志ほか: 尋常性痤瘡・酒皶治療ガイドライン 2023. 日皮会誌 133: 407, 2023
2) 谷岡未樹: J Visual Dermatol 13: 858, 2014

32. 鼻瘤

安部正敏

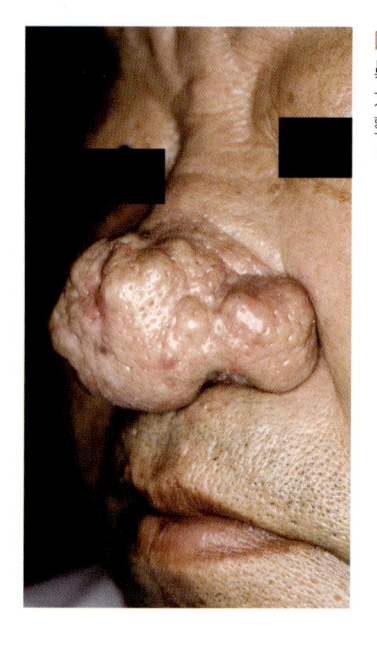

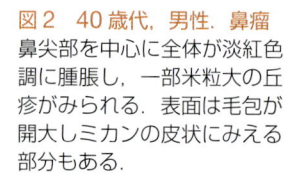

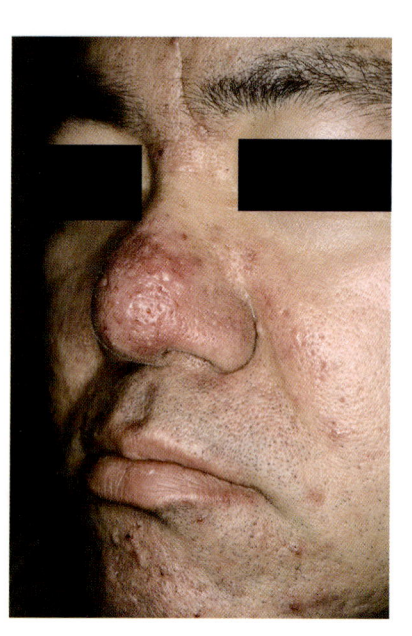

図1 70歳代，男性．鼻瘤
鼻全体が腫瘤状に巨大に増大している．表面は凹凸不整で一部クレーター状を呈している．

図2 40歳代，男性．鼻瘤
鼻尖部を中心に全体が淡紅色調に腫脹し，一部米粒大の丘疹がみられる．表面は毛包が開大しミカンの皮状にみえる部分もある．

臨床像の特徴

鼻瘤とは，鼻の一部もしくは全体が腫瘤状に巨大に増大した状態である．表面は毛包が開大し，凹凸不整のクレーター状となり，あたかもミカンの皮状にみえる（図1，2）．多くは皮脂分泌過多により，表面が油状の光沢を伴う．本症は日本人には比較的少ない[1]が，性差では男性に多い．

鑑別疾患

① 慢性膿皮症……毛包一致性の紅色丘疹から黄白色調の膿疱がみられる．進行すると全体的に腫脹することがある．

② 尋常性痤瘡……症状が進行し，膿疱性，硬結性，囊腫性痤瘡に進展した場合，鑑別を要する．

③ 顔面肉芽腫……顔面に生ずる小型の腫瘤であるが，症状が高度な場合，鑑別が必要である[2]．

④ その他……有棘細胞癌や基底細胞癌といった悪性腫瘍などとの鑑別が必要な場合がある．

注意点・治療

本症は第3度酒皶と分類されるが，疫学では第1度，第2度酒皶は女性が多いのに比べ，本症は男性に多い．本症の病態は鼻における脂腺過形成が原因で，進行性であることが多いが，その詳細はいまだ不明である[3]．進行すると鼻の変形に至る場合があり，整容的に大きな問題となる．治療は抗菌薬内服など保存的治療から開始されるが，難治な例も多く，手術や炭酸ガスレーザーなど外科的治療が選択される．

文献

1) Furukawa M, Kanetou K, Hamada T: Int J Dermatol 33: 35, 1994
2) Allegue F et al: Dermatol Ther 34: e14772, 2021
3) Fink C, Lackey J, Grande DJ: Dermatol Surg 44: 275, 2018

33．円板状エリテマトーデス（DLE）

椛島健治

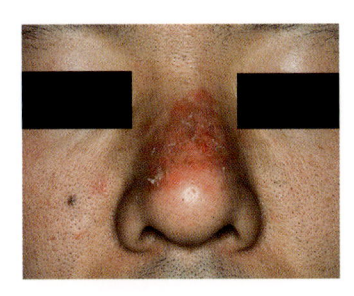

図1　30歳代，男性．DLE．臨床像
鼻に生じた例．露光部に好発する．

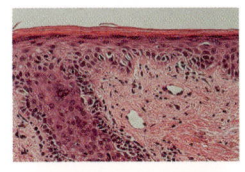

図2　40歳代，女性．DLE．病理組織学的所見
表皮基底層の液状変性がみられる．

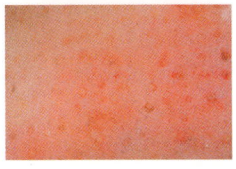

図3　30歳代，女性．DLE．ダーモスコピー像
follicular plugging や血管拡張の所見がみられる．

臨床像の特徴

DLE（discoid lupus erythematosus）は，自己免疫疾患の一つであり，LE（lupus erythematosus）の特異疹として表される皮疹である．境界明瞭で辺縁が隆起した類円形・円盤状の紅斑となり，中心部は萎縮局面を形成する特徴的な臨床像を呈する．落屑や毛孔開大を伴うことが多く，さらにびらんを生じ，潰瘍化することもある．一般的には最終的に，中心部に瘢痕と色素沈着を残して治癒する．露光部（顔面，頭部，耳介部，口唇，鼻）に好発する（図1）．

鑑別疾患

① **扁平苔癬**……薬剤誘発性でない場合は原因不明のことが多い．環状を呈するタイプがあり，DLE と重複することもある．
② **サルコイドーシス**……似たような中心萎縮

性の環状紅斑を呈することがある．眼病変が初発のことが多く，心臓を侵す．病理組織学的所見で鑑別する．
③ **抗酸菌感染症**……環状紅斑を呈するものがある．抗酸菌染色の病理組織学的所見，PCR 検査で確定する．
④ **尋常性乾癬**……病理組織学的所見が両者では異なり，DLE は，表皮基底層の液状変性がみられる（図2）．

検査・治療

DLE は主に視診により診断するが，病理組織学的所見も有益である．DLE のみであれば，一般検査所見も正常であるが，SLE に移行する場合があるため，SLE を念頭に置いた自己抗体などの免疫学的検査を実施する必要がある[1]．また，ダーモスコピーにおける follicular plugging や血管拡張の所見も診断に有用である（図3）．皮疹の治療は基本的にステロイド，タクロリムス外用であるが，ヒドロキシクロロキン内服が近年保険収載され，有効な治療法の一つとしてあげられる．

注意点

DLE を長年放置し，慢性にくり返すことで有棘細胞癌を生じた例がある．また治療においては，ヒドロキシクロロキンによる眼症状の副作用に注意する．さらに，日光によって症状が悪化する傾向があるため，日光から肌を保護することが重要である．

文献

1) 石黒直子：円板状エリテマトーデスの診療のために必要な知識．皮膚科臨床アセット7 皮膚科膠原病診療のすべて（総編集 古江増隆，専門編集 佐藤伸一），中山書店，東京，p.78, 2011

34. 限局性強皮症（モルフェア）

安部正敏

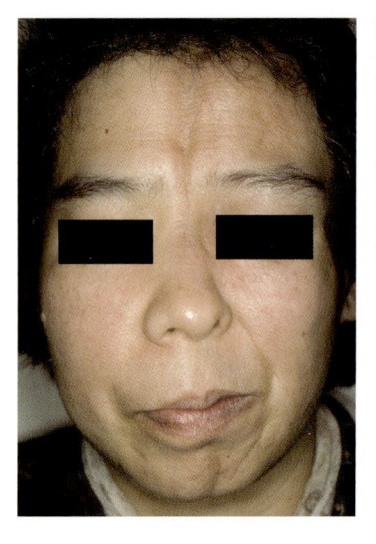

図1　50歳代，女性．モルフェア
前額中央から右鼻背，鼻翼にかけて比較的境界明瞭な，表面がわずかに光沢を有する軽度周囲皮面より陥凹する硬化局面がみられる．全体として顔面は左右非対称となる．

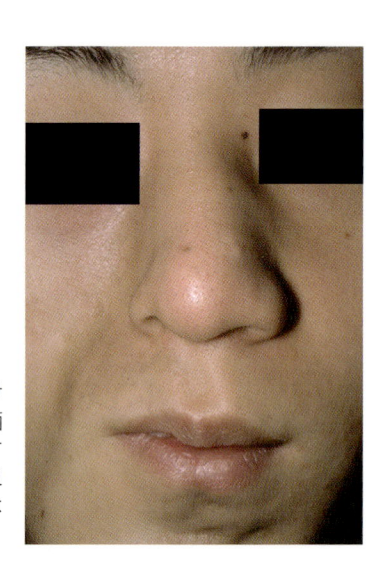

図2　10歳代，男性．モルフェア
左鼻背から鼻翼にかけて境界不明瞭な，表面がわずかに光沢を有する硬化局面がみられる．全体として顔面は左右非対称となる．

臨床像の特徴

モルフェア（morphea）は限局性強皮症の1病型である．臨床像は円形から卵円形の比較的境界明瞭で，表面がわずかに光沢を有する軽度周囲皮面より陥凹する硬化局面がみられる（図1，2）．硬化局面は若干褐色調を呈する場合もあり，早期病変の場合，陥凹が明らかでなく浸潤の強い局面としてみられることもあり，注意すべきである．

鑑別疾患

① **深在性エリテマトーデス**……圧痛を伴う皮下硬結とともに，表面はわずかに陥凹する．
② **円板状エリテマトーデス**……比較的境界明瞭な表面に鱗屑を付す淡紅色調の紅斑．モルフェアの初期では鑑別が必要．
③ **サルコイドーシス**……局面型の場合，中央が萎縮した環状皮疹を呈する場合がある．びまん浸潤型の場合は，凍瘡様皮疹を呈することがある．
④ **その他**……硬化を伴う疾患が鑑別となる．

鼻での発症頻度は少ないが，**好酸球性筋膜炎，硬化性萎縮性苔癬，リポイド類壊死症**などがあげられる．

注意点・治療

本症は全身性強皮症と異なり，皮膚に限局する場合，局所療法が選択されることが多く，副腎皮質ステロイド外用療法が用いられる[1]．光線療法もよい適応であり，ナローバンド UVBとともに，真皮深層まで届く UVA1 の有用性が明らかとなっている[2]．このほか，本邦においては保険適用がないが，タクロリムス外用療法が有効[3]との報告がある．なお，重症例に対しては副腎皮質ステロイドや免疫抑制薬による全身療法も選択されることがある．

文献

1) Dytoc MT, Kossintseva I, Ting PT: Br J Dermatol 157: 615, 2007
2) Mertens JS et al: Am J Clin Dermatol 18: 491, 2017
3) Kroft EB et al: Am J Clin Dermatol 10: 181, 2009

35．SLE の蝶形紅斑

古橋祥子，藪内由季菜，深谷早希

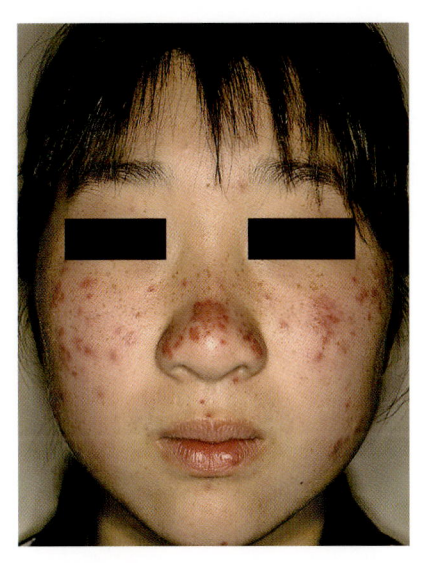

図1　10歳代，女性．SLE（蝶形紅斑）
鼻根部から両頬部・両眼瞼に紅斑がみられる．

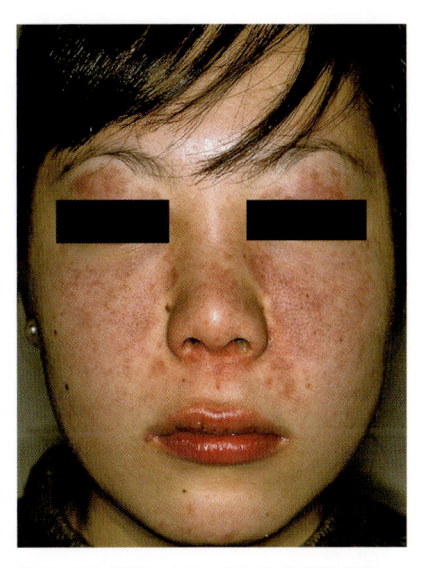

図2　20歳代，女性．SLE（蝶形紅斑）
両頬部から両眼瞼上部に至るまで広範囲に蝶形紅斑を生じる．

臨床像の特徴

全身性エリテマトーデス（systemic lupus erythematosus：SLE）の蝶形紅斑は鼻根部から両頬部にかけて左右対称性に現れる．蝶が羽を広げたような形の境界明瞭な浮腫性紅斑である．鼻唇溝までは及ばず，鼻背にかかるのが特徴とされる（図1，2）．自覚症状はないことが多いが，軽度の灼熱感を伴うこともある．

鑑別疾患

① **皮膚筋炎**……頬部紅斑は暗紫紅色で境界不明瞭であることが多く，ヘリオトロープ疹などを伴う．

② **脂漏性皮膚炎**……両頬部のほか，鼻翼部，眉毛部，耳介などの顔面や頭部に鱗屑を伴う紅斑を生じる．

③ **伝染性紅斑**……ヒトパルボウイルス B19 によるウイルス感染症で，両頬部に平手打ち様紅斑がみられる．

④ **その他**……酒皶，接触皮膚炎，丹毒などが鑑別にあがる．

注意点・治療

皮膚病変の診断には，病理組織学的所見や蛍光抗体直接法が有用である．治療には主にステロイド内服・外用，タクロリムス外用，ヒドロキシクロロキン内服などを用いる．直射日光，過労などのストレス，寒冷刺激を避けるといった生活指導も重要である．妊娠に伴い増悪を示すこともあり，妊娠にあたっては慎重な対応が必要である．

文献

1）藤本 学：標準皮膚科学 第11版（岩月啓氏 監修），医学書院，東京，p.181, 2020
2）衛藤 光：J Visual Dermatol 15: 1206, 2016

36. 帯状疱疹

安部正敏

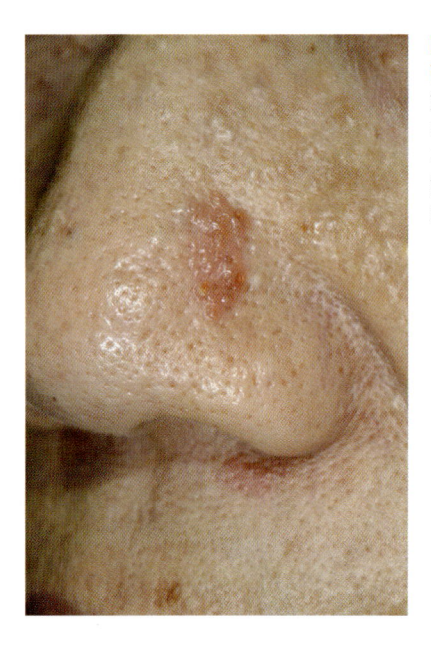

図1　70歳代，女性．帯状疱疹
左鼻尖部にかけて紅暈を伴う小水疱が集簇する．左鼻翼には淡紅色調を呈する境界不明瞭な紅斑がみられる．

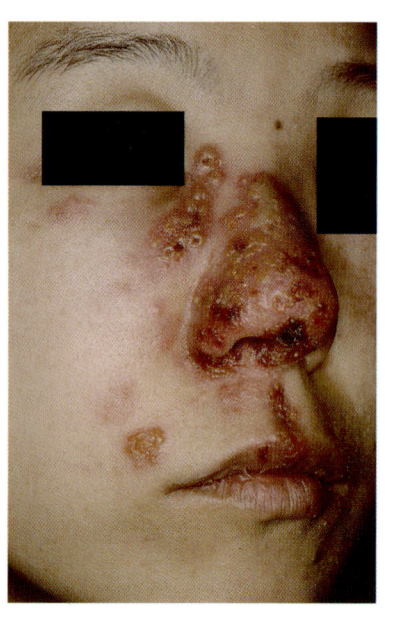

図2　40歳代，女性．帯状疱疹
鼻を中心に目頭から口唇に至るまで広範囲に生じた例．

臨床像の特徴

　帯状疱疹の皮疹は，比較的強い紅暈を伴う小水疱が帯状に配列し（図1，2），ほとんどの場合，疼痛などの自覚症状を伴う[1]．また，症例によっては皮疹出現前に違和感を自覚する場合も多い．なお，鼻や頬部に皮疹をみた場合，Ramsay Hunt 症候群に注意する．

鑑別疾患

① **単純疱疹**……紅斑に続いて小水疱，びらんを生ずる．水疱周囲の紅暈は，帯状疱疹に比較して軽度であることが多い．
② **接触皮膚炎**……漿液性丘疹を伴う紅斑がみられる．疼痛ではなく瘙痒を伴うことが多い．
③ **水疱性膿痂疹**……大小さまざまな紅斑上に水疱が生じ，しだいにびらんとなる．広範囲に生ずる場合も多い．
④ **その他**……小水疱を来す疾患との鑑別が必要である．虫刺症や Kaposi 水痘様発疹症，

光線過敏症との鑑別が必要である．

注意点・治療

　治療は原則抗ウイルス薬内服を選択する．バラシクロビル1日 3,000 mg（分3），ファムシクロビル1日 1,500 mg（分3），アメナメビル1日 400 mg（分1）のいずれかを用い，原則として7日間投与する．内服療法は帯状疱疹関連疼痛にも有効である[2]．抗ウイルス薬全身投与が行われていれば，とくに外用抗ウイルス薬を用いる必要はない．近年，帯状疱疹ワクチン接種による予防が可能となった．現在のところ，弱毒生水痘ワクチン（ビケン）と不活化ワクチン（シングリックス）の2種類があり，50歳以上への接種が推奨されている[3]．

文献

1) 安部正敏：たった20項目で学べる 皮膚疾患，学研メディカル秀潤社，東京，2015
2) Tyring SK et al: Arch Fam Med 9: 863, 2000
3) Syed YY: Drugs Aging 35: 1031, 2018

37. 単純疱疹

椛島健治

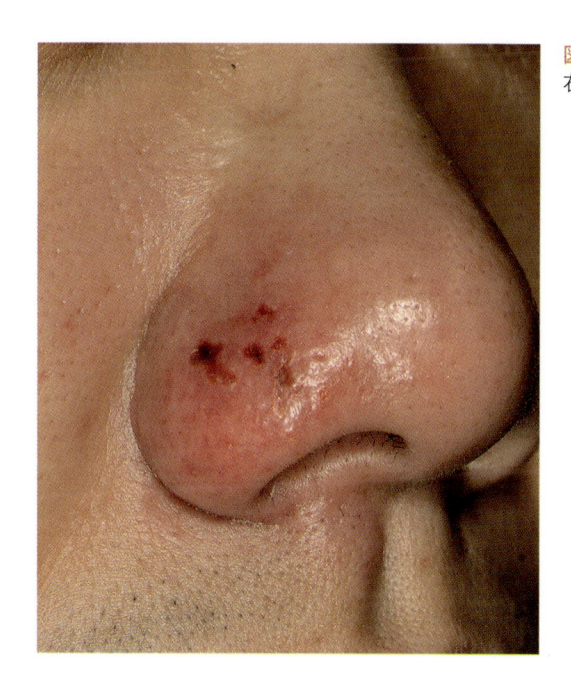

図　30歳代，男性．単純疱疹
右側鼻翼に生じた例．

れるが，Tzanck試験で巨細胞は検出されない．
③ **伝染性膿痂疹**……弛緩性水疱・びらんを形成する．Tzanck試験で巨細胞は検出されない．

検査・治療

　Tzanck試験でウイルス性巨細胞を確認するが，帯状疱疹と区別できない．本症の治療は抗ウイルス薬の外用・内服であるが，毎月のように再発をくり返す患者では，長期再発抑制療法が行われることもある．

臨床像の特徴

　単純ヘルペスウイルス（HSV）による皮膚・粘膜の感染症を単純疱疹と総称する（図）．鼻周囲に発症する場合は，HSV初感染と再活性化によるタイプがある．初感染の場合は，発熱やリンパ節腫脹などがみられやすい．

鑑別疾患

① **帯状疱疹**……三叉神経の第二枝に発症した場合，時に鑑別困難なことがある．典型的には片側性に疼痛を伴う水疱が神経支配領域に一致して生じる．しかし，1〜2個の水疱しかみられない帯状疱疹もあり，疼痛も軽い場合には鑑別が難しい．イムノクロマト法（VZV）を用いた簡易キット「デルマクイック® HSV」（マルホ社）による迅速診断が有用である．
② **接触皮膚炎**……湿疹反応として小水疱が現

注意点

　本症は，性器ヘルペスによるHSV-2とは異なり，HSV-1の再活性化によるものが大部分である．アトピー性皮膚炎患者では外用薬を一時的に中止した後に，しばしば顔面全体や軀幹などに汎発化しKaposi水痘様発疹症として発症することがある．従来，Kaposi水痘様発疹症は免疫の低下した個体にHSV-1が撒布して生じると考えられてきたが，多くは治療を中止してしまったアトピー性皮膚炎患者に出現したHSV-1の再活性化によるものであり，くり返すたびに同一部位に現れるという特徴があり，レジデントメモリーT細胞の関与が示唆される．

　滲出液の多い例では，伝染性膿痂疹を合併している例があるため，グラム染色も同時に行う必要があるケースが存在する．

38. 尋常性疣贅

鈴木翔也, 向井 慶

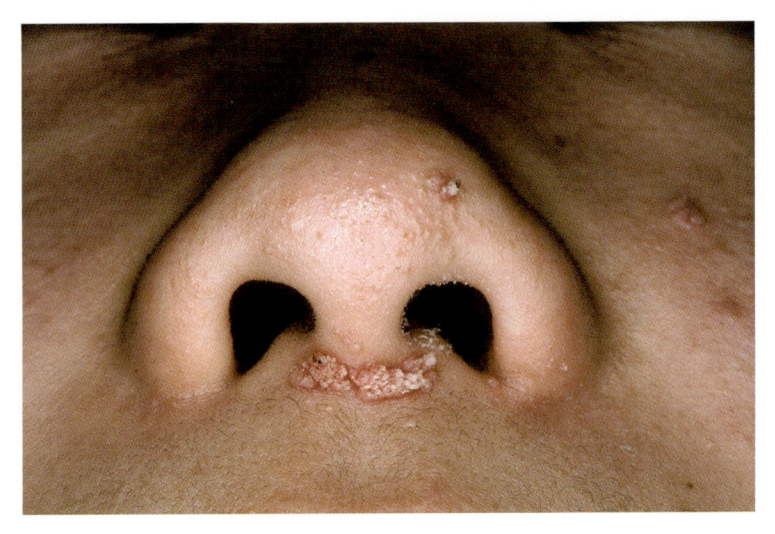

図　10歳代，男性. 尋常性疣贅
鼻孔周辺に指状疣贅を認める.

臨床像の特徴

尋常性疣贅の臨床所見は多岐にわたる. 顔面に認める場合は表面乳嘴状で，外方性増殖が顕著な角化性丘疹となることが多い. 指をすぼめた手のような外観を呈する指状疣贅（図），さらに細長く伸びた小突起状の糸状疣贅がある[1, 2].

鑑別疾患

① 鼻部線維性丘疹……顔面や頸部に単発し，常色から褐色，紅色で径 10 mm 以下の硬めのドーム状丘疹[3]を呈する.

② 脂漏性角化症……中年以降の顔面，頭部，軀幹にみられる扁平隆起性結節. ダーモスコピーが診断に有用[4].

③ 脂腺増殖症……成熟した脂腺の増殖による，数 mm 大の黄白色の扁平丘疹で中心臍窩を有する[5].

④ その他……ケラトアカントーマ，日光角化症，有棘細胞癌.

治療・注意点

液体窒素凍結療法が有効な例が多いが，瘢痕や色素沈着を来さないよう注意が必要である. 疼痛には配慮する. 難治性の場合はヨクイニン内服を併用することも多い. 時に外科手術や炭酸ガスレーザーによる焼灼も考慮される.

文献

1) 古江増隆：皮膚科臨床アセット3 ウイルス性皮膚疾患ハンドブック, 中山書店, 東京, p.218, 2011
2) 清水 宏：尋常性疣贅. あたらしい皮膚科 第3版, 中山書店, 東京, p.494, 2018
3) 清水 宏：鼻部線維性丘疹. あたらしい皮膚科 第3版, 中山書店, 東京, p.434, 2018
4) 清水 宏：脂漏性角化症. あたらしい皮膚科 第3版, 中山書店, 東京, p.406, 2018
5) 清水 宏：脂腺増殖症. あたらしい皮膚科 第3版, 中山書店, 東京, p.411, 2018

39. 癤

門野岳史

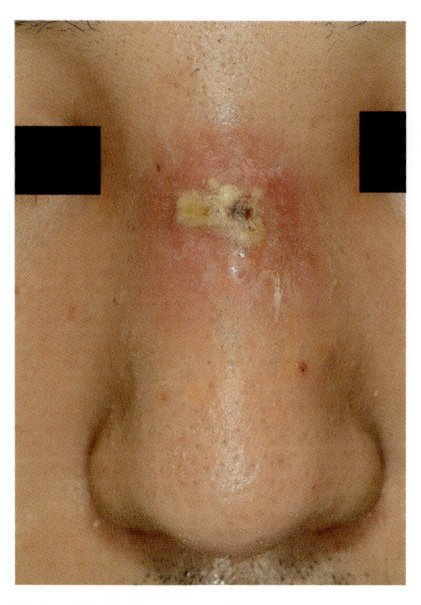

図1 40歳代, 男性. 癤
鼻根部に発赤を伴う癤がみられ, 中央には
膿疱が集簇している.

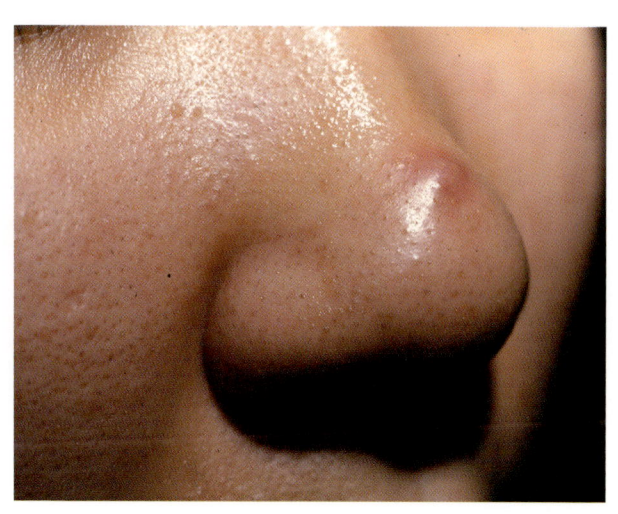

図2 30歳代, 女性. 癤
鼻背にドーム状に隆起し, 発赤を伴う有痛性の小結節がみられる.

臨床像の特徴

癤は比較的急速に発赤と腫脹を伴う丘疹や小結節が出現し, 痛みを伴う. しだいに中央に膿疱が出現し, 膿の貯留がみられるようになる (図1, 2).

鑑別疾患

① **虫刺症**……瘙痒を伴うことが多いが, 有痛性の場合もあり, 時に鑑別が困難である. ほかに皮疹はないか, 虫などに刺された覚えがないかを確認し, 総合的に判断する.

② **単純疱疹, 帯状疱疹**……水疱やびらんが中心で, 丘疹や膿疱は来しにくい. 単純ヘルペスの既往があるかどうかが参考になる.

③ **副鼻腔炎, 外歯瘻**……病変が表層にとどまらず深い場合, 瘻孔の形成が疑われる場合, 抗菌薬の反応に乏しい場合は注意を要する. 深い

部分の腫脹や瘻孔の有無を確認し, 必要に応じて画像検査を行う.

④ **粉瘤**……小型の粉瘤の場合は癤との区別が難しい. 大きさや触診上嚢腫を触れるかどうかなどで判断する.

⑤ **皮膚リンパ球腫**……虫刺されの跡などに出現し, 経過が長く, 抗菌薬に反応せず, やや大型でドーム状に隆起している場合に疑う. 痛みもあまりないことが多い.

注意点・治療

痤瘡の有無や, 糖尿病の有無など患者背景を確認する. また小児の場合は伝染性膿痂疹への進展に注意する. ペニシリン系やセフェム系の抗菌薬を用いることが多いが, 難治が予想される場合には後々のために細菌培養を提出しておく.

第4章 鼻

40. プロテーゼの露出

大原國章

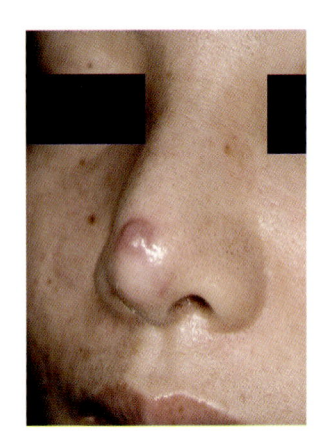

図1　30歳，女性
プロテーゼの先端が皮膚を圧迫して，紅色の膿瘍となっている．

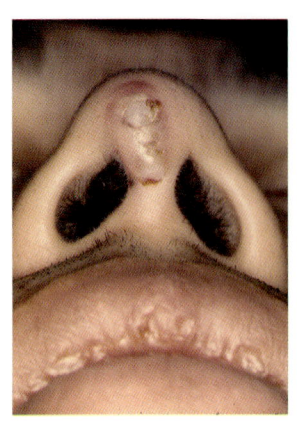

図2　40歳，男性
白いプロテーゼが露出している．

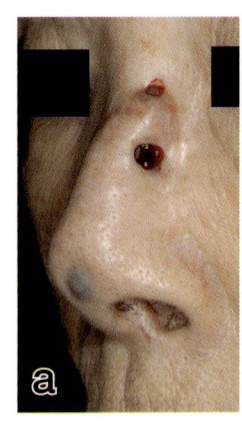

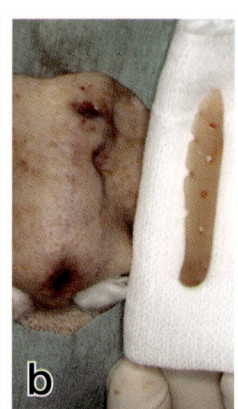

図3　84歳，女性
（a）鼻尖部は出血性に膿瘍化し，鼻根部は腫脹し，潰瘍となっている．
（b）術中所見．

　美容外科手術のうちで，重瞼術や皺取りに次いで多いのが隆鼻術であり[1]，シリコンプロテーゼを骨膜の下に挿入するのだが，このプロテーゼの形や大きさが不適切だとプロテーゼが皮膚を破って露出することがある．

臨床像の特徴

　主にプロテーゼの先端，とくに末梢側が皮膚を圧迫して炎症をおこし，膿瘍化，皮膚壊死，プロテーゼの露出に至る（図1〜3）．美容手術の多くは若い年代に行われるが，長期経過した後にトラブルを発生することがあるので，高齢者であっても事例がありうる（図3）．

鑑別疾患

① **細菌感染症**……発症経過や，抗菌薬への反応が参考となる．
② **リンパ球腫**……経過が長いこと，触診で硬

さがないことがプロテーゼとは異なる．
③ **肉芽腫性疾患**……迷う場合には生検が必要．

注意点・治療

　正面と側面から鼻筋を観察すればある程度見当がつく．承諾が得られれば，横方向から鼻筋を摘まんでみる，あるいは軟X線や超音波でプロテーゼを確認する．

　基本的には抜去が必要だが，患者によっては拒否する場合もある．

　隆鼻術を受けたことを秘密にしている例が少なくなく，病歴聴取や検査に手間どりがちである．

文献

1）日本美容外科学会調査委員会：第1回全国美容医療実態調査 最終報告書，2019年2月1日

41. 鼻翼欠損

大原國章

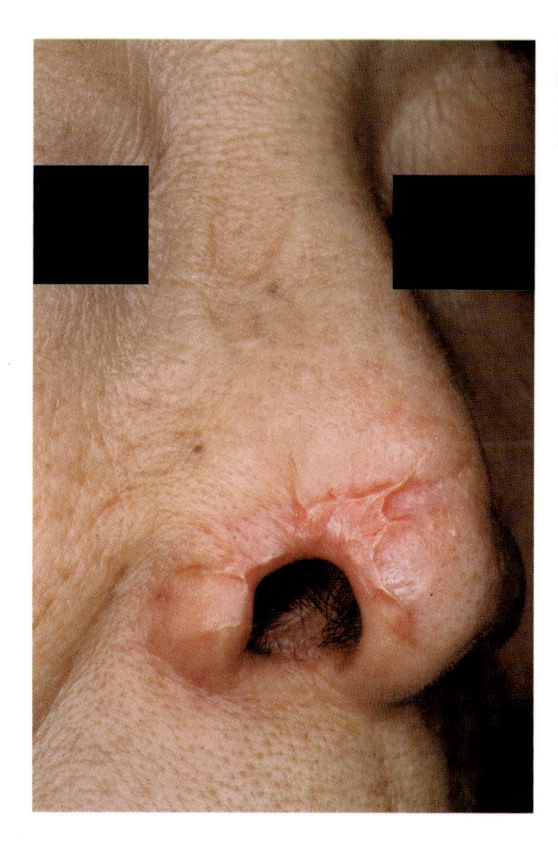

図　64歳，女性．ヒアルロン酸注入による組織壊死
右の鼻翼が全層欠損であり，周囲の皮膚も肥厚性瘢痕になっている．

臨床像の特徴

　本症例（図）は，韓国で鼻翼にヒアルロン酸の注入を受けたとのことであった．韓国へ美容施術目的で渡航したり，旅行のついでに気軽にプチ整形する例が少なくないが，副作用や合併症がおきても後治療や金銭的保証はないので，泣き寝入りになってしまう．ヒアルロン酸の注射は手軽であり，術後の安静やいわゆるダウンタイムがないのが利点ではあるが，薬剤が血管内に注入されたり，注入量が多い場合には皮膚壊死の危険性がある．とくに鼻尖部では鼻背や鼻根部と異なり，皮膚と皮下組織の間隙がなく，ヒアルロン酸の注射は禁忌とされている．

　注射後に皮膚が白色化したり，血管内注入が予測される場合には速やかにヒアルロニダーゼの投与が推奨されているが，本症例では無処置であったらしい．

注意点・治療

　本症例は全層欠損であり，耳介軟骨を含めた複合組織移植を勧めたが，その後は来院していない．

42．凍傷

安部正敏

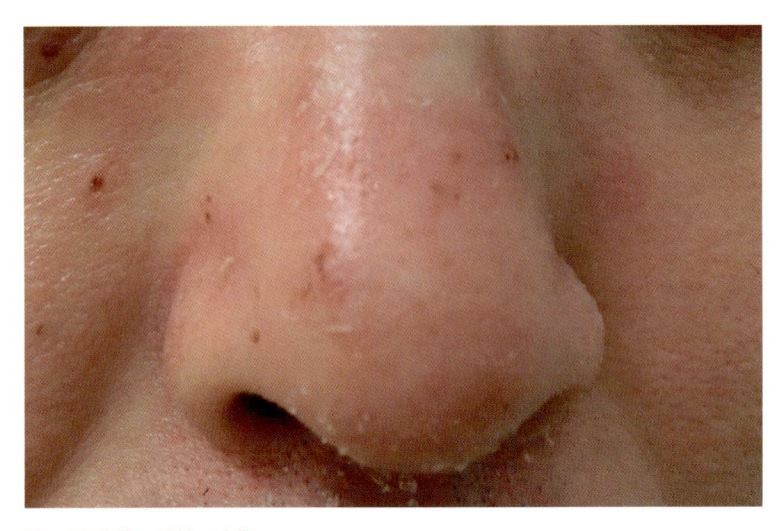

図　50歳代，男性．凍傷
鼻を中心に両頬に小指頭大程度の暗紫紅色調から紅色調を呈する紅斑が多発．屋外労働者．

臨床像の特徴

　凍傷は寒冷に曝露され，循環障害がおこりやすい末梢部，鼻部では鼻尖部に好発する．皮疹は小指頭大以下の暗紫紅色調を呈する滲出性紅斑もしくは丘疹が多発ないしは散在する（図）．時に水疱を呈することもある．自覚症状として瘙痒や疼痛を伴う場合がある．

鑑別疾患

① 凍瘡様ループス（chilblain lupus：CL）……浮腫性紅斑で始まり，その後，中心部の萎縮とともに角化・鱗屑がみられる．
② 凍瘡様狼瘡（lupus pernio）……暗紅色から紫紅色調を呈するびまん性腫脹であり，凍瘡に比較して強い浸潤を触れる．
③ 多形滲出性紅斑……小紅斑が遠心性に拡大して米粒大から指頭大の円形の浮腫性紅斑となる．境界は比較的明瞭で辺縁がわずかに堤防状に隆起し，中央はやや陥凹かつ淡くみえ，いわゆる虹彩状を呈する．
④ その他……Sjögren症候群や全身性エリテマトーデスなどにみられる場合がある．

注意点・治療

　本症はいわゆる"しもやけ"であり，ありふれた疾患である．しかし，膠原病などに皮疹がみられる場合も多く，絶えず鑑別が必要である[1,2]．全身症状の有無のほか，①寒冷刺激が先行していない，②冬季のみならず，通年性に皮疹が出現している，③成人期以降に発症している，④瘢痕が多発している，以上が重要な鑑別点である．最近ではCOVID-19で凍瘡様皮疹がみられることが話題となった[3]．

文献

1) Soy M, Piskin S: Clin Rheumatol 26: 1350, 2007
2) Dubey S et al: Rheumatology (Oxford) 61: 4631, 2022
3) Arkin LM et al: J Invest Dermatol 141: 2791, 2021

43. 光線過敏症

安部正敏

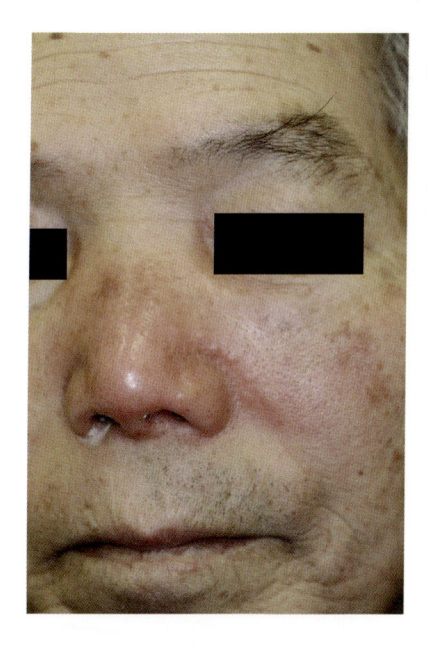

図 70歳代, 男性. 慢性多形日光疹と考えられる例
鼻先部から鼻翼にかけて境界不明瞭な淡紅色から鮮紅色調を呈する紅斑がみられる. 一部に粟粒大の小水疱を有する. 同様の皮疹は両前腕にもみられる. 毎年6月ごろに同様の症状が現れる.

臨床像の特徴(図)

光線過敏症においては初期には浸潤を触れる紅斑や小丘疹が出現, その後結節や苔癬化局面を形成する. 皮疹は多彩で湿疹型, 痒疹型, 局面型は時に紅皮症となることがある. 自覚症状として強い瘙痒を伴う場合がある.

鑑別疾患

鑑別疾患ではないが, 疾患把握に重要である内因性光線過敏症[1]を以下にあげる.
① **慢性多形日光疹**……湿疹や結節, 脂漏性皮膚炎様外観など多彩な皮疹を呈する. UVB, UVAへの過敏性が明らかでない場合が多い.
② **慢性光線性皮膚炎**……苔癬化局面が主体で紅皮症に進展することがある. 高齢男性に多い. 主にUVBへの過敏性が明らかになる場合が多いが, その他の波長でも生じうる.
③ **日光蕁麻疹**……光線照射後, 比較的短時間で膨疹が出現し, 数時間以内に消失する.

④ **その他**……光線が関係する鼻に生ずる皮膚疾患, 日光皮膚炎, 外因性光線過敏性皮膚症, 種痘様水疱症, 色素性乾皮症, 晩発性皮膚ポルフィリン症, 慢性湿疹などとの鑑別が必要となる.

注意点・治療

光線過敏といっても, その病態把握は重要であり, 皮膚症状の把握とともに, 光線テストなどにより作用波長を明らかにすることが重要である[2]. 日本人健常者の最少紅斑量(minimal erythema dose: MED)は $60 \sim 100$ mJ/cm^2 程度であり, 50 mJ/cm^2 以下で紅斑が出現した場合はUVBに対して過敏である可能性が高い. また, UVAを30 J/cm^2 照射しても紅斑は出現しない. 治療は, 副腎皮質ステロイド薬外用や抗ヒスタミン薬内服を選択する. 最近では慢性光線性皮膚炎に対し, デュピルマブの有効性が報告されている[3].

文献

1) Oakley AM, Badri T, Harris BW: In: StatPearls [Internet], Treasure Island (FL), StatPearls Publishing, 2023
2) Gu Q et al: Photodermatol Photoimmunol Photomed 39: 263, 2023
3) Chen JC, Lian CH: Photodermatol Photoimmunol Photomed 38: 176, 2022

44. 医療関連機器圧迫創傷（MDRPU）

門野岳史

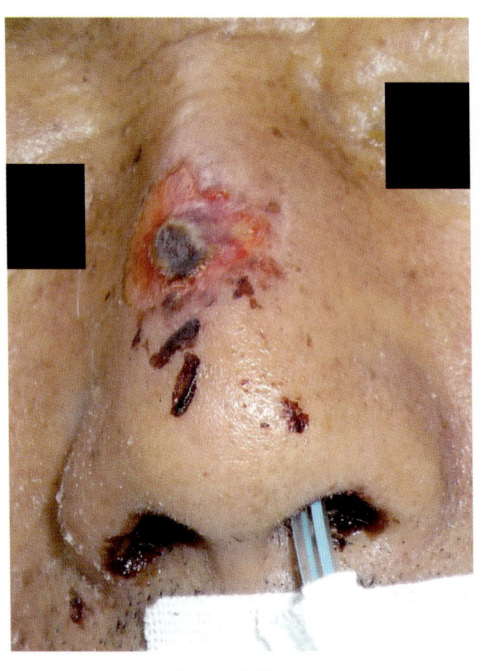

図1 80歳代，男性．NPPVマスクによって生じた鼻背のMDRPU

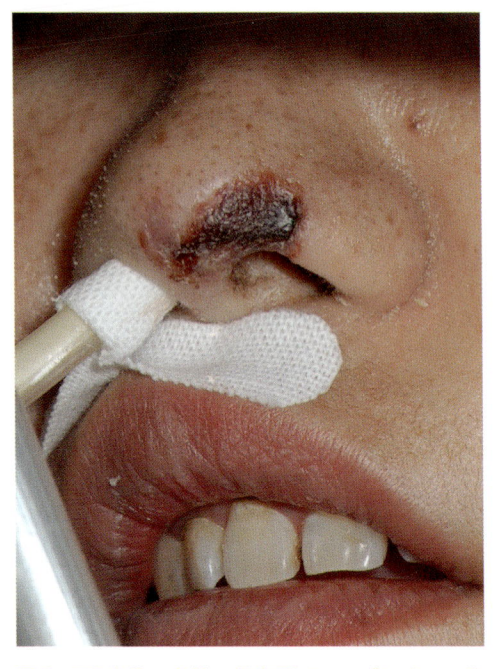

図2 70歳代，女性．経鼻胃チューブによって生じた左鼻孔部のMDRPU

臨床像の特徴

医療関連機器圧迫創傷（medical device related pressure ulcer：MDRPU）は名前のとおり医療関連機器の圧迫による創傷で，褥瘡とは別に扱う．非侵襲的陽圧換気療法（noninvasive positive pressure ventilation：NPPV）マスク（図1），シーネ，ギプス，医療用弾性ストッキング，血管留置カテーテル，経鼻胃チューブ（図2），気管切開カニューレ固定具など原因となる医療関連機器はさまざまである[1]．

鑑別疾患

① 擦過傷などの外傷……外傷の既往と医療関連機器使用の有無から鑑別する．

② 単純疱疹，帯状疱疹……ヘルペス感染症が痂皮化した後は臨床像が類似するが，臨床経過や医療関連機器使用の有無から鑑別する．

③ 末梢動脈疾患……鼻の場合は可能性が低いが，踵など四肢末端に生じた場合は，血流障害に伴う虚血との鑑別が必要になる．

注意点・治療

予防がもっとも重要であり，個々の医療関連機器に対して対策を立て病棟内で情報を共有することが大切である．治療は基本的には原因を取り除いたうえで局所療法を行い，症例に応じて外用薬とドレッシング材を使い分ける．

文献

1) 日本褥瘡学会 編：ベストプラクティス 医療関連機器圧迫創傷の予防と管理，照林社，東京，2016

45. 尋常性白斑

門野岳史

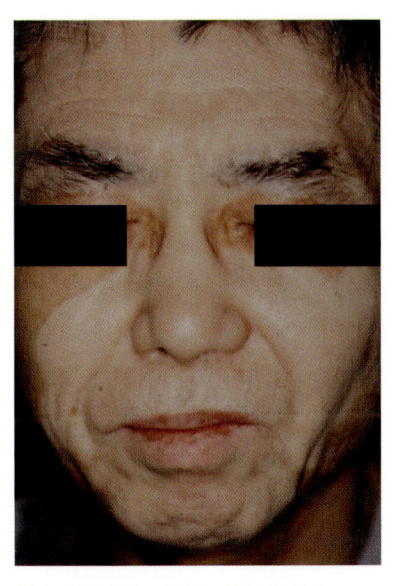

図1 60歳代，男性．尋常性白斑
鼻を含めてほぼ顔面全体に脱色素斑がみられ，眼周囲のみ色素が保たれている．

臨床像の特徴

　尋常性白斑は体中どこにでも生じる地図状の脱色素斑で，徐々に拡大傾向を示す（図1，2）．自覚症状や発赤は通常はみられない．後天性の疾患であり，自己免疫が発症要因として考えられている．甲状腺疾患などとの合併が知られ，ぶどう膜炎などの眼症状を伴う場合は，Vogt-小柳 - 原田病を念頭に置く必要がある．

鑑別疾患

① **眼白皮症**……先天性の脱色素性疾患であり，チロシナーゼの異常などにより全身の色が一様に抜ける．
② **脱色素性母斑**……先天性の脱色素斑であり，局所的なメラノサイトの分布異常や機能異常と考えられる．拡大することは通常なく，加齢とともにむしろ改善がみられることもある．
③ **ぶち症**……先天性の脱色素斑であり，メラ

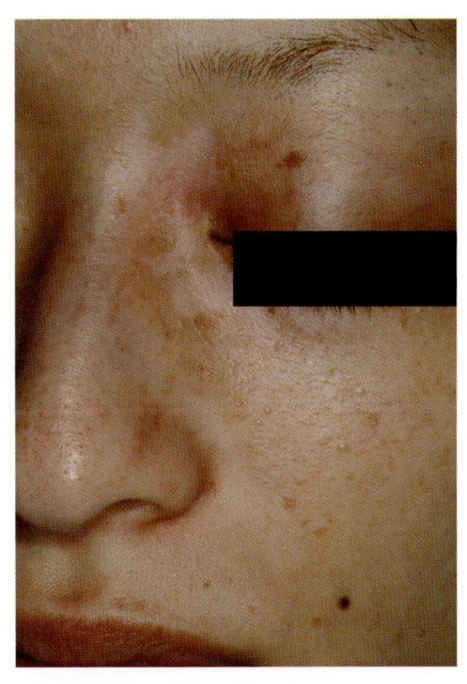

図2 20歳代，女性．尋常性白斑
右鼻根部から内眼角にかけて不規則な形状の脱色素斑がみられる．

ノサイトの遊走能の異常によって生じる．体の正中部に現れることが多い．
④ **老人性白斑**……高齢者にみられ，軀幹や四肢を中心に小豆大程度までの小型の脱色素斑が生じる．鼻にみられることは少なく，尋常性白斑と比べて小型である．

注意点・治療

　白斑は緩徐に進行することが多く，治療に抵抗することが多い．ステロイド外用が基本となり，活性型ビタミン D_3 外用薬やタクロリムス軟膏も用いられる．エキシマレーザーなどの紫外線療法がある程度有効で，またサクションブリスター法などのメラノサイトの移植を目的とする外科的療法も行われる．今後は，JAK阻害薬による治療が期待されている．

46. 老人性色素斑

門野岳史

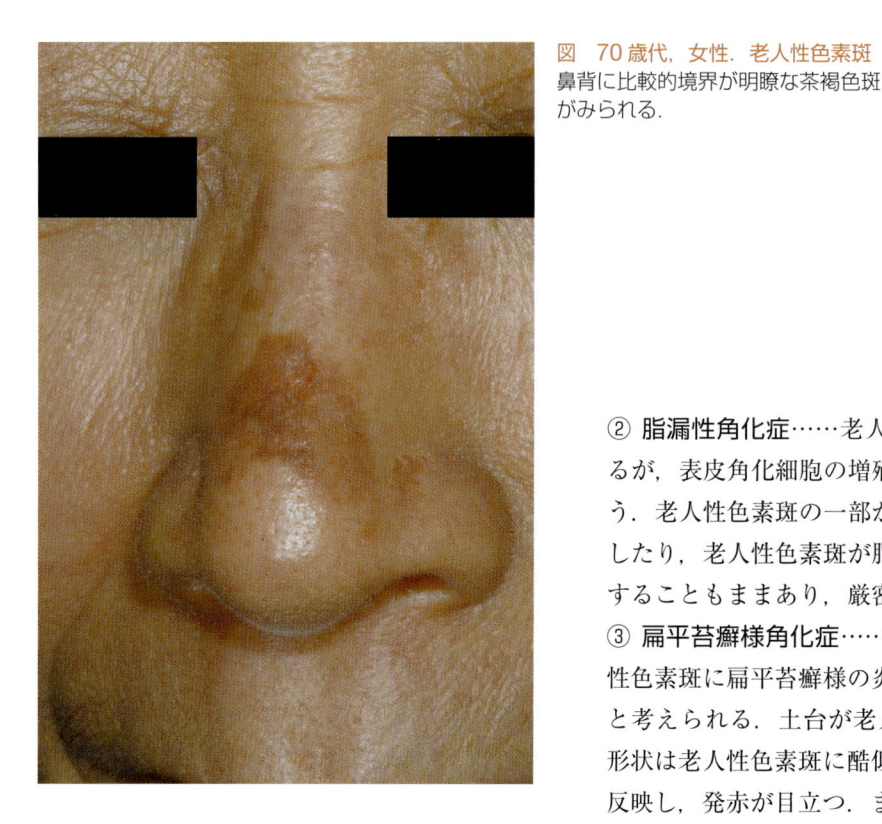

図 70歳代，女性．老人性色素斑
鼻背に比較的境界が明瞭な茶褐色斑がみられる．

臨床像の特徴

　老人性色素斑は鼻など顔面を中心とした露光部に茶褐色斑が出現する（図）．加齢とともに増数・増大する．色調は比較的均一で，辺縁も比較的明瞭なことが多い．日光黒子ともよばれる．しだいに隆起を伴い，脂漏性角化症へと進展することも多い．

鑑別疾患

① **悪性黒色腫**……色むらがあり，辺縁が不正のことが多い．ダーモスコピー像では老人性色素斑は比較的均一な pseudonetwork がみられるが，悪性黒色腫では不規則な pseudonetwork を呈し，非対称性色素性毛包開孔などがみられる．

② **脂漏性角化症**……老人性色素斑と色調は似るが，表皮角化細胞の増殖と角質嚢腫などを伴う．老人性色素斑の一部が脂漏性角化症に変化したり，老人性色素斑が脂漏性角化症へと移行することもままあり，厳密な区別は難しい．

③ **扁平苔癬様角化症**……脂漏性角化症や老人性色素斑に扁平苔癬様の炎症反応を伴ったものと考えられる．土台が老人性色素斑の場合は，形状は老人性色素斑に酷似するが，炎症反応を反映し，発赤が目立つ．また晩期ではメラニンの滴落を反映して灰色の pseudonetwork を示す．

④ **肝斑**……鼻に生じることは少ないが，頬骨弓を中心に比較的左右対称性にぼんやりとした褐色斑が出現する．30〜60歳代くらいの女性に多く，老人性色素斑よりは若年に発症する．

注意点・治療

　老人性色素斑に対しては，Q スイッチルビーレーザーなどのレーザー照射が有効である．ただし，照射後遮光やハイドロキノン外用などのメンテナンスを行わないと，容易に再発する．また，悪性黒色腫が疑われる場合は，見切り発車でレーザー照射は行わず，生検をして良性が確認できた場合のみを対象とするほうが安全であろう．

第5章 頭

第5章 頭部

1. 円形脱毛症

椛島健治

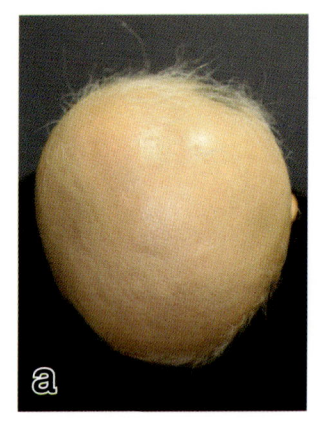
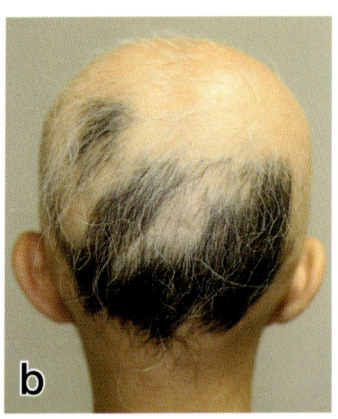

図1 40歳代，女性．円形脱毛症

図2 30歳代，男性．円形脱毛症

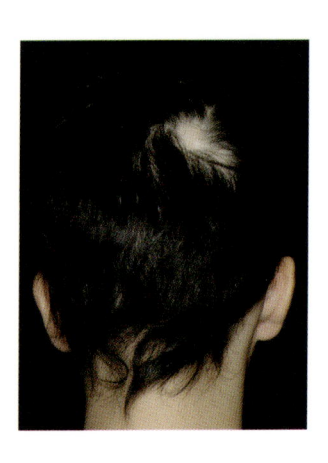

図3 10歳代，女性．円形脱毛症

鑑別疾患

① **休止期脱毛症**……手術や高熱，体重減少，出産などが原因で生じる．抜毛テストで抜けた毛の1割以上が休止期毛の場合は急性休止期脱毛症と診断される．

② **梅毒性脱毛**……梅毒の第2期疹で生じる．病理組織学的所見と血液検査で診断する．問診で陰部の潰瘍の有無を確認することも重要である．

注意点・治療

ステロイド外用療法，ステロイド局所注射，紫外線療法で比較的良好な効果を期待できる．重症型円形脱毛症に対しては，近年経口JAK1/2阻害薬のバリシチニブと経口JAK3/TECファミリーキナーゼ阻害薬のリトレシチニブが保険適用となった．

臨床像の特徴

円形脱毛症（alopecia areata）は，多くの場合，小型の脱毛斑が出現し，数カ月で治癒する一時的な疾患である．難治化すると広範囲に脱毛斑が拡大する（図1〜3）．急性期では，抜毛テスト（毛髪牽引試験）で萎縮性の近位端を有する毛が多く，トリコスコピーでは黒点や断裂毛，漸減毛がみられる．慢性期には抜毛テストで棍棒毛がみられ，トリコスコピーで黄色点を確認できる．

参考文献

1) 下村 裕：J Visual Dermatol 22: 1098, 2023
2) 入澤亮吉，原田和俊：J Visual Dermatol 22: 1134, 2023
3) 吉田雅絵，内山真樹：J Visual Dermatol 22: 1155, 2023

2．男性型脱毛症

安部正敏

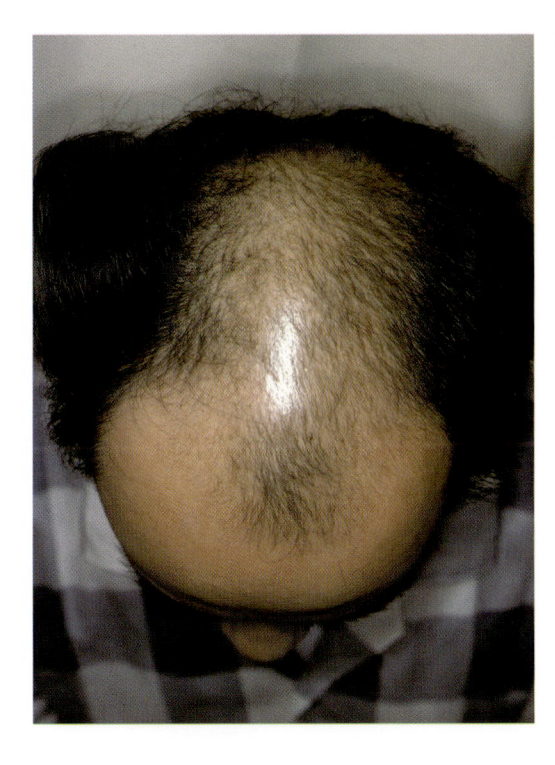

図　20歳代，男性．男性型脱毛症
前額髪際部から頭頂部にかけて比較的広域に脱毛斑がみられる．前額中央部には他の部位に比較し毛髪が存在している．

臨床像の特徴

男性型脱毛症（androgenetic alopecia：AGA）とは，思春期以降の男性にみられる脱毛症のことである[1]．脱毛の進行所見より，前額髪際部からしだいに進行するM型，頭頂部から拡大するO型，前額中央部に始まるU型に分けられる（図）．

鑑別疾患

① 円形脱毛症……大小さまざまな円形の完全脱毛斑がみられる．トリコスコピーや抜毛テストが鑑別に有用．
② トリコチロマニア（抜毛症）……境界不明瞭であるが，形態が全体として人工的で，円形ではない場合が多い．
③ 瘢痕性脱毛症……外傷や熱傷，皮膚エリテマトーデスなどの先行疾患による脱毛斑．毛包破壊がみられ，表面に瘢痕を来す．

注意点・治療

本症は加齢などにより，毛周期をくり返す過程で成長期が短縮し，休止期の毛包が多くなることで軟毛となるため生ずる[2]．部位により前述の臨床的違いを生ずる．女性では発症機序が異なることが推定され，女性型脱毛症と称する．治療は，フィナステリドやデュタステリドの内服，ミノキシジル外用[3]などがある．症例によっては植毛術が行われる．

文献

1）眞鍋 求ほか：男性型および女性型脱毛症診療ガイドライン2017年版．日皮会誌 127: 2763, 2017
2）Ntshingila S et al: JAAD Int 13: 150, 2023
3）Devjani S et al: Drugs 83: 701, 2023

3. 女性の脱毛

野村知怜, 多田弥生

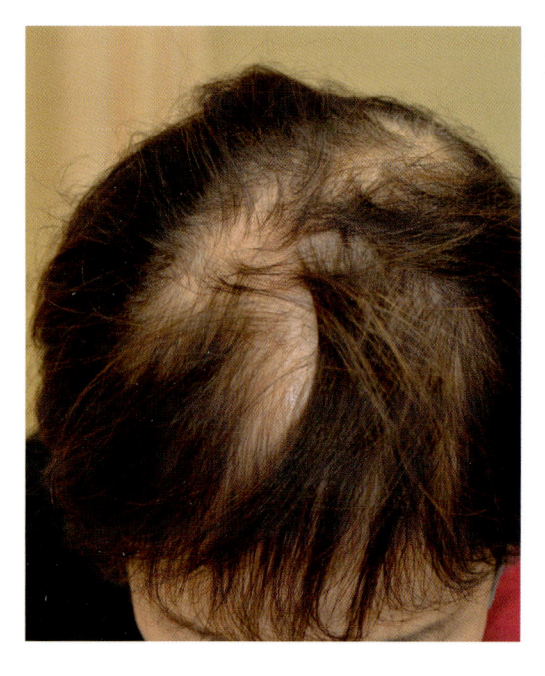

図 80歳代, 女性. 女性の脱毛
頭頂部にびまん性の脱毛がみられる.

臨床像の特徴

女性の脱毛 (female pattern hair loss) は, 頭頂部のびまん性脱毛が特徴の型 (図), 前頭部から頭頂部にかけてクリスマスツリー状の外観を呈する型, 前頭部が脱毛する型がある[1]. トリコスコピーは男性型脱毛症と同様で, 毛直径の不均一が重要な所見である[2].

鑑別疾患

① 円形脱毛症……通常型, 全頭型, 汎発型, 蛇行型がある. トリコスコピーでは感嘆符毛が特徴的であり, 黒点や断裂毛は病勢の評価に有用である[3].
② 膠原病に伴う脱毛……SLE による小型の多発状脱毛や斑状脱毛, DLE による瘢痕性脱毛, 剣創状強皮症などがある[4].
③ 内分泌異常に伴う脱毛症……びまん性の休止期脱毛を生じる. 甲状腺機能低下症・亢進症,下垂体機能低下症が原因となる[5].
④ その他……消耗性疾患などで生じる休止期脱毛症, 急速にびまん性脱毛が進行する acute diffuse and total alopecia, 薬剤性脱毛など[1,6].

注意点・治療

女性型脱毛症の診断には前述のような特定の脱毛パターンが重要で, 治療にはミノキシジル外用薬の発毛効果が認められており, 推奨されている[7].

ただし, 前述のような鑑別疾患があることから, 脱毛症患者を診察する際には, 既往歴や家族歴, 薬剤歴, 生活歴などをよく聴取し, トリコスコピーや血液検査・皮膚生検も考慮し, 治療可能な原因がないか検索することが重要である.

文献

1) 福山雅大, 大山 学: MB Derma 303: 21, 2020
2) 乾 重樹: MB Derma 252: 51, 2017
3) 早川怜那, 大山 学: 皮病診療 43: 872, 2021
4) 谷川瑛子: MB Derma 303: 53, 2020
5) 苅谷直之: MB Derma 225: 31, 2014
6) 茶谷彩華: J Visual Dermatol 14: 1262, 2015
7) 眞鍋 求ほか: 男性型および女性型脱毛症診療ガイドライン 2017 年版. 日皮会誌 127: 2763, 2017

４. frontal fibrosing alopecia（FFA）

大原國章

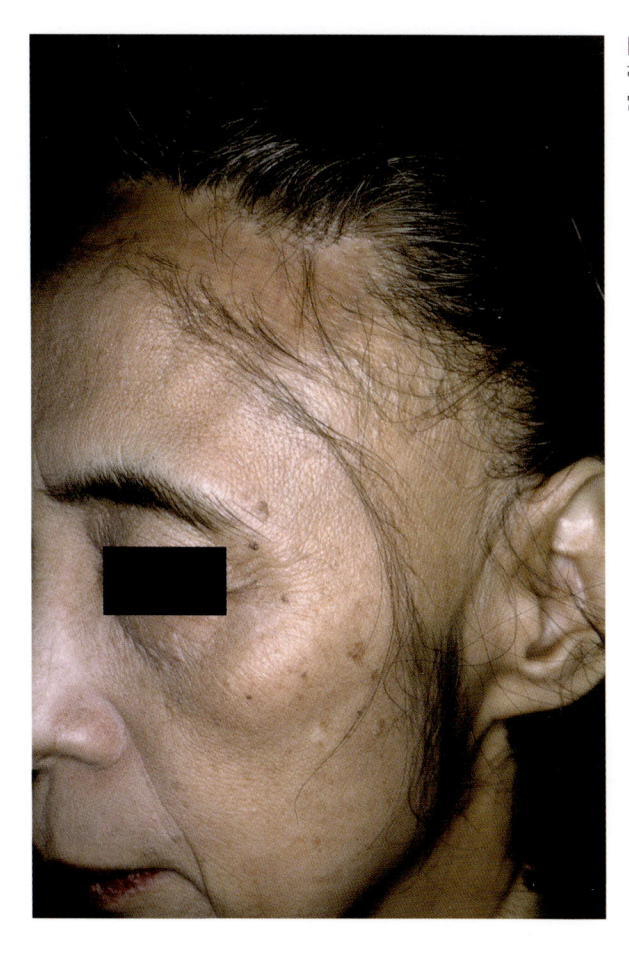

図　67歳, 女性. FFA
帯状の脱毛局面で, 前縁には軟毛が残っている. 健常部よりも軽度に陥凹している.

臨床像の特徴

frontal fibrosing alopecia（FFA）は 1994 年, Kossardによって postmenopausal frontal fibrosing alopecia の名称で報告された疾患であるが, 男性や閉経前の女性にもみられることから, 現在の名前でよばれるようになった. 病態としてはリンパ球浸潤により毛包が障害される疾患群のうち, 毛孔性扁平苔癬（lichen pla-nopilaris）の亜型とされている. 臨床像は特徴的で, 前頭部に帯状の脱毛を呈し, 健常部に比べて陥凹している（図）.

病理組織像では, 初期においては毛包周囲や毛包内のリンパ球浸潤, 毛包の液状変性がみられるが, 晩期では毛包の線維化, 脱毛となる.

鑑別疾患

特徴的な臨床症状なので診断は容易である.

治療

ステロイド薬の外用には反応せず, 局注や内服が有効との報告があるが, 進行した時期では植毛などの適応となる.

5. trichotillomania（抜毛症）

安部正敏

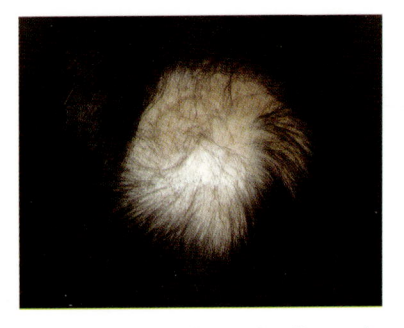

図1　20歳代，女性．trichotillomania
頭頂部に境界不明瞭，鶏卵大の範囲で不完全脱毛斑がみられる．

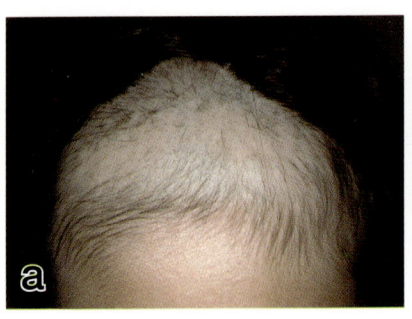
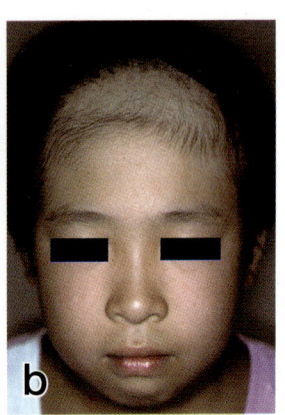

図2　9歳，女児．trichotillomania
（a，b）前頭部に境界不明瞭，手拳大の範囲で不完全脱毛斑がみられる．短い毛や新生毛もみられる．

臨床像の特徴

　trichotillomania（トリコチロマニア）は抜毛症ともいわれ，人工的な形状を有し，境界が比較的不明瞭な限局性脱毛斑を生じる[1]．自ら髪を抜くため，利き手が届く範囲に生じ，学童期の女児にみられることが多い（図1，2）．精神的問題を抱える場合が多く，咬爪症や吸指症を合併することがある．

鑑別疾患

① 機械性脱毛症……圧迫，牽引，摩擦など外的刺激による部位に一致した脱毛斑がみられる．術後脱毛症などが有名．

② 円形脱毛症……大小さまざまな円形の完全脱毛斑がみられる．トリコスコピーや抜毛テストが鑑別に有用．

③ 瘢痕性脱毛症……外傷や熱傷，皮膚エリテマトーデスなどの先行疾患による脱毛斑．毛包破壊がみられ，表面に瘢痕を来す．

注意点・治療

　本症は自己抜毛により生ずるため，脱毛斑には短く切れた毛や新生毛が混在する．鬱病を合併する場合もある．治療には，選択的セロトニン再取り込み阻害薬（SSRI）やクロミプラミン，N-アセチルシステイン，オランザピンが用いられる[2,3]が，多くは認知行動療法が必要となり，精神神経科との連携が必要であることが多い．抜毛行為がなくなると，自然と軽快する．

文献

1) Melo DF et al: Skin Appendage Disord 8: 1, 2022
2) Grant JE, Chamberlain SR: Focus (Am Psychiatr Publ) 19: 405, 2021
3) Lee DK, Lipner SR: Int J Environ Res Public Health 19: 6370, 2022

６．梅毒性脱毛

大原國章

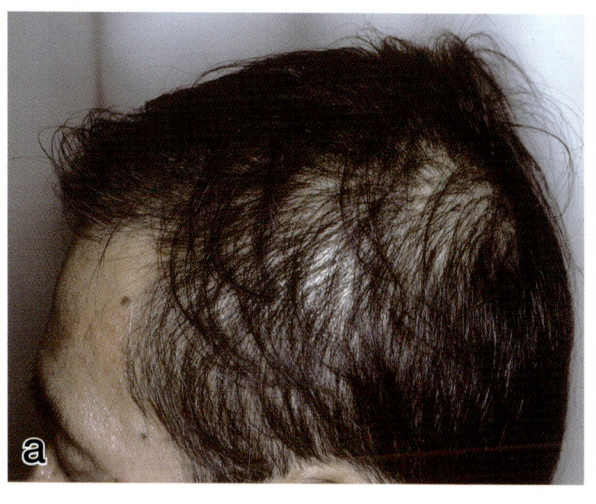
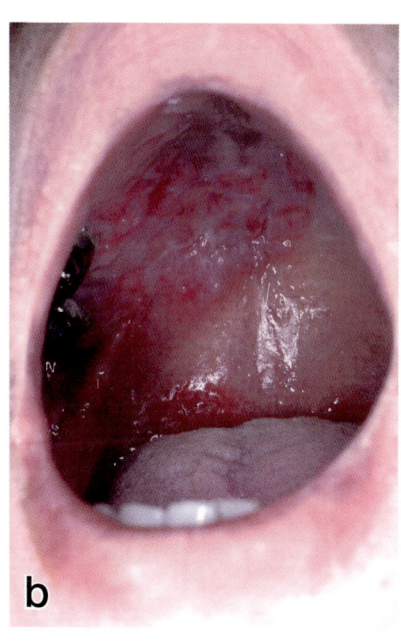

図　45歳，男性．梅毒性脱毛
(a) 側頭部のびまん性脱毛．
(b) 同一症例の硬口蓋．梅毒性アンギーナ．

臨床像の特徴

　梅毒性脱毛は，梅毒の第二期疹のうちで3〜7％の頻度といわれている．他の原因の脱毛症との臨床的鑑別は難しく，既往歴（梅毒感染の有無），臨床診察（炎症や落屑のないこと），ダーモスコピー，血清学的検査が基本となる．部位としては頭頂から後頭にかけてが多い[1]．

　臨床症状は2型に分類されており，症候性〔symptomatic AS（alopecia syphilitica）〕と原発性（本態性）（essential AS）があり，前者は頭皮に脱毛と梅毒性皮疹がみられるが，後者は脱毛だけが症状となる．essential AS には虫食い状脱毛，びまん性脱毛，混合型があるが，虫食い状がもっとも多い．

　ダーモスコピー像では，短い再生毛，毛の密度の減少，黄色・黒色の無毛の毛孔（黒点，黄色点）がみられる．軟毛は脱毛局面の辺縁に存在するのが円形脱毛症との差異とされている．

　図の症例では硬口蓋の粘膜疹，肛門部の扁平コンジローマを併発していた．

鑑別疾患

① 円形脱毛症……感嘆符毛（exclamation point hair）がみられるが，梅毒性脱毛ではそれがない．
② 頭部白癬……真菌要素を検出する．
③ トリコチロマニア（抜毛症）……詳細な病歴聴取と病理組織学的所見．

治療

　ペニシリン系抗菌薬の投与により3カ月程度で毛髪は再生する．

文献

1) 吉田雅絵，内山真樹：J Visual Dermatol 22: 1155, 2023

7．移植片対宿主病（GVHD）

大原國章

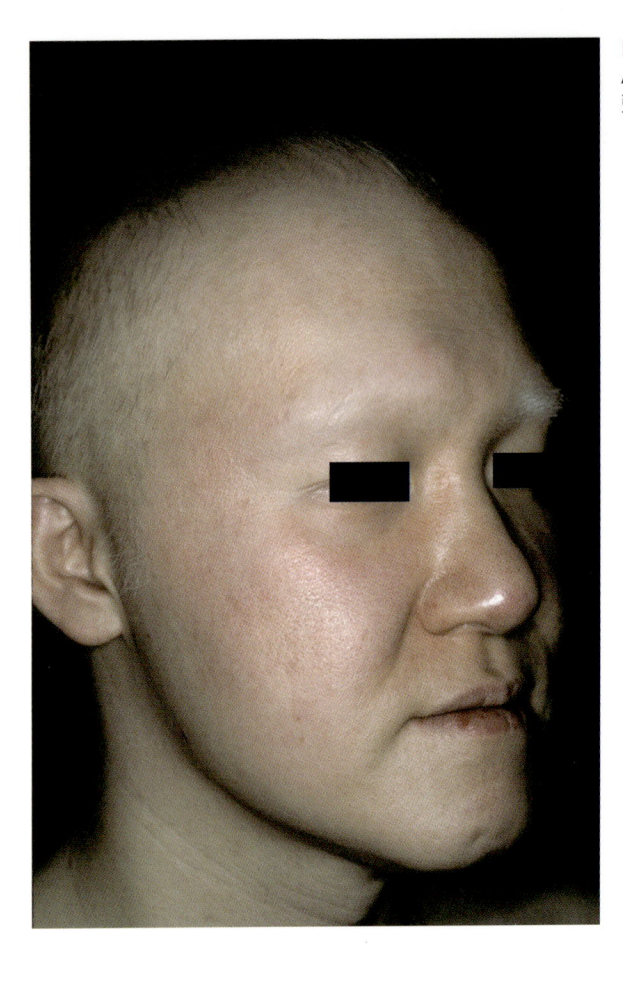

図　38歳，男性．移植片対宿主病
AML（急性骨髄性白血病）に対して骨髄移植を受け，頭髪が脱毛，眉毛，睫毛が白色化した．

臨床像の特徴

　白血病や悪性リンパ腫，あるいは造血機能障害に対して造血幹細胞移植が行われると，移植片に対する免疫反応として急性，慢性の移植片対宿主病（graft-versus-host disease：GVHD）が生じる．慢性 GVHD の皮膚症状としては皮膚硬化やびらんなどのほか，色素脱失，脱毛も生じうる（図）．

鑑別疾患

　病歴，経過から診断は困難ではない．

治療

　脱毛に対しては，対症療法としてステロイド外用で経過をみることになる．

8. aplasia cutis

安部正敏

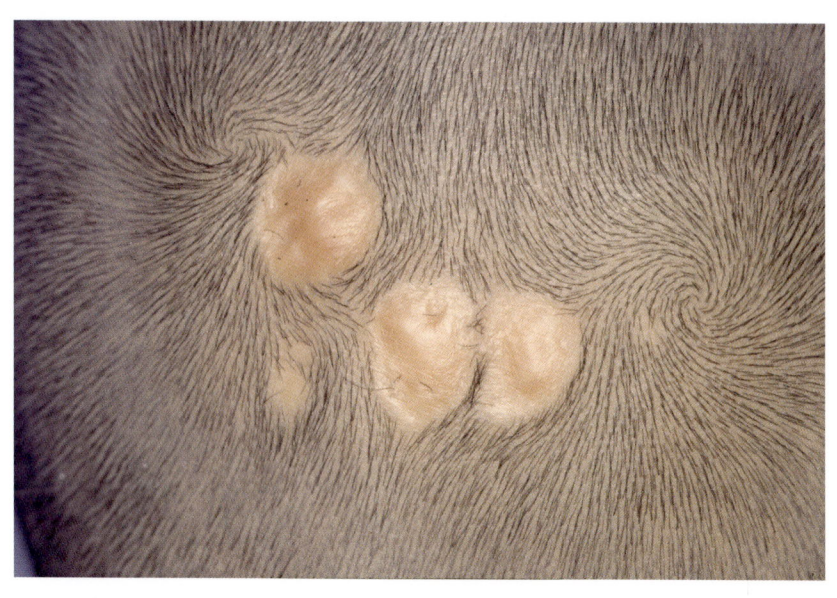

図　10歳代，男性．aplasia cutis
頭頂部に小豆大から拇指頭大までの境界明瞭な完全脱毛斑が4カ所みられる．脱毛部は皮膚常色から淡褐色調を呈し，わずかに表面が菲薄化している．

臨床像の特徴

aplasia cutis とは，生下時にみられる皮膚欠損[1]である．欠損する深さはさまざまで，時に骨に達することもある．頭部に好発する．臨床的には境界明瞭なびらん，潰瘍からなり，時に上皮化して脱毛斑となる（図）．

鑑別疾患

① 先天性頭皮欠損症……頭頂正中部にみられる円形の脱毛斑．表面は萎縮する．四肢奇形や先天性心疾患などを伴う．
② 円形脱毛症……大小さまざまな円形の完全脱毛斑がみられる．トリコスコピーや抜毛テストが鑑別に有用．
③ トリコチロマニア（抜毛症）……境界不明瞭であるが，形態が全体として人工的で，円形ではない場合が多い．

注意点・治療

本症は胎生期における部分的な皮膚形成不全により発症する．多くは限局性であるが，広域な皮膚欠損の報告もある．多くの皮疹は上皮化するものの，菲薄化した羊皮紙様となる．治療は通常の潰瘍治療に準じ，保存的療法や外科的治療が選択される[2]．欠損部からの感染に十分注意する．なお，甲状腺機能亢進症により抗甲状腺薬のチアマゾールを内服した母親から出生した児にみられることが多く，関連が指摘されている[3]．

文献

1) Thadchanamoorthy V et al: J Med Case Rep 15: 110, 2021
2) Browning JC: Dermatol Ther 26: 439, 2013
3) Abe M et al: Int J Dermatol 49: 334, 2010

9. 外胚葉異形成症（形成不全症）

大原國章

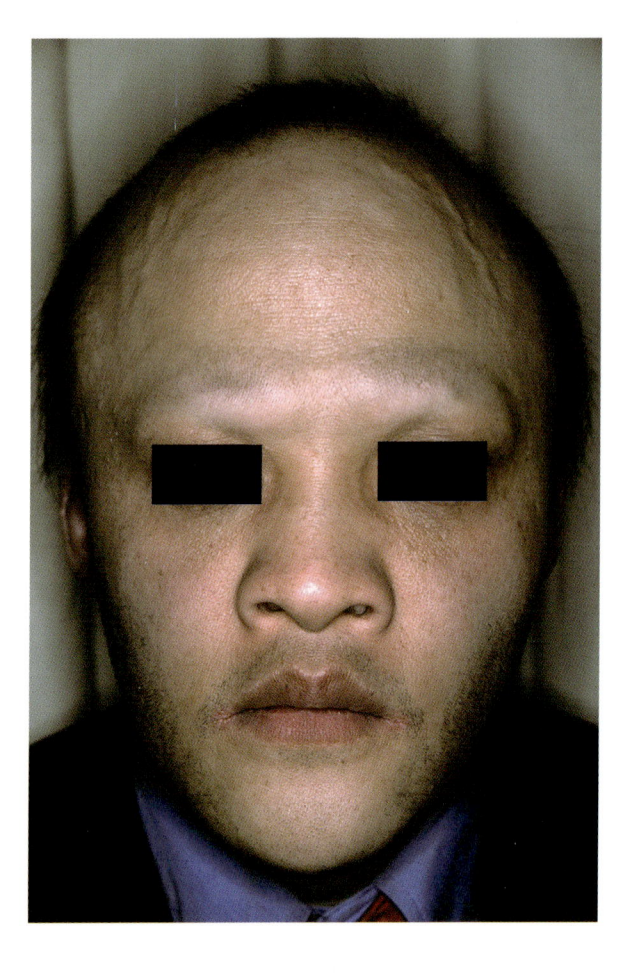

図 33歳，男性．外胚葉異形成症
頭髪，眉毛がまばらであり，鞍鼻，眉毛部・頤部の突出がみられる．

臨床像の特徴

　外胚葉異形成症（ectodermal dysplasia，形成不全症）は，毛髪，歯牙，爪，汗腺などの外胚葉組織の先天的形成異常症で特徴的な顔貌を呈する．異常組織の組み合わせから170種以上に分類されている．その中では無汗（低汗），疎毛，歯牙の低形成を主徴とする無汗（低汗）性外胚葉形成不全症の頻度が高い．頭髪などの体毛はまばら，額は突出，低い鞍鼻，頤部の突出，耳介の低位などが体表の特徴である（図）．

症状は固定しており，進行性ではない．

鑑別疾患

　家族歴，臨床症状から診断は容易．皮膚の病理組織像では汗腺や脂腺が欠如している．

治療

　残念ながら根治的な治療はない．頭髪に対してはかつら（hair wig）の着用，体温に対しての環境温度対策や夏季の熱中症対策などである．

10. まだら症

門野岳史

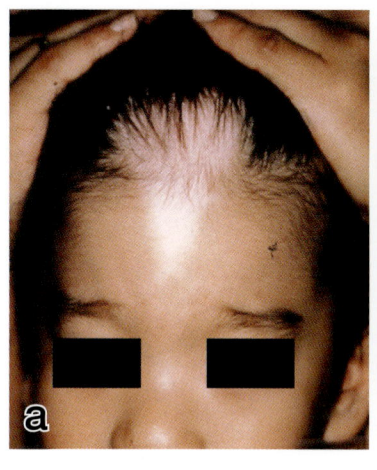 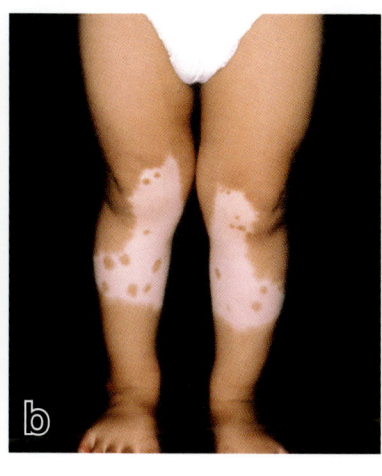

図 4歳，男児．まだら症
(a) 前頭部正中から前額部正中にかけて逆三角形の脱色素斑がみられる．この症例では白毛は目立たない．
(b) 両膝から下腿伸側前面にかけて脱色素斑がみられる．

臨床像の特徴

　まだら症（piebaldism）は，出生時からある前頭部脱色素斑が特徴的な先天性疾患で，白毛を伴うことが多い．このほか，体の前面正中を中心に白斑がみられる（図）．通常は眼症状など皮膚以外の全身症状はない．また，軽症例では白斑は軽度で，カフェ・オ・レ斑を伴うことがある[1]．発生時にメラノブラストが背部の神経堤から体の前面に移動して分布するところに異常があると考えられ，常染色体顕性（優性）遺伝で，KIT遺伝子のヘテロ接合性変異によるものが多い．

鑑別疾患

① **脱色素性母斑**……出生時からある点では似ているが，通常はある神経節に沿って生じることが多く，左右どちらかに偏る．不完全脱色素斑のこともあり，ある程度自然に改善することがある．

② **Waardenburg症候群**……脱色素斑の分布は似ているが，感音性難聴，特有の顔貌，虹彩色素の異常などといった症状を伴う．常染色体顕性（優性）遺伝で，PAX3遺伝子などの異常が報告されている．

③ **尋常性白斑**……出生時からあることはまずなく，このような特徴的な分布を示すことは考えにくい．自己免疫性疾患と考えられているため，徐々に拡大することが多い．

④ **眼皮膚白皮症**……出生時からある点では似ているが，通常は色素の抜け方は一様であり，このような特徴的な分布を示すことは考えにくい．また，眼症状を伴うことが多い．

⑤ **神経線維腫症Ⅰ型（NF1）**……カフェ・オ・レ斑があり，貧血母斑がある点で軽症のまだら症と似ているため，はっきりしない場合は慎重な経過観察が必要になる．

注意点・治療

　脱色素斑の範囲はあまり変化しないことが多い．治療としては，化粧で隠すこととsuction blisterなどによるメラノサイトの移植が報告されている．

文献

1) Oiso N et al: J Dermatol 40: 330, 2013

11. Hermansky-Pudlak 症候群

門野岳史

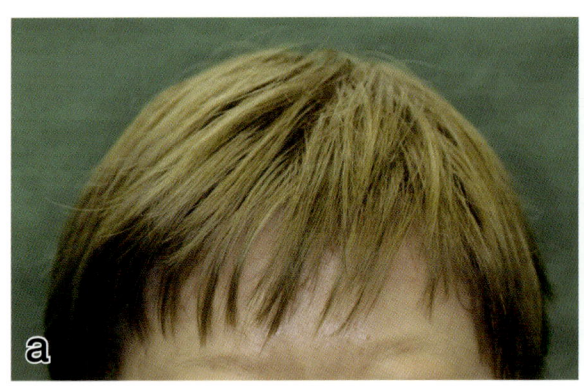

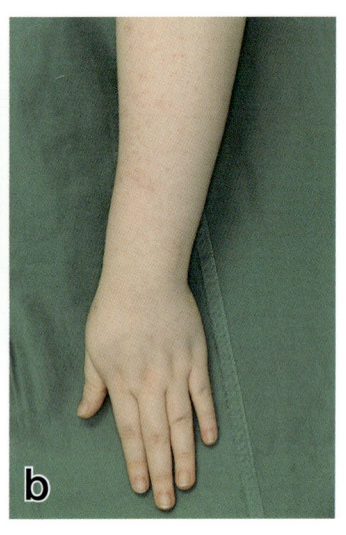

図　30 歳代，女性．Hermansky-Pudlak 症候群
(a) 頭髪が金色であり，皮膚が全体的に白色である．
(b) 右上肢の臨床像．びまん性に皮膚が白色であり，出血の跡
もみられる．

臨床像の特徴

　Hermansky-Pudlak 症候群は出血傾向や，肺・腸へのセルロイド様物質の沈着を来すことによる間質性肺炎や肉芽腫性大腸炎を来す常染色体潜性（劣性）の遺伝性疾患である．皮膚症状としては全身の皮膚の色素が減少し，毛髪は金色のことが多い（図）．また，虹彩も色が薄く，褐色から灰色になる．Hermansky-Pudlak 症候群は 11 病型が知られ[1]，日本では *HPS1* 遺伝子の異常である 1 型が多い．機序としては血小板の濃染顆粒や肺の層状顆粒，メラノソームといったリソソーム関連小器官の異常や減少によって生じると考えられている．

鑑別疾患

① 眼皮膚白皮症……皮膚や毛髪，眼球の色調は類似するが，出血症状や間質性肺炎などは通常みられない．
② Chédiak-Higashi 症候群……リソソームの膜融合に異常があるとされ，白皮症や出血傾向が生じる点においては類似するが，白血球の機能異常による易感染性は少ない．また，血小板の濃染顆粒は保たれ，白血球内の巨大顆粒がみられる．
③ Griscelli 症候群……色素顆粒の表皮角化細胞への移送に異常があるとされ，3 型に分類される．白皮症や出血傾向が生じる点においては類似するが，血小板の濃染顆粒は保たれ，白血球内の巨大顆粒はない．1 型は神経症状を伴う．

注意点・治療

　根本的な治療はなく，対症的治療と予防が主体となる．遮光を徹底し，定期的に眼科検診を行う．血小板輸血を必要に応じて行い，血小板機能を抑制する非ステロイド性抗炎症薬（NSAIDs）の使用に注意する．間質性肺炎は抗線維化薬（ピルフェニドン，ニンテダニブ）といった治療選択肢があるので，早期発見に努める．

文献

1) Boeckelmann D et al: Cells 10: 2630, 2021

12. 脂漏性角化症

岡田善輝, 渡辺愛友, 福安厚子

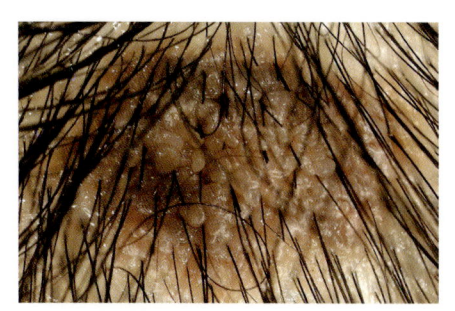

図1　40歳代, 男性. 脂漏性角化症
褐色調で表面は乳頭状の大豆大結節.

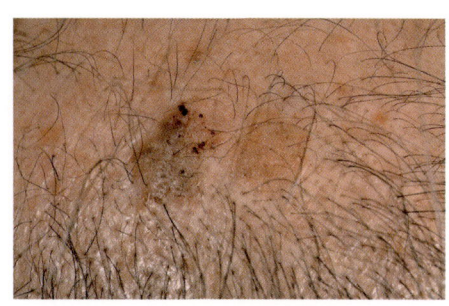

図2　80歳代, 男性. 脂漏性角化症
褐色調の軽度角化している小豆大の扁平隆起性局面がみられる.

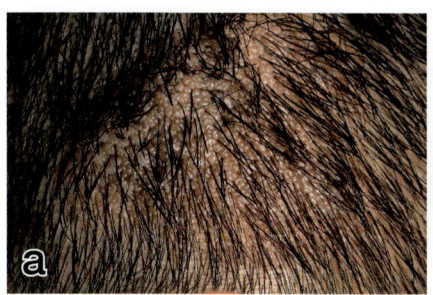

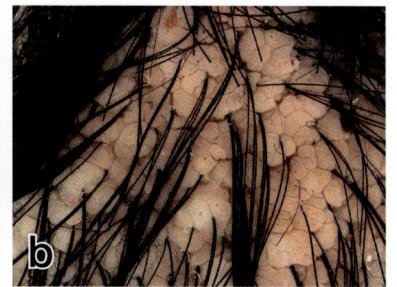

図3　40歳代, 男性. 脂漏性角化症
（a, b）頭部に常色から軽度紅色で表面が乳頭状の扁平隆起性局面がみられる.
bはaの拡大像（ダーモスコピー像）.

臨床像の特徴

　脂漏性角化症（seborrheic keratosis）は主に20歳代から出現し, 60歳以上の高齢者に好発する. 顔面や頭部, 軀幹などに丘疹, 扁平隆起性局面, 小結節として出現し, 色調はさまざまである（図1〜3）. 手掌足底には生じない. 瘙痒や疼痛は通常生じない[1, 2].

鑑別疾患

① **尋常性疣贅**……表面が乳頭状の角化性丘疹や結節が特徴的である. 多くは多発性で, 集簇融合して局面を形成することもある[3].
② **汗孔腫**……紅色〜暗赤色調の広基有茎性に隆起する結節が特徴的であり, 手掌足底に好発する.
③ **脂腺母斑**……わずかに隆起した黄色調の脱毛局面を形成し, 中年以降に上皮系腫瘍が発生する可能性がある.
④ **その他**……日光角化症, 色素性母斑, 悪性黒色腫など.

注意点・治療

　自然消褪せず, 加齢とともに増数するが経過観察可能である. 診断にはダーモスコピーが有用であり, 治療には凍結療法, 炭酸ガスレーザー療法などが行われる. 急激な増数や瘙痒を伴う場合はLeser-Trélat徴候の可能性があり, 内臓悪性腫瘍（とくに胃癌）の有無について全身検索を行う必要がある[1, 2].

文献

1) 清水 宏：脂漏性角化症. あたらしい皮膚科学 第3版, 中山書店, 東京, p.406, 2018
2) 大塚藤男：皮膚科学 第10版, 金芳堂, 京都, p.567, 2016
3) 渡辺大輔ほか：尋常性疣贅診療ガイドライン2019（第1版）. 日皮会誌 129: 1265, 2019

13．粉瘤

安部正敏

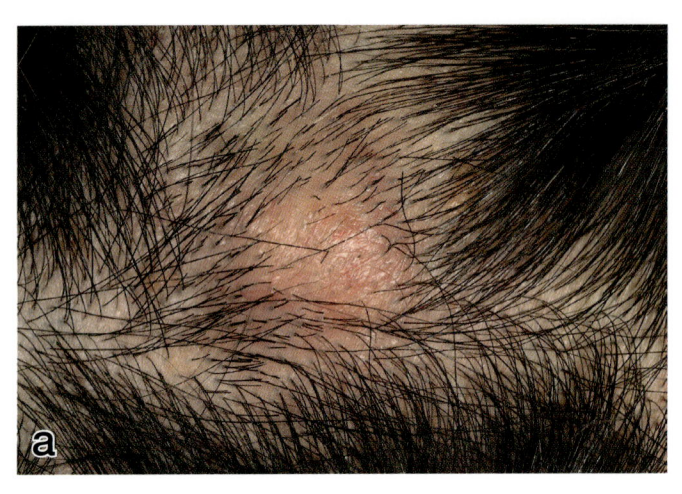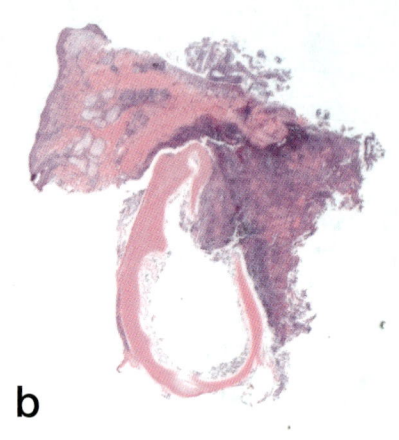

図　40歳代，男性．粉瘤
（a）頭頂部に小指頭大で周囲よりなだらかに扁平隆起する結節あり．表面はわずかに淡紅色調を呈し，中央は脱毛がみられる．
（b）病理組織像．囊腫壁の一部が炎症で破綻しており，真皮内に炎症性膿瘍を生じている．

臨床像の特徴

　粉瘤（epidermal cyst）とは，周囲よりドーム状に隆起する大小さまざまな結節．とくに頭部に生ずる場合，解剖学的特徴から隆起が顕著となる．下床との可動性はあるが明らかでない場合も多い．炎症を伴い表面に紅斑を有する例や一部脱毛を伴う場合がある（図）．

鑑別疾患

① **外毛根鞘囊腫**……中年女性に好発する結節．粉瘤によく類似する．病理組織学的に鑑別する[1]．
② **類皮囊腫**……頭部に好発する半球状に隆起する皮下結節．生下時より存在することが多い．
③ **毛包炎**……毛包を中心として軽度隆起する丘疹．膿疱を伴うこともある．通常，粉瘤に比べ小型であり，触診で鑑別が可能であることが多い．

注意点・治療

　皮膚科専門医にとってはありふれた皮膚疾患であるが，頭部においては病理組織学的に鑑別を要する場合がある．ただし，外毛根鞘囊腫や皮様囊腫においても，根治するためには外科的摘除が必要であるので，大きく治療方針が変わるわけではない[2]．稀に**有棘細胞癌**が発生することがあり，注意を要する[3]．

文献

1）Oh HJ et al: J Craniofac Surg 34: 2405, 2023
2）Zhu Z et al: Medicine（Baltimore）102: e34213, 2023
3）Alkul S et al: Proc（Bayl Univ Med Cent）35: 688, 2022

14. 外毛根鞘囊腫

久保善嗣

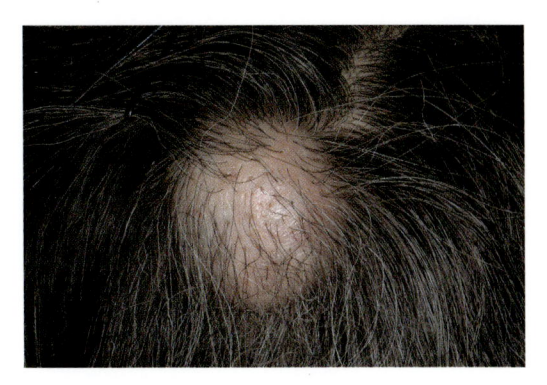

図1 50歳代，男性．外毛根鞘囊腫
後頭部に約3cm大の常色，弾性硬，可動性良好な腫瘤．
表面軽度紅色調で疎毛を伴う．

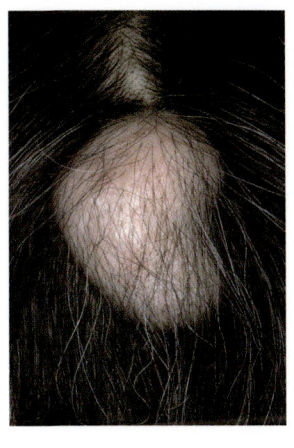

図2 60歳代，男性．外毛根鞘囊腫
頭頂部に約4cm大の常色，弾性硬，可動性良好な腫瘤．疎毛を伴う．

臨床像の特徴

外毛根鞘囊腫（trichilemmal cyst）は，毛包峡部由来の外毛根鞘性角化を示す角質囊腫である．直径1〜数cmの囊腫，常色でわずかに隆起し，弾性硬に触知する皮内〜皮下の結節（図1，2）．約90％が頭部，次いで顔面，頸部に発生する．

比較的稀で，多発する例や家族歴を有する例も報告されている[1〜5]．

鑑別疾患

① 類表皮囊腫……ややドーム状に隆起した皮膚良性腫瘍であり，しばしば中央に黒点を伴う[1]．

② 類皮囊腫……頭部に好発する1〜4cm大の半球状に隆起した結節．出生時から発生し，表皮から構成される囊腫壁に加え脂腺や汗腺などが認められる．

③ 増殖性外毛根鞘性囊腫……数cm大の結節で，表面にびらんや潰瘍を伴う．中高齢女性の被髪頭部に多い．外毛根鞘囊腫（trichilemmal cyst）の囊腫壁が内方向に増殖し，多房性の充実胞巣を形成する[6,7]．

④ 悪性増殖性外毛根鞘性囊腫……頭部，四肢に好発し，本邦では平均65歳で男性に若干多く認められる．外毛根鞘由来の腫瘍で囊腫の一部が外向に浸潤，増殖し悪性度が高い[4,8]．

注意点・治療

治療は外科的切除．

臨床所見のみで診断するのは困難であるため，診断には病理組織検査が必須である．

外毛根鞘囊腫のなかには悪性増殖性外毛根鞘性腫瘍に進行するものもあるため注意を要する．

好発部位は頭部とされ，本邦でも被髪頭部に発生する例がもっとも多いが，被髪頭部以外の部分に発生する例も少なくない[1,5]．

文献

1) 清水 宏：あたらしい皮膚科学 第3版，中山書店，東京，p.411, 417, 418, 2018
2) 野澤竜太，大塚 壽：日形会誌 21: 651, 2001
3) Friedel J, Heid E, Grosshans E: Ann Dermatol Venereol 113: 549, 1986
4) 山田翔子ほか：臨皮 75: 249, 2021
5) 渡部桃子ほか：皮膚臨床 64: 1298, 2022
6) 久田智子ほか：皮膚臨床 64: 535, 2022
7) 日高太陽，長谷川道子，田村敦志：臨皮 73: 773, 2019
8) 水谷浩美ほか：臨皮 64: 407, 2010

15. 毛母腫

大瀧 薫, 前川武雄

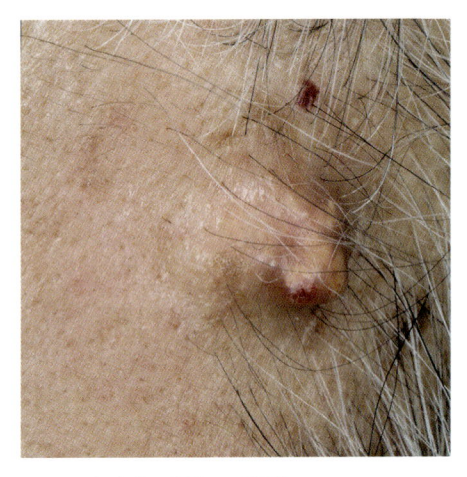

図1　60歳代, 男性. 毛母腫

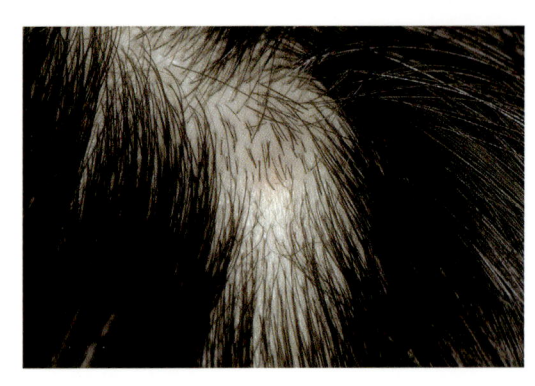

図2　4歳, 女児. 毛母腫

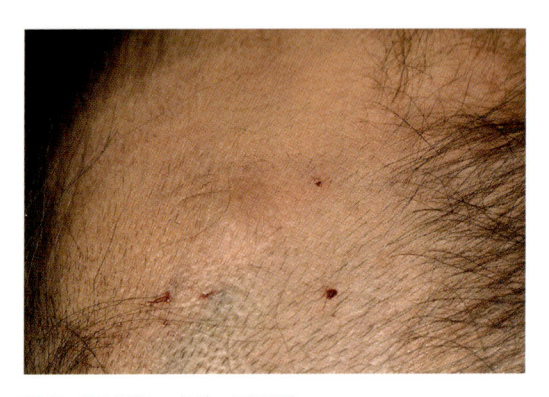

図3　50歳代, 女性. 毛母腫

臨床像の特徴

　毛母腫（pilomatricoma）は, 小児や若年成人の顔面を含む頭頸部に好発する単発性病変で, 大きさは 0.5～3 cm 程度のことが多い（図1～3）. 時に 10 cm 以上の報告例もみられる. 皮内から皮下に硬く触れる境界明瞭な結節で, 下床との癒着は認めない. 稀に多発例がある[1].

鑑別疾患

① 粉瘤……頭頸部, 軀幹上部, 腰臀部に好発し, ドーム状に隆起する直径 1～2 cm の皮内から皮下腫瘍, 中心に黒点状の開口部を有することが多い.

② 皮膚混合腫瘍……青壮年の顔面に好発, 比較的硬い皮内結節ないし皮下結節, 下床との可動性は良好である.

③ 毛母癌……中年男性に好発, 境界不明瞭な骨様硬の皮内から皮下結節で, 緩徐に増大し, 潰瘍を呈することもある[2].

④ その他……毛包系腫瘍, 軟部腫瘍など.

注意点・治療

　治療の第一選択は手術療法である. 小児例では自然消褪することもある[3]. 予後は良好であるが, 多発例, とくに筋強直性ジストロフィーに合併する症例は中年以降に増数するので, 経過観察が必要である. ごく稀に癌化することがある.

文献

1) 玉置邦彦 編：最新皮膚科学大系 第12巻 上皮性腫瘍, 中山書店, 東京, p.128, 2002
2) 安齋眞一, 後藤啓介 編：皮膚付属器腫瘍アトラス, 医学書院, 東京, p.132, 2018
3) 清水 宏：毛母腫. あたらしい皮膚科学 第3版, 中山書店, 東京, p.410, 2018

16. 毛芽腫

門野岳史

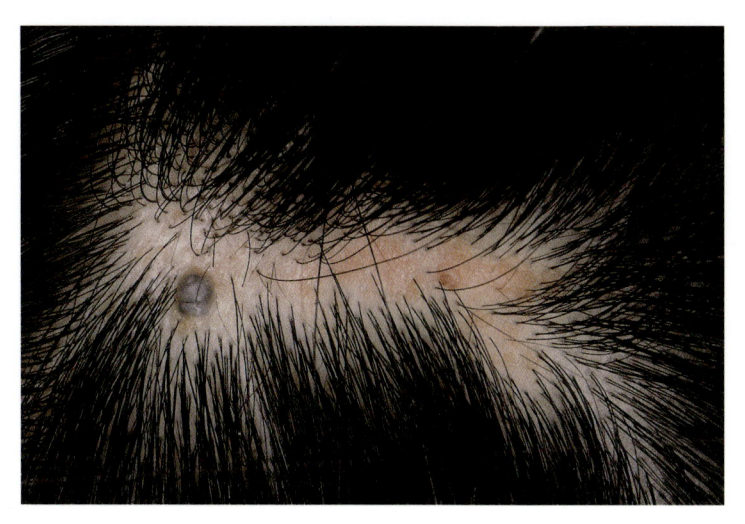

図1 10歳代，女性．毛芽腫
脂腺母斑の病変内に青黒色の結節がみられる．

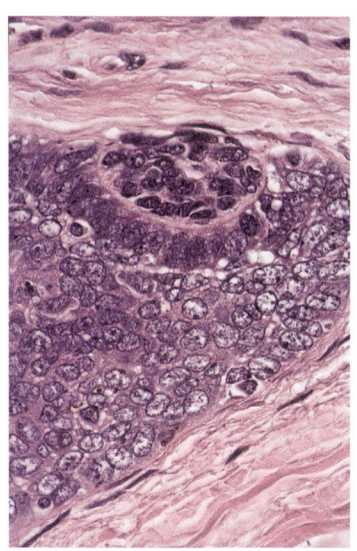

図2 図1の病理組織学的所見
病理組織学的には，好塩基性の腫瘍胞巣があり，周囲に線維化を伴っている．

臨床像の特徴

毛芽腫（trichoblastoma）は，単発の場合ももちろんあるが，頭部の場合は脂腺母斑を土台として出てくることも多い．色調は常色〜黒色とさまざまで，形状も単一の結節からなるものや，基底細胞癌に類似し，複数の小結節から構成されるものまで多様である（図1）．病理組織学的に，毛芽様構造を伴う好塩基性の腫瘍細胞から構成され，腫瘍細胞の周囲に密着した間質組織，いわゆる fibroepithelial unit がみられる（図2）．また，基底細胞癌と異なり，免疫染色で CK20 が陽性のことが多い．

鑑別疾患

① **基底細胞癌**……黒い場合が多いが，臨床像からだけでは鑑別が困難で，病理組織学的に診断する．fibroepithelial unit は通常みられない．
② **乳頭状汗管嚢胞腺腫**……脂腺母斑を背景として出現する点は類似するが，常色〜淡紅色のことが多く，外方に開口し，表面に痂皮やびらんがしばしばみられる．
③ **有棘細胞癌**……角化が目立ち，色調は紅色のことが多い．最終的には病理組織学的に鑑別する．

注意点・治療

毛芽腫に対する治療は切除が中心になる．従来，脂腺母斑には基底細胞癌が高頻度で合併するといわれていたが，その一部は毛芽腫が混ざっていたとされ，安齋らの報告では脂腺母斑における続発性腫瘍の合併率が 13.6％，毛芽腫の合併率が 6.6％，基底細胞癌の合併率が 2.5％であった[1]．

文献

1) 安齋眞一，福本隆也，木村鉄宣：日皮会誌 117: 2479, 2007

17. 汗孔腫

石元未紗, 上松 藍, 日浦 梓

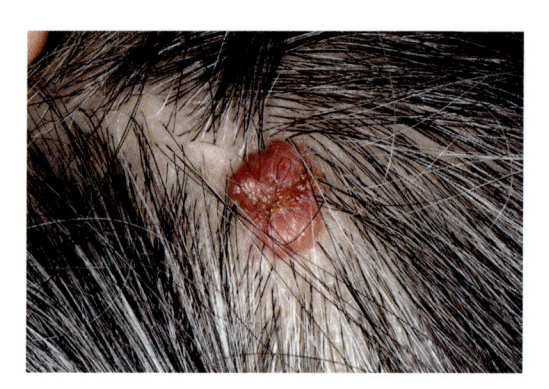

図1　80 歳代, 女性. 汗孔腫
潰瘍を伴った大豆大の紅色結節がみられる.

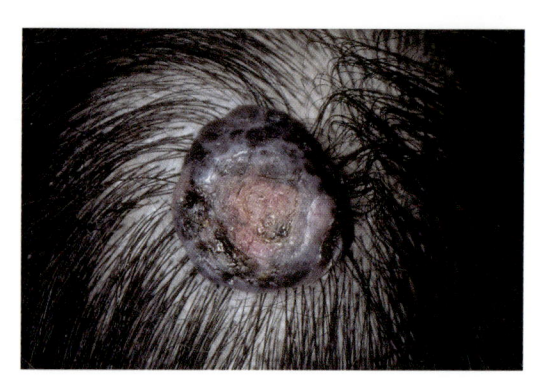

図2　70 歳代, 女性. 汗孔腫
広基性で拇指頭大程度の黒色腫瘍があり, 腫瘍の中央部分に潰瘍を認めた.

臨床像の特徴

　汗孔腫 (poroma) は広基性または有茎性の紅色結節で[1], 出血しやすいのが特徴である. 下肢, 体幹, 頭頸部, 上肢の順に好発し, 中高年に発症することが多い[2]. メラニン色素を含有し, 黒色調を呈する場合もある[3] (**図1, 2**). 頭部では, 分葉状, 八つ頭状の多房性結節で部分的にメラニンを含む症例が多い. 中央が陥没する噴火口状の症例は真皮皮下成分が優勢の場合がある.

鑑別疾患

① **毛細血管拡張性肉芽腫**……外傷などを契機に発症する. 数 mm〜20 mm 大, 易出血性の紅色結節である.

② **汗孔癌**……高齢者の下肢に多い. 広基性, 紅色の腫瘍で, 表面は肉芽様である.

③ **有棘細胞癌**……高齢者の露光部に多い. 常色〜紅色の角化を伴う腫瘍である. 進行すると肉芽様結節や潰瘍を形成することがある.

注意点・治療

　汗孔腫は汗腺系の良性腫瘍であるが, 一部で悪性化をおこす腫瘍である. 汗孔腫が汗孔癌に移行する確率は 18% との報告もある[4]. 臨床所見より良悪性を鑑別することは難しいため, 病理組織を確認する必要がある. よって, 汗孔腫は外科的切除が望ましい. 汗孔癌と診断した場合は, 画像評価と拡大切除を行う.

文献

1) 清水 宏:エクリン汗孔腫. あたらしい皮膚科学 第3版, 中山書店, 東京, p.414, 2018
2) 伊東慶吾, 安齋眞一, 木村鉄宣:日皮会誌 118: 3069, 2008
3) 芳川た江子, 馬渕明子, 清金公裕:皮膚 27: 238, 1985
4) Robson A et al: Am J Surg Pathol 25: 710, 2001

18. 乳頭状汗管嚢胞腺腫

門野岳史

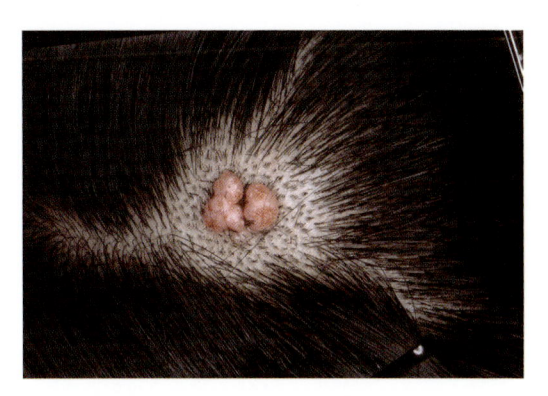

図1 20歳代，女性．乳頭状汗管嚢胞腺腫
頭頂部に淡紅色の結節が数個みられ，おのおのの結節の中央が開口し，痂皮を伴っている．

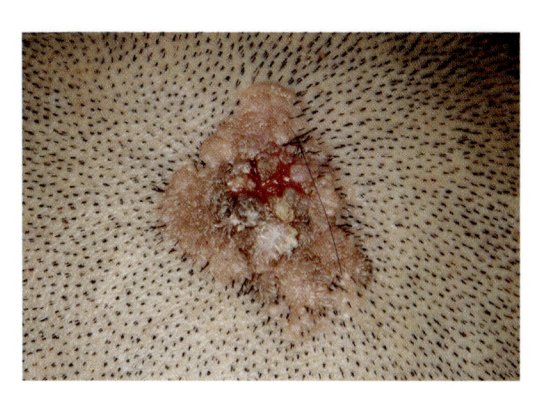

図2 20歳代，男性．乳頭状汗管嚢胞腺腫
脂腺母斑の病変内に，乳頭状の病変とびらんがみられる．

臨床像の特徴

　乳頭状汗管嚢胞腺腫（syringocystadenoma papillife-rum：SCAP）は常色〜淡紅色の結節や疣贅状結節を示す．また，しばしば脂腺母斑に合併する．主としてアポクリン汗腺由来の良性腫瘍であり，腫瘍塊は外方に開口することが多く，痂皮やびらんを伴うことがある（図1，2）．腫瘍胞巣は腺管構造および乳頭腫構造を示すとともに，外側が立方上皮で内側が高円柱上皮の2層構造から成り立っている．また，稠密な形質細胞の浸潤も特徴的である．

鑑別疾患

① **乳頭状汗腺腫**……女性の外陰部に多い．皮下結節のことが多く，通常表皮に開口しない．脂腺母斑との合併は稀で，病理組織は類似する

が，間質への形質細胞の浸潤は乏しい．
② **脂腺腫**……淡紅色〜やや黄色の腫瘍で，脂腺母斑に合併する点では類似する．最終的には病理組織学的に鑑別する．
③ **黄色肉芽腫**……黄色〜橙黄色のやや硬い結節で，単発のことも多発することもある．脂腺母斑には通常合併しない．
④ **毛芽腫**……脂腺母斑を背景にして出現することが多いが，常色〜黒色の硬い結節で，外方には通常開口しない．

注意点・治療

　治療としては切除を行う．稀に，乳頭状汗管嚢胞腺癌のことがあるので，脂腺母斑内に新しい病変が出現した場合は，早めに病理組織学的に確認することが望ましい．

19. 円柱腫

門野岳史

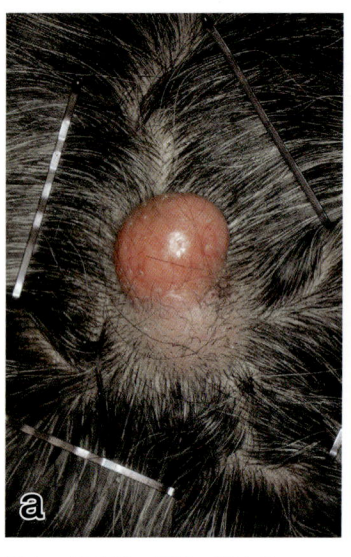
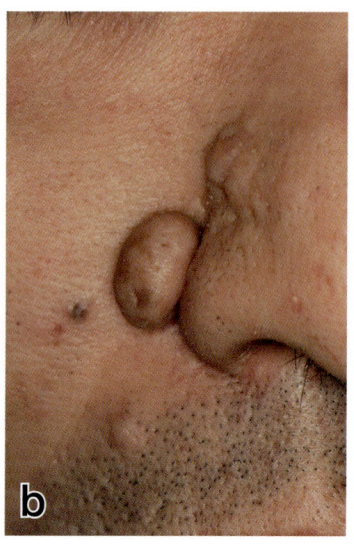

図1 40歳代，男性．円柱腫
（a）頭頂部に紅色でやや有茎性に隆起した腫瘍がみられる．
（b）右鼻唇溝にも常色で半球状に隆起した腫瘍がいくつかみられ，病理組織は毛包上皮腫であった．

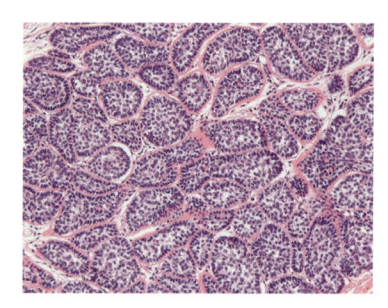

図2 円柱腫の病理組織学的所見
中央部がやや大型で淡明な核を有する細胞で，辺縁部には濃染核を有する細胞が柵状配列を示す小胞巣がジグソーパズル状にみられる．

臨床像の特徴

　円柱腫（cylindroma）は頭部・顔面を中心に，ドーム状などの皮膚結節が出現する（図1）．単発のこともあるが，頭部に多発する場合は，常染色体顕性（優性）遺伝で*CYLD*遺伝子の変異を伴う．円柱腫と多発性毛包上皮腫に加えてさまざまな付属器腫瘍を合併するものをBrooke-Spiegler症候群とよぶ．*CYLD*遺伝子は脱ユビキチン化酵素で，NF-κBシグナル伝達経路など種々の細胞シグナルを抑制するがん抑制遺伝子として知られる．

鑑別疾患

① **エクリンらせん腺腫**……エクリン汗腺の表皮内導管由来の良性腫瘍で，圧痛を伴うことが多い．単発の場合は，臨床像からの鑑別は困難

で，病理組織学的にもエクリンらせん腺腫と円柱腫（図2）が混合する場合もある．
② **外毛根鞘囊腫・粉瘤**……囊腫病変であるため，内容物の詰まり具合にもよるが円柱腫よりは弾力性があることが多い．
③ **腺様囊胞癌や皮膚粘液癌**……いずれも汗腺系の悪性腫瘍であるが，単発の場合はかなり臨床像が類似し，病理組織学的に鑑別する．
④ **転移性皮膚腫瘍**……頭部は乳癌や肺癌などの皮膚転移が多い．発症時期や増大速度，最終的には病理組織学的に鑑別する．

注意点・治療

　治療は外科的治療が基本となり，患者の希望に応じて切除を行う．Brooke-Spiegler症候群の場合は，腫瘍の悪性化や内臓悪性腫瘍の合併もあるため，注意が必要である．

20. 脂腺腫

大原國章

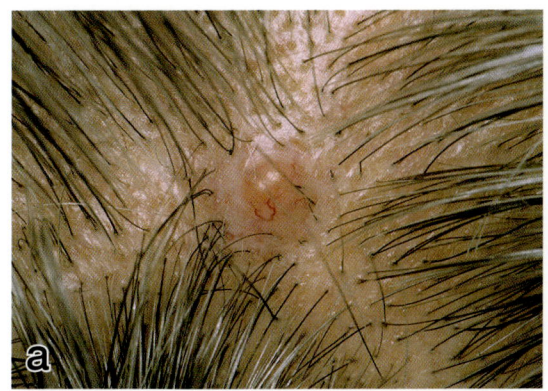

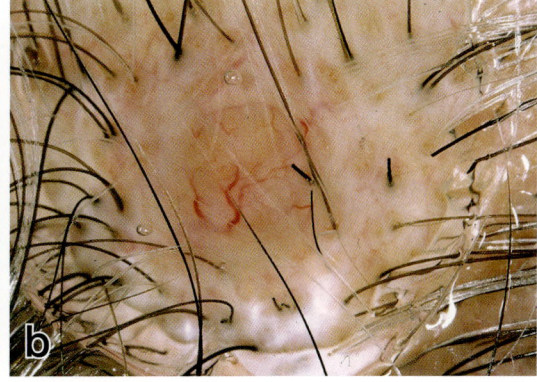

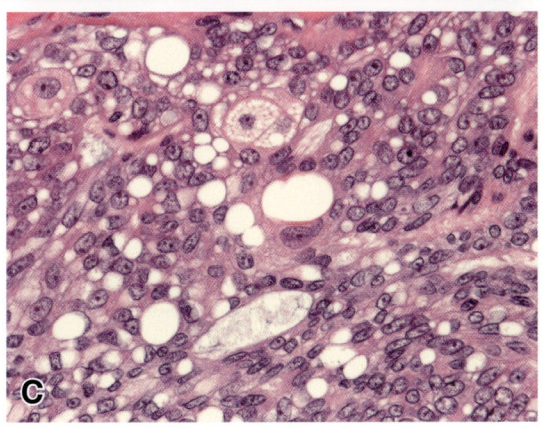

図 63歳, 男性. 脂腺腫
(a) なだらかに皮表に隆起する小結節で, 表面は平滑で, 蛇行性の血管が肉眼的にもみてとれる. 触感は充実性.
(b) ダーモスコピー像では均一なオレンジ色を呈している. 分岐の少ない蛇行性の血管が表面を走行している.
(c) 病理組織像. 胞体内に空胞を有する細胞に混じて成熟脂腺細胞もみられる.

臨床像の特徴

　脂腺腫 (sebaceoma) は皮表に突出する充実性の結節で, 外的刺激を受けていない限り, 基本的には表面に潰瘍やびらんはみられない (図). 触感は充実性. 有茎性でない場合は, 周辺皮膚との可動性はない. 診断の決め手となるのはダーモスコピーで黄色みを確認することである. 全体が一様に黄色い場合や, 多結節性に黄色の場合がある.

鑑別疾患

① 頭部の母斑細胞母斑……黒色から褐色, 灰色でポリープ状に隆起し, 触感が軟らかい.
② 外毛根鞘嚢腫……健常皮膚で覆われたなだらかな隆起で, 頂点の毛がまばらなことが多い.
③ 毛母腫 (石灰化上皮腫) ……特有の硬さと, 超音波での石灰陰影が決め手.

治療

　通常は単純切除, 一次縫縮で済む. (第4章 Part3 p.194 参照).

21．類皮囊腫

片岡紅音, 向井 慶, 戸村八蓉生

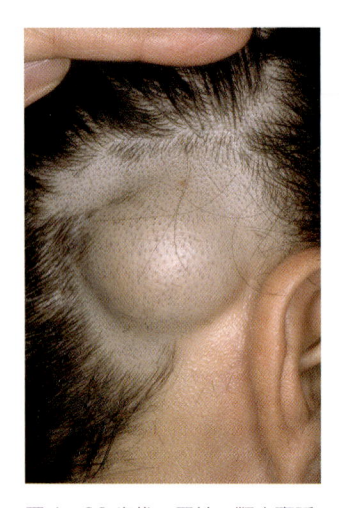

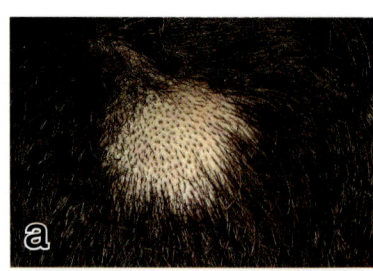

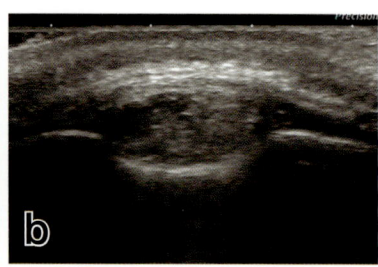

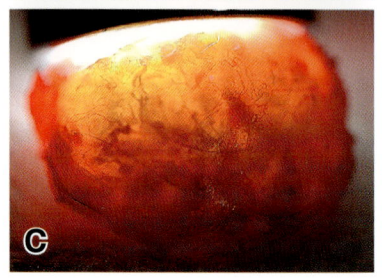

図2 40歳代, 男性. 類皮囊腫
（a）頭部になだらかに隆起する拇指頭大の皮下結節あり.
（b）超音波検査では, 帽状腱膜下に境界明瞭で low echoic な囊腫が1つみられる.
（c）内容は透光性に富み, 毛髪が確認できる.

図1 30歳代, 男性. 類皮囊腫
右側頭部に表面常色, ドーム状に隆起した胡桃大の弾性軟の腫瘤がみられる. 皮膚との可動性は良好.

臨床像の特徴

　類皮囊腫（dermoid cyst）は出生時から存在する皮下深層の囊腫であり, 頭部, 顔面領域で骨接合線部に発生する[1~3]. 1～4cm大の弾性軟の結節として触れる（図1, 2）. 時に骨膜との癒着や骨破壊を伴うことがある[3].

鑑別疾患

① **表皮囊腫**……幼小児では稀で, 成人の顔面に好発する皮内腫瘍である[1,2]. 常色～淡青色調で弾性硬に触れる[1]. 二次感染により, 発赤や腫脹, 圧痛を来す例もある[1].

② **石灰化上皮腫**……幼小児の顔面, 頸部, 上肢に好発する硬い皮内・皮下腫瘍である[1]. 常色～青白色調に透見され, 時に水疱様外観を呈する[1,3].

③ **外毛根鞘囊腫**……約90％が頭部に生じる, 皮内・皮下腫瘍である[1,2]. 腫瘍の頂点部の毛髪が健常部よりもまばらである[2].

④ **その他**……皮膚混合腫瘍, らせん腺腫, 脂腺囊腫など.

注意点・治療

　自覚症状のない皮下腫瘍として, 時に鑑別が困難だが, 発症年齢, 局在部位, 弾性軟であることが特徴である[2]. 病理組織像では, 囊腫壁に成熟した毛包, 脂腺, 汗腺などの付属器がみられ[1~3], 表皮囊腫などとの鑑別点となる. 治療は外科的切除である. 上眼瞼外方～眉毛側部に好発するため, 摘出時には顔面神経側頭枝の損傷に注意する必要がある[3]. また, 術前の画像検査（超音波検査, CT）も深達度の確認および他疾患との鑑別に有用である.

文献

1) 清水 宏：あたらしい皮膚科学 第3版, 中山書店, 東京, p.410（毛芽腫, 毛母腫）, p.417（類表皮囊腫）, p.418（皮様囊腫, 外毛根鞘囊腫）, 2018
2) 大原國章：大原アトラス2 皮膚付属器腫瘍, 学研メディカル秀潤社, 東京, p.60（外毛根鞘囊胞）, 2015
3) 八田尚人：小児診療 78: 1675, 2015

22. 脂肪腫

中島真帆, 室田浩之

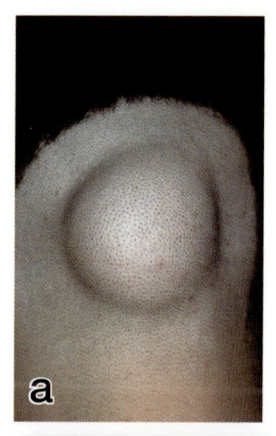

図1 40歳代, 男性. 脂肪腫
(a) 初診時臨床像.
(b) CT像.

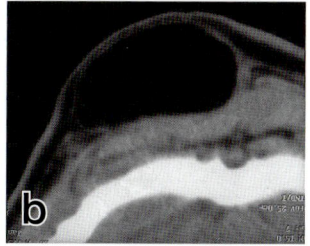

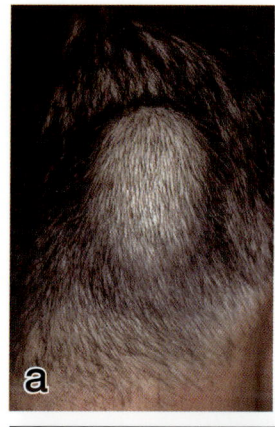

図2 50歳代, 男性. 脂肪腫
(a) 初診時臨床像.
(b) CT像.

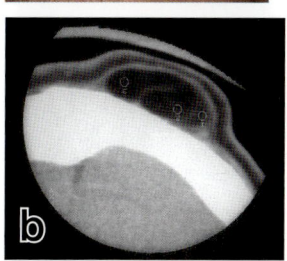

臨床像の特徴

脂肪腫 (lipoma) はあらゆる間葉系腫瘍のなかでもっとも頻度が高く, 全身のどこにでも生じうる腫瘍である[1]. 触診上, 可動性と弾力性に富み, 扁平に触れることが多い[2]. 通常, 自覚症状はなく, 緩慢性に増大する[1] (図1, 2).

鑑別疾患

① 粉瘤……弾性硬で可動性は良好, 中心に黒点状の開口部を有することがある[3].
② 骨腫……中年女性の前額部に好発する[4]. きれいな円形を呈し, 骨そのものの硬さである.
③ 外毛根鞘嚢腫……約90%が頭部に生じ, 臨床所見は粉瘤と類似する[3].

注意点・治療

治療は摘出術である. 前額部の脂肪腫は, 顔面表情筋下や筋層内の深層に存在するため注意する[5]. 被覆皮膚を皺線に平行に切開する. 菲薄な結合織被膜に囲まれ, 脂肪小葉は周囲の皮下脂肪よりも大粒である[1]. 周囲を可能な範囲で剥離した後, 用手的に切開線に向けて揉み出す. 摘出後は死腔を生じやすく血腫をつくらないようにドレーン挿入や圧迫を適切に行う.

文献

1) 玉置邦夫 編：最新皮膚科学大系 第13巻 神経系腫瘍 間葉系腫瘍, 中山書店, 東京, p.100, 2002
2) 大原國章：額の脂肪腫. 大原アトラス4 皮膚外科手術アトラス, 学研メディカル秀潤社, 東京, p.45, 2017
3) 清水 宏：類表皮嚢腫. あたらしい皮膚科学 第3版, 中山書店, 東京, p.417, 2018
4) 市田正成：スキル外科手術アトラス 改題第3版, 文光堂, 東京, p.144, 2006
5) 向井秀樹：皮病診療 43: 174, 2021

23．神経線維腫症

勝又文徳, 前川武雄

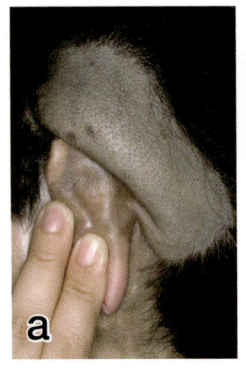
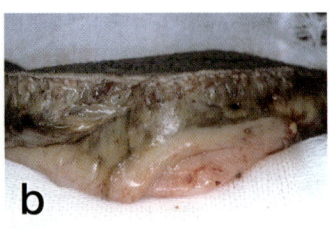

図1　30歳代, 女性. 神経線維腫症
（a）臨床像.（b）病変部より切除した腫瘍. 全層性に灰褐色で, 皮下にぬるっとした病変が拡がっている.

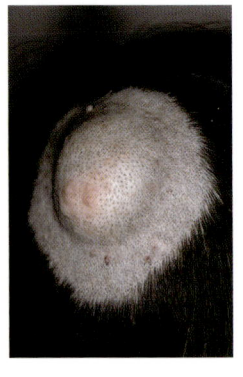
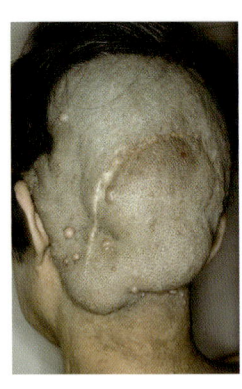
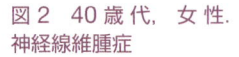

図2　40歳代, 女性.　　図3　30歳代, 女性. 神
神経線維腫症　　　　経線維腫症

臨床像の特徴

　神経線維腫症（neurofibromatosis：NF）は, 遺伝的な神経皮膚疾患で, 主に神経系, 眼, 皮膚, 骨に影響を与える（図1〜3）. 小児期の6個以上のカフェ・オ・レ斑, 思春期に多発する皮膚の神経線維腫によりNF1（神経線維腫症I型）の診断がつく. このほかに末梢神経内の神経線維腫（nodular plexiform neurofibroma）, びまん性の神経線維腫（diffuse plexiform neurofibroma）もある[1].

鑑別疾患

① NF2（神経線維腫症II型）……両側性前庭神経鞘腫の存在が特徴である. 聴力喪失や平衡機能障害が一般的な症状で, 他の病気との鑑別にはMRIが役立つ.

② Legius症候群……NF1と同様にカフェ・オ・レ斑, 雀卵斑様色素斑を生じる. しかしながら, 神経線維腫, 虹彩小結節, 視神経膠腫などの腫瘍性病変の合併はみられない. NF1の診断基準を満たした患者の1〜2％程度はLegius症候群と考えられている[1].

注意点・治療

　NF1において, 皮膚の神経線維腫の管理が課題となる. 主な治療法は外科的切除, レーザー除去, 電気焼灼術などさまざまな選択肢がある[2]. 頭部においては, 整容面の問題から腫瘍の切除範囲や, どの部分の腫瘍を切除するかを熟慮することが必要である. 非外科的治療では, 神経線維腫症に関連する症候性・手術不能な叢状神経線維腫を有する2歳以上の小児のNF1にセルメチニブ硫酸塩が本邦では2022年9月に承認された. 約7割の患者で20％以上の縮小が期待できると報告されている[3]. NF1に関連した痒みは神経原性の可能性があり, 薬物療法（ガバペンチンやプレガバリンなど）に反応する可能性があるが, NF1特有のデータは不足している[2]. 思春期から青年期への移行時期は, NF1の2％で合併する悪性腫瘍である悪性末梢神経鞘腫瘍の好発年齢でもあるので注意を要する[1].

文献

1) 吉田雄一ほか：神経線維腫症1型（レックリングハウゼン病）診療ガイドライン2018. 日皮会誌 128: 17, 2018
2) 吉田雄一：皮病診療 44: 964, 2022
3) Andrea M et al: N Engl J Med 382: 1430, 2020

24. 黄色肉芽腫

門野岳史

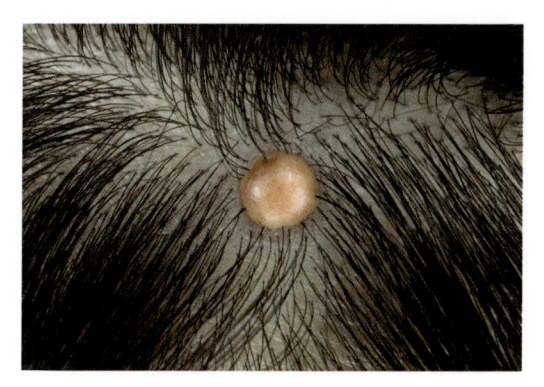

図1 10歳代，女性．黄色肉芽腫
頭頂部に黄色でやや硬い広基有茎性の腫瘍がみられる．

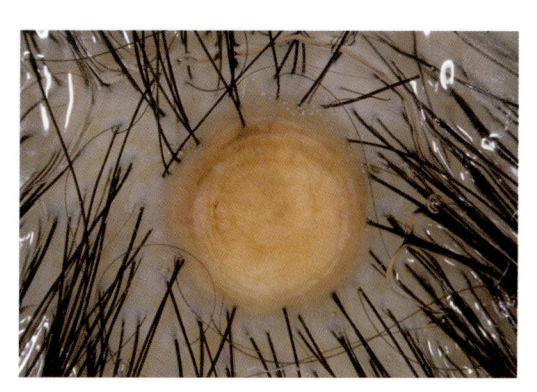

図2 図1のダーモスコピー像
ダーモスコピーでは，色調は一様に黄色でわずかに辺縁が赤く，表面に血管の拡張がみられる．

臨床像の特徴

黄色肉芽腫（xanthogranuloma）は一般に14歳を境に若年性と成人型に分けられる．成人型は頭部が好発部位で，黄色～橙黄色のやや硬い結節が出現し，単発の場合も多発する場合もある（図1）．ダーモスコピーでは中央が黄色調で辺縁がやや赤い夕焼け状外観や，辺縁から中央に向かう線状もしくは分枝状の血管がみられる（図2）．病理組織学的には腫瘍は主に組織球，泡沫細胞，Touton型巨細胞から構成される．

鑑別疾患

① **黄色腫**……多発することが多く，頭部に単発することはまずない．脂質異常症を伴うことが多く，病理組織学的には泡沫細胞が主体ではあるが，組織球の密な増殖はみられない．
② **脂腺母斑**……若年性黄色肉芽腫との鑑別を要するが，通常は出生時からある点，表皮の増殖が目立つ点，形が球状ではなく木の葉状の局面である点が異なる．
③ **脂腺腫**……色調は類似することがあるが，上皮の腫瘍なので半球状にはなりにくい．最終的には病理組織学的に鑑別する．
④ **脂腺過形成**……多発することが一般的で，黄色肉芽腫よりは小型である．半球状というよりは扁平隆起することが多い．

注意点・治療

若年性黄色肉芽腫は多発することが多いが，自然消褪が期待できる．時に神経線維腫症Ⅰ型（NF1）に合併することがある．成人型黄色肉芽腫は単発の場合が多く，自然消褪は稀であるため，切除を行う場合が多い．また，成人型で多発する場合は，糖尿病や脂質異常症，血液疾患などの背景疾患が3割程度にみられるため，注意が必要である[1]．

文献

1) Jeong J ほか：臨皮 75: 611, 2021

25．好酸球性血管リンパ球増殖症

門野岳史

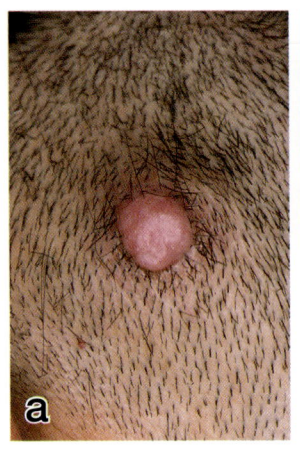

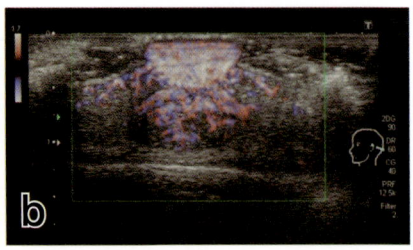

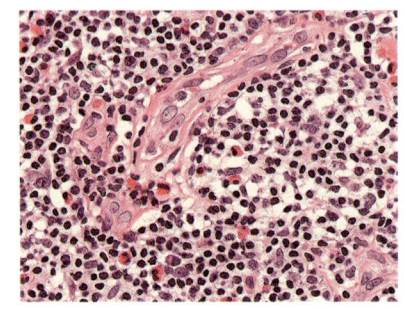

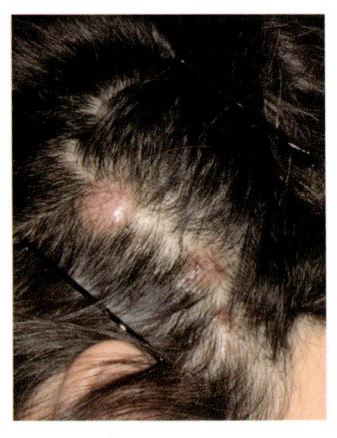

図1　40歳代，男性．ALHE
（a）左後頭部に赤色腫瘍がみられる．
（b）皮膚エコー像．血流の増加がとらえられる．

図2　50歳代，女性．ALHE
右側頭部に赤色腫瘤が多発している．

図3　ALHEの病理組織学的所見
血管とともにリンパ球，好酸球の浸潤がみられる．

臨床像の特徴

　好酸球性血管リンパ球増殖症（angiolymphoid hyperplasia with eosinophilia：ALHE）は女性に多く，頭頸部に好発し，紅色丘疹，結節，腫瘤を形成する．病変の主座は真皮のことが多く，また血管に沿って病変が複数みられることも多い（図1，2）．病理組織学的には類上皮細胞様の内皮細胞をもつ血管増生がみられる．炎症細胞はリンパ球や好酸球主体で，濾胞構造も時にみられる（図3）．

鑑別疾患

① **木村氏病**……血管の増生は強くなく，臨床所見もより硬く，より大型な腫瘤で，通常は常色であり発赤は目立たない．病理組織学的に胚中心を伴うリンパ濾胞が顕著にみられる．
② **血管腫**……静脈奇形の場合は，あくまでも異常血管や血管の増生が主体で，炎症細胞の浸潤や好酸球の浸潤は多くなく，間質の増生も目立たない．また，動静脈奇形の場合はしばしば拍動を触知する．
③ **juvenile temporal arteritis with eosinophilia**……男性に多く，側頭動脈領域に常色の皮下結節が出現する．好酸球浸潤が目立つ点では似ているが，病変がより深く側頭動脈自体にまで及んでいる．

注意点・治療

　治療としては外科的切除が行われることが多いが，40％程度に再発がみられるとされる．このほかステロイドの外用・局注・内服，放射線治療，凍結療法，レーザー治療，インドメタシン内服などが報告されている．なお，IgG4関連疾患でALHEに類似した皮疹がみられることが報告されている[1]．

文献

1）　Tokura Y et al: Br J Dermatol 171: 959, 2014

26. 結節性筋膜炎

大原國章

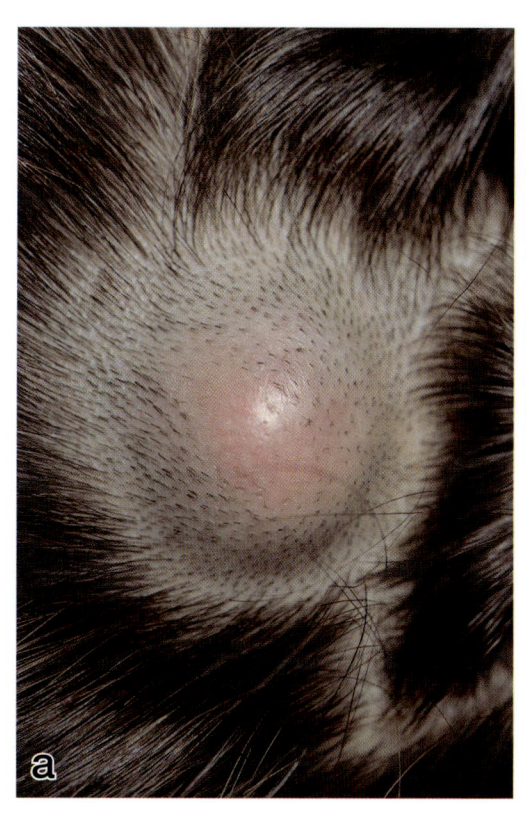

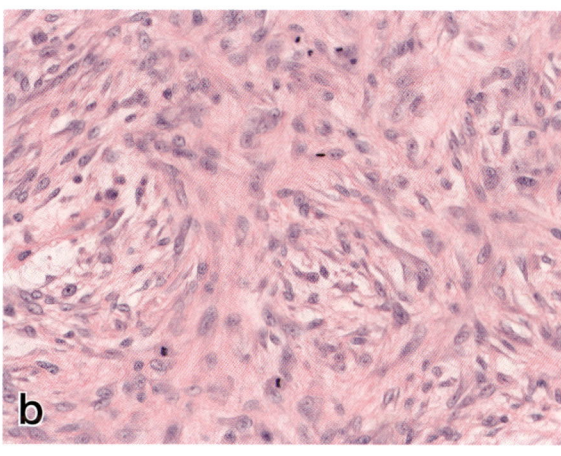

図 8歳，男児．結節性筋膜炎（文献1と同一症例）
（a）臨床像．後頭部の結節で表面平滑，脱毛している．
（b）病理組織学的所見．真皮から皮下に紡錘形細胞が錯綜配列を示している．

臨床像の特徴

　結節性筋膜炎（nodular fasciitis）は，一般的には成人の四肢の筋膜（脂肪隔壁，浅筋膜，固有筋膜）に生じる硬い結節であるが，小児（とくに男児）の頭部に発症することもあり，頭蓋筋膜炎（cranial fasciitis）ともよばれる（図）．

　比較的急速に発症し，線維性の硬さの充実性結節である．炎症ではなく，腫瘍に位置づけられるようになった．

鑑別疾患

① 増殖性外毛根鞘性嚢腫……成人の疾患であり，経過は緩慢．

② 隆起性皮膚線維肉腫……*USP6* 遺伝子の検索で鑑別する．

治療

　外科的切除．

文献

1）　九穂尚子ほか：日皮会誌 128: 2659, 2018

27. 日光角化症

安部正敏

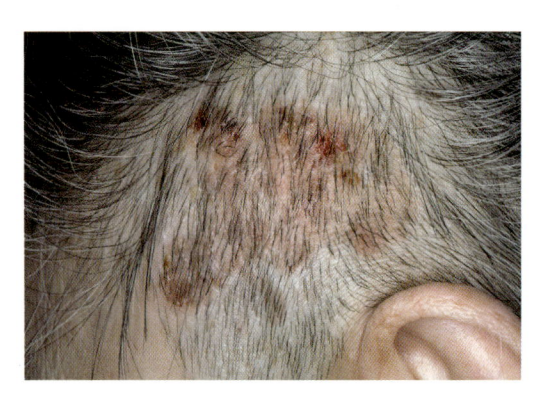

図1　80歳代，女性．日光角化症
左側頭部に比較的境界明瞭，一部不明瞭で地図状を呈する鮮紅色から乳白色調の紅斑および一部鮮紅色調のびらんを混ずる局面あり．一部に鱗屑を付す．

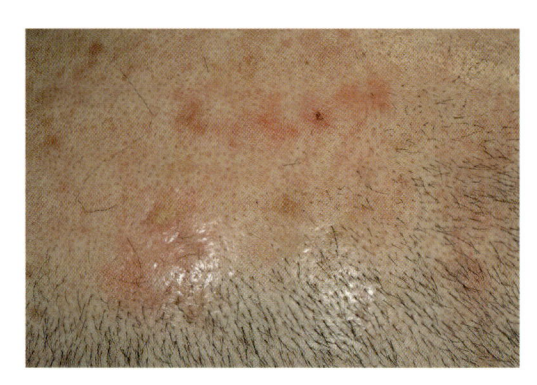

図2　60歳代，イタリア系アメリカ人男性．日光角化症
禿頭．不整形の紅斑が多発し，軽度に隆起して角質の痂皮を付すものもある．

臨床像の特徴

　日光角化症（actinic keratosis）は，高齢者の露光部に好発する病変で，小豆大から拇指頭大程度の境界不明瞭な鱗屑を付す淡紅褐色から淡紅色調を呈する局面を形成する（図1，2）．被髪頭部は患者が自覚できないことがあり，時に拡大することもある．皮疹は単発性であることが多いが，時に多発例もみられる．自覚症状はない．

鑑別疾患

① **接触皮膚炎**……比較的境界明瞭な淡紅色調を呈する紅斑．瘙痒を有する．
② **脂漏性角化症**……初期には鑑別が困難になる場合がある．通常褐色調を呈する．
③ **Bowen病**……露光部に生じた場合，本症との異同が問題となるが，病理組織学的に鑑別する[1]．

注意点・治療

　本症は慢性的な紫外線曝露による有棘細胞癌の早期病変である．人口の高齢化を反映して日本でも患者数が増加している．本症の20〜25%程度が有棘細胞癌に進展するとされているが，その特徴や時期を推測するのは困難であり，正しい診断のもと早期からの治療介入が求められる．近年では外用療法が選択できるようになり，光線力学的療法の有用性も報告されている[2]．さらに，本邦では未承認であるが，チューブリン重合およびSrcキナーゼシグナル伝達を阻害するチルバニブリン（tirbanibulin）の有用性が期待されている[3]．

文献

1) Mosea A, Millwaters M: Int J Surg Case Rep 21: 52, 2016
2) Soto-Moreno A et al: Skin Res Technol 29: e13493, 2023
3) Stockfleth E, Sibbring GC, Alarcon I: Acta Derm Venereol 96: 17, 2016

28. 有棘細胞癌

勝又文徳, 前川武雄

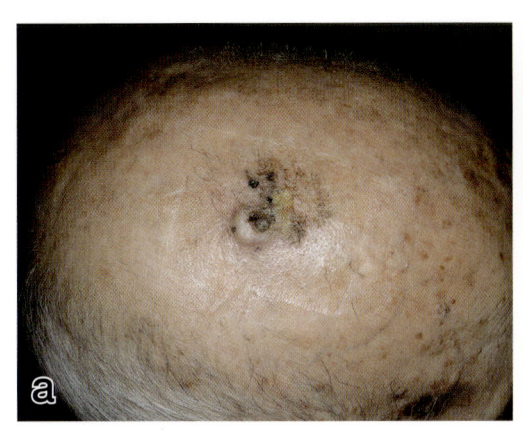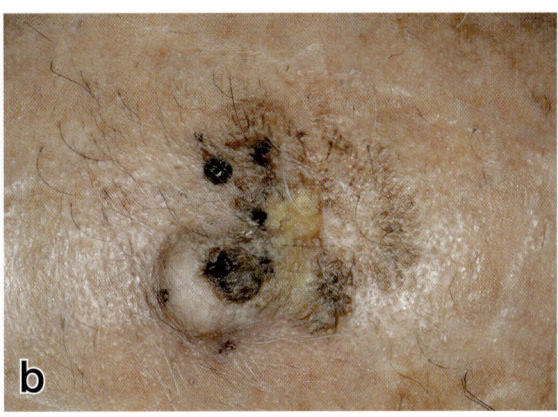

図1 90歳代, 男性. 有棘細胞癌
(a, b) 禿頭の高齢者. 皮膚色の不整形結節が連圏状に拡大しつつある.

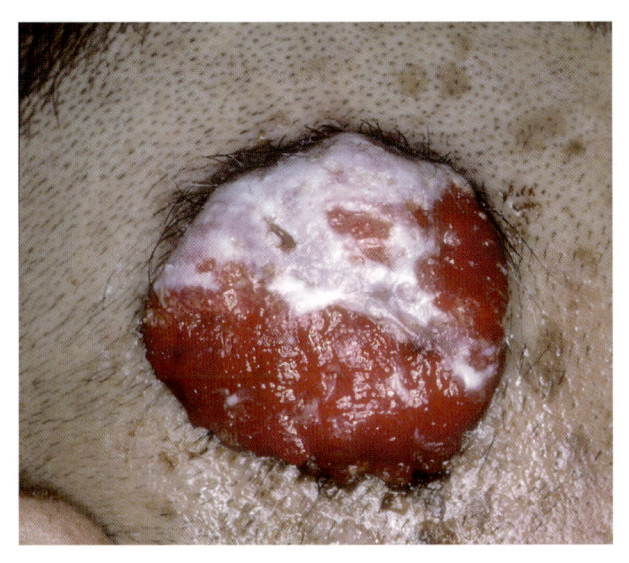

図2 60歳代, 男性. 有棘細胞癌
古墳状に盛り上がった, 表面が潰瘍化した腫瘤.

臨床像の特徴

　有棘細胞癌（squamous cell carcinoma：SCC）のもっとも一般的な臨床像は, 紅色調〜正常皮膚色の表面に角質を付す軽度隆起する局面, あるいは隆起性結節である. 高齢者の頭頸部, 手背などの日光曝露部に好発する（**図1**）. しばしば表面がびらん, 潰瘍化して痂皮を付し, 壊死組織を有し, カリフラワー状外観を呈する[1]（**図2, 3**）.

鑑別疾患

① 脂漏性角化症……良性腫瘍であり, 顕著な角化がみられ, 表面は平滑または疣状を呈する. 色調は黄褐色〜茶色が一般的. 脂漏性角化症は通常, 緩やかな成長を示し, 明瞭な境界を持つ

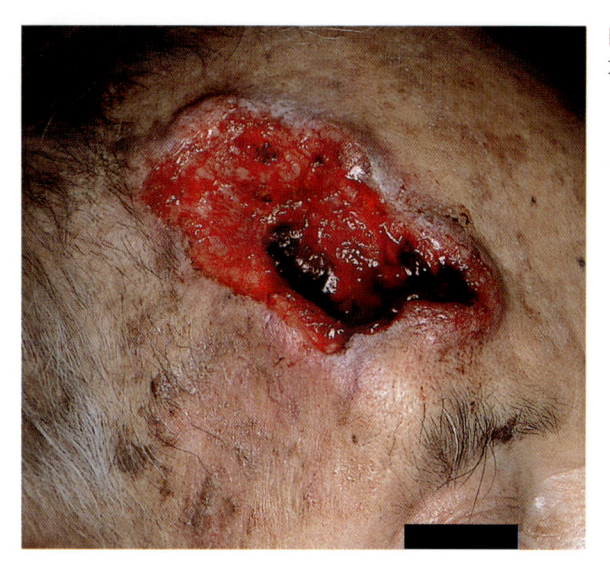

図3　70歳代，男性．有棘細胞癌
大きな潰瘍化局面で，辺縁は隆起している．

一方で，有棘細胞癌はより急速に成長し，不規則な境界を持つ．

② **スポロトリコーシス**……スポロトリックス属の真菌による皮膚真菌症である．感染は通常，真菌に汚染された物質が皮膚を刺激することで発生する．初期の症状は，感染した部位に痛みを伴わない小さな硬い結節が形成されることである．確定診断には，皮膚生検による組織学的検査や真菌培養などの特異的な検査が必要である．

③ **ケラトアカントーマ**……急速に発育する角化性腫瘍．臨床的に腫瘍形成や潰瘍といった非特異的な形態をとるためSCCとの鑑別が必要である[2]．

注意点・治療

SCCの発生には外部からの影響と宿主自身の要素という2つの主要な分類が可能である．外部の影響因子としては，紫外線，放射線，化学物質などがあげられる．頭部は，これらのなかでもとくに紫外線の関与が大きい．紫外線は，DNAに直接損傷を加え，突然変異を誘発し，がんの発生に寄与するとされている[3]．したがって，表皮内癌の初期段階での適切な治療や，日光への過度な曝露を避けるなどの予防策が重要である．宿主自身の要素としては，がんの家族歴がある男性はSCCのリスクが1.99倍高かった．一方で女性では，がんの家族歴とSCCのリスクの間には関連がみられなかった[3]．

文献

1) 安齋眞一ほか：皮膚悪性腫瘍診療ガイドライン第3版 有棘細胞癌診療ガイドライン2020．日皮会誌 130: 2501, 2020
2) 大原國章：日光角化症．大原アトラス3 皮膚悪性腫瘍，学研メディカル秀潤社，東京，p.130, 2016
3) Cai H et al: Cancer Sci 111: 4257, 2020

29. 基底細胞癌

勝又文徳, 前川武雄

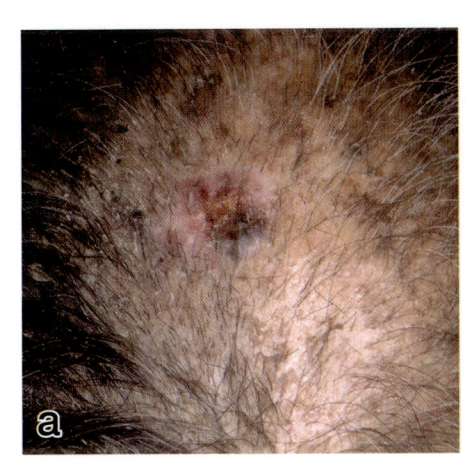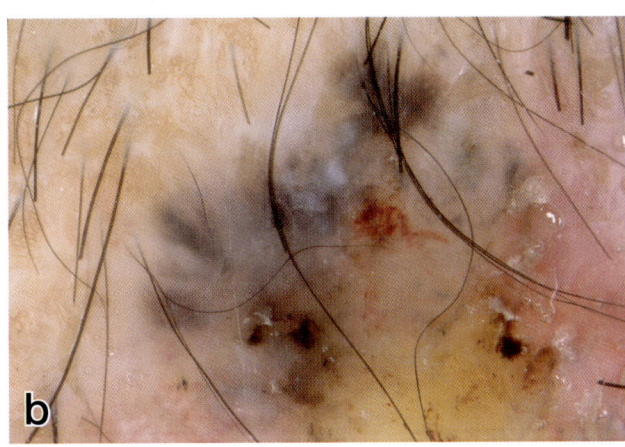

図1 70歳代, 男性. 基底細胞癌
(a) 初診時臨床像. (b) ダーモスコピー像. 外周に葉状領域がみられる.

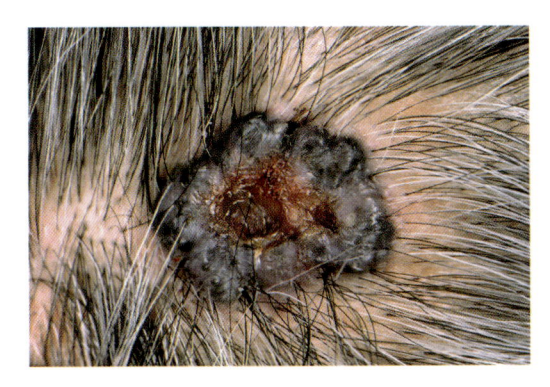

図2 70歳代, 男性. 基底細胞癌
中心が潰瘍化し辺縁が隆起する, 結節潰瘍型.

臨床像の特徴

　基底細胞癌（basal cell carcinoma：BCC）は, もっとも頻度の高い皮膚悪性腫瘍であり, 日光曝露が重要なリスクファクターとされている. 臨床的には, 進行は比較的緩徐で, 転移はきわめて稀である一方, 局所破壊性をもつ皮膚悪性腫瘍である（図1～3）. とくに白人ではほとんどが無色素性病変であるが（図4）, 本邦では黒色が37.8％, 次いで黒褐色が30.4％, 紅

褐色が11.9％, 褐色が7.9％であり, それらを有色素性としてまとめると88.0％が有色素性となる[1]. BCCの臨床症状は非常に多彩であり, 結節・潰瘍型, 表在型, 斑状強皮症型など, さまざまな臨床病型が存在する[1].

鑑別疾患

① 母斑細胞母斑, 悪性黒色腫などの色素性病変……ダーモスコピーによる色素性病変の診断法としては二段階診断法が汎用されている. 第1段階のメラノサイト系を示唆する所見としては, pigment network（色素ネットワーク）, aggregated globules（集簇性小球）, streaks（線条）, parallel pattern（平行パターン）もしくは pseudonetwork（偽ネットワーク）, homogeneous blue pigmentation（均一青色色素沈着）があげられる. 多くの症例では, これらの所見を駆使すれば悪性黒色腫と良性の色素性母斑との鑑別は可能である.

　二段階診断法における第1段階レベル2はBCCを示唆する所見を探すことである. BCC

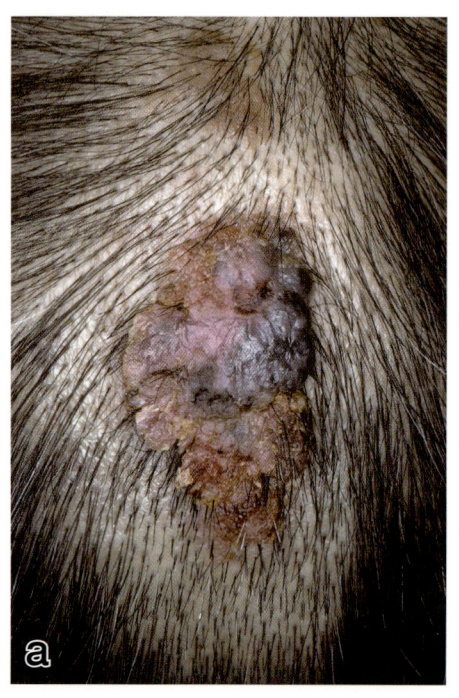
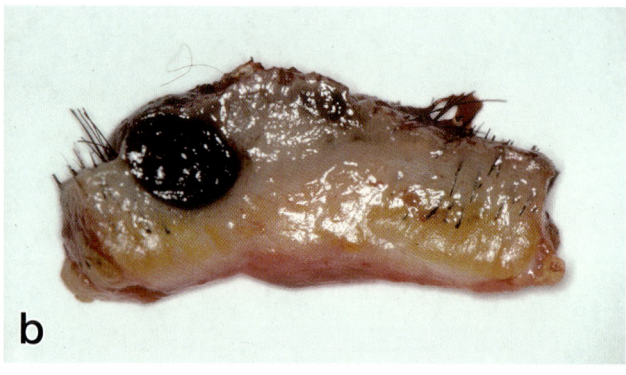

図3　70歳代，男性．脂腺母斑に続発した基底細胞癌
（a）初診時臨床像．（b）切除検体の割面．境界鮮明な黒色結節．

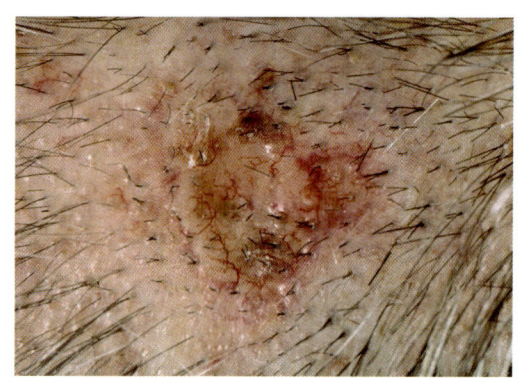

図4　50歳代，白人男性．基底細胞癌
メラニン色素のない例．潰瘍底に血管拡張がはっきりしている．

の所見は arborizing vessels（樹枝状血管），leaf-like areas（葉状領域），large blue-gray ovoid nests（青灰色類円形大型胞巣），spoke wheel areas（車軸状領域），ulceration（潰瘍）があげられ，さらにメラノサイト系病変でみられる pigment network を欠いていれば，BCC を第一に考える[2]．

② 毛包系腫瘍……BCC と毛包から発生する毛芽腫，毛包腫，毛包腺腫，毛包上皮腫などの良性腫瘍との鑑別は困難である[3]．とくに小さな生検標本のみでは，この鑑別が難しい．良性毛包系腫瘍は，毛包の細胞から発生する腫瘍で，毛包の構造を保っていることが多い．一方，BCC は，表皮の基底層から発生する腫瘍であり，細胞の増殖が不規則で，構造を保っていないことが多い点が鑑別に有用である．

注意点・治療

BCC の治療の第一選択は手術療法である．本邦では普及していない Mohs 手術を除くと，放射線療法，凍結療法，電気掻爬などよりも有意に局所再発を抑えることができる[1]．

とくに頭部は可動性が乏しく，有毛部であるため，再建術式の選択が重要である．皮膚腫瘍の腫瘍径によっては切除後の皮膚欠損部に対して皮弁術や植皮術による再建が必要となる[4]．

文献

1） 帆足俊彦ほか：皮膚悪性腫瘍診療ガイドライン第3版 基底細胞癌診療ガイドライン 2021．日皮会誌 131: 1467, 2021
2） 門野岳史：Skin Cancer 31: 74, 2016
3） Sengul D et al: Asian Pac J Cancer Prev 11: 1615, 2010
4） 石原優里ほか：皮膚臨床 63: 1928, 2021

30．悪性黒色腫

礒永佳祐，前川武雄，大槻マミ太郎

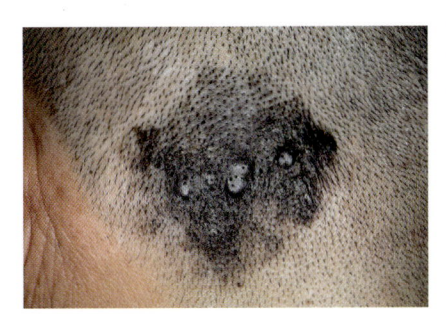

図 1　50 歳代，男性．悪性黒色腫

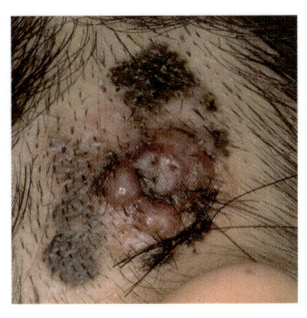

図 2　30 歳代，男性．悪性黒色腫

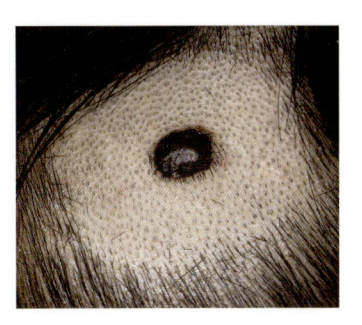

図 3　10 歳代，男性．悪性黒色腫

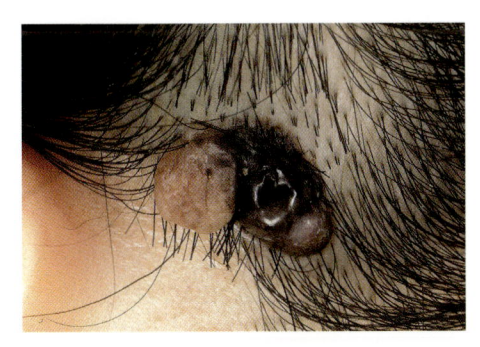

図 4　40 歳代，女性．悪性黒色腫
左側は Unna 型の母斑．

臨床像の特徴

　悪性黒色腫（malignant melanoma）は，メラノサイト由来の悪性腫瘍である．色調は淡褐色〜漆黒色までの濃淡不整な黒色斑や局面を呈し，左右非対称で境界不明瞭なものが多い．直径が 6 mm 以上，増大傾向があり，結節や潰瘍形成を伴うことも多い（図 1〜4）．ABCDE 基準がよく知られている[1]．

鑑別疾患

① 脂漏性角化症……境界明瞭な黒褐色結節．表面が角化性，顆粒状．ダーモスコピー（DS）所見で multiple milia-like cysts，comedo-like openings などがみられる．
② 基底細胞癌……ろう様光沢のある表面平滑な黒色結節．DS 所見で leaf-like areas，multiple blue-gray globules，arborizing vessels などがみられる．
③ 色素性母斑……形状，色調に不規則性が目立たない．DS 所見で典型的な pigment network や pseudonetwork がみられる．
④ その他……老人性色素斑，被角血管腫，血管拡張性肉芽腫，有棘細胞癌など．

注意点・治療

　リンパ節転移，遠隔転移をおこしやすい皮膚悪性腫瘍であり，手術適応を判断する前には脳転移を含めた全身の転移検索が必要である．転移がなければ表皮内病変である場合を除いてセンチネルリンパ節生検を含む手術適応を検討する．手術時は原発巣の厚さによって推奨側方マージンが決められている[2]．病期により免疫チェックポイント阻害薬や分子標的薬による術後補助療法や進行期薬物療法を検討する．

文献

1) Abbasi NR et al: JAMA 292: 2771, 2004
2) 中村泰大ほか：皮膚悪性腫瘍診療ガイドライン第 3 版 メラノーマ診療ガイドライン 2019．日皮会誌 129: 1759, 2019

31. 増殖性外毛根鞘性囊腫

大原國章

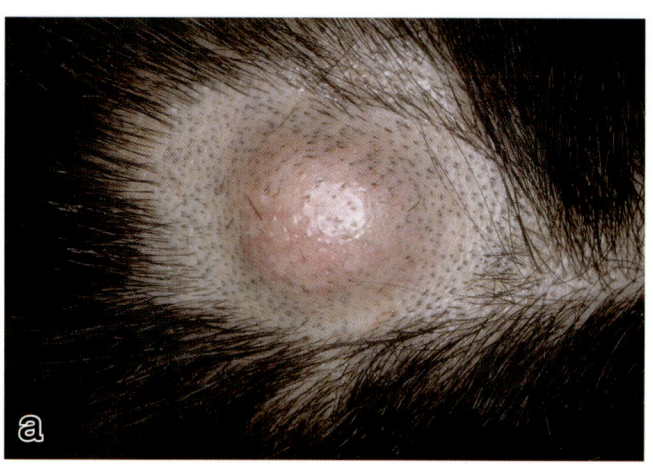

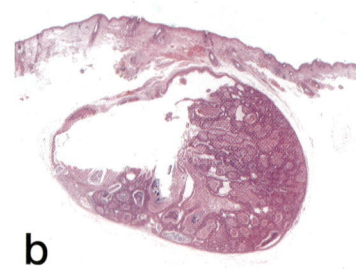

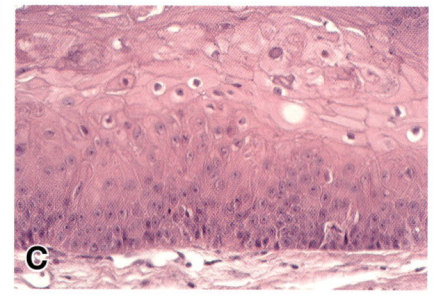

図 59歳，女性．増殖性外毛根鞘性囊腫
（a）なだらかに膨らむ結節で，摘まむと充実性だが軽度の圧縮性がある．皮面とは可動性はないが，下床とは可動性．表面は脱毛となっている．
（b）病理組織像．標本作成の過程で左側の内容物が流出している．皮下の囊腫で上皮細胞の壁で包み込まれている．上皮成分が内腔に突出する．
（c）拡大像．壁細胞はいわゆる外毛根鞘性角化を示す．

臨床像の特徴

　増殖性外毛根鞘性囊腫（proliferating trichilemmal cyst：PTC）は，外毛根鞘囊腫（trichilemmal cyst：TC）の悪性 counter part であり，TC の壁細胞が乳頭腫状・敷石状に増殖して内部に突出し，構成細胞に異型がみられるものである．基本的には囊腫の構造は保たれていて，間質に浸潤していないものを指す．浸潤性のものは毛包癌として扱う．臨床的には皮表に隆起する充実性の結節で，表面が脱毛していることが多い（図）．頂点がびらんしたり，白黄色の小結節が透見できることもある．

鑑別疾患

① 外毛根鞘囊腫……PTC よりは小型で，皮内硬結として触れる．病理組織学的な鑑別が必要なこともある．
② 粉瘤（表皮囊腫）……頭皮には比較的少なく，表面の脱毛はない．

治療

　外科的切除．

32．毛包癌

清原龍士，室田浩之

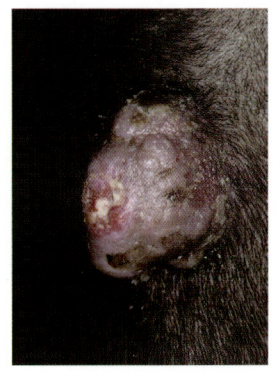

図1　40歳代，男性．毛包癌

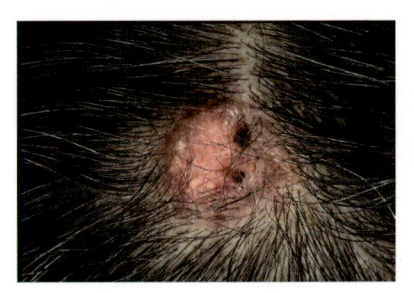

図2　50歳代，男性．毛包癌

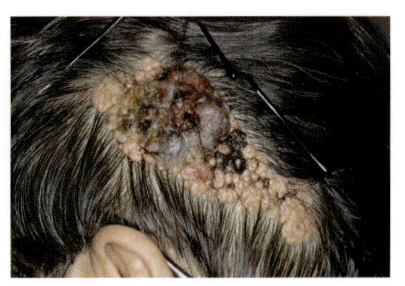

図3　70歳代，男性．毛包癌

臨床像の特徴

　毛包癌（hair follicle carcinoma）は被髪部に好発する，1〜10 cm大の皮下結節ないしは腫瘤である（図1〜3）．高齢者に多い．表面にびらんや潰瘍を形成することがある[1]（図3）．

鑑別疾患

① 基底細胞癌（basal cell carcinoma）……潰瘍を伴い臨床上の鑑別が必要．免疫染色にてBer-EP4が陽性となる[2]．

② 外毛根鞘癌（trichilemmal carcinoma）……外毛根鞘腫が悪性化したものと考えられている．病理組織像でPAS陽性の基底膜の確認，CD34陽性などが明細胞型扁平上皮癌（clear cell squamous cell carcinoma）との鑑別点となる[2,3]．

③ 悪性増殖性外毛根鞘性腫瘍（malignant proliferating trichilemmal tumor）……約90%は頭部に出現する．場合によっては転移，再発を来す．有棘細胞癌との鑑別点は外毛根鞘性角化を示し，嚢腫内腔側への角化極性があること[2]．

④ その他……脂腺母斑（sebaceous nevus）は発生母地となりうる．類表皮嚢腫（epider-moid cyst）や外毛根鞘嚢腫（trichilemmal cyst），乳頭状汗管嚢胞腺腫（syringocystadenoma papilliferum），毛母癌（pilomatrical carcinoma），悪性毛芽腫（trichoblastic carcinoma），毛包漏斗部型有棘細胞癌（infundibular squamous cell carcinoma）など．

注意点・治療

　リンパ節転移の有無の検索が重要．治療は基本的に転移していない段階の完全切除であり，転移した場合の予後は不良である．病理組織学的所見で有棘細胞癌との鑑別が困難な例では基底膜の存在の確認や表皮との連続性，外毛根鞘性角化，発育方向などを注意深く観察する．CK20やGATA3，CD34の免疫染色も診断の一助になりえる[2]．

文献・参考文献

1) 清水 宏：毛包系腫瘍．あたらしい皮膚科学 第3版，中山書店，東京，p.409，2022
2) 安齋眞一，後藤啓介 編：皮膚付属器腫瘍アトラス，医学書院，東京，p.96，2018
3) 斎田俊明：皮膚病理組織診断学入門 改訂第2版，南江堂，東京，p.206，2009
4) Bolognia JL, Schaffer JV, Cerroni L: Dermatology, 4th ed, Elsevier, North York, p.1939, 2018

33. 脂腺癌

松坂美貴, 前川武雄

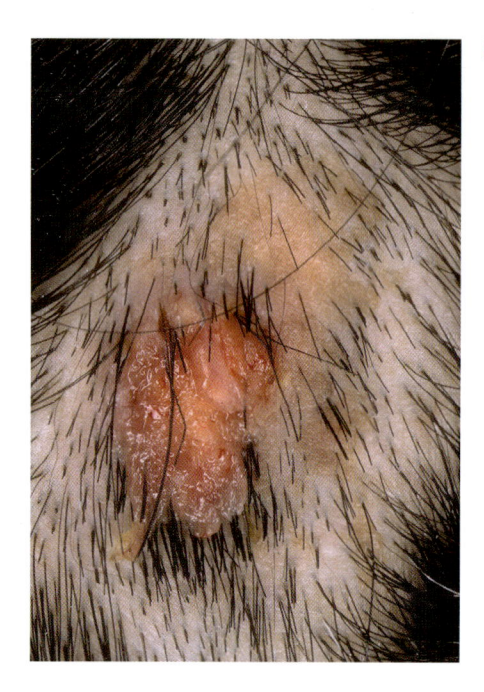

図　50歳代，女性．脂腺母斑に続発した脂腺癌

表　Muir-Torre 症候群リスクスコア（文献2より転載）

変数	点数
60歳以下	1点
2つ以上の脂腺系腫瘍	2点
Lynch 症候群関連腫瘍の既往	1点
Lynch 症候群関連腫瘍の家族歴	1点

臨床像の特徴

　脂腺癌（sebaceous carcinoma）は脂腺のある部位に発生する皮膚癌で，頭頸部が約8割ともっとも多い．眼瞼の Meibom 腺や Zeis 腺からの発症が約半数を占める[1]．硬い黄褐色調の小結節が徐々に増大し，表面はびらん・潰瘍を伴うことが多い（図）．

鑑別疾患

① 脂腺腫……顔面・頭皮に生じるドーム状〜有茎性の結節である．

② 脂腺腺腫……顔面・頭皮に好発する結節あるいは腫瘤．弾性は硬〜軟，色調は黄色〜紅色調や皮膚常色などさまざまである．

③ 基底細胞癌……無色〜黒色調まで，色調さまざまな小結節で，徐々に潰瘍を呈する．脂腺分化傾向を伴う基底細胞癌では，病理組織で免疫組織化学染色による鑑別を要することもある．

④ その他……有棘細胞癌，Merkel 細胞癌，外毛根鞘腫，clear cell acanthoma など．

注意点・治療

　領域リンパ節への転移や遠隔転移をおこすことがあり，注意を要する．まずは手術療法で腫瘍の完全切除を目指すことが多い．

　脂腺癌をみた場合には Muir-Torre 症候群の可能性を考えることが知られているが，眼瞼外の脂腺癌を有する患者で，表[2]に示す Mayo の Muir-Torre 症候群リスクスコアを2点以上満たす患者には遺伝子検査やマイクロサテライト不安定性検査を行うことが推奨される[3]．

文献

1) Dasgupta T, Wilson LD, Yu JB: Cancer 115: 158, 2009
2) Roberts ME et al: Genet Med 16: 711, 2014
3) Owen JL et al: Lancet Oncol 20: e699, 2019

34．隆起性皮膚線維肉腫（DFSP）

勝又文徳，前川武雄

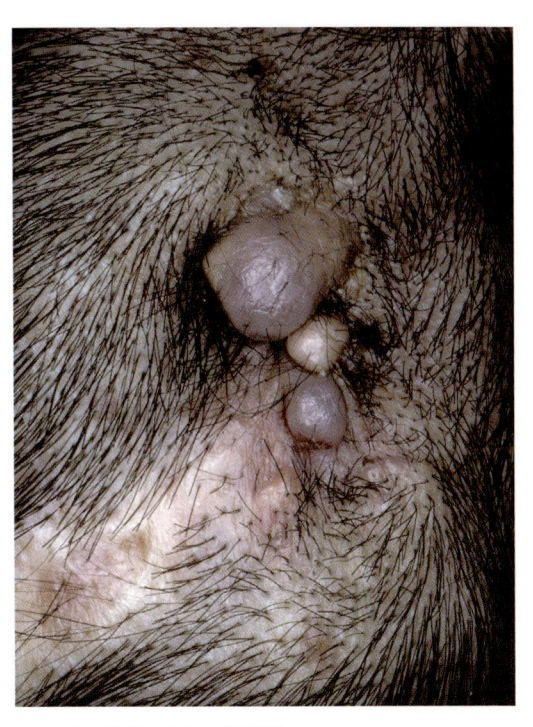

図1　20歳代，女性．DFSP

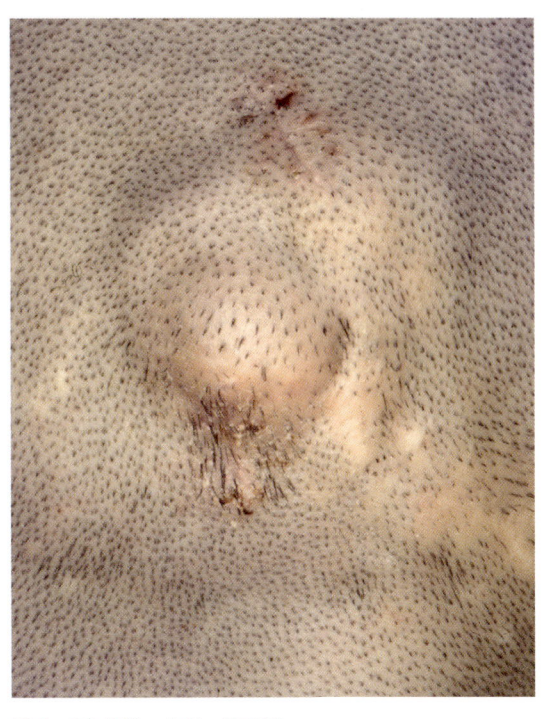

図2　20歳代，女性．DFSP

臨床像の特徴

隆起性皮膚線維肉腫（dermatofibrosarcoma protuberans：DFSP）は，真皮，皮下脂肪，稀に筋肉や筋膜を侵す稀少な軟部組織腫瘍である．この腫瘍は通常，若年成人の躯幹に緩徐に成長する固い皮下硬結として現れる（図1〜3）．DFSPは低〜中悪性度の軟部組織腫瘍で，一様な紡錘形細胞が特徴であり，storiform patternを示す．通常は数年にわたって成長する[1]．

鑑別疾患

他の皮膚軟部組織腫瘍……皮膚線維腫，神経鞘腫，神経線維腫などの良性腫瘍や未分化多形肉腫などの悪性腫瘍との鑑別が必要になる．これらの疾患は外見が似ているため，正確な診断には生検や病理組織学的検査が必要である．DFSPは，CD34免疫染色により陽性反応を示すことが多く，これにより他の皮膚腫瘍との鑑別が可能となる．一方で，DFSPの線維肉腫成分を含む亜型であるDFSP-FSでは，CD34陽性の反応が消失することが観察されるため，CD34免疫染色のみでは診断が困難となる．このような場合は，*COL1A1-PDGFB*融合遺伝子を検出することで，診断を確定できる[2]．

注意点・治療

DFSPの治療は，その大きさ，位置，進行度によって異なる．初期段階では外科的切除が一般的であり，完全な切除が再発を防ぐ鍵である．

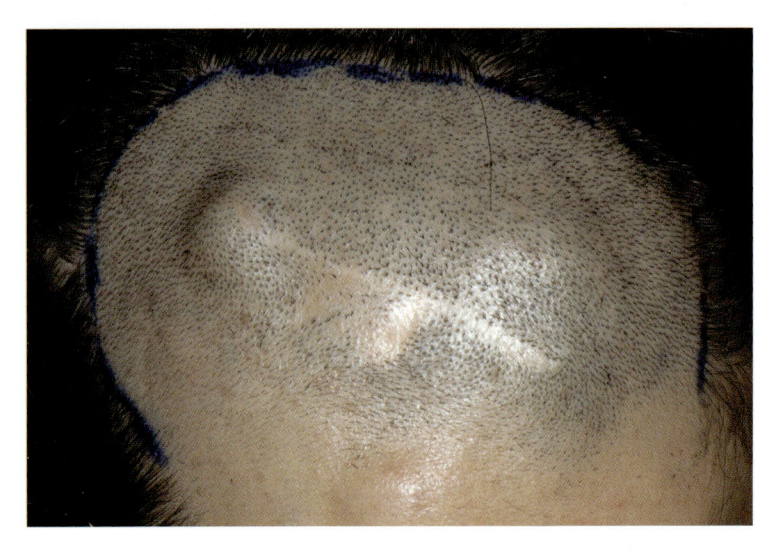

図3　30歳代，女性．DFSP

進行した症例では放射線療法や化学療法が適用されることもある．腫瘤の位置が頭部にある場合は，広範囲の切除による機能的および美容的損失が大きくなることが多い．そのため治療計画を立てる際には，患者の全身状態や事前の患者への十分な説明をする必要がある．また，DFSP は高い局所再発率をもつため，治療後の定期的なフォローアップが重要である[1, 3]．

腫瘍の拡大やサイズ，機能上または美容上の障害のリスクのために切除不能なケースもある．そのような局所進行性または転移性 DFSP の治療にイマチニブが使用されている．2019年のイマチニブ単独療法または手術の補助療法として使用した152人の患者を対象としたシステマティックレビューでは反応率は，完全奏効（complete response：CR）5.2％，部分奏効（partial response：PR）55.2％，安定（stable disease：SD）27.6％，進行（progressive disease：PD）9.2％であった[4]．イマチニブは，手術が適用でない DFSP 患者に対する有用な治療法である．

文献

1) Hao X et al: J Clin Med 9: 1752, 2020
2) 佐伯秀久：皮膚臨床 59: 939, 2017
3) Llombart B et al: Semin Diagn Pathol 30: 13, 2013
4) Navarrete-Dechent C et al: JAMA Dermatol 155: 361, 2019

35．血管肉腫

椛島健治

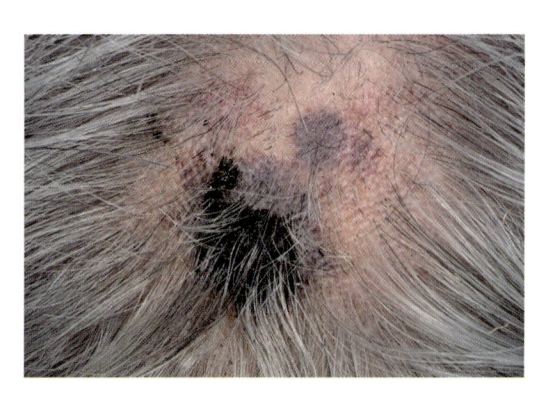

図 1　90 歳代，男性．血管肉腫

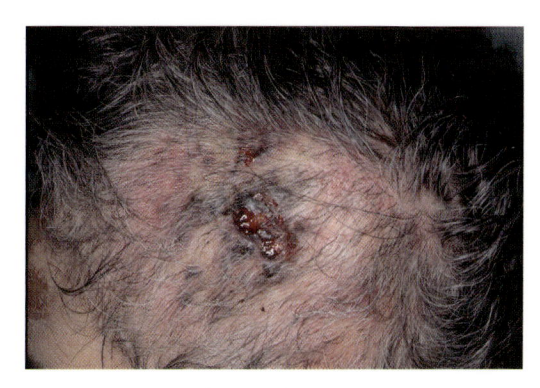

図 2　90 歳代，女性．血管肉腫

臨床像の特徴

　血管肉腫（angiosarcoma）は，初期には浸潤や隆起のない境界不明瞭な紅斑，出血斑，紫斑がみられ，進行すると局面や結節を形成し，しばしば易出血性となって壊死性痂皮や潰瘍を伴うようになる．やがて大型の易出血性腫瘤を形成する（図 1，2）．

鑑別疾患

① **外傷性血腫**……受傷機転や経過などから勘案する．外傷であれば一過性であり，経過中に黄褐色などへの色調の変化がみられる．
② **血小板・凝固異常**……とくに凝固異常で斑状出血（ecchymosis）を呈しやすいが，全身に症状を伴い歯肉など他部位にも症状がみられる．判別がつかない場合は血液検査を行う．
③ **基底細胞癌**……潰瘍を伴う暗赤色の結節では基底細胞癌と見誤りうる．ダーモスコピーで基底細胞癌に特徴的な葉状領域や樹枝状血管はみられないため，参考となる．

注意点・治療

　放射線療法やタキサン系抗悪性腫瘍薬を組み合わせた集学的治療が行われる．これらの治療で効果がみられない場合には分子標的薬のパゾパニブが使用されることもある．手術療法は，完全切除が可能な比較的小範囲の単発病変などに適応が限られる．

参考文献

1) 高浜由美子，大西誉光 : J Visual Dermatol 20: 29, 2021
2) 藤澤康弘ほか : 皮膚悪性腫瘍診療ガイドライン第 3 版 皮膚血管肉腫診療ガイドライン 2021. 日皮会誌 131: 245, 2021

36. 内臓癌の皮膚転移

勝又文徳, 前川武雄

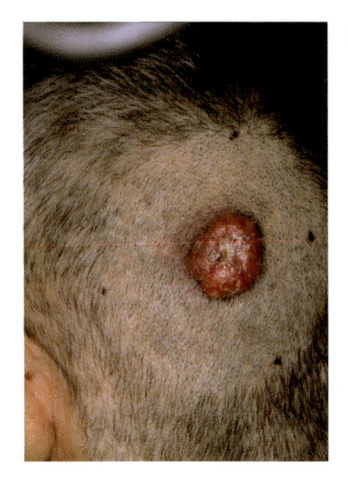

図1 70歳代, 男性. 膵臓癌の皮膚転移

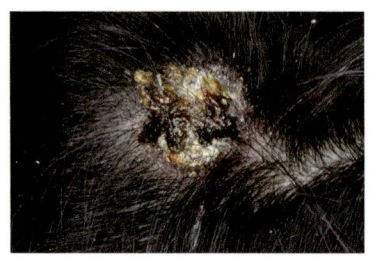

図2 60歳代, 女性. 肺癌の皮膚転移

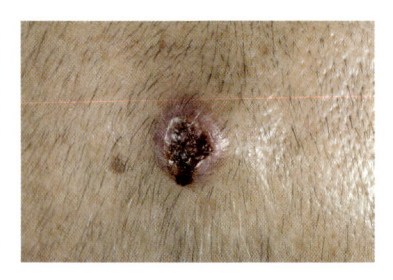

図3 70歳代, 男性. 食道癌の皮膚転移

臨床像の特徴

内臓癌の皮膚転移(skin metastasis from internal organ)は, 単発または多発の病変として現れ, 典型的には滑らかで光沢のあるドーム状の結節の臨床像をとることが多い(図1〜3). 皮膚転移をもつ患者の生存期間は通常12カ月未満である[1].

鑑別疾患

皮膚や付属器原発の良性・悪性腫瘍……皮膚原発と比較して, 他臓器からの扁平上皮癌の皮膚転移の場合は, 角化を伴わず, 表皮に変化がなく, 表皮と連続性がない, 増殖の中心が真皮あるいは皮下である, 周囲にリンパ球浸潤がない, 脈管浸潤がみられるなどの特徴がある.

腺癌の場合, 他臓器からの皮膚転移では, リンパ球浸潤はなく, 脈管浸潤があることが指標となる. ただし判断に苦慮し, 画像検査や腫瘍マーカーなどの検査を追加しても原発が不明の場合もある[2].

注意点・治療

内臓癌からの皮膚転移は比較的稀で, 内臓腫瘍の約0.7〜9%が皮膚に転移する. 皮膚にもっとも頻繁に転移する原発腫瘍は乳癌で, すべての皮膚転移の24%を占める. 次いで肺癌, 大腸癌, 腎癌, 卵巣癌, 膀胱癌などが3.4〜4%の割合で転移する[3]. 頭皮は外頸動脈の枝とBatson静脈叢を介して血流が供給されており, 肺循環を迂回する経路になる. この経路により, 腫瘍細胞が頭皮に到達し, 転移を形成する可能性があるとされている[4].

治療は緩和ケアが主体となる. 過去には全身化学療法とインターフェロンαなどの局所化学療法や免疫療法を併用した試験が行われたが, その結果は内臓癌の皮膚転移への有効性を示すものではなかった[1]. 疼痛など自覚症状のコントロール目的に切除または放射線治療が行われることがある.

文献

1) Nashan D et al: J Cancer Res Clin Oncol 135: 1, 2009
2) 大原國章: 内蔵癌の皮膚転移. 大原アトラス2皮膚付属器腫瘍, 学研メディカル秀潤社, 東京, p.382, 2015
3) Pushkar A et al: J Cytol 26: 109, 2009
4) Dai Y et al: J Med Case Rep 19: 435, 2023

37．頭部白癬

武藤えま，千々和智佳，林 耕太郎

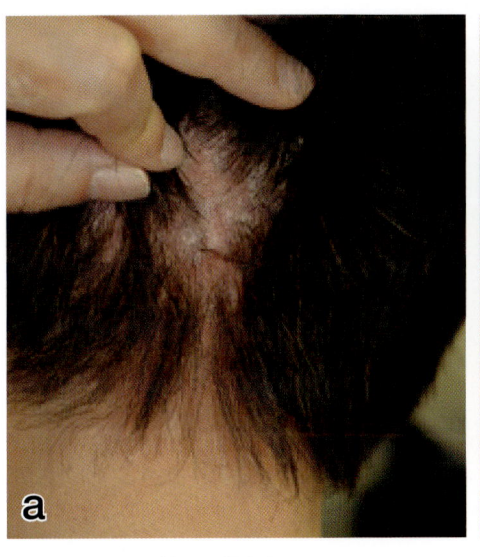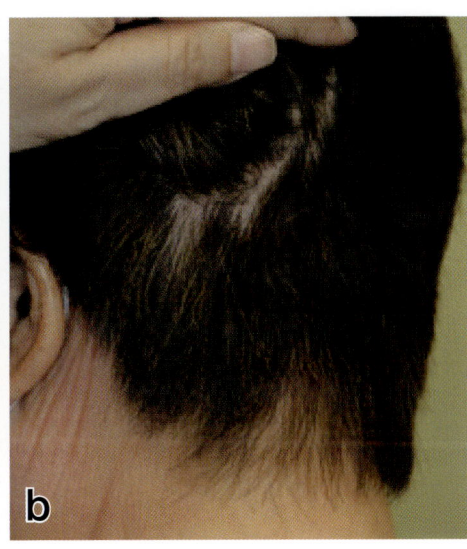

図　70歳代，女性．頭部白癬
(a) 後頭部に鱗屑の付着する紅斑局面があり，脱毛を伴う．
(b) テルビナフィンを3カ月内服にて治癒．

臨床像の特徴

　頭部白癬（tinea capitis）は，被髪頭部に大小さまざまの境界明瞭な円形の鱗屑局面を生じる（図a）．病巣部の毛は折れやすく抜けやすいためしばしば脱毛斑となる．毛髪が毛孔部分で折れて黒い点状にみえるものを black dot ringworm とよぶ．一般に自覚症状に乏しい[1, 2]．

鑑別疾患

① **円形脱毛症**……円形の脱毛斑が誘因なく出現する．通常は頭髪に生じる．感嘆符毛が特徴的．
② **脂漏性皮膚炎**……脂漏部位や間擦部に黄色調の鱗屑を伴う紅斑局面を生じる．
③ **膿痂疹**……毛孔に一致した膿栓と周囲の発赤，腫脹，硬結や皮下膿瘍を形成する．
④ **尋常性乾癬**……境界明瞭な紅斑局面を呈し，表面に銀白色調の厚い鱗屑を付着する．

注意点・治療

　直接鏡検で菌要素を検出し診断する．また原因菌の同定のため培養検査を行う．治療は，抗真菌薬の内服が第一選択である（図b）．抗真菌薬の外用は病変を悪化させる可能性があるため原則行わない．原因菌として *Microsporum canis*（ネコから感染）や，*Trichophyton tonsurans*（柔道やレスリングなど格闘技で感染）が多く，感染源がないか確認することも重要である[3]．

文献

1) 清水 宏：頭部白癬．あたらしい皮膚科学 第3版，中山書店，東京，p.536, 2018
2) 大塚藤男：皮膚科学 第10版，金芳堂，京都，p.837, 2016
3) 佐藤伸一ほか：今日の皮膚疾患治療指針 第5版，医学書院，東京，p.931, 2022

38．Celsus 禿瘡

花谷祐未，室田浩之

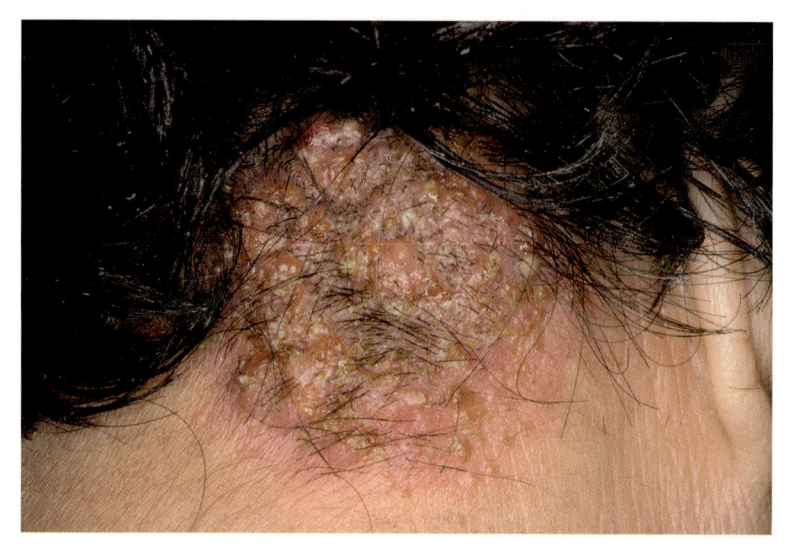

図　50 歳代，女性．Celsus 禿瘡

臨床像の特徴

　Celsus 禿瘡 (kerion celsi) は頭部白癬に真皮の炎症が加わり，紅斑や毛孔一致性の丘疹，膿疱，膿瘍を生じる（図）．疼痛を伴い，膿汁の排出をみる．抜毛テスト（毛髪索引試験）にて陽性を示す．所属リンパ節腫脹や発熱などの全身症状を来す．*Trichophyton tonsurans*，*Microsporum canis* による報告が多い [1]．

鑑別疾患

① 脂漏性皮膚炎……頭部以外の脂漏部位にも鱗屑を伴った紅色局面がみられ，ステロイド外用薬が効果を示す．

② 慢性膿皮症……有痛性皮下結節として出現し，しだいに軟化し排膿に至る．脱毛斑を生じる．真菌検査陰性．

③ 有棘細胞癌……角化を伴う紅色腫瘤性病変で，脱毛を来すこともある．真菌検査陰性 [2]．

④ その他……円板状エリテマトーデス，癰 (よう) など．

注意点・治療

　経口抗真菌薬テルビナフィンまたはイトラコナゾールによる治療が主である．*Trichophyton tonsurans* 感染症は格闘技競技者に多く発症し，感染予防のために患者との接触，ヘッドギアやヘアブラシなどの共有を避けることが勧められる [3]．*Microsporum canis* 感染症では毛外に大量の胞子が形成されるため，汗腺や脂腺からの分泌・移行に乏しいテルビナフィンよりもイトラコナゾールのほうが相対的に有用であるとされている [4]．

文献

1) 望月 隆ほか：日本皮膚科学会皮膚真菌症診療ガイドライン 2019．日皮会誌 129: 2639, 2019
2) 松本崇直ほか：皮病診療 44: 63, 2022
3) 田尻下明依ほか：皮膚臨床 65: 167, 2023
4) 加倉井真樹，出光俊郎：MB Derma 320: 7, 2022

39. 接触皮膚炎

大原國章

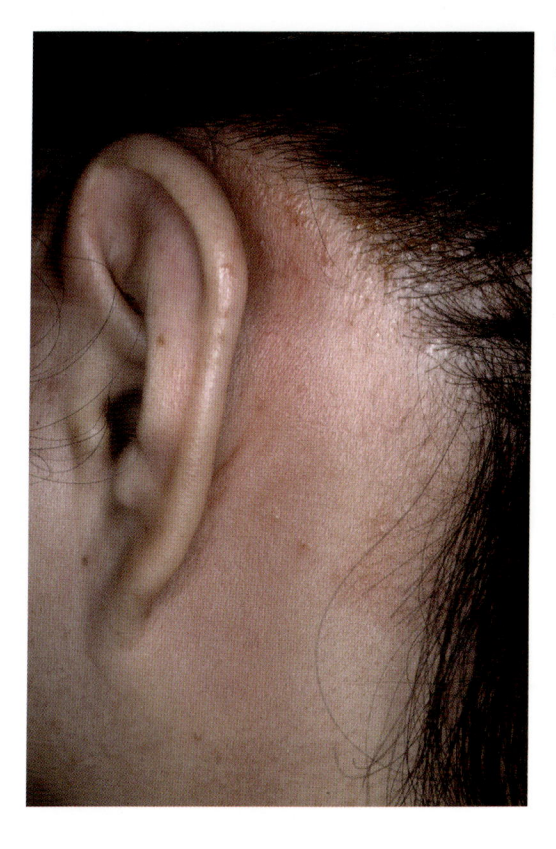

図　47歳，女性．接触皮膚炎
ヘアダイ（白髪染め）の液体が付着した部位に急性炎症が生じている．

にも症状がみられる．

臨床像の特徴

　頭皮とその近傍皮膚の皮膚炎で，痒み・発赤が強い（図）．ヘアダイ（白髪染め）に含まれるパラフェニレンジアミン（para-phenylenediamine：PPD）によるアレルギー性の接触皮膚炎（contact dermatitis）である．

鑑別疾患

① 刺激性の皮膚炎……薬液使用中や使用直後に発症し，洗髪・ステロイド外用で軽快する．
② 脂漏性皮膚炎……慢性の炎症であり，粃糠様落屑を伴うことが多い．眉毛部，鼻翼縁など

注意点・治療

　炎症にはステロイドの外用，症状が強ければ短期のステロイド内服も考慮する．PPDを含まない製品を使用する．パラアミノ基を有する化学物質と交差反応を示すことがある．交差感作として安息香酸エステル系局所麻酔薬，ハイドロキノン，衣類や化粧品などの染料があるので，それに注意する．市販の虫刺され薬には安息香酸エステル系局所麻酔薬と同成分が含まれていることがある．

40. 頭部乾癬

加世田千夏, 竹内周子, 林 耕太郎

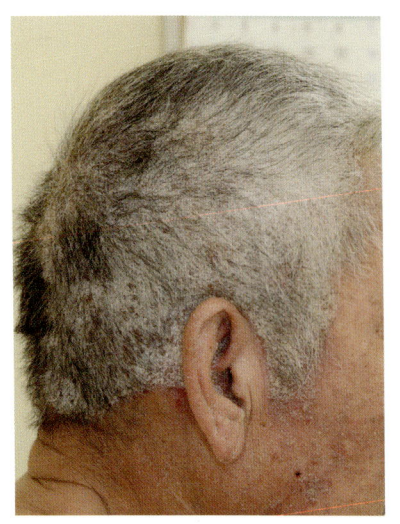 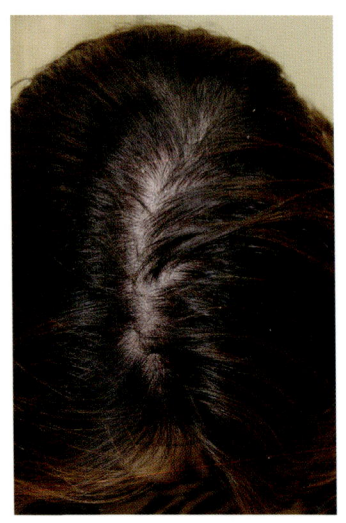 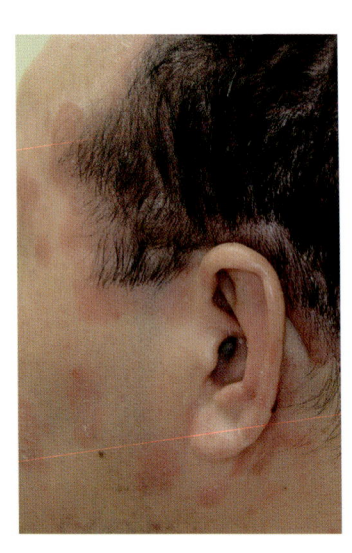

図1 70歳代, 男性. 頭部乾癬
頭部全体に銀白色の鱗屑を付す紅斑が多発散在する.

図2 50歳代, 女性. 頭部乾癬
頭部全体にびまん性に鱗屑を付す紅斑がみられる.

図3 60歳代, 男性. 頭部乾癬
顔面・頭部全体に鱗屑を付す紅斑が多発散在する.

臨床像の特徴

　頭部乾癬（psoniasis）は頭部の脂漏部位に好発する乾癬で, 厚い銀白色の鱗屑を伴った境界明瞭な紅斑, 丘疹が出没する（図1〜3）. 特徴的所見として Köbner 現象や Auspitz 現象がある[1].

鑑別疾患

① 脂漏性皮膚炎……臨床像は類似するが, 脂漏部位に限定され, 全身に及ばない[2].

② 頭部湿疹……紅斑と鱗屑以外に丘疹や水疱など, 多彩な病変がみられ, 病変部の境界が不明瞭である[2].

③ 類乾癬……large plaque type では菌状息肉症への移行の可能性があるため, 疑わしい場合は皮膚生検を行う[2].

④ 頭部白癬……鑑別には KOH 直接鏡検を行う[2].

注意点・治療

　治療の基本は外用治療で, 薬剤はステロイド, ビタミン D_3 配合薬で開始し, ビタミン D_3 製剤単独の塗布のみでコントロールできることを目標とする. 外用療法で難治な際はアプレミラストの内服を検討する. それでも難治の際は生物学的製剤の投与を検討する. 爪病変を伴っている場合は, 関節炎の併存, 発症のリスクも考慮し, 関節炎についての問診, 診察を行う[1].

文献

1) 清水 宏：炎症性角化症. あたらしい皮膚科学 第3版, 中山書店, 東京, p.281, 2018
2) 川嶋利瑞：MB Derma 66: 43, 2002

41．円板状エリテマトーデス（DLE）

福地麗雅，室田浩之

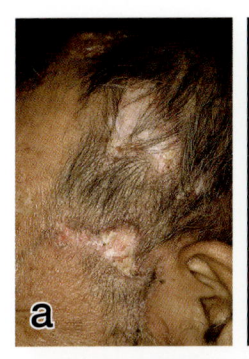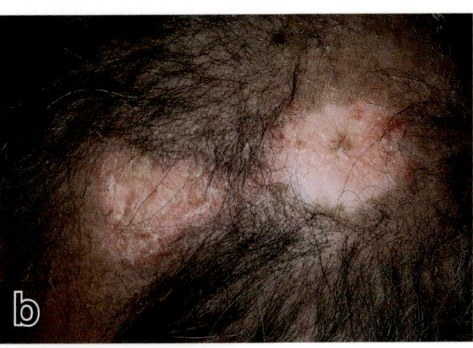

図1　60歳代，男性．DLE
（a）色素脱失を伴う瘢痕性脱毛．
（b）円板状の脱毛斑．

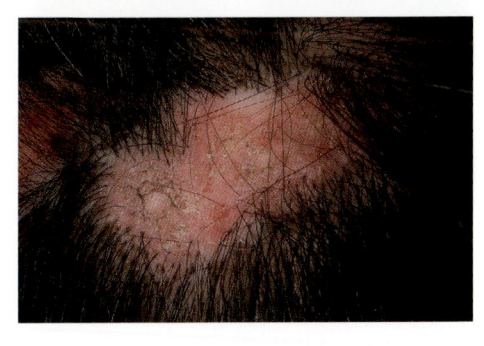

図2　50歳代，女性．DLE
紅斑を伴う瘢痕性脱毛．

臨床像の特徴

　円板状エリテマトーデス（discoid lupus erythe-matosus：DLE）は，瘢痕性脱毛と鱗屑を伴う境界明瞭な類円形の紅斑である．慢性化した場合，色素沈着・脱失，萎縮がみられる（図1，2）．瘙痒や疼痛・灼熱感などの自覚症状を伴う場合があり，皮疹部の pull test は陽性を示すことが多い[1]．

鑑別疾患

① 毛孔性苔癬……トリコスコピーで脱毛斑の毛包周囲角栓が存在することより鑑別できる[1,2]．
② frontal fibrosing alopecia……前頭側頭部に帯状に分布する進行性の瘢痕性脱毛を呈し，主に閉経後の女性が罹患する[1]．
③ Celsus 禿瘡……頭部白癬の毛包に炎症が加わり紅斑・丘疹・膿疱・脱毛などを生じる．

真菌検査陽性．
④ その他……円形脱毛症，剣創状強皮症など．

注意点・治療

　治療はステロイド局注，多発難治例ではヒドロキシクロロキンが第一選択とされる[3]．頭皮は搔破などの刺激による Köbner 現象を惹起しやすく，紫外線は誘因として知られる．また，喫煙は増悪因子であり，治療抵抗性を示すため[1]，刺激を避けることや遮光，禁煙が勧められる．SLE への移行（10〜30％）や有棘細胞癌を生じることがあり注意を要する[3]．

文献

1) Concha JSS, Werth VP: Lupus Sci Med 5: e000291, 2018
2) 内山真樹：MB Derma 320: 163, 2022
3) 谷川瑛子：MB Derma 292: 53, 2020

263

42. 限局性強皮症

椛島健治

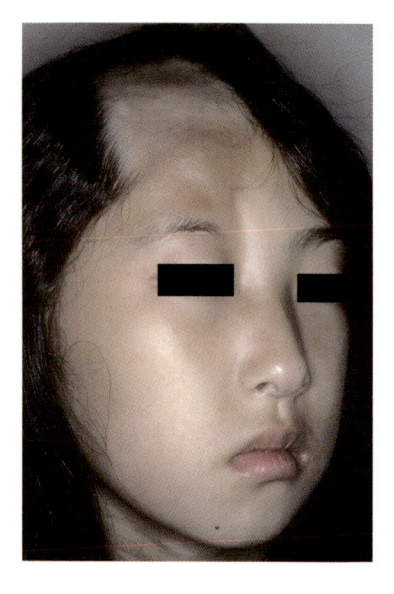

図1 10歳代, 女子. morphea

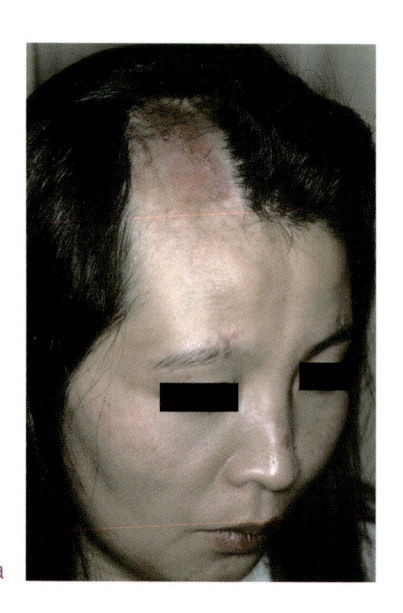

図2 30歳代, 女性. morphea

臨床像の特徴

限局性強皮症（morphea）は限局した皮膚および皮下組織の線維化と萎縮を特徴とする疾患で，斑状強皮症，線状強皮症，汎発型morphea，pansclerotic morphea，混合型morphea の5型に分類される．線状強皮症のうち頭部から前額部に生じるものを剣創状強皮症とよぶ．臨床像は，光沢のある硬化局面を呈し，脱毛斑となる（図1，2）．

鑑別疾患

① 深在性エリテマトーデス……圧痛を伴う皮下硬結で，徐々に皮膚の陥凹が進行する．
② 円板状エリテマトーデス……境界明瞭な表面に鱗屑を付す淡紅色調の紅斑がみられる．頭部では瘢痕性脱毛となる．

注意点・治療

頭部の病変は皮膚陥凹が軽度でも頭蓋内病変を有することがあるため，MRI などによる精査が望ましい．治療は副腎皮質ステロイド外用療法や光線療法など局所療法が主体となる．光線療法では，ナローバンドUVB とともに，真皮深層まで届くUVA1の有用性が明らかとなっている[1]．タクロリムス外用療法（保険適用外）が有効という報告もある[2]．重症例に対しては副腎皮質ステロイドや免疫抑制薬による全身療法も選択される．図示症例は側頭動脈皮弁で手術した．

文献

1) Mertens JS et al: Am J Clin Dermatol 18: 491, 2017
2) Kroft EB et al: Am J Clin Dermatol 10: 181, 2009

参考文献

1) 安部正敏：J Visual Dermatol 21: 1212, 2022
2) 濱口儒人：J Visual Dermatol 23: 68, 2024

43．硬化性萎縮性苔癬

早稲田朋香，室田浩之

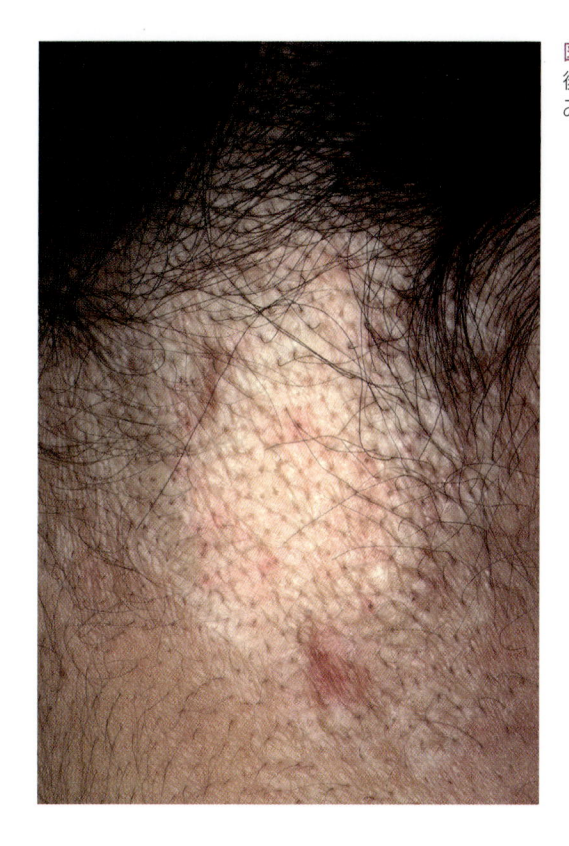

図 20歳代，男性．硬化性萎縮性苔癬
後頭部の白色で均一な硬化局面．辺縁部にも散布性の病変がみられる．

臨床像の特徴

硬化性萎縮性苔癬（lichen sclerosus et atrophicus：LSA）とは，直径2〜3 mm大の白色扁平丘疹が集簇して硬い白色局面を形成し，表面に角栓を伴う．後に白色表面が萎縮し羊皮状となる[1, 2]．中高年女性の外陰部に好発するが，稀に男性にみられる場合もある（図）．外陰部以外では躯幹や前腕，頭部に生じた報告[3]がある．

鑑別疾患

① 限局性強皮症……円形〜楕円形で初期には辺縁に発赤を伴い，硬化が進行すると光沢を生じ，萎縮，陥凹，色素沈着を残す[4]．

② 円板状エリテマトーデス……境界明瞭で落屑や毛孔開大を伴う類円形の紅色局面．頭部では不可逆性の瘢痕性脱毛になる[5]．

③ 頭部白癬……炎症がなく落屑や黒点を伴う脱毛斑を呈する頭部浅在性白癬と化膿性炎症を伴う Celsus 禿瘡がある[6]．

④ その他……尋常性乾癬，円形脱毛症，梅毒性脱毛など．

注意点・治療

円形脱毛症や尋常性白斑を合併することがある[2]．限局性強皮症との鑑別は困難なこともあり，病理組織学的に表皮萎縮と角栓形成，液状変性，真皮上層の浮腫と膠原線維の均質化を認めることで診断する[1, 2]．治療は副腎皮質ステロイド薬の外用が行われるが難治である．稀に有棘細胞癌の発生母地となるため，注意深い経過観察が必要である．

文献

1) 玉置邦彦 編：最新皮膚科学大系 第9巻 膠原病 非感染性肉芽腫，中山書店，東京，p.127, 2002
2) 清水 宏：硬化性苔癬．あたらしい皮膚科学 第3版，中山書店，東京，p.339, 2018
3) Basak PY, Basak K: J Eur Acad Dermatol Venereol 16: 183, 2002
4) 大塚藤男：皮膚科学 第10版，金芳堂，京都，p.392, 2016
5) 清水 宏：円板状エリテマトーデス．あたらしい皮膚科学 第3版，中山書店，東京，p.196, 2018
6) 望月 隆ほか：日本皮膚科学会皮膚真菌症診療ガイドライン 2019．日皮会誌 129: 2639, 2019

44. 化膿性汗腺炎（頭部乳頭状皮膚炎，禿髪性毛包炎，膿瘍性穿掘性頭部毛包周囲炎）

金城晶彦，江川昌太，田中隆光

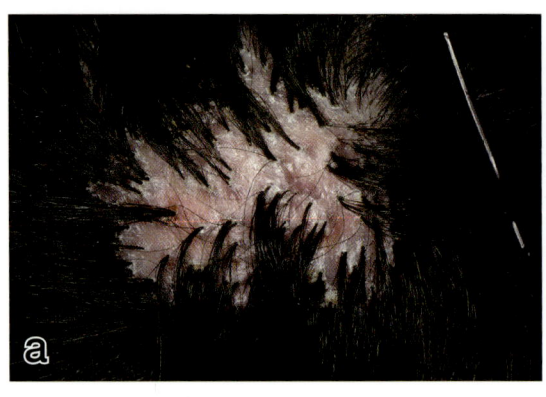 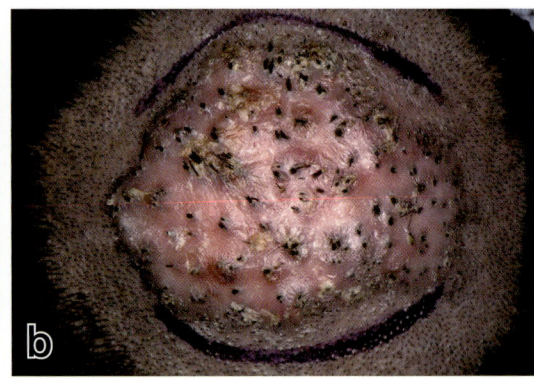

図　30 歳代，女性．化膿性汗腺炎
(a) 複雑な難治性病変を形成し，病変の間には毛髪が残存し，まだらな発毛状態となる．
(b) 初発病変は常色〜淡紅色だが，増大とともに発赤も明瞭となる．

臨床像の特徴

　化膿性汗腺炎（hidradenitis suppurativa：HS）は慢性・炎症性・再発性・消耗性の皮膚毛包性疾患で，汗腺炎と称されるが汗腺の感染症ではなく，自然免疫の活性化を背景に終毛の毛包を中心として生じる慢性炎症性毛包性疾患である[1]（図）．

鑑別疾患

① 類表皮囊腫……表皮や毛包漏斗部由来の上皮成分が真皮に陥入し，内部に角質を入れた囊腫を形成する[2]．

② 癤，癰……黄色ブドウ球菌による感染症．癤は 1 つの毛包を中心とし，癰は複数の毛包を侵す[3]．

③ 壊疽性膿皮症……いずれも Crohn 病などの炎症性腸疾患の腸管外症状として併発することがある[1]．

④ その他……有棘細胞癌などの悪性腫瘍の併発も指摘されており，HS はその発生母地となりうる[1]．

注意点・治療

　HS は QOL（生活の質）が低下するため，患者の主観的評価と医師の客観的評価により治療を決定する必要がある．病期分類に応じて，抗菌薬の内服や外用，難治例では deroofing や局所切除など外科的治療が必要になることが多い[4]．アダリムマブが保険適用であり，切除前の炎症抑制目的や切除後の再発抑制あるいは残存病変に対する治療目的に使用される[5]．

文献

1) 葉山惟大ほか：化膿性汗腺炎診療の手引き 2020. 日皮会誌 131: 1, 2021
2) 清水 宏：類表皮囊腫．あたらしい皮膚科学 第 3 版，中山書店，東京，p.417, 2018
3) 岩月啓氏：標準皮膚科学 第 11 版，医学書院，東京，p.413, 2020
4) 中川 浩一：化膿性汗腺炎．皮膚外科学 改訂第 2 版，学研メディカル秀潤社，東京，p.666, 2020
5) 照井 正，黒川一郎，林 伸和：化膿性汗腺炎の治療．化膿性汗腺炎 診断・治療ハンドブック，アッヴィ合同会社，東京，p.10, 2023

45. 頭部偽囊腫

門野岳史

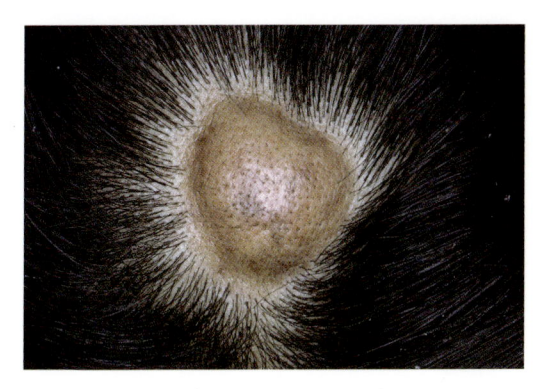

図1　30歳代，男性．pseudocyst of the scalp
頭頂部に褐色の波動を触れる隆起がみられる．

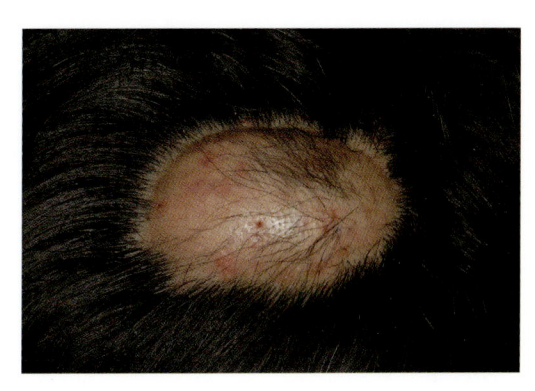

図2　10歳代，男性．pseudocyst of the scalp
頭頂部に赤褐色のぶよぶよした隆起があり，疎毛で，
軽度の炎症を伴っている．

臨床像の特徴

　頭部偽囊腫（pseudocyst of the scalp）は青年男性に多く，頭頂部を中心に波動を触れる囊腫様病変が出現する．発赤を伴うことも多く，しばしば多発する（図1，2）．穿刺により淡血性の液体が引けることが多い．病理組織学的には囊腫壁は明らかでなく，慢性炎症や線維化を伴う膿瘍の所見を示す．

鑑別疾患

① **外毛根鞘囊腫・粉瘤**……炎症によりはっきりしないこともあるが，通常は囊腫壁と内容物より構成される．
② **膿瘍性穿掘性頭部毛包周囲炎**……頭頂部から後頭部に毛孔の破壊や瘻孔を伴う慢性疾患で，類似している面もあるが，淡血性の液体貯留を伴う偽囊腫は来しにくい．
③ **頭部乳頭状皮膚炎**……後頭部が中心で，皮膚が乳頭状に隆起する．偽囊腫の形成や液体の貯留はみられにくい．

注意点・治療

　治療としては，内容物の穿刺や切開，ステロイドの局注，手術などが行われる．手術がよいか，ステロイドの局注がよいかは意見が分かれるところだが，病変の境界が不鮮明なこともあり，まず穿刺や切開で中を綺麗にし，ステロイド局注から試すほうが無難だろう．

46. 脂腺母斑

大原國章

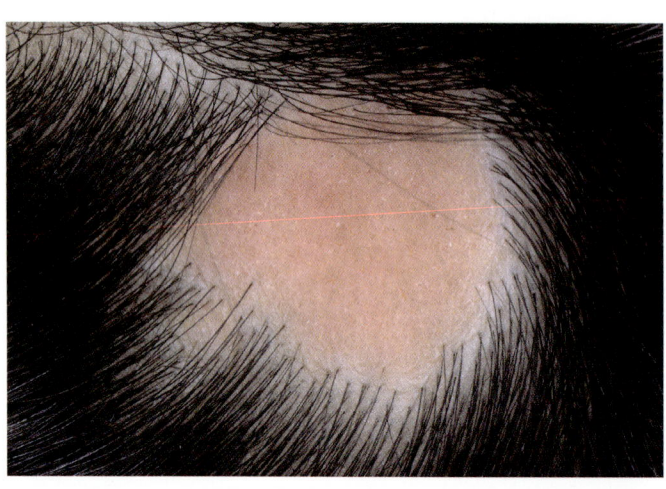

図1 3歳，男児．脂腺母斑
平坦な脱毛性の紅褐色局面で，細かな黄色い点状構造が散在している．

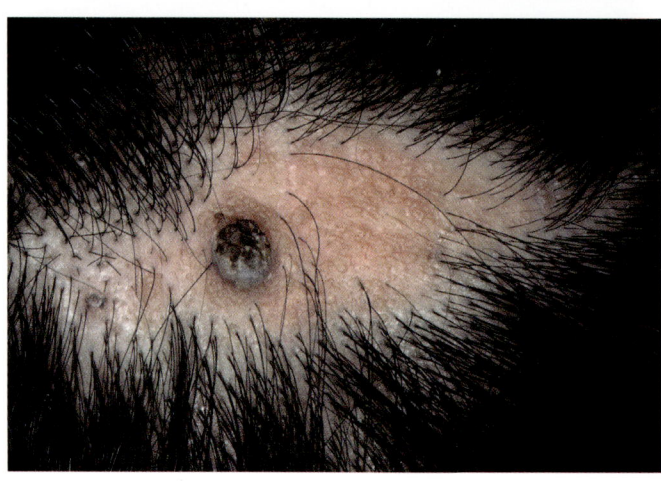

図2 39歳，男性．脂腺母斑
細かな粒状突起が集簇し，黒色結節（trichoblastoma）が生じている．

臨床像の特徴

脂腺母斑（nevus sebaceus）は，年齢によって病状は変化し，当初は平坦な橙色局面であるが（図1），加齢に伴い粗大顆粒状となり（図2），さまざまな二次性腫瘍が生じる．毛芽腫（trichoblastoma）の頻度が高いが，基底細胞癌との鑑別が必要なこともある．

鑑別疾患

① 先天性皮膚欠損症（aplasia cutis congenita）……光沢性の皮膚色局面で，顆粒状ではない．軽度に陥凹することが多い．

② 瘢痕性脱毛症……分娩時の外傷による瘢痕であり，平坦な萎縮性局面を呈する．

治療

脱毛が整容的に問題となるようであれば外科的切除であるが，縫合創そのものが脱毛を来すことがあるので適応や術式は慎重に決める．二次性腫瘍については切除する．

47. 乳児血管腫

芦塚賢美, 室田浩之

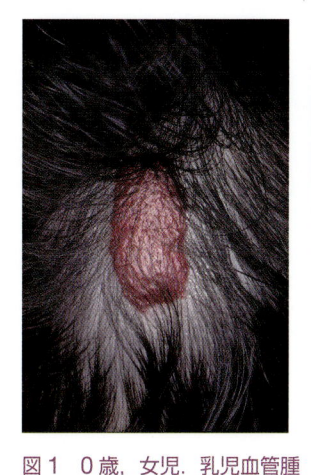

図1 0歳, 女児. 乳児血管腫

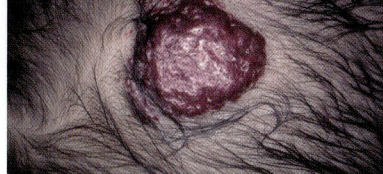

図2 4カ月, 男児. 乳児血管腫

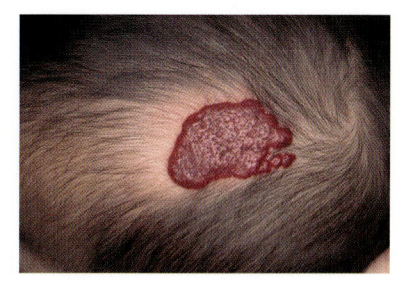

図3 6カ月, 男児. 乳児血管腫

臨床像の特徴

乳児血管腫（infantile hemangioma，苺状血管腫）は，生後2週で顕在化し，増殖期，退縮期を経ておおむね消失する[1]．

欧米では表在型・深在型・混合型，本邦では局面型・腫瘤型・皮下型・混合型と分類する[2]．

表在型は赤く小さな凹凸を伴う苺状の病変で，深在型は皮下に生じる[1]（図1〜3）．

鑑別疾患

① 先天性血管腫……生下時からみられる．乳児血管腫と異なり免疫組織化学染色でGLUT-1陰性となる[1]．

② 毛細血管奇形……生下時からみられる．変化に乏しく自然消褪しない[3]．

③ 静脈奇形（表在性）……皮膚に浸潤した病変は青紫色の外観を呈し，皮膚直下の病変は薄い青色を呈する[4]．

④ その他……深在型は皮表の変化が乏しく，MRIや超音波検査などで他の皮下腫瘍との鑑別を要する[1, 5]．

注意点・治療

頭皮の2cmを超える病変は永久脱毛症や潰瘍化時の大量出血のリスクがあり，5cmを超えるものはPHACE症候群のリスクがある[6]．

治療は重篤性，整容性などを踏まえ，プロプラノロール内服，色素レーザー，経過観察，後遺症に対する手術などが選択される[4]．内服薬による合併症[1]，レーザーによる脱毛[7]にも留意する必要がある．

文献

1) 秋田定伯ほか：血管腫・脈管奇形・血管奇形・リンパ管奇形・リンパ管腫症 診療ガイドライン2022（第3版）．令和2-4年度厚生労働科学研究費難治性疾患政策研究事業，2023
2) 渡邊彰二，一瀬正治：小児外科38: 273, 2006
3) 神人正寿：西日皮75: 295, 2013
4) 尾﨑 峰 編：もう迷わない 血管腫・血管奇形，克誠堂出版，東京，2020
5) 佐々木 了：小児診療78: 1519, 2015
6) Krowchuk DP et al: Clinical practice guideline for the management of infantile hemangiomas. Pediatrics 143: e20183475, 2019
7) Yang L: J Dermatol 49: 661, 2022

48．色素性母斑

椛島健治

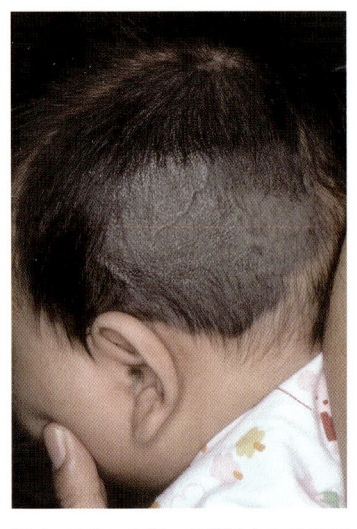 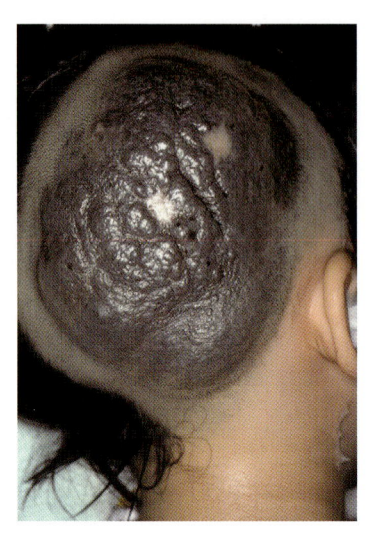 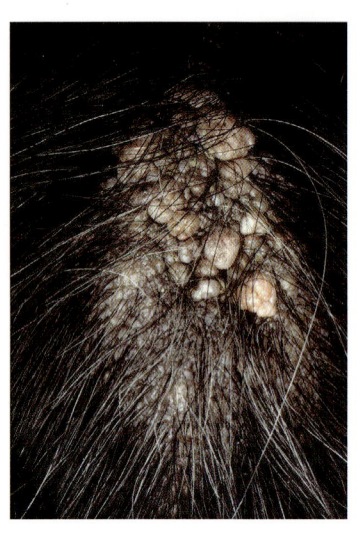

図1　5歳，女児．先天性色素性母斑

図2　4歳7カ月，男児．先天性色素性母斑

図3　30歳代，女性．先天性色素性母斑（顆粒状）

臨床像の特徴

　色素性母斑〔pigmented nevus（色素細胞母斑, melanocytic nevus）〕には，後天性母斑（ほくろ）と先天性母斑がある．先天性色素性母斑は，一般に後天性色素性母斑に比べて大きく，形もやや不整である．また，乳児期にすでに10 cm を超えるような先天性巨大色素性母斑では悪性黒色腫（メラノーマ）が発生する確率が高い（図1～3）．

鑑別疾患

悪性黒色腫……形状や境界が不規則で色むらがあり，出血や拡大傾向がある．

注意点・治療

　悪性黒色腫との鑑別においては，中心の隆起性部分や辺縁のびまん性の黒色部分を生検することが多く，臨床経過や臨床像との相関を含めて判断することになる．悪性との鑑別を行ったうえで経過観察することが多い．本人・家族の希望に応じて切除する場合，頭部では瘢痕に沿った脱毛が生じるため，禿髪を最小限にする手術方法を選択する．

参考文献

1）　大原國章 : J Visual Dermatol 20: 1043, 2021
2）　門野岳史 : J Visual Dermatol 21: 684, 2022

49. 脳回転状皮膚

大原國章

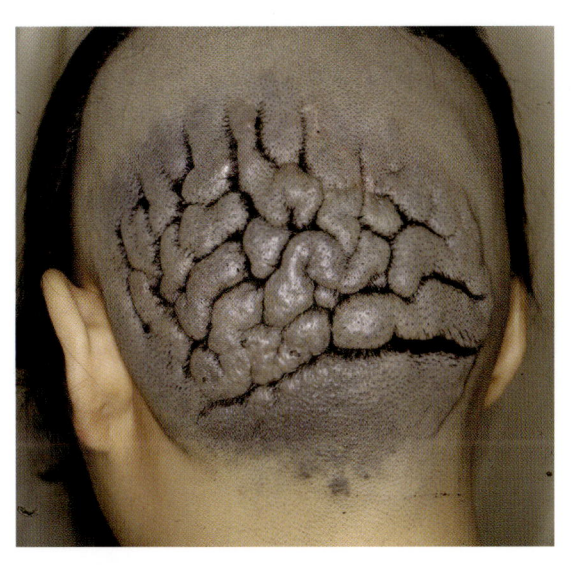

図1 20歳代，女性．脳回転状皮膚
頭部，巨大色素性母斑に生じた例．

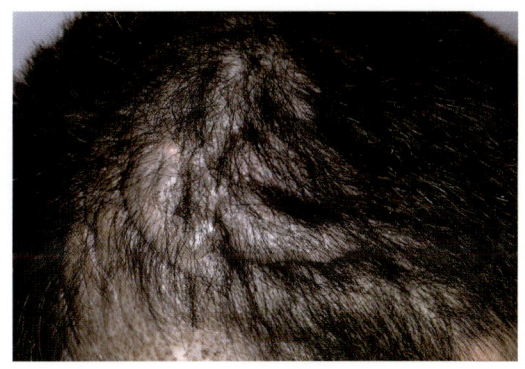

図2 15歳，男子．脳回転状皮膚
母斑の表面が太い皺曲（隆起と溝）となっている．

臨床像の特徴

脳回転状皮膚（cutis verticis gyrata）は，頭部の皮膚が肥厚し，脳表面を思わせるような皺（しわ）となった病態である．肥厚性皮膚骨膜症（pachydermoperiostosis）が有名であるが，図のように大型の先天性色素性母斑においてもみられることがある．

鑑別疾患

アトピー性皮膚炎……慢性の高度の症状を呈する例では前額部に，同様の深い皺襞（しゅうへき）を生じることがある．

注意点・治療

個々の皺を個別に修正することはできないので，可能な範囲で切除するか，tissue expanderを併用する．あるいは全切除して，かつらの着用も考慮する．

乾癬

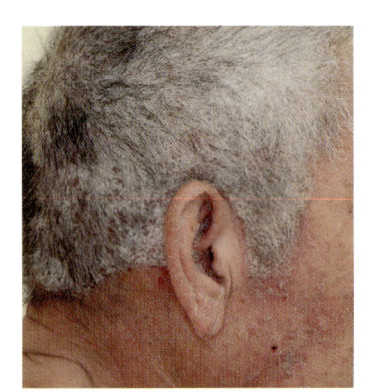

【頭部・顔】
第5章 頭（p.262）

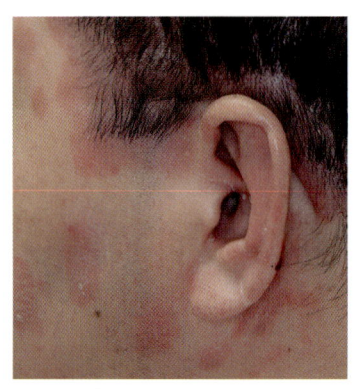

【頭部・顔】
第5章 頭（p.262）

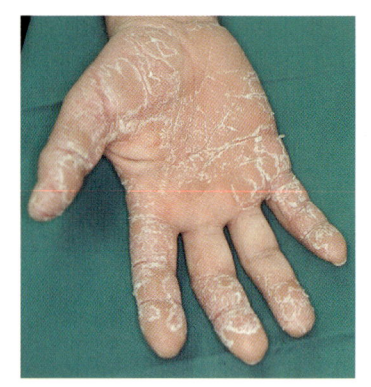

【躯幹・四肢】
第2章 手（p.81）

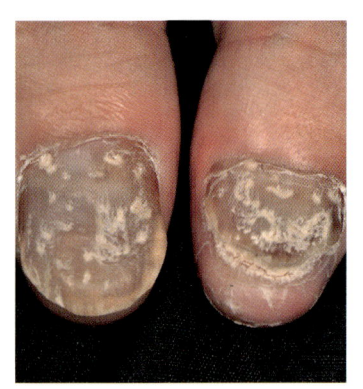

【躯幹・四肢】
第3章 爪（p.181）

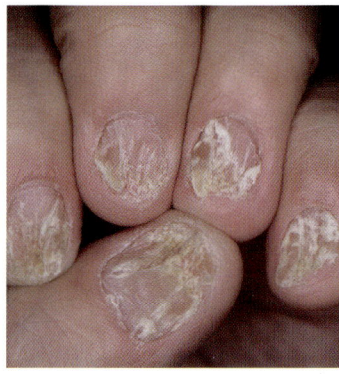

【躯幹・四肢】
第3章 爪（p.181）

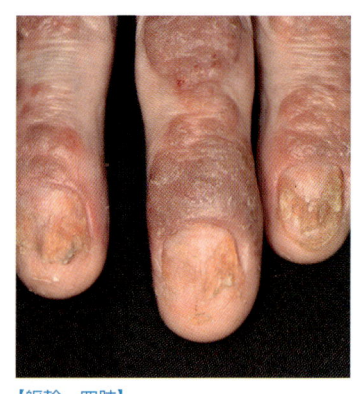

【躯幹・四肢】
第3章 爪（p.181）

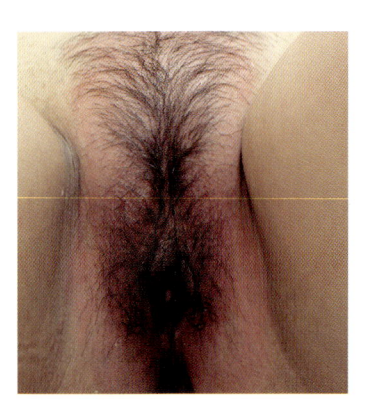

【躯幹・四肢】
第4章 陰部（p.242）

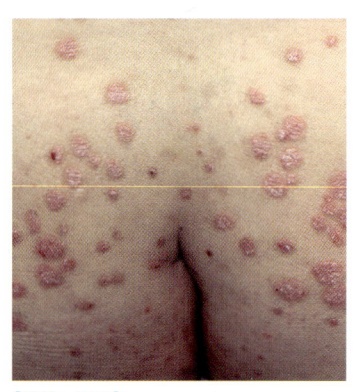

【躯幹・四肢】
第5章 臀部・肛囲（p.309）

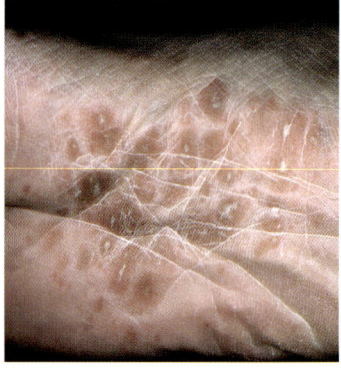

【躯幹・四肢】
第6章 足（p.343）

※青字は『好発部位でみる皮膚疾患アトラス 躯幹・四肢』の章・ページ番号

今山 修平
コレクション

1. 眼瞼の解剖学と組織学

今山　修平

まぶたの表面解剖学

　眼輪筋は，年輪のように上下眼瞼を取り囲んで（図1）目を閉じるが，骨に付着するのは正中側／鼻根側／内側だけ（図1矢印）であり，筋のそれ以外は（やはり皮内の）周囲の表情筋／皮筋と混ざり合って終わる（後述）.

　このため目を閉じる（図2）と，そのたびに眼瞼全体が正中側／鼻根側／内側に引き寄せられる（図2a）. さらに強く目を閉じると，上眼瞼の内眼角のあたり（黄矢印）は硬い凹凸ができて突出するとともに上眼瞼中央あたり（*）は平たく突出する.

　眼瞼の接触皮膚炎やアトピー性皮膚炎の症例では，上眼瞼の内眼角や中央あたりに苔癬化病変がよくみられるが，たしかに，まぶたを掻くときには目を強く閉じる（ことが多い）. また内眼角あたりが眼瞼黄色腫の好発部位であることも，同部（の結合組織）が，まばたきごとに伸縮負荷を受け続けるために血管から漏出しやすく（疎なため）貯留しやすい，と考えると理解しやすい.

　これでわかるように，閉じた状態のまぶたを対象にするのは多くの場合，皮膚科である. 一般の医療現場では，まぶたが開くか，そして見えるか否かが問題である（ことが多い）. 本項では上記の観点から，まぶた／上下眼瞼の解剖学を概説する.

目を閉じる（図1, 2）

　風／ゴミ／虫／閃光などの刺激に反射して目（まぶた）は閉じる. また（ほとんどの場合）意識を失う／眠ると目は閉じる.

　❶眼輪筋 orbicularis oculi muscle は，ま

ぶた全体をおおう薄い円盤状の横紋筋（図1）で閉眼を受け持つ. 辺縁から中心に向かって3パート：❶ⓐ眼窩部 orbital part，❶ⓑ眼瞼部 palpebral part，❶ⓒ涙嚢部 lacrimal part に分けるとわかりやすい.

　❶ⓐ眼窩部は，眼窩を広く同心円状に取り囲む. 正中側は前頭骨と上顎骨から起きて，上方では後頭前頭筋の下端と混じり，その表面側は眉毛に届き，裏側では眼瞼挙筋と混じる. 円板状に広がるため，側方／下方では周囲の表情筋／皮筋と混ざり合う.

　❶ⓑ眼瞼部は眼瞼皮膚の中を薄く広がり，反射と随意を問わず閉眼の主役である. 本邦では眼瞼の結合組織に脂肪が多いため開眼時にも，本筋の同心円状の輪郭が反映されにくい. 側方は目尻の，上下瞼板がつながる外側眼瞼縫線 lateral palpebral raphe に終わる. 眼瞼端で睫毛の裏に回り込んだ筋をとくに ciliary bundle of Riolani と呼ぶこともある.

　❶ⓒ涙嚢部は，目頭の涙腺の裏から起き（瞼板に付着するものもあるが）大部分は瞼板の直下／直上を通り抜けて外側眼瞼縫線に収斂する. 涙腺からの涙分泌／結膜表面の拡散／涙間への排液に関わる.

　眼輪筋❶ⓐⓑⓒは，顔面神経の，側頭枝 temporal branch と頰骨筋枝 zygomatic branch の支配を受けるから，末梢性顔面神経麻痺（Bell 麻痺など）では患側が閉眼できない. 中枢性の顔面神経麻痺では眼輪筋（両側性の支配を受けるため）麻痺が軽く鑑別点になる. 不随性に眼が閉じる眼瞼痙攣は，この筋によるまばたき／瞬目の制御異常と考えられ，大脳〜小脳までの伝達異常が指摘されている.

> 編註：本文中における緑字は神経に関する用語，赤字は疾患名を指します.

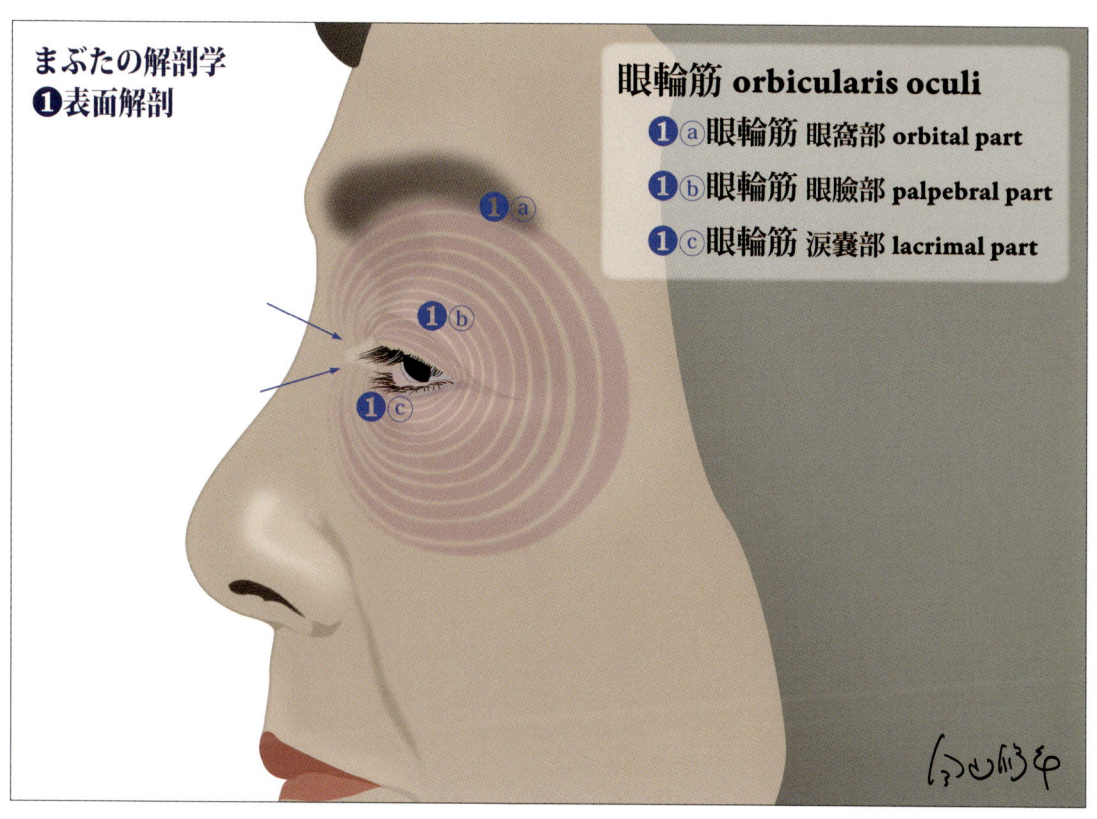

図1　まぶたの表面と直下の眼輪筋

まぶた / 眼瞼と，その中の真皮結合織内を平たい円盤のように走る眼輪筋 orbicularis oculi muscle を透過して示す．
まばたき / 瞬目を含め，この眼輪筋の収縮によりまぶたは閉じる．
筋は正中側 / 鼻根側 / 内側では骨に付着する（矢印）が，それ以外では皮内に留まる．このため収縮のたびに眼瞼全体
が正中側 / 鼻根側 / 内側に少しずれる．眼輪筋の上・外・下側の辺縁では，（やはり皮内に存在する）周囲の表情筋 / 皮
筋と混ざり合う．

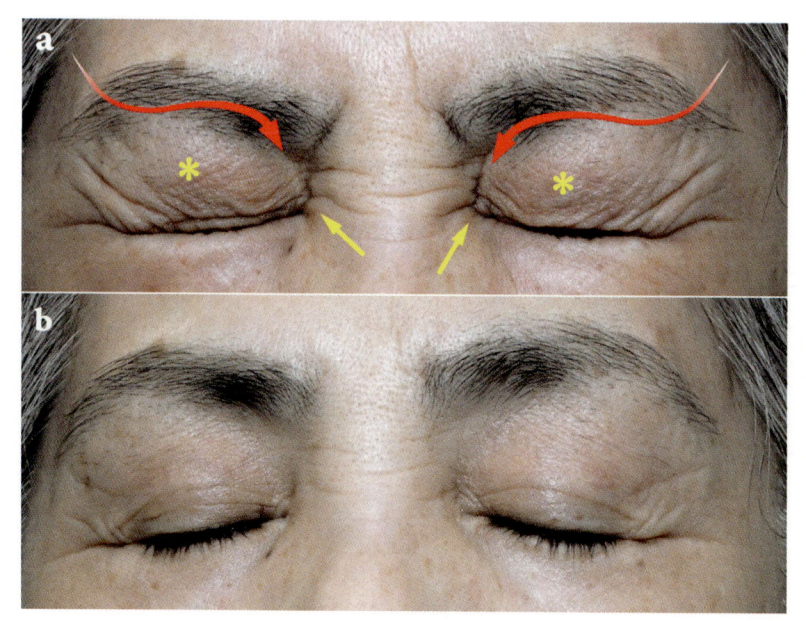

図2　まぶたを閉じた時の表面変化

a：眼輪筋を強く収縮させると目がかたく閉じる．すると骨に付着する正中側 / 鼻根側 / 内側に眼瞼の全組織が引き寄せられ（赤矢印），その結果，内眼角のあたり（黄矢印）の皮膚が折り畳まれて硬く突出する．同時に上眼瞼の中央のあたり（＊）も平たく突出する．

b：ふつうに目を閉じるときも，あるいは瞬目 / まばたきの閉眼でも，上下眼瞼は内側にずれる．このため，いずれ目尻に放射状のシワ（カラスの足跡）が現れる．

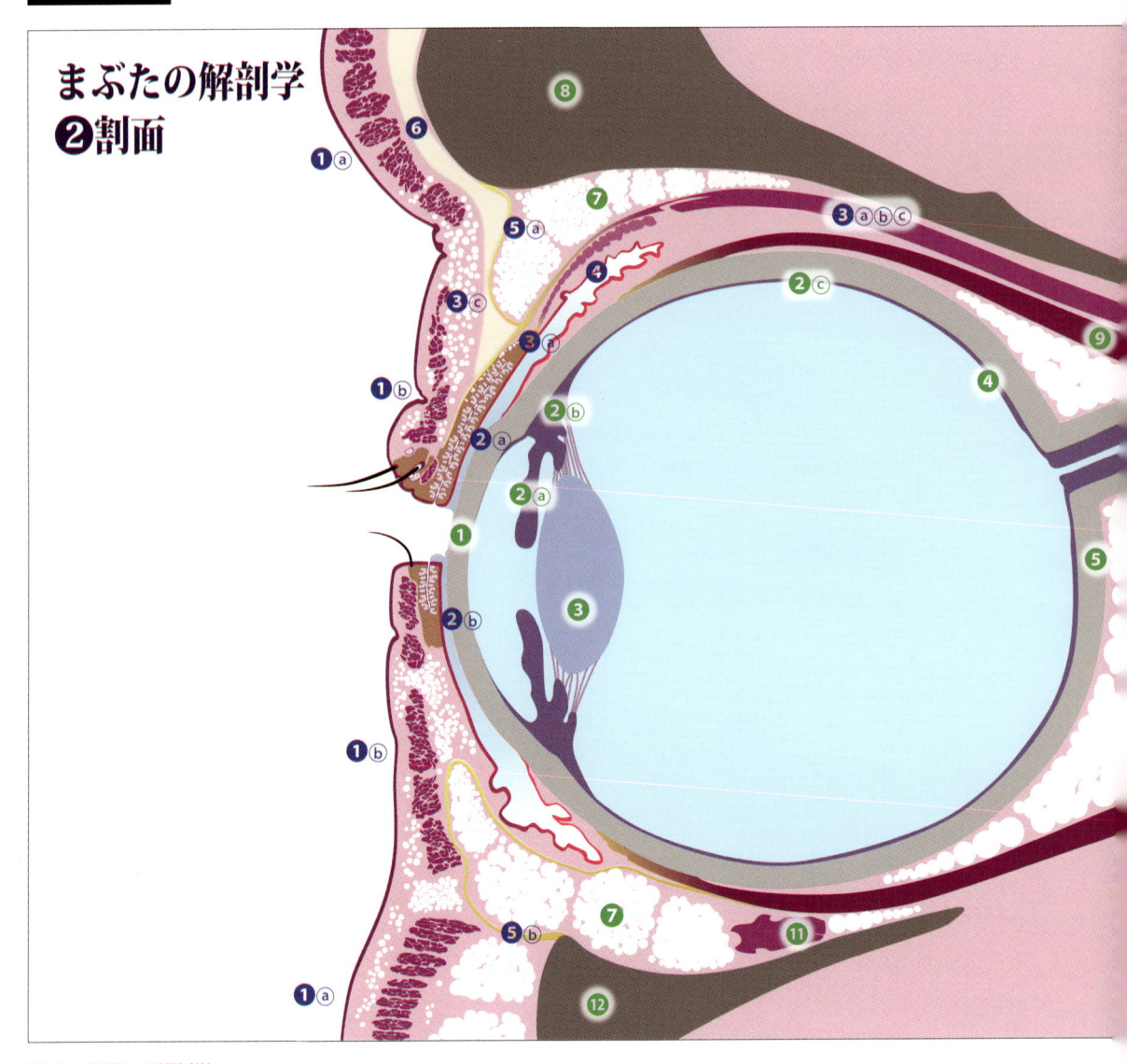

図 3　まぶたの解剖学
多くの本邦人（いわゆる Mongoloid）の眼球正中割断面を示す．本文にて，同じ番号・記号にて解説した．
・本邦では，まぶた / 眼瞼の結合組織に小脂肪が散在ときに小塊を成しているために（他の人種と比較して）厚ぼったい．
・目を閉じる眼輪筋❶ⓐⓑⓒ（図1）は，眉〜上眼瞼〜下眼瞼〜上頬までの真皮結合組織に小さな束として並んでいる．
　老人では不規則かつ減少する．

目を開ける（図 3）

　目を開けてあたりを見まわす日常の生命活動に加えて，音に驚いて目が覚めたり恐怖にかっと見開く反射でわかるように，目を開けることは覚醒とほぼ同義である．たしかに上眼瞼挙筋により目が開くと（後述），その裏の Müller 筋の受容体刺激を介して交感神経緊張状態になるなど，開眼に関わる筋群は意識下に，自律神経中枢と濃密に関係している．

　目が閉じている間，まぶたはピタリと閉じて眼が乾くことはない．まぶた / 上下眼瞼の接合面が平面的に密着することに加えて，上下の瞼板（❷ⓐ，❷ⓑ）の中に整然とならぶ皮脂腺 / 瞼板腺 /Meibom 腺からの脂によりシールされるからである．この，上下の瞼板が（眼球の球面に沿って）後ろに引き寄せられると，目が開く．

　❸上眼瞼挙筋 levator palpebrae superior muscle は上眼瞼の瞼板❷ⓐに収斂する横紋筋 /

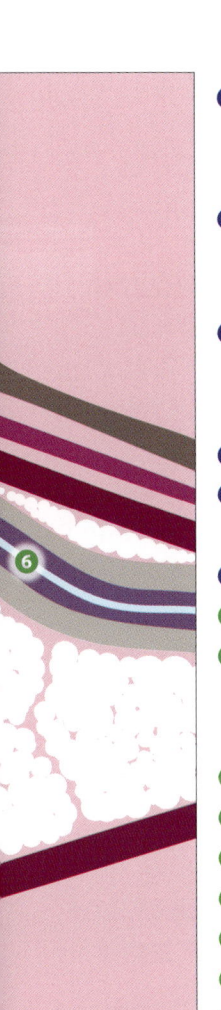

❶ⓐ眼輪筋 眼窩部 orbicularis oculi, orbital part

ⓑ眼輪筋 眼瞼部 palpebral part

ⓒ眼輪筋 涙嚢部 lacrimal part この面には含まれない

❷ⓐ瞼板（上） tarsus 中に眼瞼 / 皮脂 /Meibom 腺が整然と配列

ⓑ瞼板（下） tarsus やはり眼瞼 / 皮脂 /Meibom 腺が整然と配列するが
下眼瞼の瞼板は幅が狭く少ない

❸ⓐ上眼瞼挙筋 深層 ＝ 薄い膜になって瞼板❷ⓐに収斂

ⓑ上眼瞼挙筋 中間 ＝ 細い枝になって皮膚に届く（図示していません）

ⓒ上眼瞼挙筋 表層 ＝ 上行して眼窩隔膜❺ⓐに連なり眼窩脂肪を包む

❹瞼板筋 /Müller 筋 ← 横紋筋ではなく平滑筋

❺ⓐ眼窩隔膜 上眼瞼 ← 皮膚側（眼窩外）と眼窩内の境界

ⓑ眼窩隔膜 下眼瞼 ← 皮膚側（眼窩外）と眼窩内の境界

❻線維脂肪組織 fiboroadipose tissue

❶角膜 cornea

❷ⓐぶどう膜 uvea 虹彩 iris

ⓑぶどう膜 uvea 毛様体 ciliary body

ⓒぶどう膜 uvea 脈絡膜 choroid

❸水品体 / レンズ lens

❹網膜 retina

❺強膜 sclera

❻視神経 optic nerve

❼眼窩内脂肪 orbital adipose tissue

❽前頭骨 frontal bone，眼窩上縁 supraorbital margin

❾上直筋 superior rectus

❿下直筋 inferior rectus

⓫下斜筋 inferior oblique

⓬上顎骨 maxilla

・目を開ける主役は眼瞼挙筋❸ⓐⓑⓒで，後方から伸びて来て 3 層に分かれる．もっとも眼球側の層❸ⓐが，瞼板❷ⓐの前面の下 1/2-2/3 に広く接着する（→図 4 右に赤矢印で示す）．この接着が経時的 / 暴力的に損なわれると 腱膜性眼瞼下垂 が起きる．

・眼窩・眼窩内構築・眼球および動眼筋（直筋・斜筋）群については名称のみを，緑色で示す．

随意筋で，動眼神経 oculomotor nerve の制御を受ける．ふだんの開眼はこの筋の収縮による．この 上眼瞼挙筋❸は，眼窩後方の視神経管の前上方から起きて（眼球を動かす❾上直筋 superior rectus の上を）前方に走りながら薄く，扇状 / 三角形に広がり，最後は線維性の薄膜 ＝ 腱膜 aponeurosis となり，3 層ⓐⓑⓒに分かれる．

❸ⓐすなわち，もっとも眼球側の深層こそ，瞼板❷ⓐの前面を覆いながら下 1/2-2/3 に広

く接着して瞼板を持ち上げる主役である．両者の結合は密な弾性線維によるが，経時的に次第にゆるむため，高齢化とともに眼瞼下垂が増える．加齢のほか，まぶたをこすり続けるアトピー性皮膚炎，コンタクトレンズ装着脱，白内障手術術後などにも，この接着の損傷による眼瞼下垂がみられる（腱膜性眼瞼下垂）．

❸ⓒ もっとも表層に近い層は，上向きに反転して，（前頭骨 frontal bone の 眼窩上縁 supraorbital margin から降りてきた）❺ⓐ眼

窩隔膜 orbital septum/diaphragm につながる．この結合織性被膜により，眼窩内の脂肪組織は袋のようにして包み込まれるから，これが弛緩すると上眼瞼が膨らんでかぶさるようになる．

❸ⓑ（❸ⓐと❸ⓒの）両層の間では，細い枝先のように放射されて，眼輪筋の隙間を通り抜けて，眼瞼皮膚に終わる．目を開けると上眼瞼にシワがよってジャバラのようになるのはこのためとされているが，本邦では（眼瞼に脂肪が多くて厚いため）不鮮明なことが多い．

❹上瞼板筋 superior tarsal muscle of Müller は，上述の上眼瞼挙筋❸の下で瞼板❷ⓐの上端に収斂する平滑筋（上眼瞼挙筋は横紋筋）で，交感神経 sympathetic nerve 支配下にあり，頸部交感神経麻痺/Horner 症候群では，この収縮が阻害されて眼瞼下垂が起きる（＋同側の縮瞳，発汗低下など）．同じ筋が下眼瞼にもあって下瞼板筋 inferior tarsal muscle of Müller と呼ばれるが，本邦における解剖学的検討では乏しいことが多く，下瞼板への収斂はほとんど確認されていない．

図示していないが，後頭前頭筋 occipitofrontal muscle も開眼にかかわる．この筋は主に顔面神経の（後頭の部分は交感神経の）支配を受けていて，この収縮により眉毛が上がる．前述の眼瞼下垂などにより上眼瞼がうまく上がらないときには，この筋が収縮することにより（額にシワがよるが）上眼瞼は持ちあがって目が開く．

顔面神経に障害が起きると，そのレベルに応じてまぶたにも異常がみられる．

まぶたの知覚

上眼瞼の皮膚は三叉神経Ⅰ枝 ophthalmic nerve の支配を，下眼瞼の皮膚は三叉神経Ⅱ枝 maxillary nerve の支配を受けている．

上眼瞼の皮膚に分布する三叉神経Ⅰ枝 ophthalmic nerve は，三叉神経の一番上の枝で細く，知覚神経だけである．皮膚：鼻 nose，眼瞼 eyelids，前額 forehead，頭 scalp の

前半分の知覚と，粘膜の，眼球 eyeball，涙腺 lacrimal grand，結膜 conjunctiva，鼻粘膜 nasal mucosa の一部分の知覚を受け持つ．

下眼瞼の皮膚に分布する三叉神経Ⅱ枝 maxillary nerve は，三叉神経節から皮膚に出て，鼻翼 nasal ala，下眼瞼，頬 cheek と上口唇 upper lip の皮膚と粘膜の知覚を受け持つが，この枝は顔面神経（運動神経）facial nerve と交通している．顔面神経は，その交感/副交感神経により血管運動も支配している．

まぶたの血管とリンパ管

眼瞼は，末梢でアーケードになる2本の動脈 1．内頸動脈 internal carotid artery → 眼動脈 ophthalmic artery → 内側眼瞼枝 medial palpebral branches および，2．涙腺動脈 lacrimal artery → 外側眼瞼枝 lateral palpebral branches で栄養されている．

眼瞼の静脈系は，眼瞼結膜からの静脈と合流して眼角静脈 angular vein/顔面静脈 facial vein に入り，胸鎖乳突筋の裏の，内頸静脈 internal jugular vein に入る．これに対して，眼球の側の結膜静脈 bulbar conjunctival vein は，眼球表面の直筋群を走って，上下の眼静脈 ophthalmic vein に入り，海綿静脈洞 cavernous sinus に入る．

まぶたのリンパ液は，外側は前額/側頭からのリンパ流が集まる耳前部の浅耳下腺リンパ節 superficial parotid nodes に流入し，内側では鼻根を通って下顎角のあたりの顎下リンパ節 submandibular nodes に流入して，結局は胸鎖乳突筋の前後に流れていく．

まぶたの結合組織（図 4）

体表の大部分では，真皮結合組織≒網状層は内部諸臓器を（一定の表面積に）封入して生物種としての形状と機能を維持する役割を果たしている．張力は膠原線維束が，変形を元に戻す収縮力は弾性線維が担う．

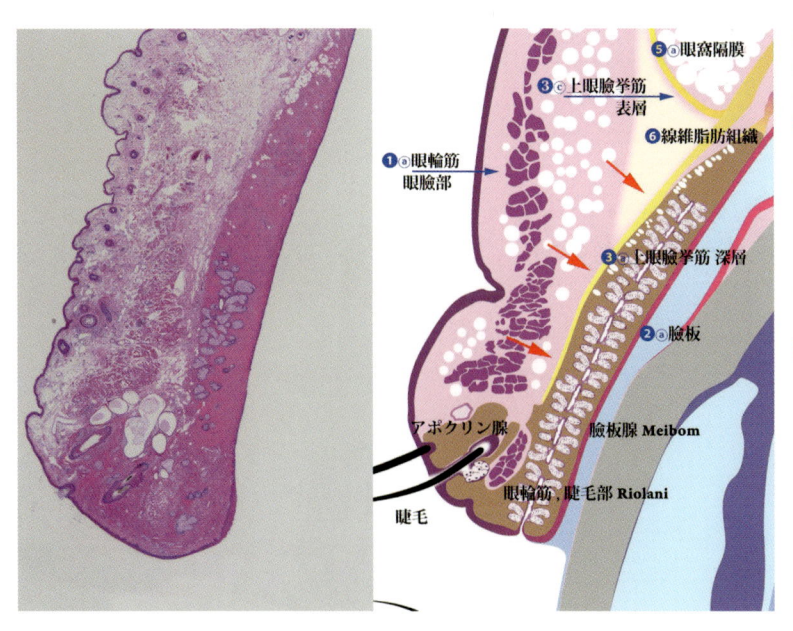

図4　上眼瞼ほぼ中央の割断面の組織（左）と対応する解剖のイラスト（右）

赤矢印にて，眼瞼挙筋の深層／眼球側❸ⓐが，瞼板前面に広く接着する様子を示す．両者の接着は，開閉眼（まばたきを含む）のたびに挙上がくり返されて弛緩しやすいが，加えて本邦では眼瞼の結合組織が厚い≒重いこともあり，高齢者には腱膜性眼瞼下垂がよくみられる．

図中ラベル：
❺ⓐ眼窩隔膜
❸ⓒ上眼瞼挙筋 表層
❶ⓑ眼輪筋 眼瞼部
❻線維脂肪組織
❸ⓑ上眼瞼挙筋 深層
❷ⓐ瞼板
アポクリン腺
瞼板腺 Meibom
眼輪筋，睫毛部 Riolani
睫毛

6　今山修平コレクション

　これに対して眼瞼は，骨のくぼみ（眼窩）にきれいに収まっている眼球の蓋であるため，封入のための張力が不要であり，収縮は筋肉が遂行する．このため眼瞼の真皮結合組織では膠原線維は細く疎に構築されていて張力を発揮せず（≒ケロイド keloid が生じにくい），弾性線維も乏しい（眼瞼挙筋❸ⓐと瞼板❷ⓐとの結合部には密な弾性線維がある）．疎な膠原線維の間に，小さな塊状の筋：表面と平行な眼輪筋❶ⓑと，奥／下方から枝のように伸びた眼瞼挙筋❸ⓑの線維束（腱膜）がみえる．

　脂肪に関しては，欧米の解剖学書では眼瞼に脂肪がほとんどないが，本邦では，1.眼瞼の結合組織内のどこにでも小さな脂肪が散在し，2.脂肪と細い膠原線維とが絡まった線維脂肪組織❻が（眼輪筋❶ⓐ，ⓑと眼窩隔膜❺ⓐの間に）厚く介在する．このため眼瞼は厚いことが多い．

眼窩の内外を分ける隔膜（図4）

　眼窩の内と外とは，眼窩隔膜 orbital septum/diaphragm ❺ⓐⓑ より分かれている．外側＝皮膚側の，軟部組織の感染症を眼窩隔膜前蜂窩織炎 preseptal/preorbital cellulitis と総称するのは，この部分が一体となって腫脹

することが多いからで，近傍皮膚表面または結膜側の感染症・外傷・虫刺・結膜炎・霰粒腫などから連続性または続発性に起きる．皮膚側であるため発赤・腫脹・自発／圧痛があって，感染症であることがわかりやすい．

　これに対して眼窩蜂窩織炎 orbital cellulitis は，眼窩隔膜❺ⓐⓑの内側の，眼窩内（主に脂肪組織）の感染症であるため表面からわかりにくい．しかし目を動かしにくい・目を動かすと痛い・見えにくい・眼球突出などの症状があり，もちろん感染症であるから発熱・倦怠感なども検知される．近接する篩骨洞炎 ethmoid sinusitis や前頭洞炎 frontal sinusitis からの連続性のことが多いが外傷・歯・血行性感染もある．小児では好気性菌が多いが，15歳以上では好気性菌と嫌気性菌の混合感染が増える．稀だが糖尿病や免疫抑制患者では真菌が原因のことがある．

> **著者注記**
> 解剖学用語の表記にはラテン語・ドイツ語・英語が混在するので本項では Gray's Anatomy（Churchill Livingstone）に準拠して英語 or 英語化したラテン語の順に記載した．共通の場合は英語のみ記した．
> イラスト作成には自験を基に，Gray's Anatomy，臨床応用局所解剖図譜（医学書院），分担解剖学（金原出版）を参考にした．

2. 口唇の解剖学と組織学

今山　修平

はじめに

本項では，

1) 表面解剖：外からみえる口唇
2) 解剖：口唇を制御する筋と神経
3) 組織：赤唇と皮膚と粘膜

を，写真（図1）とイラスト（図2，3）を用いて解説する．すべて皮膚の側からみえる順に（筋もメスを入れてみえる順に）図示する．

表面解剖学（図1）

1）口唇はどこまで

口を膨らませると（歯と歯槽から離れて）プクッと浮きあがる領域が解剖学の口唇 Lips, Labia oris と頬 Cheeks, Buccae であり，頬（頬筋）に力を入れると口唇だけが浮く．すなわち解剖学的口唇とは，鼻の下縁から左右の鼻唇溝 Nasolabial fold, Sulcus nasolabialis をたどり，その下端から（皮表に線はないが）弧を描くように正中に下行してオトガイ唇溝 Mentolabial sulcus, Sulcus mentolabialis（オトガイ突起 Mental protuberance, Mentum の上を横に走る）に終わる皮膚領域である（図1）．

これに対して一般にくちびる/唇と言うときは，上下一対の紅い赤唇 Red lip, Vermilion を指すことが多い．このため臨床の現場では（あえて赤唇とは言い直さず）あいまいにして会話することが多い．

以下本項では，解剖学の皮膚領域を口唇，上下一対の紅い部分を赤唇，社会的な赤唇のあたりを漠然と言うときにくちびる/唇，と記載する．

2）外からみえる口唇

赤唇は，両端が鋭角の唇交連 Commissure, Commissura labiorum で開閉するため上下に分ける．赤唇の境界を赤唇縁 Vermilion border と言う．上赤唇では折り紙の角のように明瞭だが，下赤唇では丸く隆起して曖昧に皮膚へ移行する．よくみると，上下ともに赤唇の紅色は赤唇縁の内側で不規則に消退している．このため赤唇縁はすでに皮膚色である（図1）．

赤唇の表面は平たいが，ジャバラのような縦溝が数ミリ（1-5 mm）間隔に並走している．内部の結合組織内を同心円状に走る口輪筋の伸縮の反映である．ジャバラは赤唇の赤唇縁を越えて皮膚側に数ミリ（＜5 mm，個体・年齢差あり）伸びている．さらによくみると，並走するジャバラの間に，斜交する浅い溝もあって皮野に似た模様もある．これらの赤唇表面の溝は自然環境・社会生活・加齢により（下赤唇の方がより強く）不規則化する．赤唇縁の 2-3 mm 外側からうぶ毛/須毛がみえはじめる．

上口唇正中の，縦の溝/陥凹を人中 Philtrum と言い，縁取りを人中隆起 Philtral ridges と言う．発生学的に（→ p.287 参考1：発生学），両側から伸びてくる上顎突起と，中央の内側鼻突起が融合して上口唇ができあがるが，その融合のなごりの線である．周知のとおり，その不都合により口蓋裂を始めとした奇形が生まれる．

紅色→皮膚色への変化は，1）直下を通る血流量＝単位面積あたりの赤血球数，の減少と，2）粘膜上皮（光をよく透す）から角化表皮（光を散乱する）への移行，による．よくみると赤唇の紅色は，成長・加齢と共に次第に不均一になり，紅くない部分が現れてまだらになる．濁るのは，肥厚したり角化が進行したりして透光

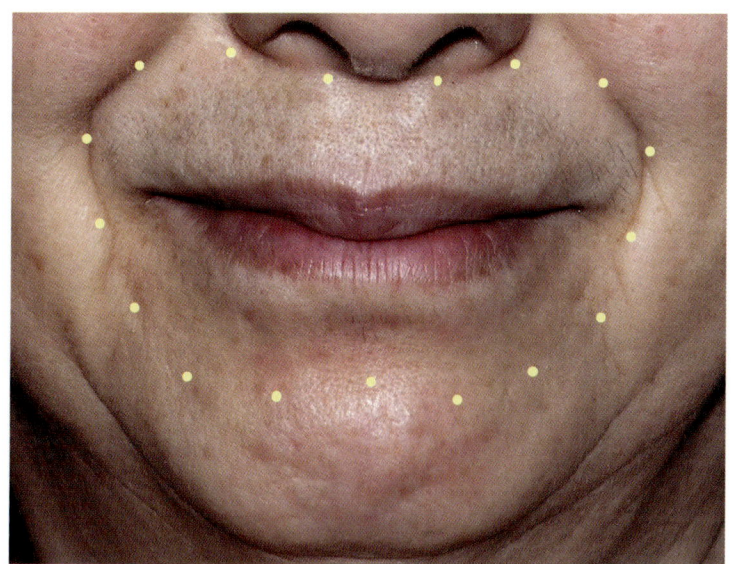

図1　表面解剖学　口唇の範囲を示す

解剖学的に口唇とは（黄点で示すように）上は鼻の下縁まで，左右は鼻唇溝まで，鼻唇溝の下端から弧を描くように正中下方に向かい，下はオトガイ唇溝に終わる領域，である．中央に消化管が開口しており，その露出粘膜を赤唇と呼ぶ．上赤唇では明瞭な赤唇縁として，下赤唇では丸く隆起してあいまいに皮膚へ移行する．赤唇の紅色は赤唇縁の手前で不規則に消退する．赤唇表面のジャバラの様な縦溝は赤唇縁を越えて皮膚側に数 mm 伸びて終わる．赤唇縁の 2-3 mm 外側からうぶ毛／須毛がみえはじめる．日常的には口を膨らますとプクッと浮く領域と言え，内面は粘膜に裏打ちされ，表面は表皮が覆う皮膚であり，結合組織内を顔面筋（群）が走る．

性が落ちた（→組織学）ことによる．そもそも赤唇の色調は人種・個体差が大きく，メラニンが多い個体では紅色が弱い．

3）裏返してみえる口唇粘膜

　口唇を反転させると濡れた粘膜がみえる．よくみると 3-5 mm の白いツブツブの小唾液腺（口唇腺）が透けてみえる（→「組織学」項）．ふだんの（反転させない）口唇の内側の粘膜は唾液を介して歯と歯槽に面している．その隙間を口腔前庭 Vestibulum oris と言い，ふだんは狭いが口を膨らませると浮いて広がる．しばしば食餌片（海苔など）がここに溜まるが，上の前庭に貯留しやすく，そうした異物が即時反応によりクインケ／血管浮腫 Quincke's edema/ angioedema を起こすことがある．なお歯が並んでいるハグキ／歯茎の全体を歯槽，歯に近い（角化するために白くみえる）部分を歯肉，と分ける．

　頬と口唇に境界はなく，口を膨らませて浮く頬の内側が頬粘膜であり，口腔内からみれば口腔前庭の外壁を成して口唇に続く．外側は皮膚，内側は粘膜，結合組織内に横紋筋（頬筋など）があることも口唇によく似る．

解剖学（図2）

1）口唇を動かす筋と神経

　首から上の頭と顔にある筋群を特に頭部筋群と呼び，さらに顔面筋／浅頭筋群 Facial muscles と咀嚼筋群 Masticatory muscles に分ける．

2）顔面筋／浅頭筋群

　顔面筋群は（横紋筋のほとんどが骨格筋 skeletal muscles であるのに対して）皮膚の結合組織の中で終わる皮筋 skin/subcutaneous muscles であり，口・眼・鼻・耳の周囲に分布してその開閉などを担う．口唇が最もよく発達している．結合組織の膠原線維束に終わるため，その収縮・弛緩の強弱と組合せにより皮表には繊細な凹凸と陰影が発現される．このためヒトでは表情筋 mimetic muscles とも呼ばれる．顔面（第Ⅶ脳）神経 Facial（Ⅶ cranial nerve）の支配を受ける（→ p.287 参考1：発生学）．

　以下，手術または剖検時にみえてくる順に，口唇の挙動に関わる筋群を説明する（図2）．

A すぐに見える筋

ⓐ口輪筋 Orbicularis oris：赤唇のまわりを輪

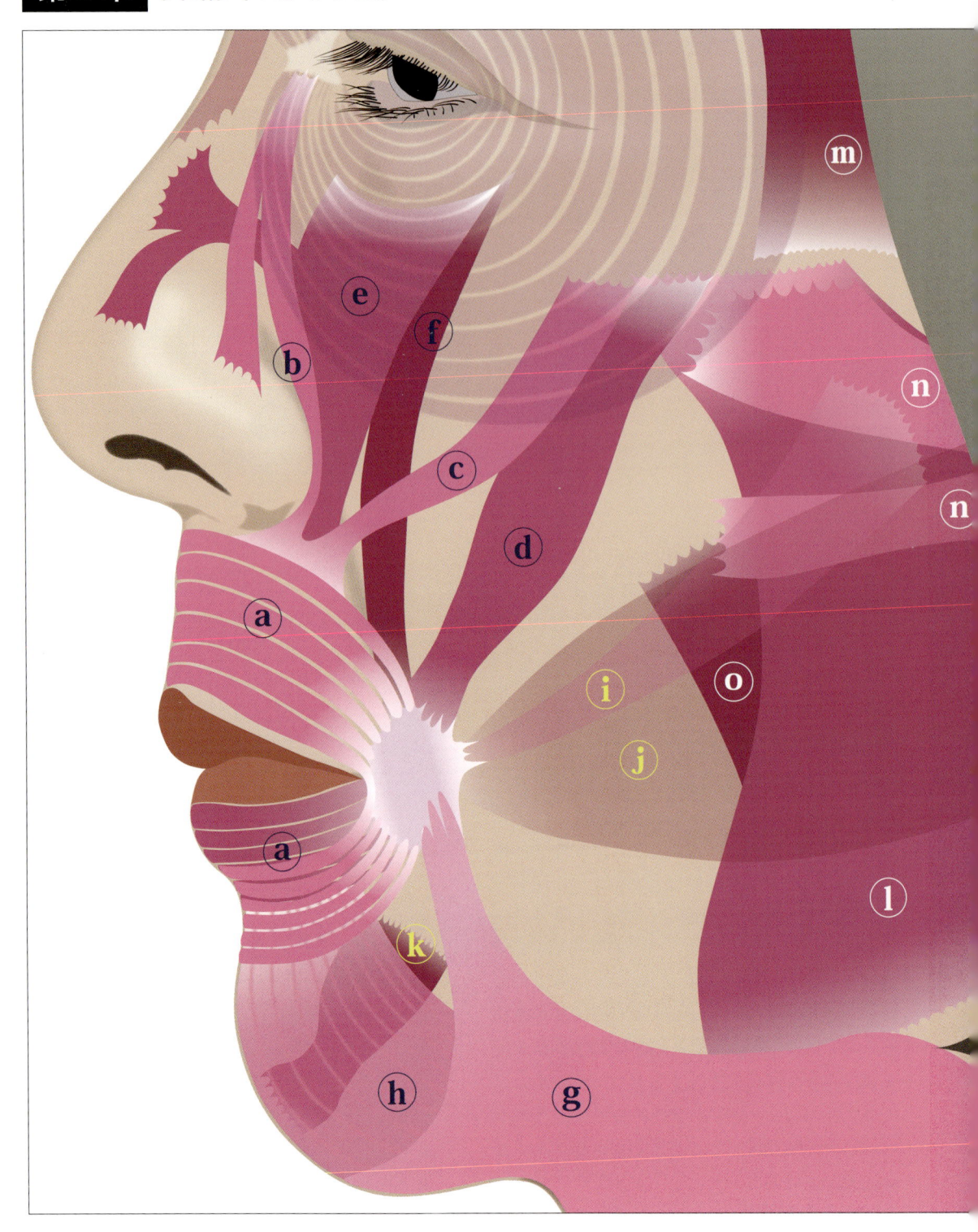

皮切後すぐにみえてくる筋

ⓐ **口輪筋** Orbicularis oris

ⓑ+ⓒ **上唇鼻翼挙筋 + 小頬骨筋**
Levator labii superioris alaeque nasi
+ Zygomaticus minor

ⓓ **大頬骨筋** Zygomaticus major

ⓔ **上唇挙筋** Levator labii superioris

ⓕ **口角挙筋** Levator anguli oris

ⓖ **口角下制筋 + 広頸筋**
Depressor anguli oris+ Platysma

ⓗ **下唇下制筋 + 広頸筋**
Depressor labii inferioris+ Platysma

脂肪や別の筋の下の筋

ⓘ **笑筋** Risorius

ⓙ **頬筋** Buccinator

ⓚ **オトガイ筋** Mentalis

さらに下の咀嚼筋群

ⓛ **咬筋** Masseter

ⓜ **側頭筋** Temporal

ⓝ **外側翼突筋** Lateral pterygoid

ⓞ **内側翼突筋** Medial pterygoid

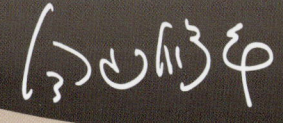

図2　解剖学　口唇を動かす顔面筋と，下顎を動かす咀嚼筋を示す
皮膚手術の時にみえてくる順に，淡く→濃く描いた．ただし咀嚼
筋群ⓛⓜⓝⓞをみせるために，本来は濃いⓙⓚを淡く描いた．
頭と顔にある筋群を顔面筋/浅頭筋と咀嚼筋群に分ける．前者は，
皮膚の結合組織の中で終わる皮筋で，口・眼・耳・鼻の周囲によ
く発達してその開閉を担う．顔面（第Ⅶ脳）神経の支配を受ける．
後者は下顎骨に分布する骨格筋で，咬む/咀嚼をになう．左右4対
あり，三叉（第Ⅴ脳）神経の第3枝（下顎神経）の支配を受ける．

状に走るが，その遠位端は放射状に伸びる細い筋線維に連なる．基本的には口を閉じるが，口笛を吹いたり口をとがらせたりする．口唇の生検組織にて結合組織内にみえる横紋筋線維の多くはこれ．

ⓑ上唇鼻翼挙筋 Levator labii superioris alaeque nasi：内眼角のあたりから起きて鼻翼と上口唇に分布し，これらを引き上げる．

ⓒ小頬骨筋 Zygomaticus minor：頬骨から起きて上口唇に分布し，これを後上方向に引き上げる．

ⓓ大頬骨筋 Zygomaticus major：ⓒと同じく頬骨から起きて口角に分布し，これを外上方向に引き上げる．

ⓔ上唇挙筋 Levator labii superioris：上顎骨の眼窩下縁から起きて，膜様に鼻梁に広がる枝と上口唇とに分枝し，これらを引き上げる．

ⓕ口角挙筋 Levator anguli oris：上顎骨の犬歯窩 Canine fossa から起きて口角に分布し，これを引き上げる．

ⓖ口角下制筋 Depressor anguli oris + Platysma：広頚筋からの枝分かれと下顎骨下縁から起きる筋が合流して口角に分布し，これを引き下げる．

ⓗ下唇下制筋 Depressor labii inferioris + Platysma：広頚筋からの枝分かれと下顎骨のオトガイ孔あたりからの筋が合流して下口唇に分布し，これを外側下方に押し下げる．

B 皮下脂肪の下 and/or 上記筋群ⓐ〜ⓗの下の筋

ⓘ笑筋 Risorius：耳下腺筋膜から起きて広頚筋にもつながりながら口角に分布する．この収縮でえくぼができる．この下方の咀嚼筋群がよくわかるように図2では淡く描いてある（ⓙも）．

ⓙ頬筋 Buccinator：上顎骨の大臼歯（奥歯）側面から起きて下顎骨の大臼歯側面あたりに終わる広い筋で，頬を口腔に押し付ける内圧維持の主役．口許をキリリと引き締める．麻痺すると食事がこぼれる．

ⓚオトガイ筋 Mentalis：下顎骨の突起（顎体基部）から起きて下口唇に分布する．この収縮によりオトガイ部が突出する．

3) 咀嚼筋群

下顎骨に終わって，下顎骨による運動すなわち咀嚼はもちろん歯ぎしりなど，下顎骨の前後左右の動きを担う筋を咀嚼筋群と呼ぶ．4対のうち咬筋と側頭筋は明瞭な筋膜 true fascia を持つ．すべて三叉（第Ⅴ脳）神経 Trigeminal（Ⅴ cranial）nerve 第3枝（下顎神経 Mandibular nerve）の支配を受ける（→ p.287 参考1：発生学）．言うまでもなく三叉神経は，第1枝（眼神経）と第2枝（上顎神経）は知覚神経だけであるが第3枝は体性運動性との混合神経である．

ⓛ咬筋 Masseter：頬骨弓から出て下顎角の外側面に終わる．この咬筋の前縁と，内側の頬筋との間の空間にある頬脂肪体（透明な脂肪塊）は飢餓状態まで失われないから，この脂肪が消費されて頬が落ちるのは重大な事態のことが多い．

ⓜ側頭筋 Temporal：側頭に扇のように広がって頭蓋骨の側頭窩を埋めながら頬骨弓の内側を通り抜けて下顎骨の筋突起に収斂する．歯を食いしばるのはこれ．

ⓝ外側翼突筋 Lateral pterygoid：側頭下窩にあり，外側は筋突起と側頭筋に覆われる．翼状突起の外側面などから起き，水平・後方に走行して下顎骨の関節突起に終わる．

ⓞ内側翼突筋 Medial pterygoid：外側翼突筋の下方にあり，翼状突起の内側（翼状窩）から起きて下後外側へ走行し，下顎角内側面に付着して終わる．

組織学（図3）

口唇の矢状断の組織を，赤唇→移行部→周囲皮膚の順に観察し，最後に，口を開けてみえる口唇粘膜を示す．さらに裏返すと歯と歯槽（ハグキ）に面する粘膜がみえるが今回は図示しない（→ p.288 参考2：粘膜）．

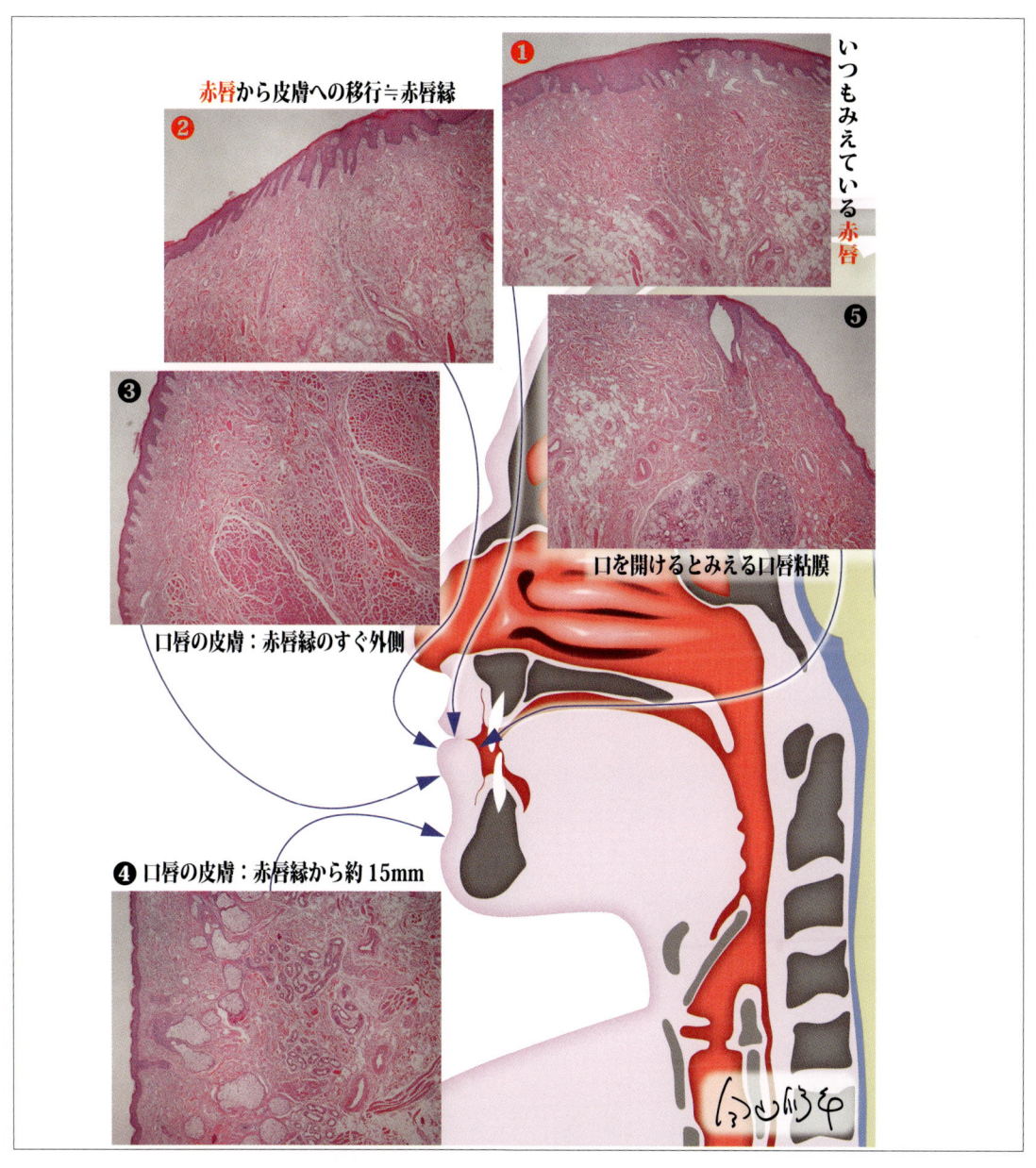

赤唇から皮膚への移行≒赤唇縁

❶いつもみえている赤唇

口を開けるとみえる口唇粘膜

❸

口唇の皮膚：赤唇縁のすぐ外側

❹口唇の皮膚：赤唇縁から約15mm

6

今山修平コレクション

図3　組織学　下口唇の表から裏までを示す

❶いつもみえている赤唇は露出した粘膜であり，上皮は錯角化して厚い．みえなくなる（右側）と上皮は薄くなる（→❺）．
❷赤唇から皮膚へ移行する赤唇縁では，厚い上皮（右上）から急に表皮（左下）に変わる．よくみると顆粒層があり，角層に核はない．
❸赤唇縁のすぐ（2-3 mm）外側には付属器がない．直下の口輪筋の束（右半分）のために隆起している．
❹さらに離れた（約15 mm）下口唇の皮膚は，ふつうの顔面の皮膚であり，口輪筋と下唇下制筋の末端が網状層内に終わっている．
❺一方，口を開けるとみえる赤唇の裏の粘膜は，自由表面（何にも触れない）であるために上皮が薄い．唾液腺（口唇腺）がみえる．さらに口唇を反転すると歯牙に面する部分の粘膜がみえ，さらに反転させると歯槽（ハグキ）に面する部分の粘膜までが見える（省略）．
注：解剖学用語にはラテン語・ドイツ語・英語が混在するので本項では Gray's Anatomy（Churchill Livingstone）に準拠して英語 or 英語化したラテン語（ラテン語）の順に記載する．
作図には Gray's Anatomy（Churchill Livingstone），臨床応用局所解剖図譜2（医学書院），分担解剖学1（金原出版）を参考にした．

1) いつも見えている赤唇

外気に露出した粘膜である. 錯角化した厚い重層扁平上皮に覆われており, 基底側の凹凸がよく発達している. 外界に露出してさまざまな物理的/化学的負荷を受けるため下赤唇には特に, 紫外線などによる日光角化症, 接触による刺激性/アレルギー性口唇炎, 扁平苔癬, 有棘細胞癌などの上皮の病変が起きやすい.

赤唇の結合組織(粘膜固有層)浅層には拡張した血管(後毛細血管細静脈)がみられる. 静脈系が主体であるため口唇チアノーゼ labial cyanosis がすぐに現れる. しかし深層は(皮膚の真皮網状層と似て)太く直線的な膠原線維束が密に交錯しており, 赤唇が(粘膜とは言え, 露出した皮膚と同様の)伸縮と摩擦の負荷を分担していることがわかる. その下方には小さな脂肪小葉が, 縦に走る膠原線維束の隙間に介在する. よくみると口輪筋の末端も膠原線維束の隙間に介在している.

基本的に赤唇には付属器はないが, 毛のない脂腺 sebaceous gland が, 皮膚側ほど密に分布する. 径1-2 mm になると黄色点にみえて Fordyce spots 斑と呼ばれる. 成人の下赤唇にはさまざまの程度に日光弾力線維症がみられる. 赤唇は, 炎症時の浸潤細胞が形質細胞であるなど, 粘膜の性状を示す.

2) 赤唇と皮膚の移行部≒赤唇縁

厚い錯角化の重層扁平上皮が, 急に, 薄い表皮に移行する. 角層には核はなく, 顆粒層があり, 表皮は薄く, 基底層のメラノサイトも多い. 真皮浅層の血管は, 赤唇(❶)ほどではないが太くて多い. にもかかわらず紅色が消えるのは表皮が角化したことによる.

真皮網状層では, 膠原線維束は太いが疎で不規則になる. これは断端である赤唇(❶)ほど張力負荷がかからないためと考えられる. 下方の脂肪小葉が, 膠原線維束の隙間に分布する様子は赤唇と似る. 日光弾力線維症がみられることとも似る.

3) 赤唇縁から 2-3 mm の口唇の皮膚

赤唇縁の外 2-3 mm を縁どる皮膚には付属器がほとんどなく, うぶ毛/須毛も脂腺も汗腺もみえない. 臨床的にも確かに光沢がある. 口角に近づくとなくなる.

表皮は薄く平たいが下面の凹凸≒乳頭層は良く発達している. 網状層の結合組織には, 膠原線維束を押しのけて, 口輪筋が太い筋束として並走している. ふつう脂肪細胞は少ない.

4) 赤唇縁からさらに離れた口唇皮膚

赤唇から離れた皮膚は, よくみる顔の組織で, 表皮は薄く, 基底層のメラニン量は多く, うぶ毛/須毛と皮脂腺が多数あり, 下方には多数のエクリン汗腺がみえる. 真皮網状層の膠原線維束は細く疎になり, 小さな脂肪小葉が不規則に介在する. さらに, 口輪筋の末端も小さな束に分かれて結合組織に終わる. このため真皮の全体が疎な網状層のようにもみえる. 老人ほど日光弾力線維症が著明である.

5) 口を開けるとみえる口唇粘膜

口を少し開けるとみえる赤唇の内側は, 安静時には, 唾液以外(歯にも)何にも接しない自由表面 free surface の粘膜である. このため上皮は薄く, 基底面は平坦である. 歯に接する領域との移行部が乳白色の線にみえることがある. これは頬粘膜を水平に走る, 上下歯列の会合部の白色線条と同じ機序による.

結合組織の膠原線維束は細く, 表面と並行に走る. やや深い部分には口唇腺とも呼ばれる唾液腺(漿液腺と粘液腺の混合腺)が点在する. 口唇を反転して伸展させると血流が圧排されて直径 3-5 mm に白く抜けてみえるのがそれである. 導管開口部は径 $100\,\mu m$ ほどなので小窩を観ることができる. 独立脂腺も存在する. 線維間に介在していた小さな脂肪小葉も次第に減少して, 粘膜の組織に近づく(→ p.288 参考2 : 粘膜). 生活環境によるが日光弾力線維症がみられることがある.

口唇の発生学……

口を中心とした発生学

発生学の復習であるが，1. **内胚葉**から咽頭以下の消化管が，2. **外胚葉**から表皮・付属器，唾液腺，歯のエナメル質が，3. **中胚葉**から大部分の結合組織が，形成される．さらに，4. 正確には外胚葉由来であるが，**神経堤** neural crest 細胞群からも重要な部分（脳神経節・知覚神経節はもちろん頭蓋骨，顔面の結合組織，象牙質，歯周靱帯，歯槽骨）が形成される．

以下に，顔とりわけ口唇の発生を，イメージしやすいように記載する．

1）胎生初期

発生の3週間ほどで**胚**は外・中・内胚葉が分化した3層性胎盤になり，次の3-4週間で主な臓器と組織が形成される．

この時期に**胚**の頭側の端が肥厚して胚の正中を尾側に延びる．その線状に延びる隆起神経板 neural plate では，中央が陥凹して神経溝 neural groove となる一方，その両側が縁取りのように隆起する（神経褶 neural fold）．両縁の隆起が続いて（溝の陥凹と相まって）両側が互いに癒着すると，溝は外胚葉から離れて神経管 neural tube になり，脳や脊髄が形成される．

顔の形成　この，胚内に落ち込んでいく神経板の辺縁から，特別な細胞集団＝神経堤細胞 neural crest cells が分化する．これが知覚神経節，交感神経系，Schwann 細胞，メラノサイト，髄膜，咽頭弓軟骨（成長後に消失）などに分化するが，周囲に遊走して胎生期の顔の結合組織の大部分をつくる．この遊走が阻害されると顔面の形成不全（例：下顎顔面異骨症 mandibulofacial dysostosis, Treacher Collins syndrome）が起きる．本症ではエナメル質以外の歯とその支持組織の発育不良が起きることも理解しやすい．

2）胎生 3-4 週間

上記の発達を遂げた**胚**が，長軸方向には体を丸めるように屈曲し，短軸方向には両腕を広げて包み込むように伸びることにより，**口窩** stomodeum が形成される．自分の頭を強く前屈させるとアゴが胸に着くが，その接合部が胎生期の口に相当する．これでわかるように口窩は，頭側は伸びてきた神経板に，下方は心臓板 cardiac plate に，左右は咽頭弓 pharyngeal arch, branchial arch に区切られて形成される．

咽頭弓は中胚葉と神経堤から成り，**口窩**と心臓板との間に，6段のジャバラのようにして両側から発達して（上下の神経板と心臓板の間に割り込み）両者間を広げながら前に向かって発達し，遂には両側から伸びてきた咽頭弓同士が正中で融合する．この結果，**口窩**は胸＝下方の心臓板から遠ざかり，咽喉と頚が形成される．

咽頭弓と鼻・口　咽頭弓の内面は内胚葉（消化管）で覆われるが，外胚葉で覆われる口窩と内胚葉で覆われる前腸の境界部であることから，外胚葉に覆われる．上述のとおり咽頭弓の実質は中胚葉と神経堤細胞からなり，第1咽頭弓の間葉は（軟骨を介して）咀嚼筋群に，第2咽頭弓の筋組織は顔面筋群になる．神経は筋群に分布する運動神経と知覚神経になるが，第1咽頭弓では三叉（第V脳）神経，第2咽頭弓は顔面（第VII脳）神経，第3咽頭弓は舌咽（第IX脳）神経になる．こうして咀嚼筋群には三叉神経が，顔面筋群には顔面神経が，分布する．

上述のように**口窩**は，頭側は神経板にて，下の胸側は心臓板にて，両側面は第1咽頭弓に包まれる．咽頭弓群が前方と下方へ伸展してくるために，口窩は心臓板（胸のあたり）から離れて頚ができ，口腔底は第1,2,3咽頭弓の上皮で境されるようになる．6つの（とは言え第5は不明瞭）咽頭弓の凹凸は発達と共につながって溝は目立たなくなる．

胎生24日くらいに第1咽頭弓からさらに上顎突起が形成されるため，**口窩**の頭側は前頭突起，下の胸側は第1咽頭弓が下顎突起と呼ばれるようになって境界され，両外側は先程の上顎突起が境する．このように口形成の主体は第1咽頭弓である．

3）胎生の 4-5 週間

顔は胎生24-38日の間に形成される．胎生28日くらいから口窩直上の前頭隆起の外胚葉が肥厚して鼻板 nasal placode ができる．続いて，その周囲の間葉（中胚葉＋神経堤細胞）が増殖して前頭隆起を前方に押し出して馬蹄形/アーチを成す．取り残された部分が鼻窩 nasal pit となる．

こうして両側にできた馬蹄形の鼻孔の外側を外側鼻突起，内側を内側鼻突起と呼び，正中を挟んで左右の内側鼻突起の間に存在する部分を前頭鼻突起 frontonasal process と呼ぶ．両側の内側鼻突起と前頭鼻突起とが，鼻背と人中上顎洞の前部と一次口蓋をつくる．

上顎突起は，すぐ上にある外側と（鼻窩＝鼻孔を挟んで）内側鼻突起の両方に接しながら正中に向かって伸び続ける．内側鼻突起は，外側からの上顎突起の正中への伸長によって内側前方へ押し出され，（正中にあった前頭鼻突起を押しのけて）反対側の内側鼻突起と癒合する．すなわち両側の内側鼻突起の正中側が互いに癒合し，内側鼻突起の側面は上顎突起の前方と癒合する．この癒合の結果，上口唇と上顎骨の切歯部と一次口蓋ができ上がる．

これでわかるように，上口唇は両側の上顎突起と内側鼻突起によって形成される．下口唇はもちろん両側の下顎突起が癒合して形成される．

上顎突起と外側鼻突起の間の境界線の陥凹が索状になって内部に落ち込み鼻涙管 nasolacrimal duct になるが，その後は他と同様に溝が目立たなくなる.

4）口腔のその他の発生

1. 歯の形成　口窩の外側の，上顎突起の下縁（上口唇の縁）と下顎突起の上縁（下口唇の縁）では，上皮の増殖と肥厚が始まる. これが歯原性上皮 odontogenic epithelium である.

歯原性上皮は内側鼻突起の外側面からも形成されるが，上顎突起と内側鼻突起との癒合（上記）が起きるまでは明瞭な一次上皮帯 primary epithelial band としてはわからない.

2. 上下顎の形成　第1咽頭弓が上顎突起と下顎突起に分かれる（上述）が，上顎突起中に上顎骨が，下顎突起中に下顎骨がつくられる. 何度も言うように，口のほとんどは第1咽頭弓から発生する.

3. 舌の形成　口窩（原始口腔）の下方で咽頭弓が正中で癒合する（上述）と同時に，咽頭弓の正中側に突起が出現する. これが舌の始まりで，まず下顎突起正中部に正中舌結節 tuberculum impar が生じ，その両側外方に左右それぞれの外側舌結節 lateral lingual swelling が現れる. 左右の外側舌結節は急速に腫大し，正中の舌結節とも癒合して，舌の前2/3の粘膜を占める塊になる. 舌根部すなわち舌の後方1/3は，第3咽頭弓の正中の間葉が急速に増殖して（第2咽頭弓を押しのけて）発生したもの.

これでわかるように，舌の前2/3領域は（第1咽頭弓に由来するので）三叉神経に，後方1/3の粘膜は舌咽神経に支配される. 舌筋群の運動神経支配は舌下（第XII脳）神経である. 舌の筋群は（咽頭弓とは異なる起源で）後頭体節から舌下神経を伴って舌に遊走する.

参考2

歯と歯槽に接する口唇の粘膜……

粘膜上皮には，角化する上皮と角化しない上皮があり，口唇の内側と頬粘膜は角化しない. このためあざやかに紅い. 同様に，舌下面，口腔底，口唇に密着したハグキ/歯槽の基部も角化しないので紅い. これに対して赤唇，歯に近いハグキ/歯槽部＝歯肉，舌表面，硬口蓋は，食物などとの摩擦のために錯角化していて乳白色を帯びる.

組織でも，赤唇のすぐ裏の粘膜（p.285の❺）は自由表面であるため上皮は薄いが，指で大きく反転すると見えてくる口唇の粘膜すなわち，歯と歯槽（ハグキ）に接する部分では，常に摩擦を受けるために，上皮は好酸性に錯角化して厚い. 歯牙にあたる部位では，厚い上皮の表面が鋸歯状に規則的に凹凸して歯牙との密着を防いでいる.

口唇粘膜では，1）上皮細胞が互いに隙間なく密着しているから細胞間橋 desmosome がみえず，有棘細胞にみえない，2）上行に伴って扁平化するが表面に至るまで核を持ち続ける. 3）このため角化しても錯角化であり，光をよく透す. 4）表面は（水中であるため）扁平にならず，5）一定の周期で凹凸している，という特徴がある. 6）メラノサイトの分布はほぼ表皮と同等であるが色素産生量は乏しく，7）Langerhans 細胞と Merkel 細胞も表皮以上に密に分布する，などの相違がある.

基底層では表皮と同様に小型で好塩基性が強いが，上行に伴って細胞は大きくなる. 多くは20層ほどの厚さで，上層では（表皮のように扁平・大型化せずに）多角形のまま脱落する. 非角化粘膜では明るい細胞質のままであるが，角化する粘膜では細胞質が好酸性になり核も濃染される.

皮膚では真皮結合組織を乳頭層と網状層に分ける. 前者は表皮を支持栄養する繊細な膠原線維の層で，後者は太い膠原線維束が規則的に配列する稠密結合組織で，強靱な張力と可動性を同時に発揮する.

これに対して粘膜の結合組織を固有層と呼んで乳頭層と網状層に分けないのは，網状層に当たる部分が張力を分担しないために両者を間断できないからである. 上皮下面の凹凸（乳頭層に相当）はよく発達している. 固有層の膠原線維束は10 μmほどの線維束で，真皮網状層の膠原線維束が20 μm以上の太い束として規則的に走行するのとは異なる.

血管系は終末細動脈から毛細血管を経て細静脈までが豊富に分布する. リンパ管も豊富であり，多くはリンパ液を貯留している. 血管と並走して神経線維も多く，末端が上皮内に多数進入する.

参考3

口唇の機能……

1）個体にとっての口唇

❶食物の取り込み口であるが，❷呼吸にも加担する．口腔と鼻腔は奥の咽頭 pharynx（図2）で合流／連結しているからであるが，鼻詰まりや走るときに口を開けることで実感される．赤唇が❸温覚と触覚の知覚器官としても機能するのは表在性の稠密な知覚神経終末による．このことは乳児が**くちびる／唇**で乳首を探り当てることや茶器に触れて"アツッ"と感じた経験からもすぐに了解される．

2）社会的な個体にとっての口唇

❹言葉や声を出すときの音つくり出す調音／構音はもちろんその音色／高低／大小／調子……の調整すなわち情報発信の主役である．さらに顔の中心にあるうえ（発声はもちろん情動に応じて）**赤唇**の形は大きく変わることから，❺表情 facial expression の因子として，眼瞼（→ p.274）とともに感情表現すなわち情報交換を分担している．

3）緊密な個体間にとっての口唇（主に赤唇）

❸鋭敏な知覚受容体＋❹情報発信器＋❺表情発現器であることから，❻性的機能も受け持つ．もちろん外性器が主役であるが，性行為に至るまでの相手の選択と近接後の完遂までには，**赤唇**と乳首が補助的に関与する．たしかに，**赤唇**の容積は性ホルモンレベルに相関し，性的成熟度に比例すること，その結果の豊かな**赤唇**は魅了に寄与すること，などが知られている．

6

今山修平コレクション

著者注記

解剖学用語の表記にはラテン語・ドイツ語・英語が混在するので本項では Gray's Anatomy（Churchill Livingstone）に準拠して英語 or 英語化したラテン語の順に記載した．共通の場合は英語のみ記した．

イラスト作成には自験を基に，Gray's Anatomy，臨床応用局所解剖図譜（医学書院），分担解剖学（金原出版）を参考にした．

3．外鼻の解剖学と組織学

今山　修平

はじめに

普通に鼻 nose といえば突出した**外鼻** external nose，nasus externus を指すが，医療現場での「鼻が悪い」は**鼻腔** nasal cavity/**副鼻腔** paranasal sinuses の機能（通気/嗅覚など）を指す．いうまでもなく鼻は呼吸器最先端であり，したがって**鼻腔**が鼻を代表すると考えられる（付図）が，本項では**外鼻**に限り，外皮を主領域とする皮膚科学の視点から**外鼻**を解剖学的に解説する．すなわち，

A．解剖学（図1a, b, c）では，マクロの視点から視診→触診→皮切の順に，

1) みてわかる外鼻：図1a 表面解剖
2) 触れてわかる外鼻：図1b 骨/軟骨/神経
3) 変形する外鼻：図1c 筋/脈管
4) 下からみる外鼻
5) 切るとわかる外鼻：図1c 筋/脈管，を概説する．

B．組織学（図2a, b, c）では外鼻の皮膚組織の特徴を概説する．

A．解剖学

1) みてわかる外鼻：図1a（表面解剖）

ヒト顔の正中最先端にある**外鼻**は，おおまかに三角錐であるが，普通非対称（概して左＞右）で，表面は異なる曲率曲面の連続である．**外鼻**のいくつかの部位は，人体計測の基準点として使用されるのでその用語に準じて示す（図1a）．

計測学は歴史が新しく，用語は明瞭に定義されているが，解剖学は長い歴史と了解の違いに基づく用語が用いられる．そこで本項では，まず計測学の用語に沿って部位を説明/図示し，続いて解剖/臨床に重要な用語の順に記述す

る[2]．

・**眉間** glabella：左右の眉 eyebrow に挟まれた正中の皮膚領域は，（骨とともに→前頭骨）なだらかに陥凹している．この陥凹部を指す．

・**鼻根** nasal root，radix nasi：外鼻の起点（上端）で，三角錐のもっともくぼんだ上端を指す．眉間のすぐ下の，最陥凹部位である（→鼻骨）．

・**鼻堤** nasal ridge/**鼻背** dorsum of nose，dorsum nasi：鼻根〜鼻尖（後述）までを結ぶ正中の稜線をいう．左右側面の，縦長の三角形が正中で丸く/鈍的に融合した隆起線である．解剖/臨床では，正中稜線のみならず，左右の縦長三角形の側面を含めて**鼻背**とよぶことが多いと思われる．

・**鼻尖** nasal tip/apex，apex nasi：外鼻の先端のことで，**鼻堤/鼻背**（前述）の稜線と，三角錐の下面/鼻底面の**鼻柱**（後述）との接点をいう．多くの場合，**外鼻**の最先端である．

・**鼻底** nasal base：（計測用語）左右の**鼻翼** ala of the nose，ala nasi が上口唇に付着する最外側の2点を結ぶ（三角錐の底面，想像上の）線をいう．

・**鼻柱** columella：（計測用語）下から見上げると**外鼻**の底面は，矢状面に位置する**鼻中隔** nasal septum で左右に二分され，類円形の**鼻孔** nostril(s)，naris/nares が左右にみえる．この**鼻尖**〜**鼻底**を結ぶ正中の組織（軟骨＋結合組織＋皮膚）を指す用語である．

・**鼻梁** nasal bridge：鼻根の陥凹のあたりを「鞍」にみたてると，上は眉間，下は鼻骨（→次項，外鼻の上1/2）の下端まで，左右は内眼角までの鼻骨の領域が，たしかに「鞍」にみえて，この部を指す．Down syndrome（Trisomy 21），Klinefelter syndrome などにて**鼻梁**が低

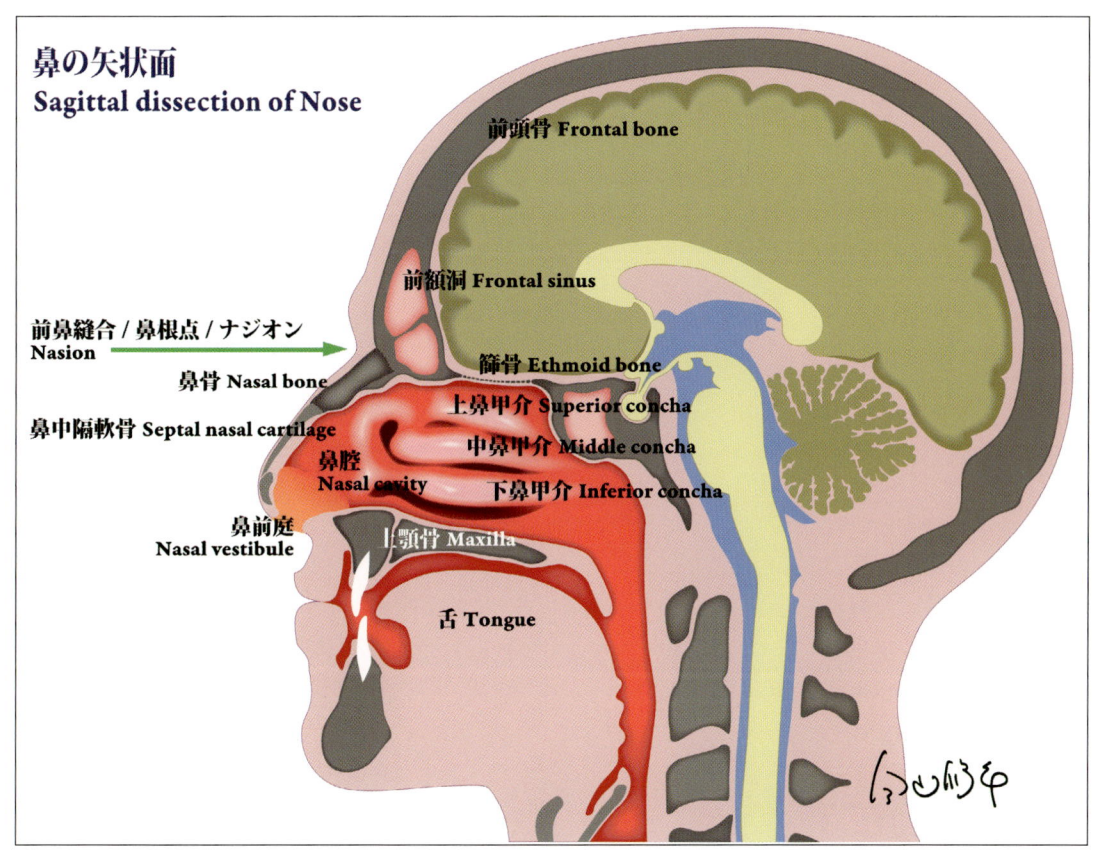

鼻の矢状面
Sagittal dissection of Nose

前頭骨 Frontal bone

前額洞 Frontal sinus

前鼻縫合 / 鼻根点 / ナジオン
Nasion

篩骨 Ethmoid bone

鼻骨 Nasal bone

上鼻甲介 Superior concha

鼻中隔軟骨 Septal nasal cartilage

中鼻甲介 Middle concha

鼻腔
Nasal cavity

下鼻甲介 Inferior concha

鼻前庭
Nasal vestibule

上顎骨 Maxilla

舌 Tongue

付図　鼻の矢状断面
イラストにて，いわゆる「鼻」の断面を示す．

い and/or 幅広いと表現されることがある．

　・鼻翼 ala of the nose：左右の鼻孔外側縁
を，やや厚く弧状に縁どりする皮膚組織で，三
角錐底面の2辺にあたる．鼻翼の上縁は，弧
状の浅い溝/折れ曲がりで平たい鼻背につなが
る．

　・鼻唇溝 nasolabial fold，nasolabial sul-
cus：およそ口輪筋の外周を反映した口唇皮膚
の折れ目/溝[3]で，左右の鼻翼が頬に接合する
上端に収斂する．さらには，鼻翼に終わる収斂
部を口囲溝 circular sulcus とよぶ（あまり一
般的ではない）．

　・人中 philtrum：鼻柱（計測用語，解剖学
では鼻中隔）から赤唇[3]に伸びる正中の縦溝/

陥凹のことで，これを縁どる左右の隆起線を人
中隆起 philtral ridges という．

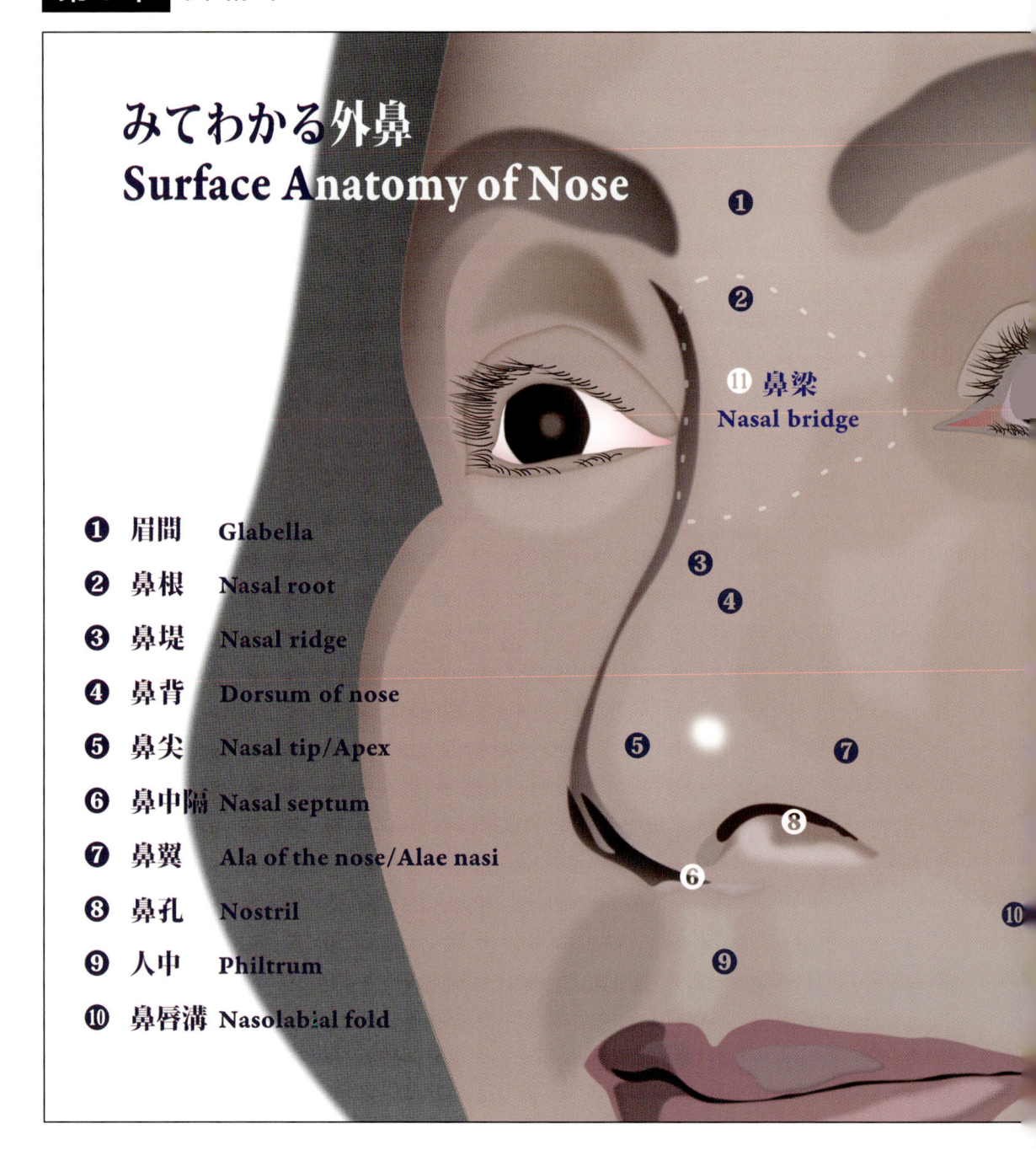

みてわかる外鼻
Surface Anatomy of Nose

⑪ 鼻梁
Nasal bridge

❶ 眉間　**Glabella**

❷ 鼻根　**Nasal root**

❸ 鼻堤　**Nasal ridge**

❹ 鼻背　**Dorsum of nose**

❺ 鼻尖　**Nasal tip/Apex**

❻ 鼻中隔　**Nasal septum**

❼ 鼻翼　**Ala of the nose/Alae nasi**

❽ 鼻孔　**Nostril**

❾ 人中　**Philtrum**

❿ 鼻唇溝　**Nasolabial fold**

2）触れてわかる外鼻：図 1b（骨/ 軟骨/ 神経）

　外鼻を指でなぞると皮膚は指と一緒に動いて，直下の骨/軟骨をたどることができる．外鼻の上 1/2 の直下では骨 bone を，下 1/2 では硝子様軟骨 hyaline cartilage を，さらに丁寧に触ると骨と軟骨の継ぎ目を触知できる．鼻翼皮膚は軟骨を密に包むため可動性は乏しい（→ Ｂ．組織学参照）．

① 外鼻の上 1/2 ≒骨

　左右の眉は前額 forehead の下縁にあるが，指でなぞると前頭骨 frontal bone が眉の形に張り出していて眉稜/眉弓 brow ridges/super-ciliary arch とよばれる．左右の眉稜/眉弓の張り出しはなだらかに陥凹して正中の眉間に移行する．

　この眉間の直下で，左右の細長い鼻骨 nasal

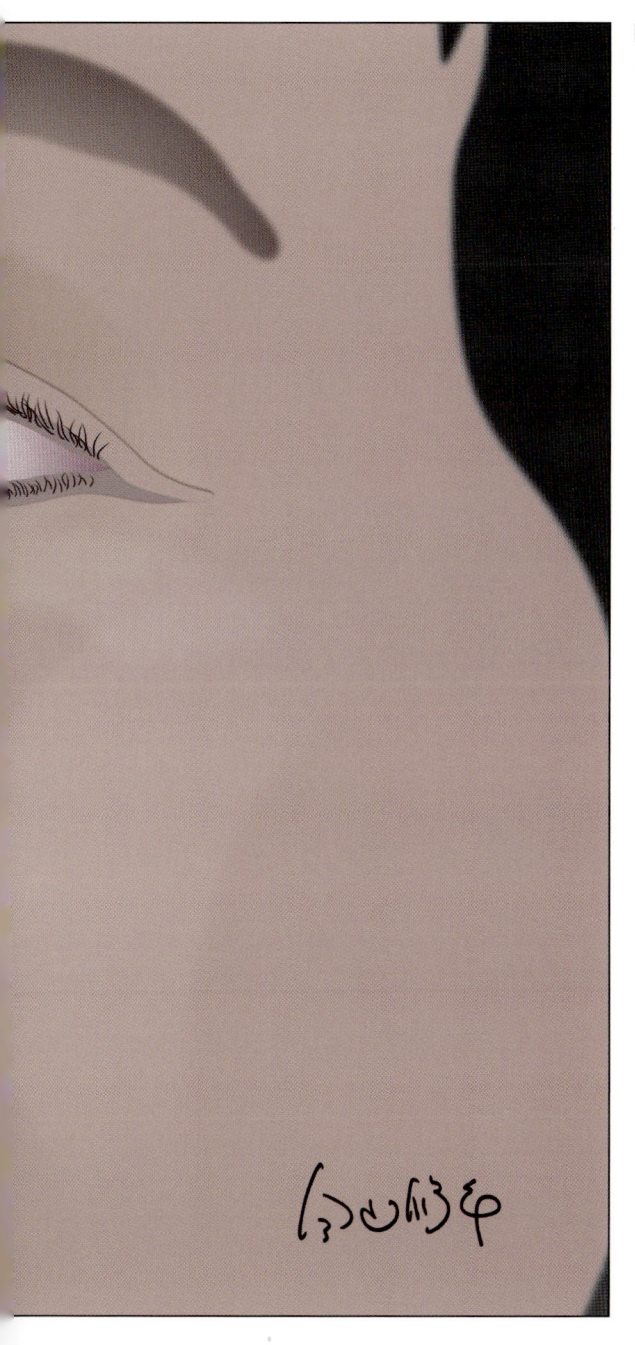

図 1a　みてわかる外鼻：表面解剖
イラストにて，外鼻の各部位と名称を示す．

bone が楔のように前頭骨下面の切れ込みに入り込む．この縫合は前鼻縫合/鼻根点/ナジオン frontnasal suture/junction of frontal and nasal bones/nasion とよばれ，丁寧に指でなぞると（ギザギザの縫合線までは触知できないが）正中の最陥凹部として触知できる．そのため頭蓋骨の計測基準点の一つとして重要である．これでわかるように外鼻の上 1/2（≒鼻梁のあたり）は，眉間（前頭骨）→前鼻縫合/ナジオン→鼻骨の稜線を指でたどって確認できる．

外鼻の上 1/2（≒鼻梁のあたり）の左右の側面（≒鞍にみたてた側面，三角錐の側面）も指でなぞると，山裾のようになだらかに頬に移行する平たい骨の表面をたどることができる．これが上顎骨 maxillae の，正中前方に伸びる突起面である．

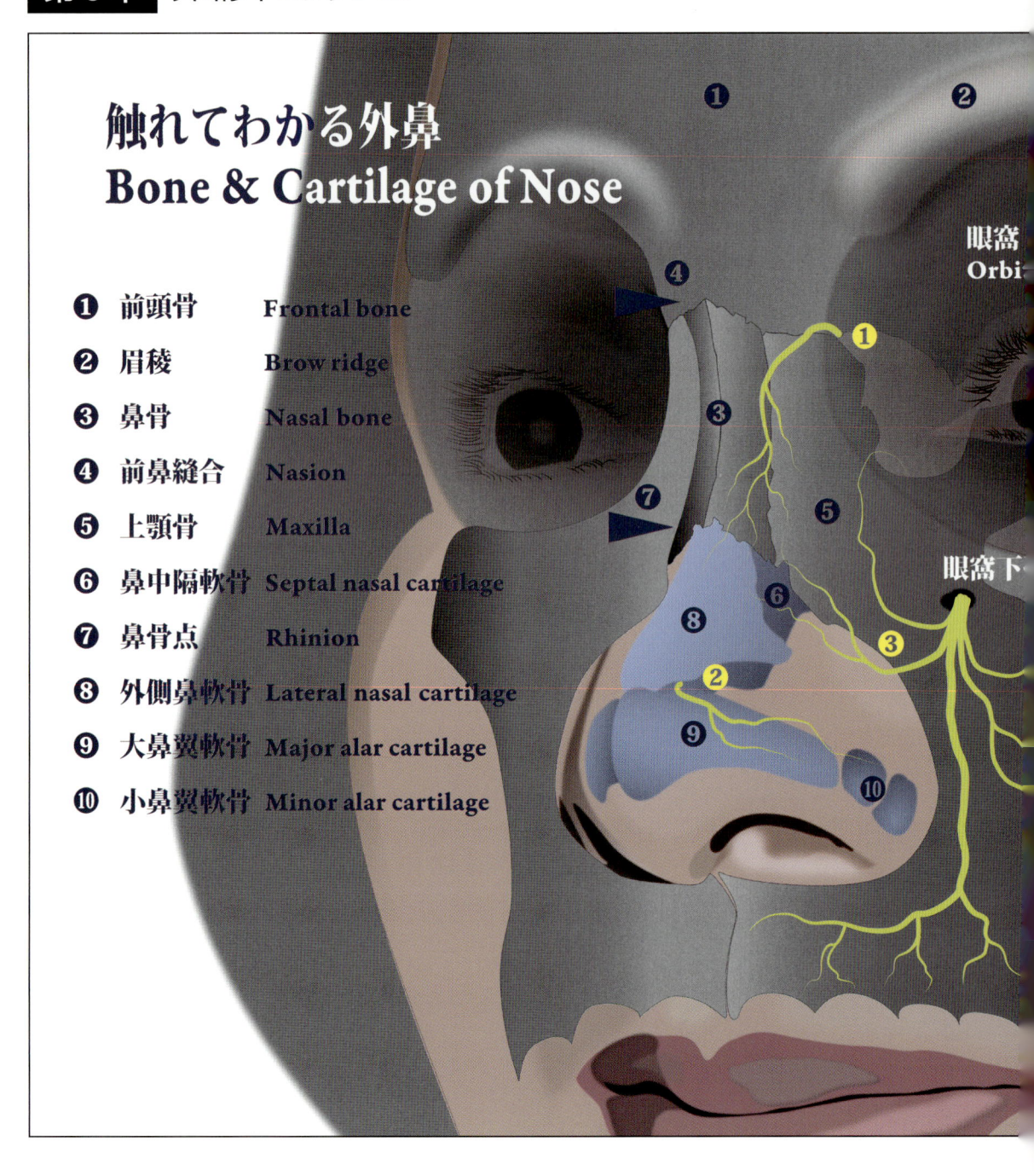

触れてわかる外鼻
Bone & Cartilage of Nose

❶ 前頭骨　　　　Frontal bone

❷ 眉稜　　　　　Brow ridge

❸ 鼻骨　　　　　Nasal bone

❹ 前鼻縫合　　　Nasion

❺ 上顎骨　　　　Maxilla

❻ 鼻中隔軟骨　Septal nasal cartilage

❼ 鼻骨点　　　　Rhinion

❽ 外側鼻軟骨　Lateral nasal cartilage

❾ 大鼻翼軟骨　Major alar cartilage

❿ 小鼻翼軟骨　Minor alar cartilage

眼窩
Orbi

眼窩下

外鼻の中の空洞鼻腔は，この鼻骨が天井/蓋になり，後方の篩骨 ethmoid bone から伸び上がる垂直板 perpendicular plate が，空洞を正中で左右に分ける．すなわち，外鼻の上1/2 はすべて骨，上端を前頭骨が，稜線を鼻骨が，両側面を上顎骨が，形づくる．

② 外鼻の下 1/2 ≒軟骨

外鼻の下 1/2 は，硝子様軟骨が，外鼻の鼻堤/鼻背，鼻翼，鼻中隔を裏打ちして形づくる．

鼻腔の上 1/2 を左右に分けていた（骨の）篩骨垂直板に連続して，（軟骨の）鼻中隔軟骨 septal nasal cartilage が鼻腔の下 1/2 を左右に二分する．

鼻中隔軟骨の後上方は篩骨垂直板に，後下方は鋤骨 vomer bone の正中の溝にはまって中枢側に細く奥まで伸びて固定されているが，お

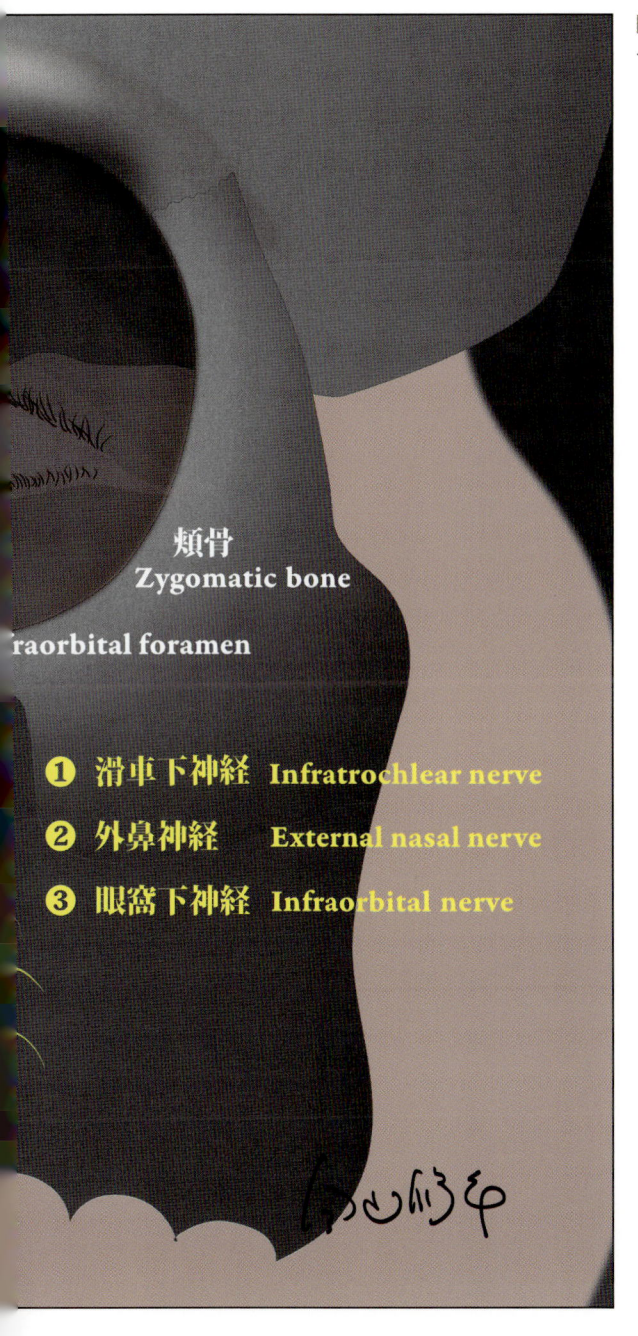

図1b　触れてわかる外鼻：骨／軟骨／神経
イラストにて，外鼻の下床の骨／軟骨／神経を示す.

頬骨
Zygomatic bone

raorbital foramen

❶ 滑車下神経　Infratrochlear nerve
❷ 外鼻神経　　External nasal nerve
❸ 眼窩下神経　Infraorbital nerve

よそ四角形である. この**鼻中隔軟骨**の下端が**鋤骨**と接合する部分には細長い**鋤鼻軟骨** vomero-nasal cartilage が介在する. 嗅覚と関わるスペースと考えられ, よく発達した動物種がある.

　鼻中隔軟骨の前上方は**鼻骨**の下端に連なるが, その部分を**鼻骨点／リニオン** rhinion とよぶ. 注意深く触ると, 左右の細長い**鼻骨**が正中で密に縫合する面の下端に, **鼻中隔軟骨**が割り込むように入る不連続線を触れることができる. この点も計測に用いられる.

　鼻中隔軟骨の稜線の側は, **鼻背**皮膚に沿って外に折り返すような, 三角形の**外側鼻軟骨** lateral (superior) nasal cartilage につながる. この軟骨は, 後方に向かうにつれて（三角形の先になって）薄くなり触れなくなる. すなわち固定されていない.

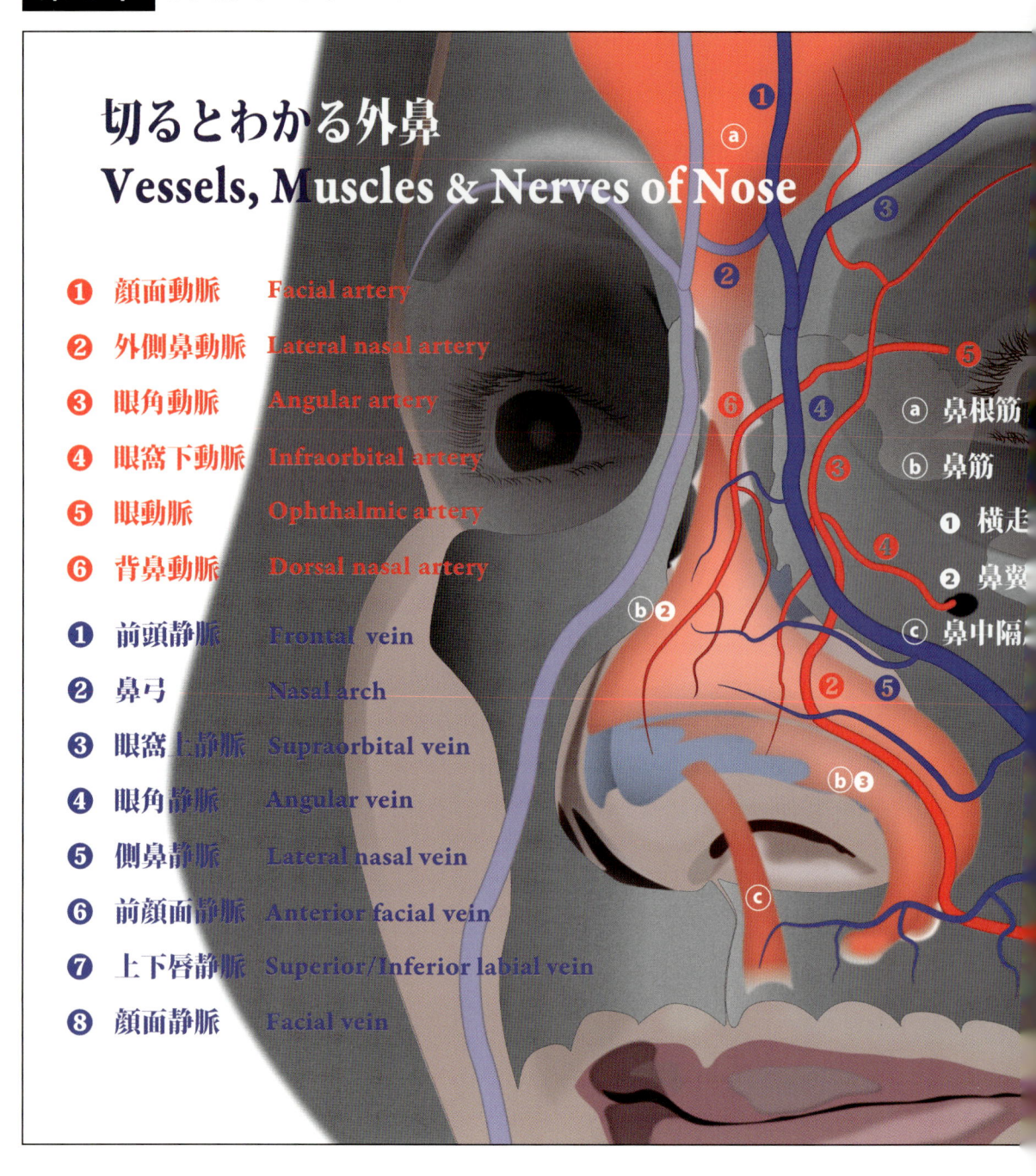

切るとわかる外鼻
Vessels, Muscles & Nerves of Nose

❶ 顔面動脈 Facial artery
❷ 外側鼻動脈 Lateral nasal artery
❸ 眼角動脈 Angular artery
❹ 眼窩下動脈 Infraorbital artery
❺ 眼動脈 Ophthalmic artery
❻ 背鼻動脈 Dorsal nasal artery

❶ 前頭静脈 Frontal vein
❷ 鼻弓 Nasal arch
❸ 眼窩上静脈 Supraorbital vein
❹ 眼角静脈 Angular vein
❺ 側鼻静脈 Lateral nasal vein
❻ 前顔面静脈 Anterior facial vein
❼ 上下唇静脈 Superior/Inferior labial vein
❽ 顔面静脈 Facial vein

ⓐ 鼻根筋
ⓑ 鼻筋
❶ 横走
❷ 鼻翼
ⓒ 鼻中隔

鼻中隔軟骨の前方/先端は**大鼻翼軟骨 major alar cartilage** に連なる．この**大鼻翼軟骨**が，鼻翼の中を走って**鼻翼**の輪郭を決める．左右の**大鼻翼軟骨**は「⌒」「⌒」のように折れ曲がった軟骨で，長い脚が**鼻翼**を輪郭し，頂点の**鼻尖**で折れ曲がって**鼻中隔軟骨**に融合し，結局，ハンバーガーチェーン店「マクドナルド」のマークのような「⌒⌒」の**鼻翼**を形づくる．**鼻尖**が鈍で

丸い≒鼻が低い場合は**鼻中隔軟骨**の先端を覆わないが，高い鼻では頂点の折れ曲がり「⌒」が突出するため**鼻尖軟骨 cartilago apicis nasi** ともよばれていた（近年は使用されない）．

　大鼻翼軟骨の長いほうの脚は，鼻翼の中を外後方に下行するにつれていくつかの小片に分かれるので**小鼻翼軟骨 minor alar cartilage** とよばれる．

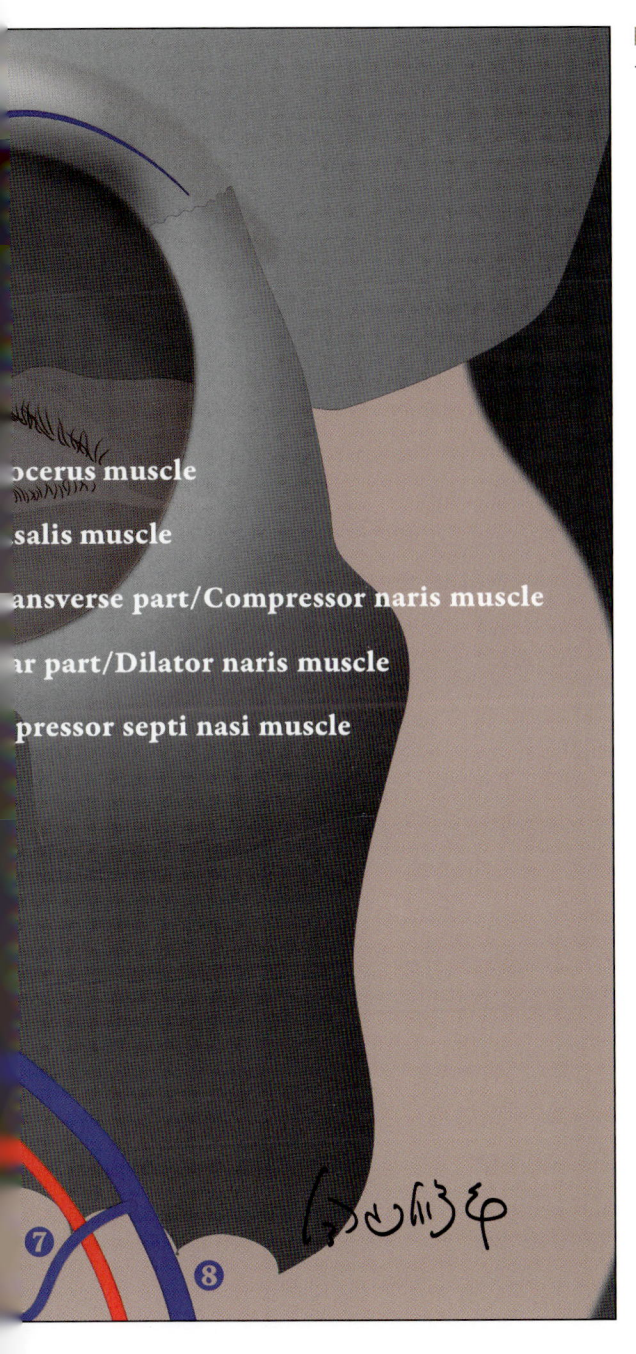

ocerus muscle

salis muscle

ansverse part/Compressor naris muscle

ar part/Dilator naris muscle

pressor septi nasi muscle

⑦

⑧

図1c　切るとわかる外鼻：筋/脈管
イラストにて，外鼻の筋群と脈管と神経系を示す．

以上，ヒト外鼻の軟骨は，鼻中隔軟骨，（鋤鼻軟骨），外側鼻軟骨，大鼻翼軟骨，小鼻翼軟骨，からなる．

3）変形する外鼻：図1c（筋/脈管）

外鼻の筋は，眉間/鼻稜に皺を寄せ，鼻翼を膨らます表情筋としても，自律的に鼻孔を開大・狭小化して，運動時の呼吸促進や潜水時の狭小化などにも機能している．もとより筋群は互いに協調して作用するから外鼻だけの筋はないが，主役として関わる筋群は以下の3つである．

周知のとおり顔面は，薄い連続面を成す表在筋腱膜系 superficial muscular aponeurotic system（SMAS）により（上は帽状腱膜 galea aponeurotica，下は広頸筋 platysma，左

右は側頭頭頂腱膜 temporoparietal fascia まで）覆われている．以下の**外鼻の筋**も個々に独立してはいるが**外鼻を覆う SMAS** と連続しており，個々の収縮も連携動作として発現される．

ⓐ **鼻根筋 procerus muscle**，**musculus procerus**/**鼻錐体筋 pyramidalis nasi**/**眉間下制筋 depressor glabellae**（**外鼻上 1/2 の筋**）は，鼻根に位置する錐体状/逆三角形の小さな筋肉で，**外側鼻軟骨**の上半分と**鼻骨**の下半分に付着する**筋膜**としておき，鼻骨の骨膜をなぞるように正中を上行して扇状に広がり，前額の皮膚に入るが，先端は**前頭筋 frontal muscle** に連なって（結局は）**前頭筋**に拮抗する．

これでわかるように，収縮すると**鼻根/眉間/前額正中**の皮膚が下方に引っ張られて眉間に水平な深い皺が寄る．同時に内眼角も引き下げられるので「怒り」「眉をひそめる」という表情を生み出す．強い日差し下でも収縮してまぶしさを抑える．**顔面神経 facial nerve** の**側額枝 temporal branch** と**頬側枝 zygomatic branch** の支配を受ける．皺を減らす目的にてこれらの神経を無効化/除去することがある．

ⓑ **鼻筋 nasalis muscle**，**musculus masalis**（**外鼻下 1/2 の筋**）は，**外側鼻軟骨**と**大/小鼻翼軟骨**を覆い，これらの軟骨を動かすことで**鼻孔**を開大・狭小化する．互いに拮抗する機能のⓑ❶**横走部 transverse part**/**鼻孔圧迫筋 compressor naris muscle** と ⓑ❷**鼻翼部 alar part**/**鼻孔開大筋 dilator naris muscle** からなる．前者ⓑ❶**横走部**は，**上顎骨 maxilla** の**切開孔 incisive foramen** の上/外側からおきて上内側に進み，**外側鼻軟骨**を覆いながら**鼻梁**をまたいで反対側の筋膜に連なる．このため収縮により両側の**外側鼻軟骨**を**鼻中隔**に押しつけて**鼻孔**を狭小化できる．これにより，ヒトは潜水時に**鼻孔**を閉じることができる．一方のⓑ❷**鼻翼部/鼻孔開大筋**は，**上顎骨**の**側切歯 lateral incisor** からおきて**大鼻翼軟骨**に付着し，**鼻翼**を広げるように動く．この筋の内側/下側の筋線維は**鼻中隔圧筋**（後述）に合流する．いずれも**顔面神経**の支配を受ける．

ⓒ **鼻中隔圧筋 depressor septi nasi muscle**，**musculus depressor septi nasi**/**鼻翼圧筋 depressor alae nasi muscle** は，**上顎骨 maxilla** の**切開孔 incisive foramen**（一部は**口輪筋 orbicularis oris muscle**）から起きて，正中に収斂しながら上行して**鼻中隔**と**鼻筋鼻翼部**（前述❷）の後方に終わる．収縮により**鼻翼**が下方に押し下がって**鼻孔**が縮小する．このため**鼻孔**を拡大する筋群と拮抗する．

ⓓ **上唇鼻翼挙筋 levator labii superioris alaeque nasi muscle**/**musculus levator labii superioris alaequae nasi** は，ⓓ❸**内側部 medial** とⓓ❹**外側部 lateral** に分かれる．ⓓ❸**内側部**は**大（小にも）鼻翼軟骨**の軟骨膜とその上の皮膚に終わり，**鼻孔**を拡張させる．このため**鼻翼付着部**が変形する．ⓓ❹**外側部**は上口唇の側面で**上唇挙筋**と**口輪筋**と融合して，上口唇を持ち上げ**鼻唇溝**の切れ込み彎曲を強く深くする．鼻の筋肉とはいえず，上口唇の筋肉であるが，**鼻翼**を動かして**鼻孔**を開大させるので追記する（図示していない）．

> **参考4**
> 口唇との関係（皮膚・筋・神経・粘膜・発生学）に関しては文献3（→ p.280）を参照されたい．

4）下からみる鼻

下から**外鼻**をみると左右の**鼻孔**は類円形（コーカソイド：前後 1.5～2 cm，幅 0.5～1 cm，アジア系：長径 1 cm）で，**鼻中隔**が左右の壁になっている．

鼻孔の中には，内壁面から中心に向けて**鼻毛 nostril hair**/**vibrissa** が密生（密度は**鼻翼**＞**鼻中隔**）している．**鼻毛**は約 1 cm の眉毛に似た毛で，太くて硬いが先端は細い．類円形の壁面から中心に向かって伸びる**鼻毛**は**鼻孔**の中心で互いに交差して網のようになり異物侵入を防ぐと考えられる．

表面の**鼻孔**から奥/後方の**後鼻孔 posterior nostril/choana** までの，上皮に覆われた腔を**鼻腔**という．いうまでもなく**後鼻孔**から**咽頭開口部 pharyngeal orifice** →**咽頭 pharynx** に

通じる．鼻腔は解剖学的に3領域に分けるが，直視下にみえる**鼻毛**の領域を**前庭** vestibule とよび重層扁平上皮である．内腔に進むとともに粘膜上皮になり，**呼吸域** respiratory region さらに**嗅覚域** chemosensory/olfactory area と区画する．呼吸域がもっとも広大である．

鼻毛の生えた扁平上皮の前庭から，粘膜上皮の**鼻腔**への移行部は，堤防状に硬く隆起していて**鼻限** limen nasi とよばれることがある．たしかに硬く，用手でも開大しにくい．およそ**鼻翼**の上縁の弧状の溝に相当する．

5) 切るとわかる外鼻：図1c（筋/脈管）

① 動脈系

外鼻に至る動脈は，**総頸動脈** common carotid artery からの3系統で，

A) 前方に分枝した**外頸動脈** external carotid A から，1) **顔面動脈** facial A となって直に**外鼻**にくる系，2) **上顎動脈** maxillary A となって頭蓋内（上顎洞など）を栄養して**外鼻**に至る2系統と，

B) 内後方に分枝した**内頸動脈** internal carotid A から，3) **眼動脈** ophthalmic A となって眼窩内を栄養して**外鼻**に出てくる1系統の計3系統であるが，先端では互いに吻合している．

1) **外側鼻動脈** lateral nasal A（←顔面動脈）：鼻翼の外側基部から**外鼻**に出てきて鼻翼の上縁の弧状の溝をなぞるように上行し，**鼻背**（の主に基部側）を栄養して**眼角動脈** angular A となって内眼角へ入る．

2) **眼窩下動脈** infraorbital A（←上顎動脈）：眼窩下孔から**外鼻**に出て，**鼻背**の基部側を栄養する．先端では 1) 外側鼻動脈，3) 鼻背動脈と吻合している．

3) **背鼻動脈** dorsal nasal A（←眼動脈）：眼窩内側から**外鼻**に出てきて**鼻背**（の稜線：鼻堤側）を下行しながら**鼻翼**までを栄養するが，時に鼻尖まで伸びる．

② 静脈系

外鼻からの静脈系は，合流をくり返して内頸静脈 internal jugular vein に流入する．上方からたどると，頭頂〜側頭に広がる**静脈叢** venous plexus（頭蓋の前・後・側面さらに左右反対側からの静脈が互いに連結した叢；前頭静脈 frontal V，眼窩上静脈 supraorbital V，後耳介静脈 posterior auricular V，後頭静脈 occipital V が流入している）から，前方に下降してくる左右の前頭静脈は互いに正中に接近して並んで下行し，鼻根のあたりで，左右を結ぶ静脈交通枝：**鼻弓** nasal arch により水平に吻合する．その後，眼窩の内角のあたりで眼窩上静脈 supraorbital V と合流し，鼻根から鼻背/鼻堤皮膚の細静脈を合流して**眼角静脈** angular V とよばれる．その後，外鼻の裾をなぞるように下行しながら鼻翼からの側鼻静脈 lateral nasal V と合流して前顔面静脈 anterior facial V となり，さらには上下口唇からの豊富な流量の上/下唇静脈 superior/inferior labial V と合流して顔面静脈 facial V となり，内頸静脈に流入する．

③ リンパ管系

外鼻皮膚には**毛細リンパ管** lymphatic capillaries が密に分布する（→組織）．これらは細静脈と併走するように走り，脂肪層あたりで**集合リンパ管** collecting lymph vessels となって合流しながら下行し，鼻腔の内腔粘膜に密に錯走してきたリンパ管と合流して，最終的に**顎下リンパ節** submandibular lymph nodes に流入する．

④ 神経系

外鼻に分布する神経はもちろん**三叉神経** trigeminal nerve の枝であり，A) 第1枝：**眼神経** ophthalmic N からの枝が前頭と眼窩そして**外鼻**の大部分を，B) 第2枝**上顎神経** maxillary N からの枝が**鼻腔**と**鼻翼**に分布する．

A) 三叉神経第1枝（眼神経）は，上方の前頭・前額に行く枝と，前方の眼窩に向かう枝に分かれる．後者の分枝の一つ**鼻毛様神経** nasociliary N からの枝 1) **滑車下神経** infratrochlear N が鼻背〜鼻尖の稜線の側：鼻堤の

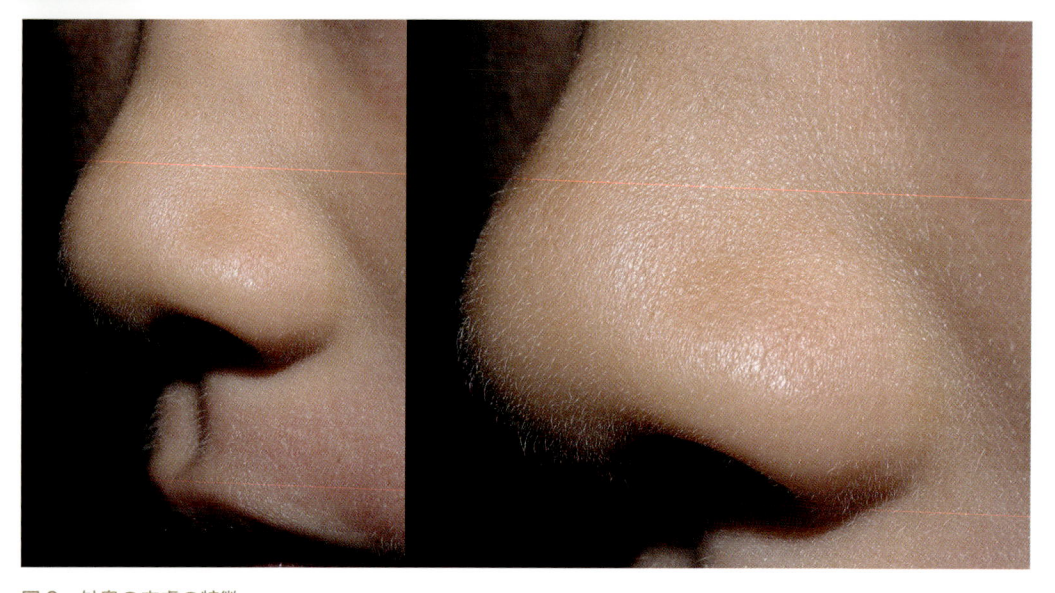

図2 外鼻の皮膚の特徴
鼻尖〜鼻翼〜基部を拡大して示す（右）.
外鼻は光沢があって無毛にみえるが, 拡大すると, 透明で細く短いうぶ毛が密に覆っている. 乳幼児期には全て
透明であるが, 10歳頃までにはメラニンを持つうぶ毛が混じり始める. 有色のうぶ毛は次第に増える（男＞女）.
個体差が大きい.

皮膚に分布し, 別の枝 2）**前篩骨神経 anterior ethmoidal N** 外側枝 **external branchi** が **外鼻神経 external nasal N** となって外鼻の裾（頬との移行部）に分布する.

B）三叉神経第2枝（上顎神経）の大部分は鼻腔粘膜に分布するが, その分枝のうち**眼窩下神経 infraorbital N** が鼻翼に届いている. この眼窩下神経は, さらに内鼻側枝 **internal nasal branch** を出して鼻中隔と鼻前庭（鼻翼の内側面に相当）に分布している.

B．組織学

1）外鼻の皮膚はよく動く

外鼻皮膚は, 触診の指になじんでよく動く. なかでも眉間〜鼻梁の皮膚は, 下床の前頭骨/鼻骨/上顎骨とはもっともよくずれて厚い. 少し下行した鼻背皮膚もよく動くが, 急に薄くなる. 鼻尖の皮膚は再び厚くなり, 鼻中隔軟骨の先端とある程度ずれるが, 鼻翼の皮膚は大/小鼻翼軟骨と独立して動かすのは難しい.

こうした特徴は, 大部分の**外鼻皮膚**の骨側の面が SMAS で裏打ちされていて, 鼻骨と鼻中隔軟骨と外側鼻軟骨との間に広がる疎性結合組織（浅筋膜）を境にして, あたり一面の皮膚が指とともに動くことによる. これに対して鼻翼と鼻尖では, 組織下面の SMAS の裏打ちがないうえに, 皮膚と軟骨とを境する疎性結合組織が大/小鼻翼軟骨（＋鼻中隔軟骨の先端）を個々に取り囲んでいるために, 皮膚と軟骨とが別に動けないことによる.

2）外鼻の皮膚には細かい毛が密生している：図2

外鼻皮膚は（無毛のようにみえるが）拡大してみると, 透明な細かい毛で密に覆われている. 乳幼児期までは有色の毛は稀にしかみられないが, 思春期ごろからは透明な毛に混じて, やや太く色素をもつ毛が混じてくる（密度には個体差が大きい）. この毛孔に黒い角栓が貯留すると, 鼻尖・鼻翼の黒い毛孔にみえることは日常よく経験する.

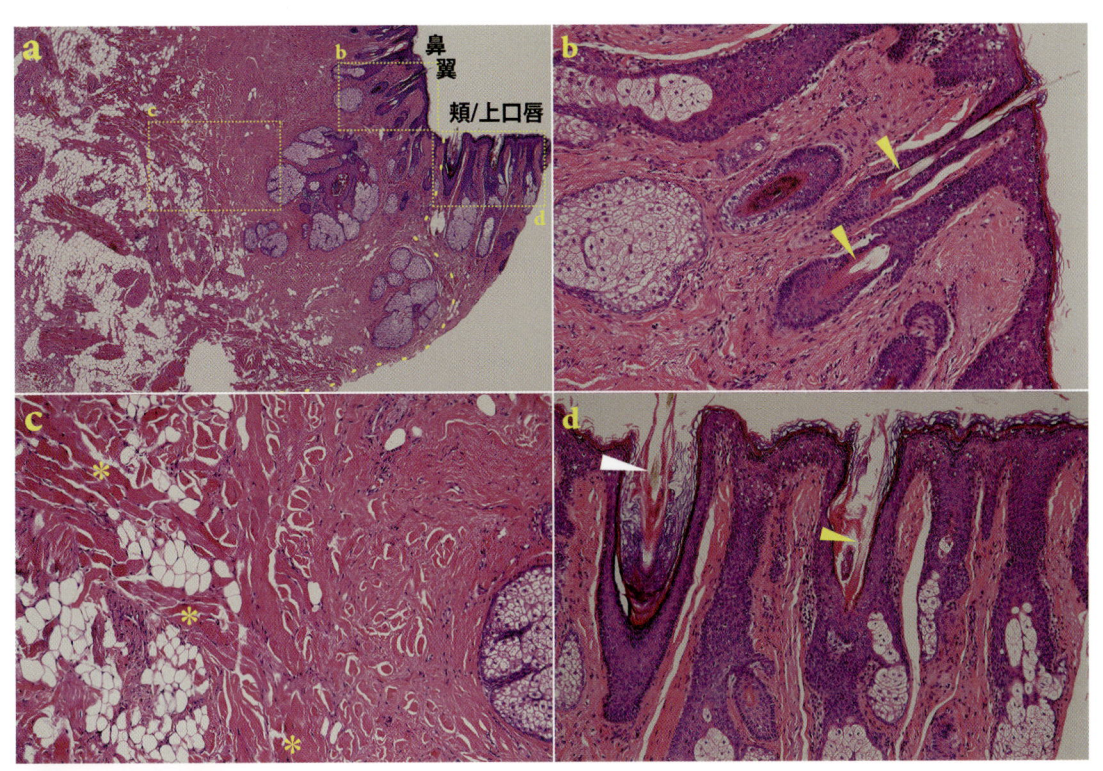

図3　鼻翼皮膚の組織像

鼻翼と，その基部（上口唇との付着部）の組織を示す．（a）鼻翼と上口唇（頬側）との違いを，b,c,dに拡大して示す．（b）鼻翼では表皮直下の乳頭は幅広く密な膠原線維で満たされる．細く短く透明なうぶ毛（黄矢頭）を持つ毛包は網状層の上層で終わる．（c）下方から脂肪層を貫通して来た横紋筋束は，網状層の膠原線維束に混入して終わる．（d）上口唇では乳頭が細い．無色透明のうぶ毛（黄矢頭）に混じて，有色毛（白矢頭）が混じる．

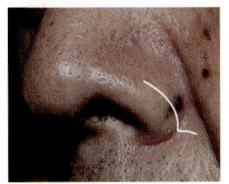

臨床写真
線は組織割面を示す．

3）鼻翼の皮膚は結合組織が密である：図3

　鼻翼皮膚の特徴は真皮結合組織が密なことである．

① 表皮と付属器

　中に，細く透明なうぶ毛をもつ小さな毛包が密に分布する．毛包は真皮網状層の中程までで，網状層を貫通しない．小さい毛包にもかかわらず，よく発達した皮脂腺が真皮中層に毛包を取り囲む様子は，親芋をぐるりと囲む里芋のようである．

　これらの細かい毛包には角栓や角化亢進はみられず，デモデックス/真菌/雑菌の寄生/腐生も滅多にない．

　成人（乳幼児以外）の鼻翼の皮膚では（上記の細かい毛包に混じて）角栓が充満した毛包が混在する．これらの，やや大きな毛包は網状層を貫通し，毛幹にはメラニン色素があって，顔の毛包に似る．開大した毛孔には角栓が詰まり，真菌/雑菌が腐生しており，これらによる黒色と考えられる．しかし毛包周囲の細胞浸潤はほとんどない．

② 真皮結合組織

　外鼻以外の，大部分の皮膚では，表皮を乳頭層の細かい膠原線維が支え，乳頭下層には後毛細血管細静脈の網があり，その下に太い膠原線維束が密に配列した真皮網状層があり，さらにその下に境界鮮明に脂肪層が広がる．

　しかし鼻翼では，表皮直下の（乳頭層に相当

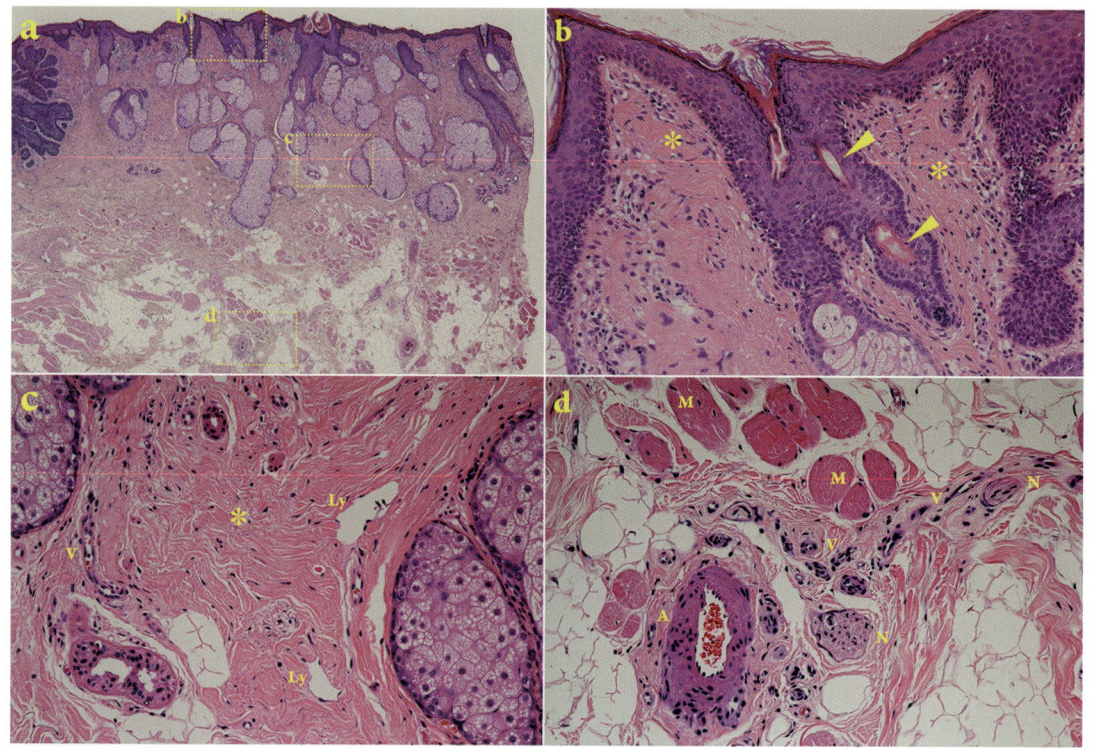

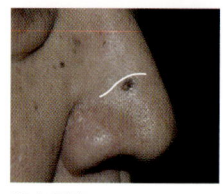

臨床写真
線は組織割面を示す.

図4　鼻背皮膚の組織像

鼻背の組織を示す．（a）臨床写真（右）に示す BCC 病変が左端にみえている．以下に b,c,d 部を拡大して示す．（b）鼻背も乳頭（＊）は幅広く，膠原線維束が密に埋め尽くすので均一好酸性にみえる．毛包は無色透明のうぶ毛（黄矢頭）を持ち，網状層上層までに限局する．（c）網状層でも膠原線維束は乳頭層と同じ太さと密度で錯走する．豊富な毛細リンパ管（Ly）は外鼻皮膚の特徴．後毛細管細静脈（V）.（d）脂肪層の小葉間には細動脈（A），細静脈（V），神経線維（N）に加えて，横紋筋束が縦横に貫通する．

する）結合組織に，膠原線維が密に配列されるために，網状層と同等か，より濃い好酸性にみえる．また表皮直下の乳頭が幅広くて大きい．このため表皮直下の密な好酸性の膠原線維がアミロイド苔癬にみえるほどである．

　その下の真皮網状層では膠原線維束が（軀幹・四肢では基本的に水平な層状配列であるのに対して）斜めに交錯して走行し，その線維束の間には（脂肪層を貫通してきた，やはり好酸性の）横紋筋束が入り込む．また膠原線維に比べて弾力線維が非常に少ないことも特徴的（日光曝露に応じて，乳頭下層～網状層に異様な弾性線維の蓄積が起きるのは他部位と同じ）である．これらの組織所見は，**鼻翼**の皮膚が硬く触

れ，表皮がずれにくく，可塑性が乏しいことをよく説明する．

　結合組織内の血管系は分布がまばらにみえるが，毛細リンパ管が密に全層に分布することが特徴的である．神経系では，かなり太い知覚神経線維束を脂肪層までたどることができる．

③ 脂肪層

　網状層から斜めに下行する膠原線維束と，斜めに上行してくる横紋筋線維束が混在して脂肪小葉を分割するようにみえるため，脂肪小葉が（一見）小さく大小不同にみえる．

　脂肪層を貫通する横紋筋束は，小葉隔壁の結合組織とは無関係に走行することから，筋線維束が先に皮膚に到達し，その後に脂肪組織が分

化したことがわかる．

脂肪小葉を分ける結合組織内には，脈管系では細動脈/細静脈/リンパ管が走る．神経線維束は太く外膜に包まれているので認識しやすい．

鼻翼の大部分には**大/小鼻翼軟骨**があるが，**上口唇/鼻唇溝/頬**皮膚への付着部/移行部に軟骨はない．それは触診でわかる．

4）鼻背の皮膚も結合組織が密である：図4

鼻背の皮膚を，やや深くメスを入れて切除するとSMAS層の下で，まばらな脂肪組織とともに切除される．

① 表皮と付属器

鼻翼と同様に，細く透明で短い毛をもつ小さな毛包が密にみられるが，メラニンをもつやや太い毛の毛包が混在する．毛包は真皮網状層の2/3に達するが，貫通することはない．よく発達した皮脂腺が真皮中層に毛包を囲むように広がる．乳幼児期以降の皮膚では，これらの毛包の角化亢進や角栓による開大，さらにデモデックス/真菌/雑菌などの寄生/腐生が普通にみられる．

② 真皮結合組織

鼻背でも，表皮直下から網状層までの結合組織は，表皮側ほど密で，深層→脂肪層への移行部のほうがまばらである．また網状層の中下層には，膠原線維束に混じて（脂肪層を貫通してきた）横紋筋の束が終わる．結合組織の弾力線維が少ないことも共通であるが，日光曝露に伴って網状層に弾性線維が蓄積することも共通である．

③ 脂肪層

網状層から下行する膠原線維束と，上行してくる横紋筋線維束が入り乱れて脂肪小葉を分割してみえるため，個々の脂肪小葉が大小不同に小さくみえる．小葉間の結合組織には，かなり太い細動脈/細静脈/集合リンパ管が頻繁に確認できる．

文献

1) Williams PL et al: Gray's Anatomy, 38th ed, Churchill Livingstone, London, 1995
2) Hennekam RC et al: Am J Med Genet A 149A: 61, 2009
3) 今山修平：J Visual Dermatol 20: 462, 2021

著者注記
解剖学用語の表記にはラテン語・ドイツ語・英語が混在するので本項ではGray's Anatomy（Churchill Livingstone）に準拠して英語 or 英語化したラテン語の順に記載した．共通の場合は英語のみ記した．
イラスト作成には自験を基に，Gray's Anatomy，臨床応用局所解剖図譜（医学書院），分担解剖学（金原出版）を参考にした．

6

今山修平コレクション

4．頭部皮膚の解剖学と組織学

今山　修平

頭/頭部とは（図1）

　ヒトの頭/頭部 head は触診にて確認される．オトガイの正中下端を強く押さえると，左右下顎骨 Mandible の結合部（下顎結合 Menton/Mandibular symphysis）を触れる．それが前端である．そこから下顎骨下縁を指でなぞりながら後方へ向かうと下顎角 Gonion/Angle of mandible で途切れるが，すぐに耳朶の下の側頭骨 Temporal bone 下端の乳様突起 Mastoid process を触れる．そのまま指を後方に進めると（胸鎖乳突筋と僧帽筋の反発を感知しながら→図2）後頭骨 Occipital bone 下端正中の外後頭隆起 Inion/External occipital protuberance に達する．以上の線が頭蓋骨 Skull の下の輪郭である．これより上を頭/頭部と言う[1]．

本項の構成

　上記のとおり頭/頭部とは頭蓋骨を包む全領域であるが，さらに頭蓋骨は，脳を包む神経頭蓋 Neurocranium と，顔を構成する顔面 / 内臓頭蓋 Viscerocranium/Splanchnocranium に分ける．本項は，皮膚を主対象とする私たちにとっての頭部すなわち神経頭蓋の外皮領域に限って記載する．顔面/内臓頭蓋の外皮：顔の眼・鼻・口（眼瞼・外鼻・口唇）については既述した[2-4]．

　以下に，頭蓋骨を透過させたマクロ表面解剖にて外皮との相互関係を明示し，付着筋群と神経系，表在性の血管を図示し，最後に組織学的に頭部皮膚の特徴を確認する．

A．解剖学（図1，2，3）
　1）頭部の表面解剖学：図1
　2）頭蓋表筋の解剖学：図2
　3）頭蓋浅層の動脈と神経：図3
B．組織学（図4，5）
　頭部皮膚の組織像：図4，5

A．解剖学

1）頭蓋骨（図1）

① 頭蓋骨は外骨格である

　ヒトは内骨格 Endoskeleton の動物である．骨が中にあり，それに付着した筋 Muscle が身体を動かす．しかし頭部では，ヘルメットのような頭蓋骨が脳を包む．すなわち頭部は外骨格 Exoskeleton である．

　外骨格は，脊椎動物が最初に作り出した最古の骨格で，外皮の内側/下方の結合組織内に，平たく硬い「面」として形成されて内部を保護することから皮骨 Dermal bone とも呼ばれる（参考1）．皮骨は進化と共に縮小してきたが，現在でも魚類～哺乳類までの頭蓋骨と鎖骨（魚類では鰓）として受け継がれている（参考2）．

参考1
骨格は皮骨から：脊椎動物が最初に形成した骨格は皮骨であり，内骨格ではない．歴史的に5億年前（とされる）の異甲類 Heterostracan の Anglaspis では，頭部から体表の大部分を覆う鎧のような骨であったものが，進化と共に退化して魚類の頭部と鰓となり，現在の両生類/爬虫類/哺乳類（ヒトを含む）の頭蓋骨と鎖骨へと継承されたとされている．
ヒト頭蓋骨の大部分と鎖骨が皮骨であることは，皮骨の遺伝性形成不全，鎖骨頭蓋骨形成不全症 Cleidocranial dysostosis に発現される．本症では，頭蓋大泉門が閉鎖せず，顎や歯の歯根部の形成異常がみられるが，同時に，鎖骨が全く形成されない．このため両肩を胸の前で寄せることができて特徴的である．

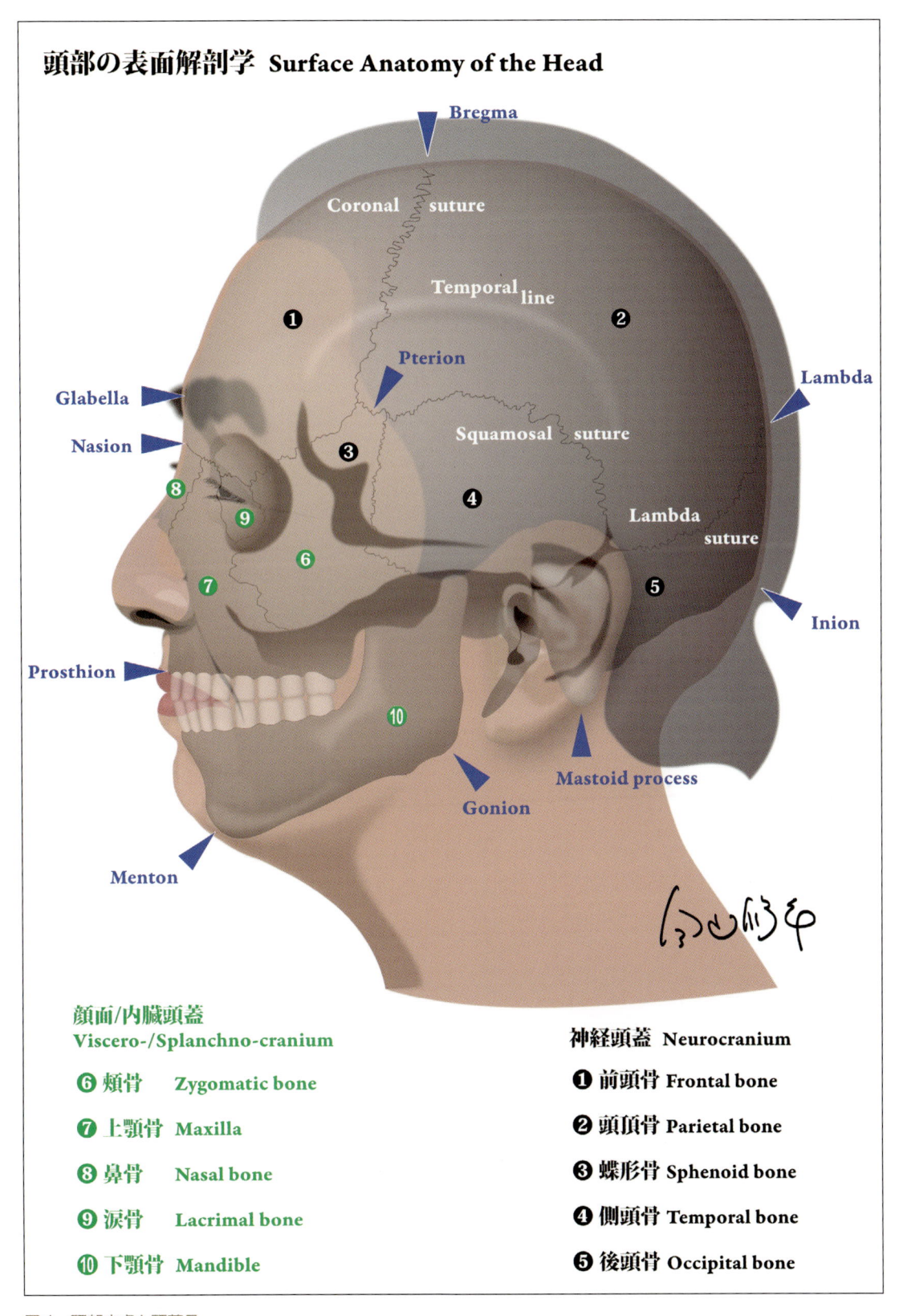

頭部の表面解剖学 Surface Anatomy of the Head

Bregma

Coronal suture

Temporal line

Pterion

Glabella

Nasion

Squamosal suture

Lambda suture

Lambda

Inion

Prosthion

Mastoid process

Gonion

Menton

6

今山修平コレクション

顔面/内臓頭蓋
Viscero-/Splanchno-cranium

❻ 頬骨　　Zygomatic bone

❼ 上顎骨　Maxilla

❽ 鼻骨　　Nasal bone

❾ 涙骨　　Lacrimal bone

❿ 下顎骨　Mandible

神経頭蓋　Neurocranium

❶ 前頭骨　Frontal bone

❷ 頭頂骨　Parietal bone

❸ 蝶形骨　Sphenoid bone

❹ 側頭骨　Temporal bone

❺ 後頭骨　Occipital bone

図1　頭部皮膚と頭蓋骨
外表から触知できる頭蓋骨の計測上の基準点を示す．図中番号は本文中の番号と同じです．

顔面頭蓋も皮骨が主体：顔を成す顔面/内臓頭蓋でも，上顎骨 Maxilla，下顎骨 Mandible，鎖骨 Clavicle，象牙質（歯）Dentine は皮骨である．さらに，魚類の鰓骨 Brachial skeleton に相当する骨が，ヒトの耳小骨 Ear ossicle，下顎骨/上顎/茎状突起 Styloid process/舌骨 Hyoid bone の一部分を成している．これでわかるように頭蓋骨は，1 内骨格，2 外骨格/皮骨，3 鰓弓 Brachial arch，4 骨化した腱 Ossifica-tion of tendon の複合体である．

② 頭蓋骨は軟骨を介さないで骨化する

上記の内骨格 vs. 外骨格の分類のほかに，骨は骨形成過程と骨芽細胞の由来に基づいても分類される．頭蓋骨は両者が混在しているので順に述べる．

骨の形成過程については，間葉組織の中に骨芽細胞が集塊をつくり，そこに直接に石灰沈着/骨化が始まるⓐ膜内骨化/骨 Intramembranous ossification/bone（参考3，皮骨が代表）と，まず軟骨の原型が形成され，そこに血管侵入と石灰沈着が起きて石灰化軟骨となり，それが破壊されて骨に置換されるⓑ軟骨性骨化/骨 Endo-chondral ossification/bone（参考4，体重負荷がかかる椎骨や四肢骨がその典型）に分けられる．

外骨格/皮骨における膜内骨化：外皮下の結合組織内に板状に形成されたために形成過程が内骨格とは異なる．ヒトでは胎生8週頃，外皮下に間葉系細胞 Mesenchymal cell が集塊を成し，コア結合因子α-1（CBFA1：core binding factor alpha-1）を発現して骨前駆細胞 Osteoprogenitor cell に分化する．同部は血管増生を伴いながら塊状に膨大する．同時に細胞は好塩基性の細胞質の骨芽細胞 Osteoblast へと分化し，（主にⅠ型）コラーゲンと骨基質成分を分泌して，自身が分泌した骨基質に埋まるが，互いに細胞突起の Gap junction で連結されて同期が保たれる．細胞は燐酸カルシウムを分泌してコラーゲン上に燐灰石 Apatite の微結晶を沈着させて骨化が進み，骨細胞 Osteocyte となる．これが膜内骨化 Intramembranous ossification である．

内骨格における軟骨を経る骨化：外骨格の皮骨に対し，椎骨・肋骨・四肢骨・鰓弓骨は体の内側に形成されることから内骨格と分類される．これらの骨は軟骨性骨 Cartilage bone とも呼ばれるが，上述の膜内骨化（参考5）では最初から骨化が起きるのに対して，軟骨を経て骨が形成される．

最初に間葉系細胞が塊状に増生することは同様であるが，線維芽細胞増殖因子 FGF fibroblast growth factor や，骨形成タンパク BMP bone morphogenetic proteins の作用を受けて，Ⅱ型コラーゲンを発現して軟骨芽細胞へ分化し，軟骨基質を産生し始める．それが伸張してある長さになると，長管骨の中央あたりの軟骨膜細胞は（軟骨細胞ではなく）骨芽細胞を産生するようになり，こうして軟骨原型の周囲に骨芽形成が始まる．以前から存在する軟骨基質が石灰化される（石灰化軟骨 Calcified cartilage）と，その中の軟骨細胞は失われ，そこに血管が侵入して血液で充満され，そこに骨前駆細胞が侵入して，さらに骨芽細胞となって骨が沈着・完成してゆく．この過程を軟骨内骨化/骨 Endochondral ossification/bone と言う．

とは言え，上記2種類の骨化過程の違いは最初の骨化段階だけであり，その後の骨のリモデリングでは両者が関わる．たとえば四肢の長管骨は，軟骨内化骨で形成されるが，その後の思春期までの成長には両者が関与し，骨膜組織の膜内骨化を担う．

頭蓋骨は，そのほとんどが膜内骨化ⓐで形成される皮骨である．ただし同一骨でも骨化過程が異なることがある．たとえば後頭骨の（薄く後方に立ち上がるヘルメットのような）鱗部/扁平部 Squamous part は膜内骨化ⓐで形成されるが，前/中央/後下方の（大後頭孔 Foramen magnum を囲む）厚い部分は軟骨性骨化ⓑを経て形成されている．同じく外から見えない篩骨，鼻甲介も軟骨性骨化ⓑ経由で形成されている（本項では略）．

③ 頭蓋骨は神経堤由来である

骨の細胞由来については，㋐中胚葉細胞 Mesenchymal cell 由来と，㋑神経堤細胞 Neural crest cell 由来とに分けられる．言うまでもなく，体幹・四肢の骨/筋/心・血管/結合組織などの内部臓器/器官は中胚葉細胞に由来する．たしかに頭蓋骨においても，頭頂骨と後頭骨は中胚葉細胞㋐の由来であるが，それ以外の，頭蓋骨の大部分（→次項）は神経堤細胞㋑から分化した骨群である．

周知のとおり神経堤（参考5）は，発生初期に胚背側の前後軸を挟むように隆起する2列の堤で，その下面から胚体内の様々な部位に細胞を遊走させるが，頭部に侵入した頭蓋神経堤細胞は，頭蓋骨はもとより頭部の軟骨，歯，横紋筋，血管，脳神経節，くも膜，軟膜，結合組織など，頭部のほとんどを形成する．

参考5
神経堤 Neural crest：言うまでもなく発生初期に，一過性に，胚の長軸正中（神経板）を挟むように隆起する2列の堤のことで外胚葉である．左右の堤/隆起に挟まれた上皮/外胚葉細胞は（内部へ落ち込んで）間葉細胞へ転換 epithelial-mesenchymal transition EMT し，胚体内へ遊走して様々な細胞/器官を形成する．この細胞が全身の，神経細胞/シュワン細胞/メラノサイト/クロム親和性細胞などへ分化することも周知のとおりである．

④ 頭蓋骨の部位と名称

図1のとおり，神経頭蓋は，❶前頭骨 Frontal bone，❷頭頂骨 Parietal bone，❸蝶形骨 Sphenoid bone，❹側頭骨 Temporal bone，❺後頭骨 Occipital bone，（外から見えない篩骨 Ethmoid bone，鼻甲介 Nasal concha）から成る．

大脳を包む骨のヘルメットを頭蓋冠 Calvarium/ Cranial vault とも言い，頭頂骨と側頭骨の鱗部（薄く広がる部分）に相当するが，この薄く板状に広がる骨こそ皮骨（膜内骨化ⓐ）の典型である．これらの骨は互いに稠密結合組織で噛み合ってヘルメットを成しているが，その噛み合わせの線を，前頭縫合 Frontoethmoidal suture，矢状縫合 Sagittal suture，ラムダ縫合 Lambda suture，冠状縫合 Coronal suture，鱗状縫合 Squamosal suture と呼んでいる．

神経頭蓋の構成骨のうち，大脳を下支えする後頭骨，蝶形骨，篩骨，鼻甲介，側頭骨（の錐体）は外からはみえないので本項では触れない．さらに，頭蓋骨の下半分の顔の領域内臓/顔面頭蓋も省く．これには頬骨 Zygomatic bone，上顎骨 Maxilla，鼻骨 Nasal bone，涙骨 Lacrimal bone，下顎骨 Mandible が含まれ

る．このうち下顎骨は密に結合していないために，時に頭蓋骨に含まないで言及されることがある．たしかに発掘調査などではしばしば下顎骨が失われている．

2）筋（図2）

① 頭部皮膚には腱膜の裏打ちがある

頭部皮膚も表皮・真皮・皮下脂肪の3層から成る．が，頭部の裂傷や外科的に皮切を深く入れてフックで持ち上げると（ふつう脂肪がみえるはずの）剥離面は，硬く滑らかな光沢面であり，この層までが一塊りに剥離されてくる．もちろん皮下脂肪までの浅い外傷や腫瘍の外科手術では，この硬い裏打ちは意識されない．

この裏打ち面は，腱の膠原線維束が，四方八方から薄く敷き込まれて平面になった膜状の腱膜 Aponeurosis であるが，頭蓋骨を帽子のようにすっぽり包むので帽状腱膜 Epicranial aponeurosis，Galea aponeurotica と呼ばれる．前後左右につながる筋（後述）により頭部皮膚は前後にずれ動く．

この腱膜（稠密結合組織 Dense connective tissue）に，真皮網状層の膠原線維束が太いまま皮下脂肪層を貫通して収斂する（→図4，5）．このため頭部皮膚は腱膜までが一体として動き，伸びも縮みもしにくい．この膠原線維束の枠組みが密であることと，弾力線維は乏しいために頭部皮膚の出血は止まりにくい．同様の腱膜は手掌と足底（手掌/足底腱膜 Palmar/Plantar aponeurosis or fascia）でもみられるが頭部皮膚ほどには密着してはいない．

② 帽状腱膜とは

ピタッとかぶった帽子のような帽状腱膜の前後左右に横紋筋が連なる．このため頭部皮膚は意図して動かすことができる．頭部皮膚が一塊りに容易に剥離できるのは，帽状腱膜と，その下方の頭蓋骨との間に，疎な結合組織（浅筋膜，体幹四肢と同様）が介在しているからであり，この層を動・静脈・神経束が走る．その下に広がる頭蓋骨は，薄い頭蓋骨膜 Pericranium（ほぼ透明，骨を露出させる処置の時に気づく）に

頭蓋表筋の解剖学 Anatomy of Epicranial Muscles

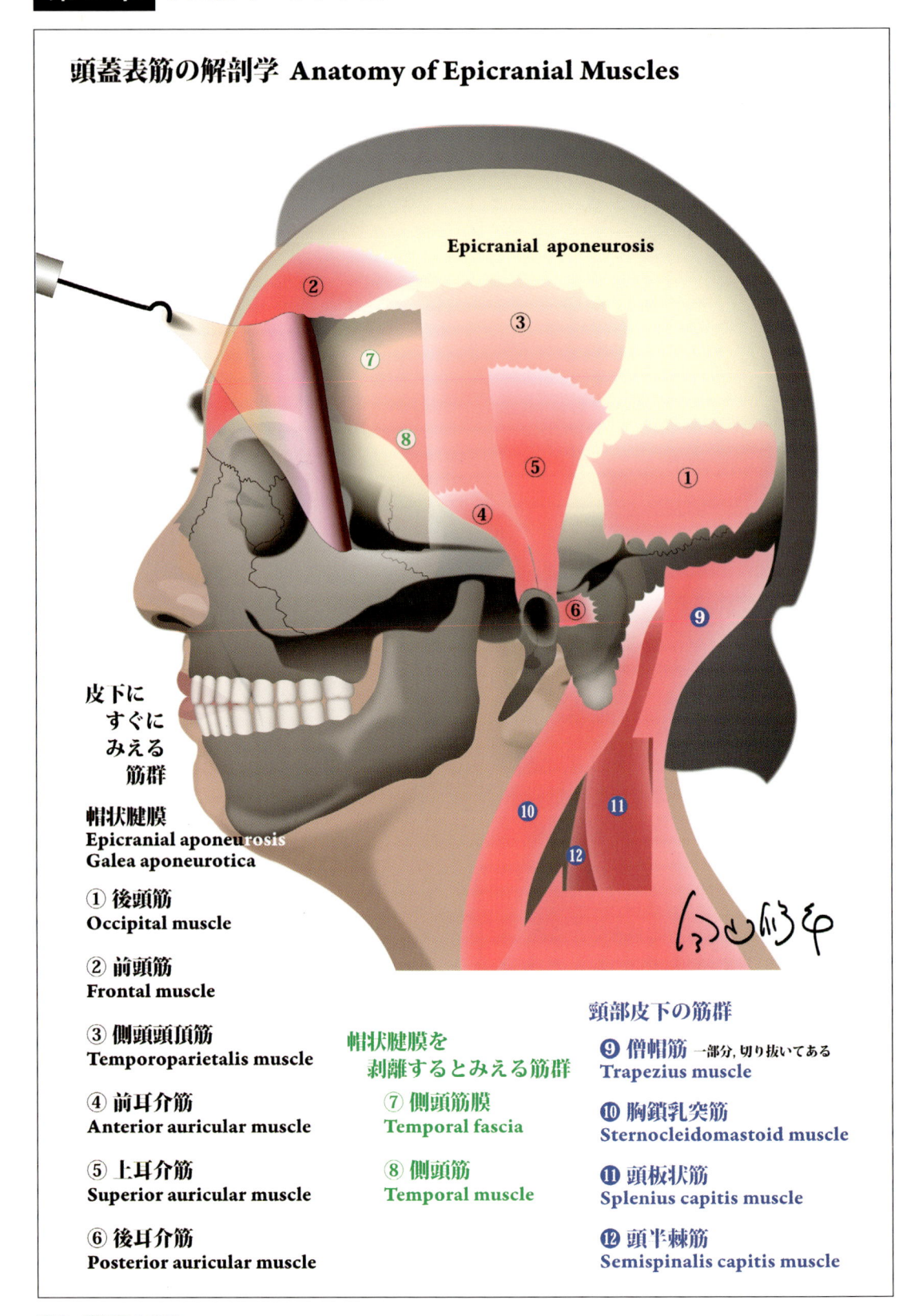

Epicranial aponeurosis

皮下に
すぐに
みえる
筋群

帽状腱膜
Epicranial aponeurosis
Galea aponeurotica

① 後頭筋
Occipital muscle

② 前頭筋
Frontal muscle

③ 側頭頭頂筋
Temporoparietalis muscle

④ 前耳介筋
Anterior auricular muscle

⑤ 上耳介筋
Superior auricular muscle

⑥ 後耳介筋
Posterior auricular muscle

**帽状腱膜を
剥離するとみえる筋群**

⑦ 側頭筋膜
Temporal fascia

⑧ 側頭筋
Temporal muscle

頸部皮下の筋群

⑨ 僧帽筋 一部分, 切り抜いてある
Trapezius muscle

⑩ 胸鎖乳突筋
Sternocleidomastoid muscle

⑪ 頭板状筋
Splenius capitis muscle

⑫ 頭半棘筋
Semispinalis capitis muscle

図2 頭蓋骨と筋群
頭蓋骨を被覆する浅筋群を示す. 顔面の眼周囲, 外鼻周囲, 口周囲の筋群については文献 2, 3, 4 を参照してください.
図中番号は本文中の番号と同じです.

包まれている．

③ 頭部筋群のうちの浅頭筋群だけを説明する

そもそも頭部に分布する筋群は，顔面筋/浅頭筋群 Facial muscles と咀嚼筋群 Masticatory muscles（下顎骨を動かす骨格筋）に分けられる[3]．浅頭筋群は全て，皮膚に終わる皮筋 Skin/Subcutaneous muscle であり，左右それぞれに顔面神経（第Ⅶ脳神経）Facial nerve（後述）の支配を受ける．言うまでもなく神経堤由来である．

④ 頭蓋表筋群

頭部皮膚を裏打ちする帽状腱膜に連なる前後左右の筋群を頭蓋表筋 Epicranius/Epicanial muscle とまとめて呼ぶ．そのうちの後頭前頭筋だけを指す教書もある．以下に概説する．

①② 後頭前頭筋 (Epicranius) Occipitofrontalis muscle：かつては①後頭筋 Occipital belly/muscle と②前頭筋 Frontal belly/muscle に分けていたが，頭蓋骨を包む帽状腱膜を前後に動かす一連の筋とみなされるようになった．

①②共に左右対称で，後頭筋①は，後頭骨の最上項線 Highest nuchal line（すぐ下に，僧帽筋が扇のように付着する）の外 2/3 ～側頭骨の乳様突起にかけて帯状に付着して始まり，帽状腱膜に終わる．

左右の前頭筋②は，髪の生え際のあたりで帽状腱膜から薄い筋膜として始まり，前額を下行して，眼輪筋と鼻根筋と絡みながら眉毛と眉間の皮膚に終わる．このため眉弓を引き上げることができる．骨に終わらない完全な皮筋である．左右の筋は鼻根に近づくと互いに接近するが，最後まで鼻骨に終わる帽状腱膜が細く介在している．

③ 側頭頭頂筋 (Epicranius) Temporoparietalis muscle：およそ側頭筋 Temporalis muscle（→次項）と似た扇形であるが（側頭筋が頬骨弓を通過して下顎骨に終わる大きな咀嚼筋であるのに対して）筋膜の外で扇状に広がる薄い表在筋で，浅側頭動脈の前額枝と頭頂枝により 3 つに分けられる．前 1/3 の側頭部は帽状腱膜の中で起始が終わる．中 1/3 の三角部は浅側頭動脈の前額枝と頭頂枝に挟まれた三角部分であり，後方 1/3 は頭頂部で耳介基部に終わり，前耳介筋，上耳介筋（下記）と区別がつかない．

④ 前耳介筋，⑤ 上耳介筋，⑥ 後耳介筋 Anterior/Superior/Posterior auricular muscle：上述のとおり後頭前頭筋・側頭頭頂筋・帽状腱膜と同じ表在性の筋である．前耳介筋は，帽状腱膜/側頭筋膜から起きて耳輪基部の前方に，上耳介筋も帽状腱膜/側頭筋膜から起きて耳介根部に，後耳介筋は乳様突起の外側端から起きて耳介根部の後下部に付着して，それぞれの方向に耳介を動かす．顔面神経支配である．

⑤ 頭蓋骨に付着した（深層の）筋群

帽子のような帽状腱膜を皮膚と一塊にして剥ぐと，浅筋膜と骨膜の脈管系と神経系および骨に付着した筋がみえてくる．

⑦ 側頭筋膜 Temporal fascia：側頭筋を包むこの強力な筋膜 Aponeurosis は，前耳介筋，上耳介筋，帽状筋膜，眼輪筋（の一部分）と重なり合っている．この表面を浅側頭動・静脈と耳介側頭神経 Auriculotemporal nerve が走る．上端は上側頭線 Superior temporal line の全行程に付着し，下は頬骨弓の外と内側の上端に付着して終わる．その隙間を側頭動脈の頬骨枝や上顎神経 Maxillary nerve の頬骨側頭枝 Zygomaticotemporal branch が通る．

⑧ 側頭筋 Temporal muscle：頭頂骨と側頭骨の側面の扇形の陥凹：側頭窩 Temporal fossa と側頭筋膜から起きて頬骨弓の内側を通り抜けて下顎骨の鉤状突起 Coronoid process に収斂する．側頭筋膜⑦が硬いので，この筋の輪郭は触診でもよくわからない．ただ，歯を食いしばった時に，側頭筋の上端の弧状の線が下側頭線 Inferior temporal line をなぞるように浮きあがって，それとわかる．三叉（第Ⅴ脳）神経 Trigeminal (Ⅴ canal) nerve 第 3 枝（下顎神経 Mandibular nerve）に紛れ込んだ運動神経の支配を受ける．

3) 血管（図3）

① 動脈系

大動脈弓から頭部へ

頭部に分布する血管は全て，左右の**椎骨動脈 Vertebral artery**（大後頭孔から頭蓋内に入る．外皮に出ないため省く）と，左右の**❶総頸動脈 Common carotid artery** の枝である．右側の総頸動脈❶は，大動脈弓 Aortic arch から出る最初の最も太い枝：**腕頭動脈 Brachiocephalic artery** が2本に分かれて**鎖骨下動脈 Subclavian artery** と総頸動脈❶になるが，左側は大動脈弓から直接に総頸動脈❶として上行する（周知のとおり血管の分枝と走行にはかなりの頻度で破格/変異 Anomaly/Variant がある）．

以下に頭部に至るまでの動脈路を略述して，神経頭蓋の外皮側を走る血管を説明する（図3）．左右の総頸動脈❶はどちらも，**❷内頸動脈 Internal carotid artery** と**❸外頸動脈 External carotid artery** に分かれる．

分岐部（の内頸動脈側）は少し膨らんでいて**頸動脈洞 Carotid sinus** と言う．頸動脈洞は中層（平滑筋層）が薄く，代わりに外弾性板が厚く，このために心拍を受けて膨らんでいる．ここに神経終末が密に分布して大動脈圧をモニターしているため（周知のとおり）指で外から圧迫して擬似的に動脈圧を上げると舌咽神経→延髄→迷走神経を介して徐脈（**頸動脈洞反射 Carotid sinus reflex**）が起きる．この分岐部の外膜には，平たい楕円形（約6×4 mm）の神経終末：**頸動脈小体/糸球 Carotid body/glomus** も付着していて動脈血の酸素濃度/pH/温度をモニターしている．

外頸動脈の走行と枝分かれ

頭部皮膚に分布するほとんどが**外頸動脈**の枝であるから，以下に（総頸動脈が内頸動脈と二手に分かれて）**外頸動脈**になってからの枝を，枝分かれ順に略述する（→図3の番号と同じ）．

a) 前方に出る動脈枝

❹上甲状腺動脈 Superior thyroid artery：最初の枝で，前下方に伸びて舌骨下筋群を栄養しながら甲状腺に至る（頭部には来ない）．

❺舌動脈 Lingual artery：枝分かれするとすぐに内部（内上方向）に入って舌筋群に分布し，舌尖に至る（顔面には至らない）．

❻顔面動脈 Facial artery：舌動脈❺の上で，前方に枝分かれして，下顎骨の下縁をなぞり（下顎の前方へはオトガイ/顎下動脈 Submental artery を出し）ながら顔面に出て，口角を遠巻きにしながら外鼻の裾に沿って上行する．この間，口唇に向けて**❼下唇動脈 Inferior labial artery** と**❽上唇動脈 Superior labial artery** を出し，外鼻の鼻翼と鼻背とを栄養する枝を出しながら**❾眼角動脈 Angular artery** となって上行を続け，内眼角のあたりで**❿眼動脈 Ophthalmic artery** からの**⓫鼻背動脈 Dorsal nasal artery** と吻合して終わる[4]．

⓬顎動脈 Maxillary artery：顎関節の下あたりでほぼ直角に前方に出る太い枝で，耳下腺に覆われており，すぐに内部に入って眼/耳/鼻/口/歯の全てに関わる枝を出す（外皮には来ない）．

⓭横行顔面動脈 Transverse facial artery：これも耳下腺に覆われて前方に出るが，頬骨弓に沿うように（顔面神経の枝と共に）水平に前方に走って耳下腺と顔面筋を栄養する．浅側頭動脈⓮の枝のこともある．

⓮浅側頭動脈 Superficial temporal artery：外頸動脈の表在側の最後の支流で，やはり耳下腺に包まれて外耳道の前を通り，頬骨弓の基部を超えて数 cm のところで側頭筋の筋膜上で前後の枝（⓯⓰）に分かれる（他にも小さな枝を出す）．

⓯浅側頭動脈，前枝 Superficial temporal artery，Anterior/Frontal branch：側頭筋の筋膜上を前方に進んで前頭部に広がり，帽状腱膜，（下方の）眼輪筋，（前方の）前頭筋へ細かい枝を出しながら前頭動脈（⓫の末梢）につながる．

⓰浅側頭動脈，後/頭頂枝 Superficial temporal artery，Posterior/Parietal branch：後方に向かって耳介の上を通って広く枝分かれ

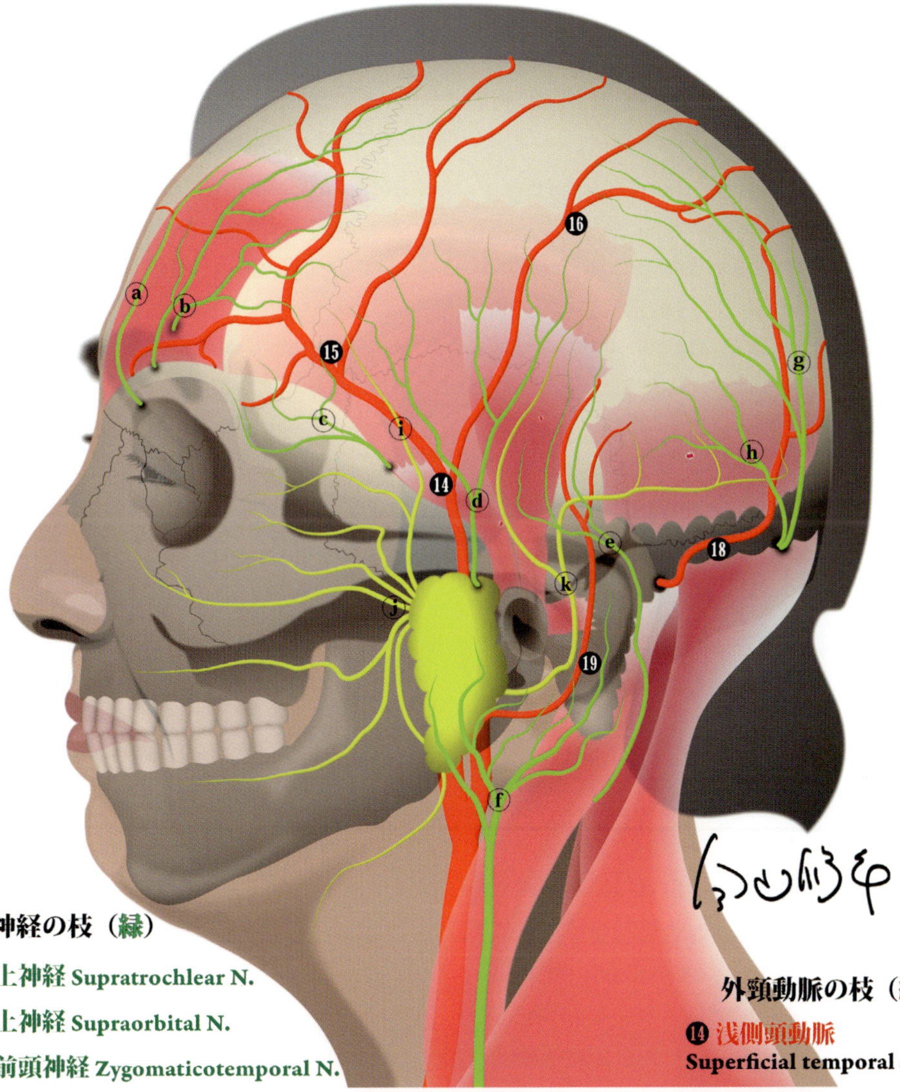

頭部浅層の動脈と神経
Surface Distribution of Peripheral Nerves & Arteries on the Head

6

今山修平コレクション

三叉神経の枝（緑）

ⓐ 滑車上神経 Supratrochlear N.

ⓑ 眼窩上神経 Supraorbital N.

ⓒ 頬骨前頭神経 Zygomaticotemporal N.

ⓓ 耳介側頭神経 Auriculotemporal N.

頸神経叢の枝（緑）

ⓔ 小後頭神経 Minor Occipital N.

ⓕ 大耳介神経 Great Auricular N.

ⓖ 大後頭神経 Great Occipital N.

ⓗ 第3後頭神経 Third Occipital N.

顔面神経の枝（黄）

ⓘ 側頭枝 Temporal branch of Facial N.

ⓙ 耳前部の枝

Zygomatic branch
Upper buccal branch
Lower buccal branch
Marginal mandibular branch
Cervical branch

ⓚ 後耳介神経 Posterior auricular N.

外頸動脈の枝（紅）

⑭ 浅側頭動脈
Superficial temporal artery

⑮ 浅側頭動脈：前枝
Superficial temporal artery,
anterior/frontal branch

⑯ 浅側頭動脈：後/頭頂枝
Superficial temporal artery,
posterior/parietal branch

⑱ 後頭動脈
Occipital artery

⑲ 後耳介動脈
Posterior auricular artery

図3　頭蓋骨と動脈と神経系
頭蓋の表層に分布する動脈と神経系を示す．眼周囲，外鼻周囲，口周囲の血管と神経系については文献2，3，4を参照してください．図中の番号・記号は本文中のものと同じです．

して頭頂部を覆う．末端では反対側の枝と吻合する．

b) 内方に出る動脈枝

外頸動脈になってすぐに，

⓱ **上行咽頭動脈 Ascending pharyngeal artery**：内上方向に向かう細い動脈で，咽頭，頸部深層の軟部組織を栄養して頭蓋底に分布する（ので省く）．

c) 後方に出る動脈枝

⓲ **後頭動脈 Occipital artery**：外頸動脈の後方から出て，胸鎖乳突筋と僧帽筋が重なるあたりで筋膜外に出て後頭部を上行する．その間，枝を出しては浅側頭動脈，後/頭頂枝⓰と後耳介動脈⓳の枝と連結し，最後は反対側の同血管と吻合して終わる．

⓳ **後耳介動脈 Posterior auricular artery**：後頭動脈⓲の上から出て，耳下腺を通過し茎状突起の上を通り，乳状突起の前を耳介基部の後面をなぞるように上行する．耳介後面はこれで栄養されるが穿通枝が耳介前面にも伸びている．これも多数の枝で他の動脈と吻合している．

d) 付記：内頸動脈

❷ **内頸動脈 Internal carotid artery**：外頸動脈❸と二手に分かれた後（多くは）5回屈曲をくり返して上行して硬膜腔の中に入り，すぐに眼動脈 Ophthalmic artery（眼球，動眼筋，鼻中隔，脳硬膜を栄養し，前方皮膚に出る**眼窩上動脈 Supraorbital artery**の先で顔面動脈❻につながる[4]）を分岐する．さらに**中大脳動脈 Middle cerebral artery**，**前大脳動脈 Anterior cerebral artery**，**後交通動脈 Posterior communicating artery**，**脈絡叢動脈 Choroid plexus artery**の枝を出して左右が吻合し，**ウイルス輪 Circle of Willis**を成す．

② 静脈系

頭部の静脈系は，a) 前頭，b) 側頭，c) 後頭に分けると理解しやすい（やはり破格が多い）．a) 前頭部の静脈は眼と鼻と口からの静脈を集めて**顔面静脈 Facial vein**になり，**内頸静脈 Internal jugular vein**に流入し，b) 側頭部の静脈は，頭頂〜側頭〜後頭そして耳周辺の静脈

を集めて，半分は顔面静脈（→内頸静脈）へ，残り半分は**外頸静脈 External jugular vein**に連なる．そして，c) 後頭部の静脈はほぼ外頸静脈に入る．

a) 前頭（前頭〜前額）の静脈

上方からたどると，**前頭静脈 Frontal vein**は，頭頂と側頭に網目を成す**浅側頭静脈 Superficial temporal vein**の前頭枝とつながって始まり，前頭/前額部を（反対側の同じ静脈とならびながら）下行して眉間/鼻根に向かい，水平の短い枝（**鼻弓 Nasal arch**）で吻合する．その後，眼窩の内角のあたりで**眼窩上静脈 Supraorbital vein**と合流し，鼻根/鼻背からの細静脈を合流して**眼角静脈 Angular vein**と呼ばれ，外鼻の裾をなぞるように下行しながら鼻翼からの**側鼻静脈 Lateral nasal vein**と合流し，さらに口唇からの**上/下唇静脈 Superior/Inferior labial veins**と合流して**顔面静脈 Facial vein**となり，内頸静脈に流入する[4]．

b) 側頭（側頭〜耳介）の静脈

浅側頭静脈 Superficial temporal veinは，対側の同静脈と吻合して頭蓋を広く覆う．その**前頭枝 Frontal branch**と**頭頂枝 Parietal branch**は**頬骨 Zygoma**のあたり（耳介前方）で合流して**浅側頭静脈**と呼ばれ，側頭筋からきた**中側頭静脈 Middle temporal vein**と合流して頬骨の後基部≒耳前部を下行して耳下腺 Parotid gland を貫通しながら**上顎静脈 Maxillary vein**と合流して**下顎後静脈 Retromandibular vein**となって二股になり，前枝は顔面静脈と共に**内頸静脈**に流れ込むが，後枝は耳介後方から来た**後耳介静脈 Posterior auricular vein**と合流して**外頸静脈**になる．

c) 後頭（後頭〜項部）の静脈

後頭静脈 Occipital veinは，後頭部の細かい血管網から始まり，**僧帽筋 Trapezius**の骨付着部を突き抜けて，**後頭下三角 Suboccipital triangle**から中に入り，深部の頸椎と脊椎の静脈に合流する．時に，耳介後方から来た**後耳介静脈**と合流して**外頸静脈**に流れ込むこともある．

4）神経（図3）

頭部皮膚を剥離して，その下方にみえる（しばしば血管と並走する）神経を，前頭→側頭→後頭の順にぐるりと見渡して説明する．表在性に分布する末梢神経のほとんどは知覚神経であり，頭部と顔面皮膚の大部分を三叉神経が，後頭部を頸神経が受け持つ．表情筋を動かす運動神経のほとんどは顔面神経である．図では知覚神経を緑色で，運動神経を黄色で示すが肉眼では区別がつかない．

① 知覚神経系

顔/顔面皮膚の知覚をになう三叉神経は枝を伸ばして，前頭/頭頂（1枝）と，（耳介より前の）側頭（3枝）の知覚もつかさどる．耳介を含めた後頭の皮膚には頸神経（Ⅱ，Ⅲ）が分布する．以下に頭部を前頭，頭頂，後頭に分けて知覚神経の分布を概説する．

a）前頭・頭頂の知覚神経

正中（眉間）の側から外（側頭）の側へ順に，みえてくる順に説明する．全ては三叉神経の枝である．

ⓐ 滑車上神経 Supratrochlear nerve：（前頭切痕 Frontal notch を通過して）眉の内側あたりから前頭筋の表面を上行（下枝は眼輪筋に下行）する．

ⓑ 眼窩上神経 Supraorbital nerve：（眼窩上孔 Supraorbital foramen から眼窩上動脈・静脈と共に）眉の内側 1/3 のあたりから筋膜を通過してみえてきて，内側枝と外側枝に分かれて前頭筋の表面を側頭側に枝を出しながら上行して頭頂までの広い範囲に分布する．

三叉神経1枝（眼神経）は眼窩内で3枝に分かれて前額と眼と鼻のあたりの知覚を感知するが，そのひとつである前頭神経 Frontal nerve が眼窩の天蓋を通って上記の切痕/孔から皮膚側に出て神経枝ⓐⓑに分かれる．

b）側頭の知覚神経

ⓒ 頬骨前頭枝 Zygomatico-temporal nerve：三叉神経2枝（上顎神経）がさらに3本に分枝した枝で，頬骨の頬骨側頭孔を通って側頭窩に入り，側頭頭頂筋から出て側頭皮膚に分布する．

ⓓ 耳介側頭神経 Auriculotemporal nerve：（浅側頭動・静脈 Superficial temporal artery and vein と並走する）三叉神経3枝（下顎神経）の枝で，耳介の前の筋膜の上に出てきて側頭頭頂筋上を，上方へ側頭筋の表面に放射状に（下は耳介・外耳道に）分布する．この損傷による耳介側頭神経症候群（Frey症候群）が有名である（→ 参考6 ）．

参考6

耳介側頭神経症候群，味覚性多汗症（Frey症候群）： 耳下腺（手術など）の何らかの損傷により耳介側頭神経に混在する副交感神経が損傷され，この修復機転にて誤支配が起きることがある．すると耳介のあたりの血管拡張と発汗異常などが起きる．これは耳介側頭神経が耳下腺内で耳下腺の分泌に関わる副交感神経と交差しているためである．耳下腺炎 parotitis，mumps の痛みはこの神経と大耳介神経による．

c）後頭の知覚神経

頸神経 Cervical spinal nerve は左右8対あるが，そのうちの第1-4頸神経の前枝はすぐに吻合して塊を作るので頸神経叢 Cervical plexus と言われる．ここから耳介と後頭皮膚への枝が伸びるが，ほぐしてたどると，第2や第3頸神経からの枝であることがわかる．後頭部の皮膚知覚は，基本的には第2と第3頸神経の後枝からの3本の知覚神経が受け持つ．

d）頸神経叢（頸神経前枝）からの皮神経

ⓔ 小後頭神経 Minor occipital nerve：頸神経叢（第2頸神経）から出てくる皮膚枝で，胸鎖乳突筋に沿って上行し，耳介後方の皮膚面と，耳介の頭側の皮膚の知覚を担う．

ⓕ 大耳介神経 Great auricular nerve：頸神経叢（第2，3頸神経）から出る最も太い神経枝で，上行して下顎角のあたりで前後に分かれて前枝は耳介の下方前方の皮膚へ，後枝は耳介後面と後方下方の皮膚に広く分布する．

e）頸神経後枝からの皮神経

ⓖ 大後頭神経 Great occipital nerve：第2頸神経の後枝（3本）のうち皮膚へ向かう枝で，横突後頭筋から僧帽筋の付着部腱（分界項線）のあたり（正中から数cm外側）に出て，枝分かれしながら頭頂に向かい，後頭部皮膚に最

6 今山修平コレクション

も大きく広く分布する.

ⓗ **第3後頭神経** Third occipital nerve：第3頸神経の後枝のうち皮膚へ向かう枝で，しばしば上記**大後頭神経**と（皮膚出口や分枝途中のさまざまなレベルで）合流して後頭下方の皮膚に分布する.

② 運動神経系

顔面に皮切を加えるとき，皮膚組織（表皮・真皮・皮下脂肪）内を走る運動神経線維束はないから麻痺を引き起こすことはない．しかし頭部皮膚では，皮下脂肪層と浅筋膜が薄いため神経線維が浅層を走行することがあって，神経走行の知識は必要である．以下に**頭部皮膚**に限って剥離するとみえる神経を概述する.

a) 耳より前の運動神経

ⓘ **側頭枝（顔面神経）** Temporal branch of facial nerve：顔面神経は，耳下腺内で神経叢を作った後耳下腺の下から放射状に顔面表層に枝を出すが，上前方に向かう＝側頭部に向かう枝として側頭枝，頬骨弓の上を通る頬骨枝，その他，放射状に前方と下方に向かう（**上頬枝，下頬枝，下顎枝など**）が顔面なので省略する.

顔面神経の側頭枝は，頬骨弓を横切って側頭領域に至り，**浅側頭筋膜**（＝側頭頭頂筋の筋膜）と**深側頭筋膜**（＝側頭筋の筋膜）との間を通り，前方の枝は前頭筋，眼輪筋，上瞼筋に至り，眼窩上枝と涙筋枝に加わる．角膜反射の遠心枝としても知られる（求心枝は三叉神経）.

ⓙ 顔面神経の，耳より前の枝（分布のみ図示）
  ・Zygomatic branch of facial nerve
  ・Upper buccal branch of facial nerve
  ・Lower buccal branch of facial nerve
  ・Marginal mandibular branch of facial nerve
  ・Cervical branch of facial nerve

b) 耳より後の神経枝

ⓚ **後耳介神経** Posterior auricular nerve：顔面神経は茎乳突起を通って頭蓋から外に出て，耳下腺に入って神経叢を作るが，耳下腺に入る前に後ろに枝分かれし，乳様突起の前を上行して，側頭頭頂筋の後方部分，耳介の筋群，

後頭筋を支配する．さらに後頭に向かって頸神経の枝である**大耳介神経**ⓕと**大後頭神経**ⓖの知覚神経とも混じり合い，**迷走神経の耳介枝**とも交通する.

5) リンパ管（図4）

頭部を覆う表在組織のリンパ液の（一部は直接に深部リンパ節に流入するが）ほとんどは表在性の所属リンパ節に集まり，そこから深部の頸部リンパ節へ流入する．頭部では，表在性リンパ節は後頭，乳状突起/耳介後部，耳下腺，頬側（❺❻❶❷）に集合し，頸部では，下顎/顎下，前頸部，浅頸部（❸❹❼）に最初のリンパ節が分布する．以下に表在性リンパ節を説明する.

❶**浅耳下腺リンパ節** Superficial parotid nodes は耳珠 tragus の前にあり，耳下腺筋膜に包まれていて個々には触知しにくい．これには，側頭皮膚に分布して扇の要に向かうように下降するリンパ管，前頭から側額の皮膚を後下方に通過するリンパ管，眼瞼外側と頬骨皮膚からのリンパ管，さらには耳介外側面の上1/2と外耳道の前側からのリンパ管，が流入（し，これらをまとめて**上深頸リンパ節** Upper deep cervical nodes に流入）する.

❷**頬（側）リンパ節** Buccal nodes には鼻根/眉間そして下眼瞼を走るリンパ管が流入する.

❺**耳介後リンパ節** Retro-auricular nodes は胸鎖乳突筋の乳様突起の上（後耳介筋 auricularis posterior muscle の下）にあって触診しやすい．これには頭部皮膚の耳介より上，耳介上1/2の頭側と耳介縁，外耳道の後側からのリンパ管が流入（して上深頸リンパ節に流入）する.

❻**後頭リンパ節** Occipital nodes は僧帽筋の骨付着部あたりで，これも触れやすい．後頭部のリンパ管を受け入れる（が，一部は胸鎖乳突筋の後縁に沿って下行して**下深頸リンパ節** Inferior deep cervical nodes に入る).

❼**浅頸リンパ節** Superficial cervical

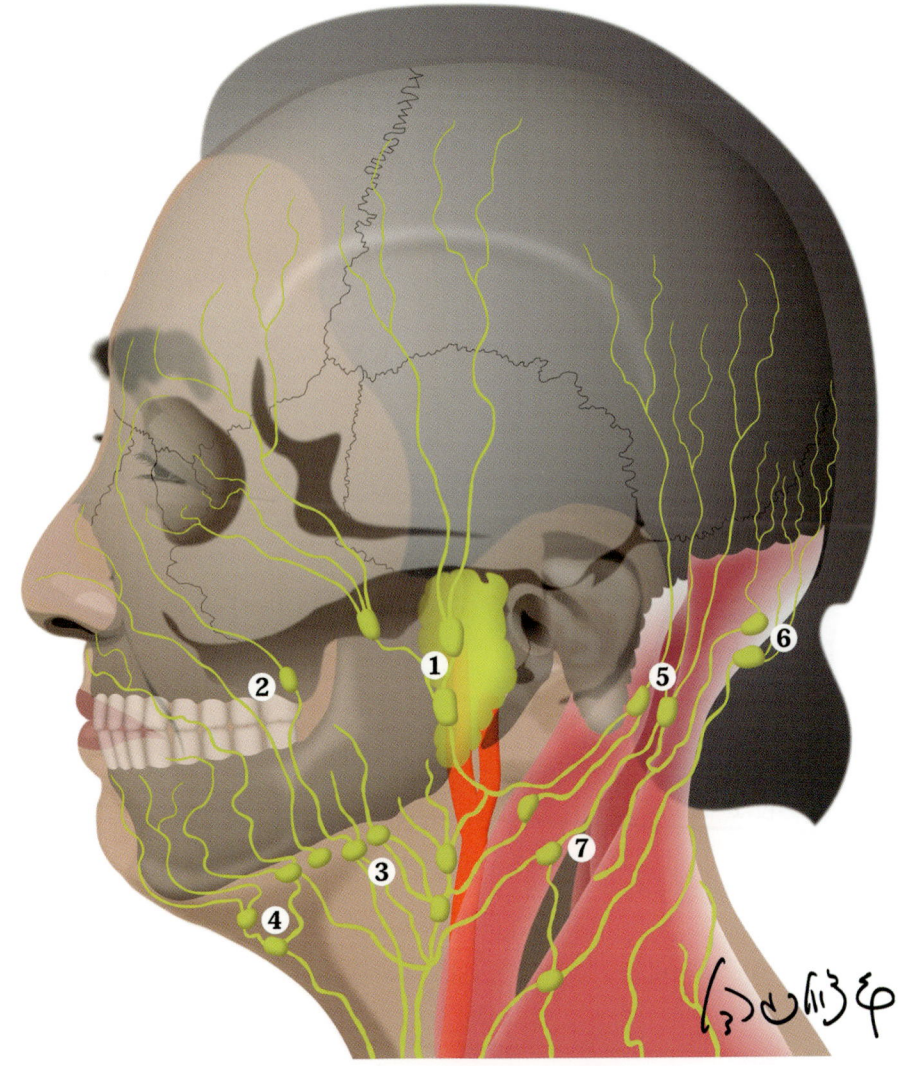

頭部の表在リンパ管とリンパ節
Superficial Lymph Vessels and Lymph Nodes of the Head

❶ 浅耳下腺リンパ節
Superficial parotid nodes

❷ 頬リンパ節
Buccal node

❸ 顎下リンパ節
Submandibular nodes

❹ 頤下リンパ節
Submental nodes

❺ 耳介後リンパ節
Retro-auricular nodes

❻ 後頭リンパ節
Occipital nodes

❼ 浅頸リンパ節
Superficial cervical nodes

位置関係の理解のために，・耳下腺
・総頸動脈：内頸動脈と外頸動脈の分枝
・頸部の筋：僧帽筋，胸鎖乳突筋 　　を示した．

図4　頭蓋骨とリンパ管とリンパ節
頭蓋の表在リンパ管とリンパ節を示す．顔面皮膚の表在リンパ管の大部分は浅耳下腺リンパ節❶，顎下❸，頤下リンパ節❹に流入するため顔面の慢性リンパ鬱滞を惹起することがある．

315

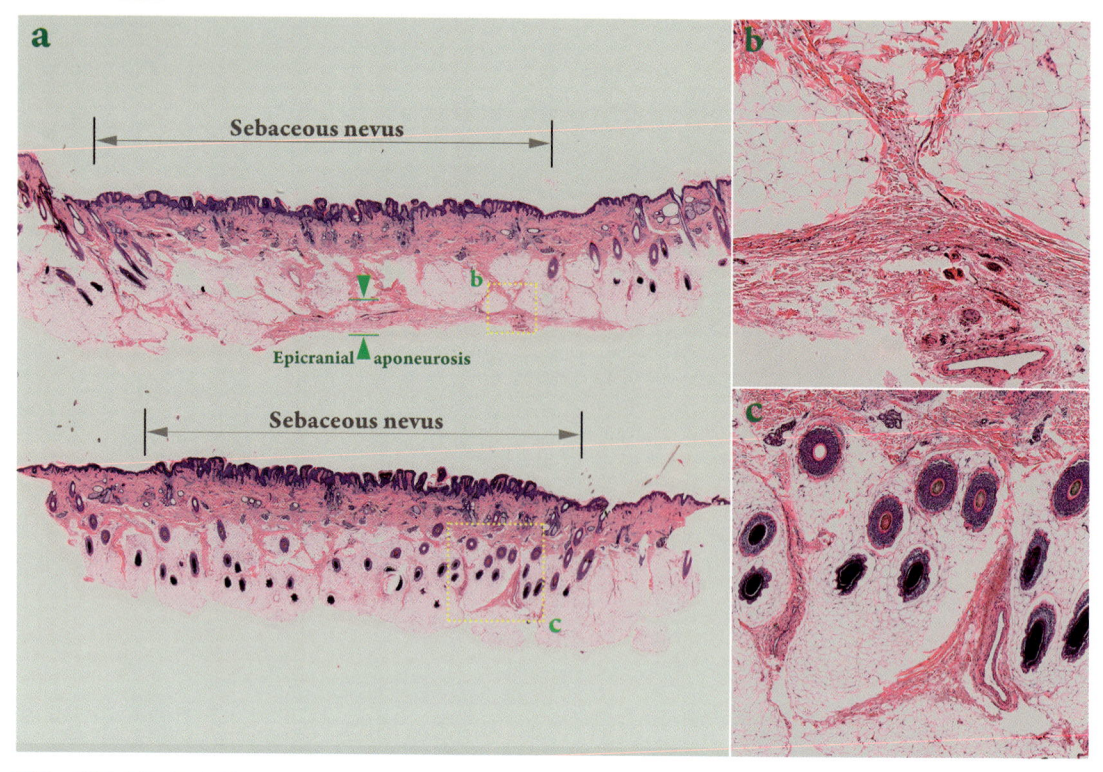

図5 頭部皮膚（5歳女児，頭頂部，脂腺母斑切除標本）

(a) 上：病変中央部．標本中央の母斑病変部には毛髪がないために脂肪層に毛包がない．標本下端には脂肪層を裏打ちする帽状腱膜がみえるので拡大（b）する．
下：病変辺縁部．本来の毛包が皮下脂肪層にみえるので拡大（c）する．

(b) 網状層の膠原線維束は，太いままに脂肪層を貫通して帽状腱膜に入り，そこを水平に走る．さらに下方の骨膜との間の疎性結合組織を走る細静脈と神経束がみえている．

(c) 脂肪層のほぼ下端まで毛包が貫通していること，毛包が組織断面積の5〜10％ほど（小児は大きい）あることがわかる．脂肪小葉間の結合組織内にも太い細静脈が走る．

nodes には耳朶，外耳道の床面，耳下腺から下顎角領域皮膚からのリンパ管が入る（が**上深頸リンパ節**に流れ込むものもある）．この**浅頸リンパ節❼**からは，**外頸静脈**とならぶように胸鎖乳突筋の表面と縁に広がって下行して**上深頸リンパ節**に流入する経路と，**外頸静脈**とともに鎖骨下三角に入って**下深頸リンパ節**に流れ込む経路がある．

❸顎下リンパ節 Submandibular nodes は下顎角の裏の軟組織内に触れ，**❹オトガイ下リンパ節 Submental nodes** はオトガイの裏面に触れる．これらは上記の顔面表在性リンパ管を集めるが，同時に，頭蓋内部を下行してきた深部リンパ管と合流して**上深頸リンパ節**に流れ込む．このため頭部の内外の炎症にて腫脹して触知しやすい．

B．組織学（図5，6）

皮膚は，体幹四肢では，動作による変形の下に張力を発揮して内部諸臓器を一定の形状と表面積に包み込む．しかし頭部では変形せず張力も不要である．これを反映して以下 1)-4) の特徴がある．

1）頭部皮膚はゲル状の厚い包みに似る

陶器の壺をひっくり返し，その丸い底を，5-6 mm 厚のゲル状の布で包む様子を想像すると，頭蓋骨（壺）と皮膚（包み）との関係がよくわかる．

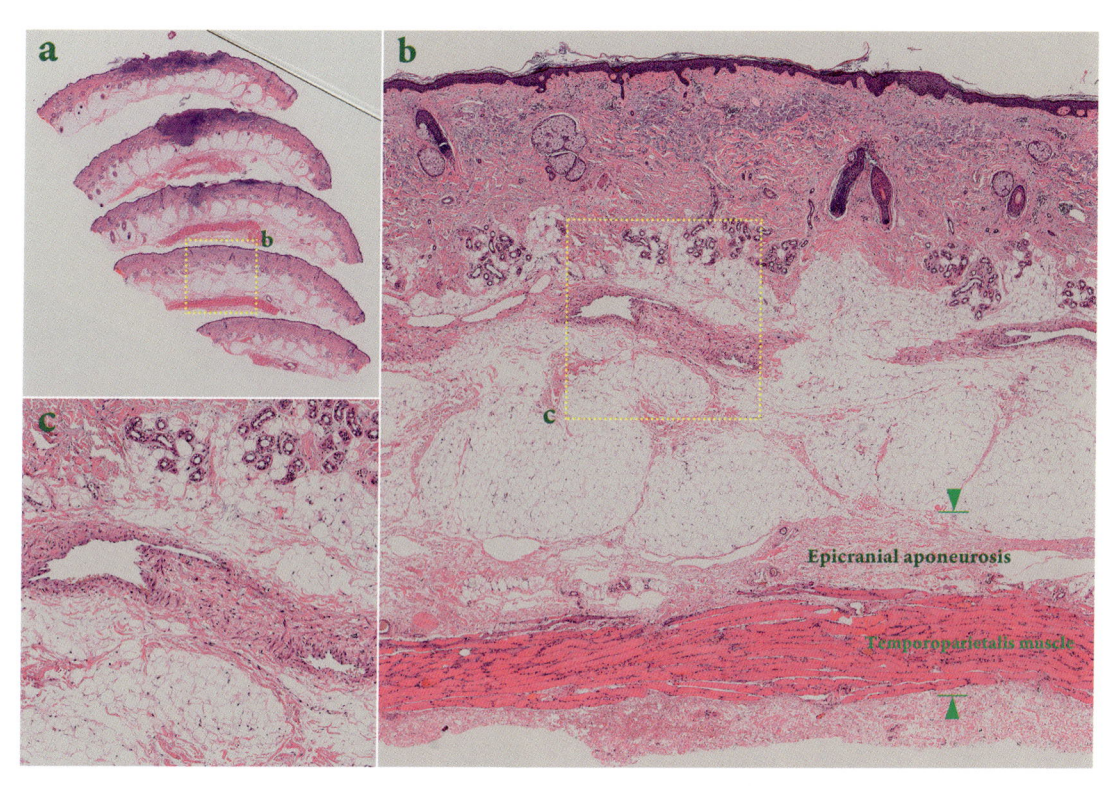

図6　頭部皮膚（68歳男性，側頭部，有棘細胞癌切除標本）

（a）切除標本の５割面．左上から１，２，３までの標本にはSCCがみえているが，４番目には腫瘍がなく，下端に側頭頭頂筋がみえるので拡大（b）する．

（b）上から順に表皮→真皮→皮下脂肪→帽状腱膜→側頭頭頂筋がみえる．前頭部であるが男性型脱毛のため網状層の上層には日光弾力線維症と，うぶ毛の毛包がみえ，脂肪層との移行部には汗腺分泌部がみえる．厚い脂肪層の上層を集合リンパ管が水平に走るので拡大（c）する．脂肪層下端には厚い結合組織＝帽状腱膜と，それに連なる側頭頭頂筋がみえる．悪性腫瘍のため筋膜を含めて切除した．

（c）脂肪層内を水平に走る集合リンパ管（疎で不規則な平滑筋が特徴）がみえる．リンパ管は周囲組織に貯留した細胞外液を内腔に取り込んで中枢側に送る（下水のような装置である）ため周囲組織より陰圧である．このため集合リンパ管までは周囲を均等に取り巻く平滑筋を持っていない．

　　両手で包みごと壺を持ち上げてずらすような力を加えると，包み（皮膚）だけが手と共にズレる．ズレで吸収できない時は包み（皮膚）が裂ける．指先で強く押すとゲルが凹む．硬い角が当たると包み（皮膚）が挫滅または断裂するが，強く当たると壺（頭蓋骨）が割れる．壺が割れないように包むために以下2)-4)の特徴が発達したと考えられる．

2) 結合組織は負荷にも変形しにくい（図5）

　　①頭部皮膚では，真皮網状層の太い膠原線維束は水平に走り，さらに層状に互い違いに重なるために水平方向のズレは直ちに拡散される．

　　②網状層から下降する太い膠原線維束は脂肪小葉を抱え込みながら太いまま帽状腱膜に至る．このため垂直方向の圧負荷には脂肪組織がクッションとして機能する．

　　③こうした網状層の膠原線維束の配列により，網状層⇄脂肪層⇄帽状腱膜が一塊として動作する．

　　④皮膚底面の帽状腱膜と，その下方の骨膜との間には疎性結合組織（浅筋膜）があり，一塊りの皮膚は，そこで，下床の骨と大きくズレることができる．

3) 毛包が網状層を貫通している（図5）

　　頭部皮膚には真皮網状層を貫通する毛包があり，脂肪層の中に毛乳頭がある．この毛包組織

には，網状層の太い膠原線維束（主にⅠ型コラーゲン）は随伴収斂せず，毛包独自の結合組織だけが取り囲む．後頭部の毛包の組織学的検討では，表面から毛包乳頭まで約 4 mm あり，バルジの幹細胞（CK15$^+$）は表面から深さ 1.4 ± 0.4 mm に位置している[5]．

毛髪は（アジア人の毛髪は丸くて太く）径 80 ± 40 μm あり，表面には径 150 ± 60 μm の毛孔が開いている．アジア人の毛髪/毛包は全部で約 12 ± 2 万本あり，毛髪に覆われた頭部皮膚は 600 cm^2 前後あるから，毛髪/毛包が占める面積は約 30 cm^2 すなわち頭部皮膚の約 5%以上を占める[6]．これでわかるように，頭部皮膚は毛髪がある間は毛包の断面積の分の 5%ほど押し広げられていると言える．禿頭になると，この押しのけられていた分を皮膚が覆うことになって皮膚は引き伸ばされる．こうして禿頭はテカテカにみえると考えられる．

4）血管とリンパ管が密に分布する（図6）

頭部皮膚でも（体表の他部位と同様に）静脈系がよく発達しており，網状層深層（脂肪層との移行部）にはかなり太い細静脈が水平に吻合しながら網を成して走る．この血管系が注射などにより損傷されると（周囲組織の収縮が起きにくいために）出血が止まりにくい．

動脈の多くは異なる動脈枝の先端に加えて，左右の動脈の枝先で（既述）互いに吻合している．このため頭部皮膚にはチアノーゼは滅多にみられない．

リンパ管もよく発達しており網状層+脂肪層内にかなり太い集合リンパ管がみられる．リンパ管は（血管系とは異なり）自らの結合組織を持たず，周囲結合組織と直接つながることで（組織の動きを利用して）細胞外液を取り込み，取り込んだリンパ液を中枢側に流す．このため集合リンパ管であっても（血管とは異なり）周囲を均等に取り巻く平滑筋層を持たない．頭部皮膚結合組織内に存在するリンパ管は，頭蓋骨の円蓋に裏打ちされた領域では結合組織内の細胞外液は常に排出される圧環境下にあるうえ，そもそも静水圧が最も低い頭部に位置することからリンパ浮腫も起きにくい．

文献

1) Williams PL et al: Gray's Anatomy, 38th Ed, Churchill Livingstone, London, 1995
2) 今山修平：J Visual Dermatol 18: 1194, 2019
3) 今山修平：J Visual Dermatol 20: 462, 2021
4) 今山修平：J Visual Dermatol 22: 1018, 2023
5) Otberg N et al: J Invest Dermatol 122: 14, 2004
6) Jimenez F, Izeta A, Poblet E: Dermatol Surg 37: 58, 2011

著者注記
解剖学用語の表記にはラテン語・ドイツ語・英語が混在するので本項では Gray's Anatomy（Churchill Livingstone）に準拠して英語 or 英語化したラテン語の順に記載した．共通の場合は英語のみ記した．
イラスト作成には自験を基に，Gray's Anatomy，臨床応用局所解剖図譜（医学書院），分担解剖学（金原出版）を参考にした．

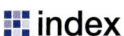 **index** ※太字は項目タイトル．※青字は『好発部位でみる皮膚疾患アトラス 躯幹・四肢』の掲載ページ

319

コウハツブイデミルヒフシッカンアトラス　トウブ・カオ

好発部位でみる皮膚疾患アトラス　頭部・顔

2025年1月7日　初版　第1刷発行

編　集	ヴィジュアルダーマトロジーヘンシュウイインカイ Visual Dermatology編集委員会
発行人	川畑　勝
編集人	小林　香織
発行所	株式会社Gakken 〒141-8416 東京都品川区西五反田2-11-8
印刷所・製本所	株式会社真興社・古宮製本株式会社

●この本に関する各種お問い合わせ先
本の内容については，下記サイトのお問い合わせフォームよりお願いします.
　https://www.corp-gakken.co.jp/contact/
在庫については，Tel 03-6431-1234（営業）
不良品（落丁, 乱丁）については，Tel 0570-000577
　学研業務センター　〒354-0045埼玉県入間郡三芳町上富279-1
上記以外のお問い合わせは Tel 0570-056-710（学研グループ総合案内）

© Gakken

※「秀潤社」は，株式会社Gakkenの医学書・雑誌のブランド名です.
学研グループの書籍・雑誌についての新刊情報・詳細情報は，下記をご覧ください.
　学研出版サイト　https://hon.gakken.jp/

装丁・本文デザイン	株式会社 麒麟三隻館（花本 浩一）
DTP／図版作成	株式会社真興社
編集協力	藤本 優子